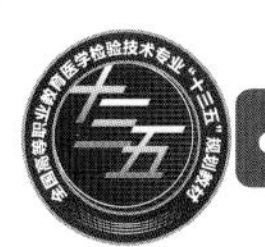

• 全国高等职业教育医学检验技术专业“十三五”规划教材 •

# 微生物学检验

（供医学检验技术专业使用）

**主　编**　吴正吉　齐　贺　孙运芳

**副主编**　谷存国　张宸豪　陈　莉　曾凡胜

**编　者**　（以姓氏笔画为序）

丰雪妮（辽宁医药职业学院）
齐　贺（辽宁医药职业学院）
孙运芳（山东医学高等专科学校）
杨钦雅（四川中医药高等专科学校）
连　建（福建卫生职业技术学院）
吴正吉（重庆医药高等专科学校）
谷存国（漯河医学高等专科学校）
汪晓艳（重庆医药高等专科学校）
张肃川（四川卫生康复职业学院）
张宸豪（吉林医药学院）
陈　莉（山东中医药高等专科学校）
钟秀丽（哈尔滨医科大学大庆校区）
曾凡胜（益阳医学高等专科学校）

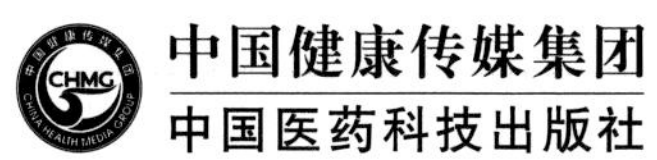

中国健康传媒集团
中国医药科技出版社

## 内容提要

本教材是“全国高等职业教育医学检验技术专业‘十三五’规划教材”之一，根据教育部有关高等职业教育的精神、医学检验行业发展需求、全国高职高专医学检验技术专业教学标准和临床检验技士（师）考试大纲的基本要求编写而成。教材围绕微生物学检验应具备的基本知识、基本素养、基本检验能力，按照临床微生物检验工作任务对教材内容进行设计，分为“微生物学及微生物学检验概论”“细菌检验”“真菌检验”“病毒检验”和“临床微生物检验”五篇共二十五章。

本教材紧密联系行业岗位的知识和技术的发展和需求，除旧布新，在内容上进行了知识的更新，突出了本教材知识和技术上的科学性、应用性和职业性。本教材为书网融合教材，即纸质教材有机融合电子教材、教学配套资源（PPT、微课视频等）、题库系统、数字化教学服务（在线教学、在线作业、在线考试），使教学内容更加多样化、立体化、生动化，便教易学。

本教材供医学检验技术专业学生以及从事临床微生物检验的工作者学习使用。

**图书在版编目（CIP）数据**

微生物学检验 / 吴正吉，齐贺，孙云芳主编. — 北京：中国医药科技出版社，2019.12

全国高等职业教育医学检验技术专业“十三五”规划教材

ISBN 978-7-5214-1452-3

Ⅰ. ①微… Ⅱ. ①吴…②齐… ③孙… Ⅲ. ①微生物学－医学检验－高等职业教育－教材 Ⅳ. ①R446.5

中国版本图书馆CIP数据核字（2019）第266778号

**美术编辑** 陈君杞

**版式设计** 易维鑫

出版 **中国健康传媒集团** | 中国医药科技出版社

地址 北京市海淀区文慧园北路甲22号

邮编 100082

电话 发行：010-62227427 邮购：010-62236938

网址 www.cmstp.com

规格 889×1194mm 1/16

印张 25 1/2

字数 576千字

版次 2019年12月第1版

印次 2019年12月第1次印刷

印刷 三河市万龙印装有限公司

经销 全国各地新华书店

书号 ISBN 978-7-5214-1452-3

**定价 95.00元**



获取新书信息、投稿、为图书纠错，请扫码联系我们。

# 数字化教材编委会


**主　编**　吴正吉　齐　贺　孙运芳

**副主编**　谷存国　张宸豪　陈　莉　曾凡胜

**编　者**（以姓氏笔画为序）

丰雪妮（辽宁医药职业学院）

刘高丽（漯河医学高等专科学校）

齐　贺（辽宁医药职业学院）

孙运芳（山东医学高等专科学校）

杨钦雅（四川中医药高等专科学校）

连　建（福建卫生职业技术学院）

吴正吉（重庆医药高等专科学校）

谷存国（漯河医学高等专科学校）

汪晓艳（重庆医药高等专科学校）

张肃川（四川卫生康复职业学院）

张宸豪（吉林医药学院）

陈　莉（山东中医药高等专科学校）

钟秀丽（哈尔滨医科大学大庆校区）

唐赛赛（山东中医药高等专科学校）

曾凡胜（益阳医学高等专科学校）

# 出版说明

为深入贯彻《现代职业教育体系建设规划（2014—2020年）》以及《医药卫生中长期人才发展规划（2011—2020年）》文件的精神，满足高等职业教育医学检验技术专业培养目标和其主要职业能力的要求，不断提升人才培养水平和教育教学质量，在教育部、国家卫生健康委员会及国家药品监督管理局的领导和指导下，在全国卫生职业教育教学指导委员会医学检验技术专业委员会有关专家的大力支持和组织下，在本套教材建设指导委员会主任委员胡野教授等专家的指导和顶层设计下，中国医药科技出版社有限公司组织全国50余所高职高专院校及其附属医疗机构近150名专家、教师历时1年多精心编撰了"全国高等职业教育医学检验技术专业'十三五'规划教材"，该套教材即将付梓出版。

本套教材包括高等职业教育医学检验技术专业理论课程主干教材共计10门，主要供全国高等职业教育医学检验技术专业教学使用。

本套教材定位清晰、特色鲜明，主要体现在以下方面。

**一、紧扣培养目标，满足职业标准和岗位要求**

本套教材的编写，始终坚持"去学科、从目标"的指导思想，淡化学科意识，遵从高等职业教育医学检验技术专业培养目标要求，对接职业标准和岗位要求，培养具有一定的科学文化水平，良好的职业道德、工匠精神和创新精神，具有较强的就业能力、一定的创业能力和支撑终身发展的能力；掌握医学检验和临床医学的基本知识，具备医学检验工作的技术技能，面向卫生行业临床检验技师、输血技师、病理技师等职业群，能够从事人体各种标本检验及鉴定等工作的高素质技术技能人才。本套教材从理论知识的深度、广度和技术操作、技能训练等方面充分体现了上述要求，特色鲜明。

**二、体现专业特色，整体优化，紧跟学科发展步伐**

本套教材的编写特色体现在专业思想、专业知识、专业工作方法和技能上。同时，基础课、专业基础课教材的内容与专业课教材内容对接，专业课教材内容与岗位对接，教材内容着重强调符合基层岗位需求。教材内容真正体现检验医学工作实际，紧跟学科和临床发展步伐，内容具有科学性和先进性。强调全套教材内容整体优化，注重不同教材内容的联系与衔接，并避免遗漏和不必要的交叉重复。

**三、对接考纲，满足临床医学检验技士资格考试要求**

本套教材中，涉及临床医学检验技士资格考试相关课程教材的内容紧密对接《临床医学检验技士资格考试大纲》，并在教材中插入临床医学检验技士资格考试"考点提示"，有助于学生复习考试，提升考试通过率。

**四、书网融合，使教与学更便捷更轻松**

全套教材为书网融合教材，即纸质教材与数字教材、配套教学资源、题库系统、数字化教学服务有机融合。通过"一书一码"的强关联，为读者提供全免费增值服务。按教材封底的提示激活教材后，读者可通过PC、手机阅读电子教材和配套课程资源（PPT、微课、视频等），并可在线进行同步练习，实时反馈答案和解析。同时，读者也可以直接扫描书中二维码，阅读与教材内容关联的课程资源，从而丰富学习体验，使学习更便捷。教师可通过PC在线创建课程，与学生互动，开展在线课程内容定制、布置和批改作业、在线组织考试、讨论与答疑等教学活动，学生通过PC、手机均可实现在线作业、在线考试，提升学习效率，使教与学更轻松。此外，平台尚有数据分析、教学诊断等功能，可为教学研究与管理提供技术和数据支撑。

编写出版本套高质量教材，得到了全国知名专家的精心指导和各有关院校领导与编者的大力支持，在此一并表示衷心感谢。出版发行本套教材，希望受到广大师生欢迎，并在教学中积极使用本套教材和提出宝贵意见，以便修订完善，共同打造精品教材，为促进我国高等职业教育医学检验技术专业教育教学改革和人才培养做出积极贡献。

中国医药科技出版社

2019年11月

全国高等职业教育医学检验技术专业“十三五”规划教材

# 建设指导委员会

# 前 言

Foreword

随着健康中国战略的全面实施以及信息化、智能化的科技发展，卫生医疗事业迎来了蓬勃发展和变革的大好时机，导致社会对医药卫生人才不但呈现需求旺盛，同时也对人才素质提出了全新的要求。担当人才培养重任的医药类高等职业教育，为了其能满足新时代健康产业发展的新需求，其人才培养体系必然要发展和改革，其中教材建设是核心和基础。

《微生物学检验》是"全国高等职业教育医学检验技术专业'十三五'规划教材"之一。微生物学检验是高职医学检验技术专业的专业核心课程。本教材根据教育部高等卫生职业教育专业培养目标、全国高职高专医学检验技术专业教学标准和医学检验行业岗位发展要求，编写组充分调研了临床微生物检验岗位工作任务和能力需求以及微生物检验在技术、学科体系上的发展，认真分析了当前教材的优点和不足，根据临床微生物检验常规工作任务和职业岗位能力要求，认真设计了教材内容。坚持"必要、实用"的专业知识，突出知识的应用，对接岗位能力需要，突出能力培养。主要特点是：①各篇按照必备理论知识、基本检验技术、检验鉴定的思路逐一进行编写；②教材内容在深度和泛度上准确定位于使用对象（专科学生）、教材目标（就业能力）、编写依据（行业接轨），体现职教属性；③重点阐述了微生物学检验有关的基本知识及其应用，强调知识与实践应用相结合，专业技能与实践工作任务相结合，课程与学生后续学习和发展相结合，力求以岗位技能培养为核心，重点突出，兼顾全面，易读易懂；④为方便学生多维度的学习，本教材配套编写了《微生物学检验》数字化教材，配置了临床微生物检验教学PPT、与职称考试对接的知识点和题库以及岗位常用知识技术的微课，为学生预习、学习和复习以及自学学习检测提供学习资源，实现教材的教、学、做、考一体化。本教材在遵循"三基"(基本理论、基本知识和基本技能)、五性（思想性、科学性、先进性、启发性和实用性）的基础上，重点分析临床微生物检验常规工作任务及其所需的知识、技术，同时结合临床检验技士（师）考试大纲，认真遴选教材内容。本教材分为五篇，第一篇微生物学及微生物学检验概论，第二篇细菌检验，第三篇真菌检验，第四篇病毒检验，第五篇临床微生物检验，共25章。在结构体系上，本着"学起来方便有用，教起来得心应手"的宗旨，教材每章设计学习目标、案例讨论、知识链接、本章小结、习题等模块。正文中链接相关知识，使学生加深对知识的理解，拓宽学生视野，增加教材的可读性和趣味性。案例讨论调动学生的积极性，提高学生分析、解决临床实际问题的能力。本章小结帮助学生归纳本章的知识重点。在编写风格上，本书注重理论联系实际，通俗易懂，语言生动活泼，段落层次清晰。

本教材的编写得到各编者单位领导和同行们的支持，并参考了许多参考书籍、文献资料，引用了大量的插图，在此一并致以衷心的感谢。鉴于编者水平有限，书中难免存在欠缺之处，恳请前辈和师生同仁们在使用过程中不吝指正，并提出宝贵意见。

编 者

2019年9月

# 目　录

Contents

## 第一篇　微生物学及微生物学检验概论

# 第二篇 细菌检验

## 第三篇　真菌检验

## 第五篇 临床微生物检验

# 第一篇

# 微生物学及微生物学检验概论

# 第一章

# 微生物及微生物学检验

**学习目标**

1. **掌握** 微生物、病原微生物的概念；微生物的常见种类。
2. **熟悉** 微生物的特点；微生物与人类的关系。
3. **了解** 微生物学及微生物学检验等学科体系。

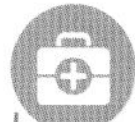

**案例讨论**

**【案例】**

患者，女，37岁，发热（38.5℃）、咳痰3天入院，肺部听诊可闻及湿性啰音，临床初步诊断为肺炎。临床医生申请痰标本的病原学检查，微生物室对患者痰标本进行细菌培养和鉴定，鉴定结果为肺炎克雷伯菌。临床医生依据鉴定结果进行抗菌治疗，三天后患者症状明显缓解。由此可见，患者的肺炎是因肺炎克雷伯菌这种微生物感染所致。

**【讨论】**

1. 何为微生物？微生物对人类有哪些作用？
2. 对人致病的常见微生物有哪些种类？

微生物是自然界中包括病毒、原核生物、真菌以及部分小型原生生物的一大类生物群体，是引起人类感染的主要生物因素。学习和了解微生物以及常见致病微生物的特征为诊断和治疗感染性疾病提供理论基础。

## 第一节 微生物概述

### 一、微生物的概念

微生物（microorganism）是自然界中一类肉眼不能直接看见，必须借助光学显微镜或电子显微镜放大数百倍、数千倍，甚至数万倍才能观察到的微小生物的总称。微生物具有个体微小、结构简单、繁殖迅速、容易变异、种类繁多、分布广泛等特点。

### 二、微生物的种类

根据微生物在组成结构上的不同，将其分为三大类型。

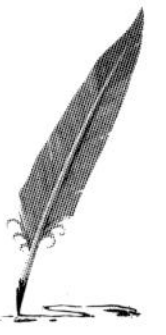

**1. 非细胞型微生物** 其主要特点是无细胞结构，一般由一种核酸（DNA或RNA）和蛋白质组成，没有完整的酶系统，只能在活细胞内生长繁殖。常见的非细胞型微生物是病毒。除此之外，仅由一种核酸组成的亚病毒以及仅有蛋白质组成的朊粒也属于非细胞型微生物。

**2. 原核细胞型微生物** 由一个细胞组成，但细胞结构不完整，表现为原始核，无核膜、核仁等核结构，仅由裸露DNA组成；细胞质缺乏完整的细胞器。此类微生物主要有细菌、放线菌、支原体、衣原体、立克次体和螺旋体。这六种原核细胞型微生物由于细胞水平上的结构和组成的相似性，故在《伯杰系统细菌学手册》中将它们统归于广义的细菌范畴。

**考点提示** 微生物的种类，各类微生物的特点及常见代表微生物。

**3. 真核细胞型微生物** 由一个细胞或多个细胞组成，细胞核分化程度高，包括核膜、核仁和染色体等核结构，细胞质包含完整的细胞器。此类微生物有真菌、藻类（常归于植物学中）和原虫（与人体疾病有关的原虫常归于寄生虫）。

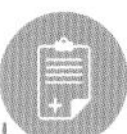

**知识拓展**

由于微生物属于生物范畴，故其分类遵循生物的分类原则。生物的分类是以进化论为基础，根据生物的表型和基因型的差异，将各个生物按照界、门、纲、目、科、属、种的等级进行分类处理，以反映生物间的亲缘关系和进化发展过程。其中，种是最小的分类等级，种内不同个体在表型或基因型上具有高度的相似性。国际细菌分类委员会对细菌分类为“种”的标准是：DNA的同源性≥70%的一群菌为一个种。具有某些共同的主要特征或关系密切的种归为一个属。

## 三、微生物与人类的关系

自然界中微生物种类多，约有10万种以上，但绝大多数微生物对人和动植物的生存是有益的，甚至是必需的。微生物作为自然界生态系统中的分解者，将各种生物残骸等含有的有机物分解为简单的无机物，维持生态系统中物质的循环；微生物也被广泛运用于生产实践中，如食品加工业的微生物发酵，医药工业中利用微生物生产抗生素、维生素、激素等药物；此外，人类还利用微生物对污水、垃圾进行无害化处理以及有毒物质的降解等；近年来，随着分子生物学技术的发展，微生物在基因工程技术中的应用也日益广泛，微生物可以为基因工程提供丰富而独特的基因资源，也可作为产生基因产物的工程菌，还是目的基因载体。正常人体的皮肤以及与外界相通的腔道中也存在大量的微生物，这些微生物在长期的进化过程中和人形成共生关系，帮助人体拮抗外来微生物入侵、促进免疫以及营养等有益作用。

虽然微生物对人类作用巨大，但有少数微生物具有致病性、可引起人类和动植物疾病，称为病原微生物或致病微生物。正常人体寄生的微生物在特定条件下也可引起机体产生疾病，这些致病的微生物称条件致病性微生物。因此，人类感染性疾病的发生可由病原微生物或条件致病性微生物所致，病原微生物来源常为外源性的，而条件致病性微生物为内源性的。

**考点提示** 病原微生物是指具有致病性，能引起人和动植物产生疾病的微生物。

由于微生物无处不在，微生物引起的药物、食品污染可导致其变质，引起人体中毒、致病、致癌或死亡。我们生活的空间、工作场所、医疗器械、制药生产线的管道中都有微生物，可引起环境的污染，导致实验室、医院、水源、药物原材料、药品等染菌，从而引发实验室生物安全事故、医院感染、传染病流行、药品霉变、医疗器械染菌引起交叉感染等。因此，根据工作要求，建立无菌环境（如超净工作台、生物安全柜、无菌车间等），进行无菌操作，可有效杜绝微生物污染带来的危害。

## 第二节 微生物学及微生物学检验

### 一、微生物学及医学微生物学

微生物学（microbiology）是生物学的分支学科之一，是从分子、细胞或群体水平上研究各类微生物的形态结构、生长繁殖、生理代谢、遗传变异、生态分布和分类进化等生命活动的基本规律的一门科学。微生物学是高等院校生物医学类专业必设的一门重要基础课或专业基础课，也是现代高新生物技术的理论与技术基础，如基因工程、细胞工程、酶工程及发酵工程等均涉及微生物学原理与技术。随着生物技术的广泛应用，微生物学对现代与未来人类的生产活动及生活必将产生巨大影响。

医学微生物学（medical microbiology）是微生物学的一个分支学科，主要研究与人类疾病有关的病原微生物的形态结构、生长繁殖与代谢、遗传变异、致病机理、机体的抗感染免疫、实验室诊断及特异性预防等。学习医学微生物学有利于医学类专业学生了解病原微生物的生物学特性与致病性，认识人体对病原微生物的免疫防御作用以及感染与免疫的相互关系和规律，知晓感染性疾病的实验室诊断方法和预防原则，为感染性疾病的诊断、治疗和预防打下理论基础。

医学微生物学经历了经验时期、实验时期和现代时期3个发展过程。经验时期是指人们在生产生活实践中，虽然不知道微生物的存在，但是已经在应用微生物和对微生物进行预防和治疗。例如，防止食物变质的盐渍、糖渍、干燥等方法就是抑制微生物生长而防腐；公元1742年，我国《医宗金鉴》书中就记载有接种人痘预防天花，这是中国人对预防医学的一大贡献，也是近代免疫学的开端。

17世纪，荷兰人列文虎克用自制的显微镜看到了微生物，标志着人类真正知晓了微生物的存在，开始研究微生物，其中以巴斯德和科赫为代表的科学家们关于微生物生理的研究奠定了医学微生物学发展的实验时期。1857年法国科学家路易斯·巴斯德（Louis Pasteur）通过曲颈瓶试验否定了微生物的自然发生学说，在此基础上提出了加热灭菌法即巴氏消毒法，同时巴斯德通过对酒精发酵、乳酸发酵、醋酸发酵等的研究，发现这些发酵过程都是由微生物引起的，从而奠定了初步的发酵理论。罗伯特·科赫（Robert Koch）研究证实了炭疽杆菌是炭疽病的病原菌，发现了结核病和霍乱的病原菌，提出了病原微生物鉴定的条件——科赫法则，至今该法则仍指导着动植物病原体的确定。同时，科赫还建立了一系列微生物研究方法如细菌染色方法、固体培养基的制备方法、琼脂平板的纯种分离技术等，这些方法至今仍在沿用。

20世纪，随着生物化学、遗传学、分子生物学等学科以及电子显微镜、免疫检测技术、

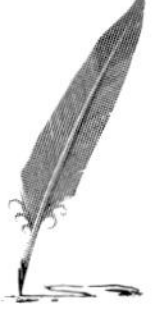

质谱仪等新技术的发展，推动了微生物研究向生物化学和分子生物学方向发展，进入现代微生物时期。如人工诱导的微生物基因重组已广泛应用于生产实践中。

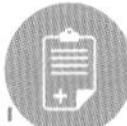

**知识链接**

目前治疗糖尿病的胰岛素多为重组人胰岛素。该胰岛素的制备就是重组细菌的结果，即提取人胰岛素DNA作为目的基因和大肠埃希菌的遗传物质进行整合，重组产生携带有目的基因的大肠埃希菌工程菌，随着这些工程菌的生长繁殖，目的基因表达而产生胰岛素。大肠埃希菌作为多种基因的良好载体，广泛应用于生产实践和科学研究中。

## 二、微生物学检验

微生物学检验属于医学微生物学的范畴，是重点研究感染性疾病病原学诊断策略与方法的一门医学应用学科。微生物学检验是医学检验专业的核心课程之一，学习微生物学检验可培养感染性疾病的病原学检查、微生物对药物的敏感性检测以及预防医院感染发生的能力。

**1. 微生物学检验的任务** 临床微生物学检验的主要目的是为感染性疾病提供病原学诊断，协助临床有效治疗、控制和预防感染疾病。因此，微生物学检验的研究和学习任务是：①研究感染性疾病的病原体特征。研究临床感染优势病原体的构成、变迁规律和趋势，分析其流行病学特征，为感染性疾病的病原学诊断提供理论基础。②探讨各种病原微生物的鉴定程序，选择诊断病原体的最佳检验方法。③研究标本采集的原则和方法。④研究病原菌药物敏感性检测和分析方法和技术。⑤研究医院内感染及其微生物监控。微生物学检验研究医院感染的特点、发生因素、实验室检测方法和控制措施。⑥实验室生物安全与质量控制。

**2. 微生物学检验的发展** 目前检验医学微量化、自动化、快速化、精准化的发展推动了微生物学检验学科的发展。

（1）快速诊断的发展　主要表现为两方面：一是改变工作流程、缩短报告周期。如重视标本的直接染色或不染色镜检，对来自无菌部位的标本进行直接药敏试验，有效实施分级报告制度，将有意义的信息快速报告给临床，以利于及时处理患者。二是非培养快速检验方法的发展。如气-液相色谱法、发光分析技术、免疫荧光、酶联免疫吸附检测等。目前，质谱技术（MS）可在数分钟内完成，是微生物检验快速诊断的一个革命性的进步。

（2）病原微生物基因组计划　通过微生物基因组测序可以发现灵敏性和特异性高的病原分子标记物，这些标记物可作为诊断和分类依据。耐药基因和致病基因的检测分析，为临床筛选有效药物和开发诊断试剂提供依据。

（3）微量化、自动化和信息化检测　随着计算机技术和纳米技术的提高，微生物检验的微量化、信息化和自动化迅速发展和不断完善，涌现出许多自动化、流程化的检验工作操作平台，提高了对病原体的诊断手段，使得检验结果更加快速、准确，检验质量得到保障。

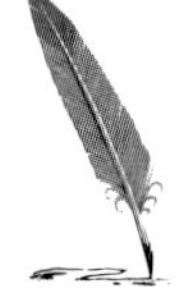

## 本章小结

微生物是自然界中一大类个体微小、结构简单、肉眼不能看见，必须借助显微镜放大数百数千甚至上万倍的微小生物。微生物种类繁多，但绝大多数对人类有益，只有少数微生物对人类有害。具有致病性，能引起人和动植物产生疾病的微生物称为病原微生物。根据微生物组成结构特点分为非细胞型微生物、原核细胞型微生物和真核细胞型微生物三类，三大类微生物中对人类致病的常见种类有八种，即病毒、细菌、放线菌、支原体、衣原体、立克次体、螺旋体和真菌。

微生物学检验是重点研究感染性疾病病原学诊断策略与方法的医学应用学科之一。微生物学检验是医学检验技术专业的核心课程，通过课程学习可培养感染性疾病的病原学检查、微生物对药物的敏感性检测以及医院感染监控的能力。

## 习　题

扫码“练一练”

**一、单项选择题**

1．下列属于非细胞型微生物的是

A. 细菌　　B. 支原体　　C. 真菌　　D. 病毒

2. 下列关于微生物概念的描述，错误的是

A. 存在于自然界　　B. 形体微小、结构简单

C. 肉眼能直接看到　　D. 包括真菌和原虫

3. 下列关于微生物作用的表述，错误的是

A. 绝大多数微生物对人类有益处

B. 大多数微生物对人类致病

C. 具有致病性的微生物称病原微生物

D. 正常微生物群发生平衡失调时可致病

4. 医学微生物学的主要研究对象是

A. 与医学有关的病原微生物　　B. 与医学有关的微生物

C. 病原微生物　　D. 微生物

5. 下列对微生物学检验研究范畴的表述，错误的是

A. 研究微生物类型、分布和形态结构

B. 侧重研究快速准确检出病原体的方法

C. 为临床诊断提供依据

D. 指导临床合理应用抗生素

6. 下列对临床微生物检验工作原则的表述，错误的是

A. 确保临床标本可靠　　B. 微生物学定性分析

C. 全面了解机体病原微生物　　D. 快速准确提供信息

7. 在临床微生物学检验中，以下观点正确的是

A. 从患者分离的非病原菌应该是污染菌

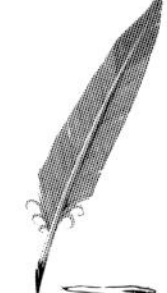

B. 只要发现病原微生物就可确认其是该感染的病原

C. 所有分离到的细菌都应该进行鉴定

D. 对一种细菌的鉴定不需要做所有的试验

8. 下列属于原核细胞型微生物的是

A. 病毒　B. 衣原体　C. 真菌　D. 原虫

9. 下列属于真核细胞型微生物的是

A. 病毒　B. 衣原体　C. 真菌　D. 细菌

10. 原核细胞型微生物对于真核细胞型微生物的主要区别是

A. 单细胞组成　B. 有细胞壁

C. 仅有原始核结构，无核膜、核仁　D. 细胞器完整

**二、简答题**

列表比较非细胞型、原核细胞型、真核细胞型三大类微生物的区别。

（吴正吉）

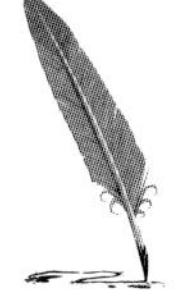

# 第二章

# 临床微生物实验室概述

扫码“学一学”

**学习目标**

1. **掌握** 实验室生物安全技术；实验室生物安全的重要意义。
2. **熟悉** 微生物的危险评估；实验室生物安全水平。
3. **了解** 临床微生物实验室的基本任务与职责。
4. 能说出微生物实验室布局与基本要求，微生物实验室日常维护项目。

**案例讨论**

【案例】

2007年9月某医院检验科2名工作人员先后出现发热、关节酸痛等症状后怀疑自身感染布鲁菌病，到该省疾病预防控制中心检查后确诊为布鲁菌感染。

【讨论】

1. 该案例暴露出该医院检验科的什么问题？
2. 布鲁菌病可通过哪些方式传播？

临床微生物实验室是指以诊断、预防、治疗人体疾病或评估人体健康提供信息为目的，对取自人体的材料进行微生物学检验的实验室。通过临床微生物实验室概述的学习有利于了解微生物检验岗位工作情况，为临床微生物检验岗位实习打下理论基础。

## 第一节　临床微生物实验室管理

### 一、临床微生物实验室的基本任务与职责

临床微生物实验室的主要功能是进行微生物检验，但在不同的情况下其发挥的作用不同，临床微生物实验室的基本任务与职责主要有如下几点。

**1. 提供快速、准确的病原学诊断** 临床微生物实验室的首要任务是能快速分离和鉴定临床各类标本中的病原菌，能及时、全面分析检验结果，为临床诊断和治疗提供准确的病原学诊断。

**2. 开展各种抗菌药物敏感性试验** 临床微生物实验室除分离鉴定病原体的任务外，还

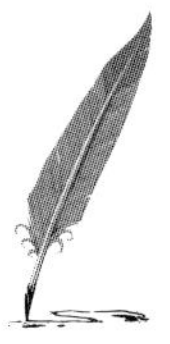

应开展病原菌对药物的敏感性检测，正确分析和报告病原体药敏结果，为临床治疗用药提供依据。

**3. 加强与临床的联系和沟通** 随着感染性疾病的病原谱和药敏谱的较大变化，一些少见菌、罕见菌也被分离到，药敏试验的方法和药品的种类及结果解释也有不少改变，使临床医师常常难以正确理解和利用微生物检验报告中的资料。因此，临床微生物实验室的职责之一，就是要加强与临床沟通联系，将新的方法、技术以及病原体变迁规律等与临床进行交流，共同防治感染性疾病。

**4. 参与医院感染的监测、控制和预防工作** 临床微生物实验室在医院感染的防控上发挥重要作用，一方面定期汇总报告送检标本病原菌的种类及分离率以及病原菌的药物敏感情况，为医院感染的防控提供病原学依据；另一方面，临床微生物实验室还承担医院感染的微生物监控。

**5. 开展新技术新项目，满足临床诊疗需要** 临床微生物实验室在不断提高分离、鉴定病原菌能力的基础上，还应开展新的检测技术和检测项目，以不断满足临床诊疗需求。

## 二、临床微生物实验室布局与基本要求

临床微生物实验室开展的是标本病原菌的检验，其致病性和传染性是未知的，为了预防实验室获得性感染，保护工作人员健康，防止交叉感染，临床微生物实验室依据生物安全原则进行布局，即按照清洁—半污染—污染进行单向设计。

**1. 清洁区** 是指未被病原微生物污染的区域，包括办公室、会议室、休息室、培养基制备室与试剂储藏室等，此区禁止带入微生物检验标本。

**2. 半污染区** 是指可能被病原微生物污染的区域，包括缓冲间、工作服放置室、走廊等。

**3. 污染区** 是指被病原微生物污染的区域，即标本的微生物检验工作区，一般要求按照标本接收、接种、培养、分离鉴定、药物敏感试验、结果报告等操作流程顺序进行单一方向。

临床微生物实验室的布局除遵循以上原则外，还应便于清洁、移动和换位，尽量减少操作人员来回走动，还应有供紧急疏散的消防通道。

## 三、设备管理与要求

临床微生物实验室完成微生物检验工作需要的基本设备如下。

**1. 培养箱** 是普通培养细菌的基础设备，具有恒温功能。目前培养箱可调温度范围一般为5~50℃，培养细菌时一般温度设定在（35 ± 1）℃。微生物室工作人员应每天上班和下班前查看培养箱温度，并签名记录，一旦发现温度超出允许范围，应及时调整，并向实验室负责人汇报。

**2. 冰箱、冷藏柜** 微生物实验室应配有2~8℃的冷藏冰箱和–40℃的低温冰箱，用于标本、试剂或菌种的保存。每日查看和记录冰箱温度。

**3. 光学显微镜** 是进行细菌形态学检验的设备，常用油镜观察。油镜的维护是显微镜管理的主要要求。每天显微镜使用结束后，应用擦镜油（如乙酸乙酯）擦去油镜头上的镜油，保持油镜的干净。

**4. $CO_2$培养设备** 是进行细菌$CO_2$培养的设备，常见的是$CO_2$培养箱，可提供0%~20%的$CO_2$。每日查看和记录$CO_2$培养箱的温度和$CO_2$浓度。

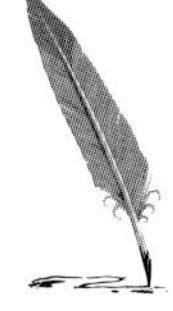

**5. 厌氧培养设备**　用于分离和培养仅在无氧环境中才生长的细菌。厌氧培养所需的设备主要有3种：厌氧箱、厌氧罐、厌氧袋。厌氧箱可以接受处理大量标本。接种、分离培养和鉴定均在箱内进行，因而保证整个操作过程均处于无氧状态。然而厌氧箱成本高，且日常维持工作费用大，不太适用于所有常规实验室。厌氧罐是用塑料或金属制成，成本低、费用小，只能提供培养时的厌氧环境。厌氧袋仅作为一次性使用，每只厌氧袋可装入1~2个平板，适合临床采样（携带方便）及少量标本的厌氧培养。

**6. 高压蒸汽灭菌器**　是微生物实验室用于灭菌处理的设备，当温度为121.3℃、压力103.4kPa，作用15~30分钟，即可灭菌。高压蒸汽灭菌器应监测其灭菌效果，监测方法有化学指示剂法和生物指示剂法。化学法是监测每个灭菌物品包的灭菌效果，生物法是定期检测高压蒸汽灭菌器的灭菌。

**考点提示**　高压蒸汽灭菌器菌效果的监测方法有化学指示剂法和生物指示剂法。

**7. 生物安全柜**　临床微生物实验室的生物安全防护等级至少为二级，故其应配有Ⅱ级生物安全柜。标本的处理、涂片和接种应在生物安全柜内进行操作。

临床微生物实验室常用设备的管理与维护见表2-1。

**表2-1　临床微生物实验室常用设备的管理与维护**

| 设备名称 | 管理与维护 |
|---|---|
| 高压蒸汽灭菌器 | 每次使用前注意观察剩余水量；每次使用时仔细记录时间、温度和压力；每周检验密封垫的完整性和密封性；每月清洗和更换用水一次；每半年进行一次质量检查 |
| 干烤箱 | 每天工作前记录温度，每月至少清理内壁一次；每半年进行一次质量维护 |
| 冰箱 | 离墙面25.4cm放置，每天记录冰箱温度；每两个月清洁除霜一次；每年进行一次技术维护 |
| 孵箱、$CO_2$孵箱 | 每天工作前记录温度；每月清理培养箱内壁一次，每半年进行一次质量维护 |
| 水浴箱 | 每天检查箱内水量，使用前及使用过程中注意校正温度；每月清洁一次；每半年进行一次质量维护 |
| 厌氧罐 | 每次使用时重新活化催化剂并用亚甲蓝指示条监测；每周验证一次指示条脱色的时间，检查密封垫的完整性并清洁罐的内部，每三个月更换催化剂 |
| 天平 | 保持天平托盘的清洁和干燥；称量时要用纸或托物盘，不要直接将物品放在天平托盘内；称量时减少周围空气流动的干扰 |
| 显微镜 | 每天用完后用擦镜纸小心擦拭物镜；每月检查聚光器的位置和功能；每年进行一次技术维护，显微镜的放置应注意防尘、防震和防潮 |
| 离心机 | 每周或有溶液溢出后用消毒液擦拭离心机内壁一次，每六个月检查电刷和轴承一次 |
| 生物安全柜 | 每日使用后要用含氯消毒剂，对安全柜内擦洗、消毒，定期检测高效微粒空气过滤器，一旦发现滤器损坏，立即更换。清除微生物污染时应用适量的多聚甲醛（空气中的终浓度达到0.8）消毒。生物安全柜必须正常运行后才能进行操作，工作结束后风机至少运行5分钟 |

## 四、实验室信息系统的管理

临床微生物实验室工作和研究的主要目的是为临床服务，如何以最快速度、正确无误

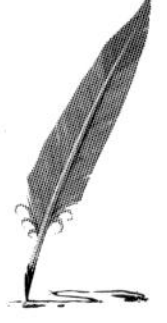

地将检验结果报告给临床，这对促进临床诊疗水平的提高具有重要意义。因此，建立与临床保持密切、高效信息交流的实验室信息系统（laboratory information system，LIS）并管理规范是十分必要的。

目前国内许多临床微生物实验室都不同程度地应用LIS系统，但运用的范围和程度不同实验室有不同，但临床微生物实验室信息系统应具有下列基本功能。

（1）操作界面简单，便于使用者掌握。

（2）实验室和临床能实现检验数据共享，必要时可以向卫生主管部门、疾病控制机构传递数据。

## 第二节　临床微生物实验室生物安全

临床微生物实验室工作内容的特殊性可能会造成一定程度的生物感染，包括对实验室工作人员和周围环境的感染，而这些获得性感染多由于处理感染性物质时操作不当造成的，因此，加强微生物实验室的生物安全管理是非常重要的。

**知识链接**

关于临床微生物实验室生物安全管理的标准和法规主要有：世界卫生组织（WHO）2004年发布的《实验室生物安全手册》（第三版）；我国颁布的《微生物和生物医学实验室生物安全通用准则》（WS233，2002年12月），《实验室生物安全通用要求》（GB19489—2004，2004年4月），《病原微生物实验室生物安全管理条例》（国务院424号文件，2004年11月），卫生部发布的《可感染人类的高致病性病原微生物菌（毒）种或样品运输管理规定》（2005年12月）和《人间传染的病原微生物名录》（2006年1月），以及2006年中国合格评定国家认可委员会制定的CNAS-CL05《实验室生物安全认可原则》等。

### 一、实验室生物安全保障

#### （一）实验室生物安全及实验室生物安全保障的概念

**1. 实验室生物安全（laboratory biosafety）** 是指用以防止实验室发生病原体或毒素意外暴露及释放所采取的防护原则、技术及实践。

**考点提示** 实验室生物安全的概念。

**2. 实验室生物安全保障（laboratory biosecurity）** 是指单位和个人为防止病原体或毒素丢失、被窃、滥用、转移或有意释放而采取的安全措施，是实验室生物安全的重要组成部分。

#### （二）实验室生物安全防护措施

实验室生物安全防护措施主要包括规范的实验室设计建造、必要的安全设备配置、个体防护装备的规范使用、实验室生物安全管理制度的建立和严格执行以及标准化检验操作

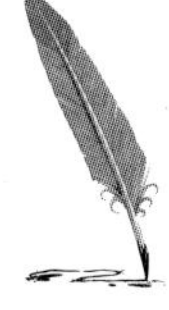

规程的建立和实施等。在此主要介绍实验室生物安全配备的基本设备。

**1. 生物安全柜** 是临床微生物实验室最重要最基本的安全防护设备，它是一种能防止实验操作处理过程中某些含有危险性或未知性生物微粒发生气溶胶散逸的箱型空气净化负压安全装置，具有保护操作者和环境不发生实验室生物感染的功能。目前的生物安全柜一般有Ⅰ级、Ⅱ级和Ⅲ级三个类型：①Ⅰ级生物安全柜，能够保护操作者和环境，不能够保护操作对象。②Ⅱ级生物安全柜，对操作者、环境和操作对象均有保护作用，分A1、A2、B1、B2四种类型。Ⅱ级生物安全柜内可操作危害度2级和3级微生物，穿正压防护服时可操作危害度4级微生物。临床微生物实验室必须配备Ⅱ级生物安全柜。③Ⅲ级生物安全柜，是对操作者防护最好的安全设备，用于操作危害度4级的微生物，一般配备在三级或四级生物安全水平的实验室。

临床微生物实验室应在生物安全柜内进行的操作有：感染性物质的处理；具有潜在空气传播的物质处理；离心前后，密封离心杯的装样、取样；可能产生气溶胶的操作（离心、研磨、混匀、剧烈摇动、超声破碎、打开有感染性或潜在感染性物质的密闭容器、采集动物感染性组织等）。

**2. 个人防护装置** 用于保护操作者预防气溶胶、喷溅物暴露等，根据需要选择使用。个人防护装置主要有：①防护服，罩于日常服装外，防止衣服污染。②面部防护设备，护目镜、安全眼镜和面罩，防止碰撞和喷溅暴露。③手套，选择具有防护作用的手套，如一次性乳胶手套等。④鞋，实验室内应穿舒适、防滑、不露脚趾的鞋，避免碰撞和喷溅暴露。⑤呼吸防护装置，防止吸入气溶胶，必要时可佩戴面具、个人呼吸器、正压防护服等。也可通过生物安全柜防止气溶胶。

## 二、实验室生物安全水平

实验室相关感染的发生与操作生物因素的毒力、数量、机体免疫力以及暴露后预防治疗措施有关，故实验室操作的生物因素的危害度不一致，其防护措施也有所差异。

### （一）微生物的危害度

实验室操作对象的危害度评估是实验室生物安全的前提和核心。根据危害度评估结果，确定实验室生物安全水平，采取相应的防护措施，确保实验室工作在最安全的状态下进行。

**1. 危害度评估** 评估一个特定微生物的危害度应考虑以下因素：①微生物的危害度等级、致病性、感染量、适宜宿主；②暴露的潜在后果；③自然传播途径；④实验室操作所致的其他感染途径（非消化道途径、空气传播、食入）；⑤操作微生物的浓度和样本量；⑥拟进行的实验操作（如超声处理、离心等）；⑦基因技术（可能扩大宿主范围或改变防治措施的有效性）；⑧当地的预防或治疗能力。

除以上因素外，还应及时收集来自动物研究、实验室感染或临床报告中的信息，定期评审和修订危害度评估结果。

**2. 微生物的危害度等级** 世界卫生组织（WHO）根据感染性微生物的相对危害程度将其危险度划分为4个等级（表2–2）。

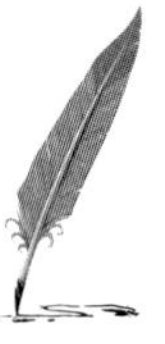

表2-2　病原性微生物的危害度等级分类（WHO）

| 危害度等级 | 危害程度 | 感染性微生物的分类 |
| --- | --- | --- |
| Ⅰ级 | 无或极低的个体和群体危害 | 通常不引起人或动物致病的微生物 |
| Ⅱ级 | 个体危险中等，群体危险低 | 能够引起人或动物致病的微生物，但对实验室工作人员、社区、牲畜或环境不易构成严重危害。实验室暴露也许会引起严重感染，但对感染已设有效的预防和治疗措施，并且疾病传播的危险有限 |
| Ⅲ级 | 个体危险高，群体危险低 | 通常能引起人或动物的严重疾病，但一般不会发生感染个体向其他个体传播的微生物，并且对感染有有效的预防和治疗措施 |
| Ⅳ级 | 个体和群体的危险均高 | 通常能引起人或动物的严重疾病，并且很容易发生个体之间的直接或间接传播的微生物，对感染一般没有有效的预防和治疗措施 |

**考点提示**　WHO病原性微生物的危害等级分为4级，Ⅰ级危害性最小。

我国2004年11月颁布的《病原微生物实验室生物安全管理条例》中，按危害程度将病原微生物分为四类：第一类危害程度最高，第四类危害程度最低，第一、二类病原微生物统称为高致病性病原微生物（表2-3）。

表2-3　病原微生物分类

| 类别 | 内容 |
| --- | --- |
| 第一类 | 能引起人类或者动物非常严重疾病的微生物，以及我国尚未发现或者已经宣布消灭的微生物 |
| 第二类 | 能引起人类或者动物严重疾病，比较容易直接或者间接在人与人、动物与人、动物与动物间传播的微生物 |
| 第三类 | 能引起人类或者动物疾病，但一般情况下对人、动物或者环境不构成严重危害，传播风险有限，实验室感染后很少引起严重疾病，并具备有效治疗和预防措施的微生物 |
| 第四类 | 通常情况下不会引起人类或者动物疾病的微生物 |

### （二）实验室生物安全水平

《实验室生物安全通用要求》（GB19489—2008）根据生物安全实验室对所操作生物因子采取的防护措施，将生物安全实验室的生物安全防护水平（biosafety level，BSL）分为4级，一级防护水平最低，四级防护水平最高，一般以BSL-1、BSL-2、BSL-3、BSL-4表示（表2-4）。

表2-4　实验室生物安全防护水平分级

| 分级 | 处理对象 |
| --- | --- |
| BSL-1 | 对个体和群体低危害，不具有对健康成人、动物致病的致病因子 |
| BSL-2 | 对个体中等危害，对群体危害较低，对人和动物有致病性，但对健康成人、动物和环境不会造成严重危害。具有有效的预防和治疗措施 |
| BSL-3 | 对个体高度危害，对群体危害程度较高。通过直接接触或气溶胶使人传染上严重的甚至是致命疾病的致病因子。通常有预防和治疗措施 |
| BSL-4 | 对个体和群体具有高度危害性，通过气溶胶途径传播或传播途径不明，或未知的、高度危险的致病因子。没有预防和治疗措施 |

**1. 一级生物安全水平（BSL-1）** 实验室为基础实验室，用于操作危害度Ⅰ级微生物的教学、研究等工作。遵循标准化操作规程，可以进行开放操作。

**2. 二级生物安全水平（BSL-2）** 实验室为基础实验室，常为诊断、研究实验室，操作危害度Ⅱ级微生物。临床微生物实验室一般属于二级生物安全水平实验室。二级生物安全实验室需在门上张贴适当的生物危害标志，并配备生物安全柜以及消除感染因子的高压蒸汽灭菌器或其他设施，废弃物应分类处理。遵循标准化操作规程进行微生物实验操作，配备个人防护装备。

**3. 三级生物安全水平（BSL-3）** 实验室属防护实验室，为特殊诊断、研究实验室，操作危害度Ⅲ级微生物。在二级生物安全防护水平基础上，增加特殊防护服、进入制度和定向气流。

**4. 四级生物安全水平（BSL-4）** 实验室属最高防护实验室，研究危险病原体，处理危害度Ⅳ级微生物。在三级生物安全防护水平基础上，增加入口气锁、出口淋浴，配备Ⅲ级生物安全柜、双开门高压蒸汽灭菌器，操作者穿正压服，空气过滤等。

**考点提示** 临床微生物实验室一般属于二级生物安全水平实验室。

## 三、实验室生物安全技术

严格的实验室生物安全管理、实验操作技术的标准化、感染性物质的运输、暴露和感染性废弃物的正确处理是防止实验室感染的重要技术。

### （一）实验室生物安全管理要求

**1. 实验室准入要求** 临床微生物实验室作为二级生物安全水平实验室，对进入实验室有以下具体要求：①进入实验室的人员必须进行专业的安全操作培训；②实验室的门应保持关闭；③实验室入口处应贴有国际通用的生物危害警告标志；④与实验工作无关的物品不得带入实验室。

**2. 个人防护要求** 进入临床微生物实验室时必须更换上工作服，离开时脱下并放在指定位置。在进行标本操作时，应戴手套，手套完全遮住手和腕部，脱手套后必须洗手。当实施可能出现气溶胶操作时，应戴医用防护口罩。

**3. 消毒灭菌要求** 每天工作结束后，用含氯消毒剂（500mg/L）消毒工作台面，用75%乙醇消毒生物安全柜台面。标本液体溅出时要随时消毒，可用含氯消毒剂（500mg/L）。所有受到污染的物品、标本和培养物应弃于黄色医疗废物袋内，生活垃圾应弃于黑色垃圾袋内，需要清洁再利用的被污染材料必须进行高压蒸汽灭菌处理。

### （二）实验室安全操作技术

**1. 标本的安全操作** 标本用防漏的有盖的塑料容器盛装，并在容器上贴标签。标本置于安全、防漏的专用容器中转运，其运送方式应防止污染工作人员、患者和环境。在实验室专门区域接收标本，标本的打开、处理以及接种应在生物安全柜内进行。

**2. 实验室的基本安全操作技术** 所有标本、培养物和废弃物均应视为含有感染性生物因子而予以安全方式处理和处置。

（1）所有实验操作要按尽量减少微小液滴和气溶胶产生的方式来进行。

（2）以移液器吸取液体，禁止口吸。严禁将实验材料置于口内。禁止舔标签。

（3）尽可能应用一次性注射器，用过的针头禁止折弯、剪断、折断、重新盖帽，禁止用手从注射器上取下针头。用过的针头必须放入防穿透的锐器盒中。非一次性利器必须放入锐器盒中并运送到特定区域进行高压灭菌。

（4）禁止用手处理破碎的玻璃器具。装有污染针、利器及破碎玻璃的容器在丢弃之前必须高压灭菌。

（5）实验室必须制定并严格执行处理溢出物的标准操作规程。出现溢出、事故以及明显或可能暴露于感染性物质时，必须向实验室负责人报告，并如实记录和保存有关暴露及处理情况的记录。

（6）在处理完感染性实验材料和动物以及其他有害物质后、脱掉手套后及离开实验室前，都必须洗手。

（7）禁止在实验室工作区进食、饮水、吸烟、处理角膜接触镜、化妆及储存食物。

（8）所有培养物、废弃物在运出实验室之前必须进行高压灭菌。需运出实验室灭菌的物品必须放在专用密闭防漏的容器内储存、运输。

（9）实验室的文件纸张只有保证未受到污染才可带出。

### （三）意外事故的处理

患者标本或培养物可能含有高浓度病原微生物，当意外事故发生时，应按下列规程处理。

**1. 锐器伤及其他损伤** 受伤人员应立即停止工作，脱防护服，清洗双手和受伤部位，如有伤口，应当在伤口旁端轻轻挤压，尽可能挤出损伤处的血液，再用洗手液和流动水冲洗，禁止进行伤口的局部挤压。受伤部位的伤口冲洗后，使用皮肤消毒剂，如75%乙醇或者0.5%碘伏进行消毒，必要时进行医学处理。应记录受伤原因及相关微生物，并保留完整的医疗记录。

**2. 潜在感染性** 物质的食入应立即脱防护服并进行医学处理，要报告食入材料的特性和暴露细节，并保留完整的医疗记录。

**3. 潜在危险性** 气溶胶释放所有人员必须立即撤离现场，并及时通知实验室负责人和生物安全负责人，暴露者接受医学咨询。应张贴“禁止进入”的标志，待气溶胶排出、粒子沉降（约1小时）后方可入内。清除污染时应穿戴适当的防护装备。

**4. 潜在感染性物质溢出处理** 溢出的人员必须穿防护服，戴手套，必要时需对面部和眼睛进行保护。首先用布或纸巾覆盖，由外围向中心倾倒消毒剂，作用一定时间（约30分钟）后，将布、纸巾以及破损物品清理掉，玻璃碎片应用镊子或硬的厚纸板等工具清理并置于锐器盒中，切勿直接用手，以免刺破皮肤。然后再用消毒剂擦拭污染区域。用于清理的布、纸巾、抹布及厚纸板应放在盛放污染性废弃物的容器内，污染的文件（包括记录）复制后，将原件丢入放污染物废弃物的容器。

**5. 离心管破碎** 如果正在运行时非封闭离心桶的离心机内盛有潜在感染性物质的离心管发生破裂，应关闭机器电源，停止后密闭离心桶约30分钟，待气溶胶沉降后开盖；若离心机停止时发现离心管破碎，应立即盖上离心机，密闭30分钟。随后操作都应戴结实手套（如厚橡胶手套）。玻璃碎片用镊子等工具清除，所有破碎的离心管、玻璃碎片、离心桶、十字轴和转子都应放在无腐蚀性、已知对相关微生物具有杀灭活性的消毒剂内，消毒30分钟。未破损的带盖离心管应放在另一装有消毒剂的容器内，然后回收。离心机内腔应用适

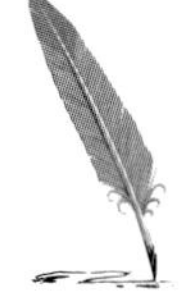

当浓度的同种消毒剂反复擦拭，然后用水冲洗并干燥。清理时所使用的材料都应按感染性物质处理。在可封闭的离心桶内离心管破碎时，所有密闭离心桶都应在生物安全柜内开盖、处理，所有操作也均需戴手套。

### （四）感染性废弃物的处理

感染性废弃物是指丢弃的感染性或潜在感染性的物品，如手套、口罩、试管、平皿、吸管等实验器材以及废弃的感染性实验样本、培养基等。感染性废弃物处理的首要原则是必须在实验室内清除污染后丢弃。高压蒸汽灭菌是清除污染时首选的方法。所有感染性废弃物都应装入可高压灭菌的黄色塑料袋，并置于防渗漏的容器内进行高压灭菌后，放到运输容器内运输至焚烧炉，并做好处理记录。

每个工作台应放置盛放废弃物的容器、盘子或广口瓶，最好是不易破损的容器并有生物危害标记。实验过程产生的感染性废弃物，宜置于盛有适宜消毒液的防碎裂的容器中浸泡，废弃物应保持和消毒液直接接触状态，并根据消毒剂的种类与特点确定浸泡时间，然后将消毒液及废弃物分别置于合适的容器中进行高压灭菌或焚烧处理。污染的或可能污染的玻璃碎片、注射针等锐器应置于耐扎锐器盒内，按以上原则处理。

### （五）感染性物质的运输

**1. 申请**　为了确保感染性物质运输过程中人员、财产与环境的安全，国际组织和国家相应主管部门均制定了感染性物质运输管理规范。从事疾病预防控制、医疗、科研、教学、生物制品生产单位以及菌（毒）种保藏机构，因工作需要，可以申请运输高致病性病原微生物菌（毒）种或样本。在运输前应向省级卫生行政部门提出申请，并提交申请材料。申请进行感染性物质运输的单位必须根据规定对运输物质进行包装，并安排专人进行护送。

**2. 包装**　感染性物质运输要求按内层、中层、外层3层进行包装。装样品的内层容器应密闭，防水、防渗漏，贴指示内容物的标签；中层容器同样要求防水、防渗漏，能保护内层不会破损、被刺穿或将内容物泄漏在中层包装中，在内层容器和中层容器之间应填充适宜的吸收材料，确保意外泄漏时能吸收内层容器中的所有内容物；第三层为强度满足其容积、质量及使用要求的刚性外包装，主要保证样品在运输过程中的安全性。

## 本章小结

临床微生物实验室是对病原微生物进行分离、培养和鉴定等工作的特殊场所，总体设计应遵循安全、舒适、实用的原则，有足够的空间及相对独立的场所，应符合“生物安全二级”标准。临床微生物实验室布局非常重要。首先，设计是要符合生物安全规定，能有效预防实验室获得性感染，保证工作人员健康。实验室生物安全防护措施要通过规范的设计建造、安全设备的配置、使用个体防护装备、执行严格的实验室管理和严格遵循标准化的操作规程，确保实验室工作人员不受实验对象的侵染和周围环境不受其污染。其次，实验人员均应接受生物安全防护的培训，制定实验室标准操作规程，预防临床标本的感染危险问题。

临床微生物实验室的主要任务是能快速分离和鉴定临床各类标本中的常见细菌和特殊病原微生物，能及时、全面分析检验结果，为临床提供准确的病原学诊断，以便对患者做出恰当的治疗和处理。

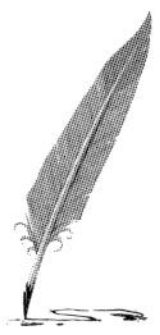

## 习　题

扫码“练一练”

**一、单项选择题**

1. 下列不属于实验室一级防护屏障的是

A. 生物安全柜　B. 防护服　C. 口罩　D. 缓冲间　E. 实验服

2. 下列哪项措施不是减少气溶胶产生的有效方法

A. 规范操作　B. 戴眼罩　C. 加强人员培训

D. 改进操作技术　E. 正确选择检测仪器

3. 在进行传染性血液标本操作时要求做到以下哪项

A. 穿实验室防护服

B. 离开实验室时应脱去防护服

C. 摘除手套应彻底洗净双手

D. 遇到标本溅入眼睛，必须马上冲洗

E. 以上都是

4. 下列对于基因工程实验室的生物安全管理的描述，正确的是

A. 技术人员不参与　B. 学生不参与　C. 进修人员不参与

D. 所有实验室人员都应参与　E. 管理人员不参与

5. 发生化学品事故后，首先应迅速将警戒区内的无关人员如何安排以免人员伤亡

A. 集中　B. 稳定　C. 撤离　D. 保护好　E. 以上都对

6. 下列哪个文件的出台，切实把实验室管理纳入法制化轨道

A. 病原微生物实验室生物安全管理条例

B. 实验室生物安全通用要求

C. 生物安全实验室建设技术规范

D. 微生物和生物医学实验室生物安全通用准则

E. 微生物实验室操作规程

7. 下列哪项我国卫生部颁布的对不同实验操作的防护水平以及运输的包装要求进行了具体规定

A. 病原微生物实验室生物安全管理条例

B. 实验室生物安全通用要求

C. 人间传染的病原微生物名录

D. 微生物和生物医学实验室生物安全通用准则

E. 临床微生物实验室建设

8. 一级生物安全实验室需要的安全设备和个体防护装备不包括

A. 实验室如有可开启的窗户，应设置纱窗

B. 工作人员在实验时应穿工作服

C. 工作人员手上有皮肤破损或皮疹时应戴手套

D. 生物安全柜等专用安全设备

E. 工作人员在实验时应戴防护眼镜

9. 对于二级生物安全实验室的要求，下列错误的是

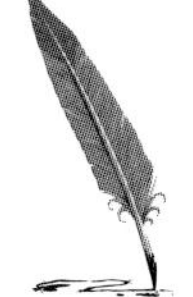

A. 实验室门应带锁并可自动关闭，有可视窗

B. 实验室内应使用专门的防护服，离开实验室时，不能穿着离开到其他任何场所，用过的防护服应先在实验室内消毒后清洗或丢弃

C. 需戴手套时，工作完全结束后方可除去手套，可戴着手套离开实验室

D. 应配备进行各种消毒处理和紧急处理的设施，如高压蒸汽灭菌器、洗眼设施等

E. 发生紧急情况，应启动生物安全处理预案

10. 关于化学废弃物的收集与处置，下列做法错误的是

A. 对于可以明显区分的液相，如水相与有机相，则应该分别倒入相应的或是相近的废弃物容器中

B. 将多数废弃物直接排入城市下水道系统

C. 将无机酸中和至pH 6~10，再排入城市下水道系统

D. 将碱中和至pH 6~10，再排入城市下水道系统

E. 将废弃物交给专业公司处理

**二、简答题**

2017年某校1名实习生进行病毒实验时不慎扎破手指。

请问：

实验室发生疑是工作人员感染事故，应当立即采取哪些预防、控制措施？

（连　健）

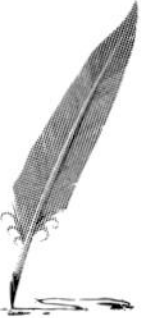

# 第三章

# 消毒灭菌

**学习目标**

1. **掌握** 细菌在正常人体的分布；常用的消毒灭菌方法及适用范围。
2. **熟悉** 化学消毒剂的种类及其应用注意事项。
3. **了解** 细菌在环境中的分布特点。
4. 能正确选择消毒灭菌方法来进行相应物品的消毒灭菌，具备无菌观念。

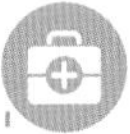

**案例讨论**

**【案例】**

患者，新生儿，出生后12天，不能吸乳（咀嚼肌痉挛所致）。表现为颈项强直，嗜睡等症状。早期症状为哭闹、口张不大、吃奶困难。分娩时因产程较急，在家时婴儿娩出，因时间关系，酒精消毒剪刀剪断脐带。

**【讨论】**

1. 该新生儿感染的原因是什么？
2. 化学消毒剂消毒杀菌效果的影响因素有哪些？

微生物广泛分布于自然界以及正常人体，与外界环境及宿主一起构成相对平衡的生态体系。多数微生物对人类是无害的，是自然界和人类生存必不可少的组成部分，但也有部分微生物可造成环境污染、导致食品变质、引起人类疾病等。熟悉微生物在环境及人体的分布情况对建立无菌观念、严格无菌操作、正确使用消毒灭菌方法以及防止医院感染、传染病和菌群失调的发生等都具有十分重要的意义。

## 第一节　微生物的分布

扫码“学一学”

### 一、微生物在自然界的分布

#### （一）土壤中的微生物

土壤具备微生物生长繁殖所需要的水分、无机盐、有机物等营养物质，具备适宜的pH与气体等条件，是绝大多数微生物生长繁殖的良好环境。土壤中存在着数量众多、种类庞

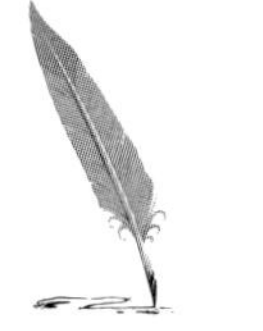

杂的微生物群，主要集中分布在距地表10~20cm耕作土壤层。土壤中的微生物大多数为非致病菌，它们在自然界的物质循环等方面发挥重要作用；来自患者和患病动物的病原菌随其排泄物或死亡后尸体进入土壤。多数致病菌抵抗力弱，在土壤中易死亡，但一些能形成芽孢的细菌如破伤风梭菌、产气荚膜梭菌、炭疽芽孢杆菌等，可在土壤中存活几年甚至几十年，并可通过感染伤口等途径引起疾病。

### （二）水中的微生物

水也是微生物生存的天然环境。水中有天然生存的微生物群，也有来自土壤、人畜排泄物等的微生物。水中的细菌因水源及存在状态的不同，其所含有的微生物种群和数量也有所不同，一般静止水比流动水含菌量多、地面水比地下水含菌量多、沿岸水比河流中间的流水含菌量多。引起消化道感染的致病菌如痢疾志贺菌、伤寒沙门菌、霍乱弧菌等常通过人和动物的粪便及其他排泄物进入水中，污染水源而导致消化系统传染病的传播。因此，保护水源、加强水源和粪便的管理、注意饮水卫生是控制和消灭消化道传染病的重要措施。

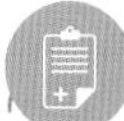

**知识拓展**

由于直接检出水中致病菌是比较困难的，因此进行水的卫生微生物学检验时，一般以大肠埃希菌作为水被粪便污染的重要指标，通过测定大肠菌群数来判定水源被污染的程度。目前我国规定生活饮用水的标准是1ml水中的细菌总数不超过100cfu；100ml水中不得检出大肠菌群。

### （三）空气中的微生物

空气中缺少微生物生长必需的营养物质和水，且受日光等自然因素的影响，不利于微生物生存和生长繁殖，故空气中微生物的种类和数量都较少。但由于人和动物呼吸道的微生物可随唾液、飞沫散布到空气中，土壤中的微生物也可随尘埃飞扬在空气中，因而在靠近地面的空气中，仍存在一定种类和数量的微生物。尤其在人口密集的公共场所、医院等处，空气中的微生物种类和数量明显增多。空气中的微生物多以气溶胶的形式存在，常引起伤口感染或呼吸道感染。空气中常见的病原菌有金黄色葡萄球菌、结核分枝杆菌、白喉棒状杆菌、脑膜炎奈瑟菌等。

空气中的微生物可造成药物制剂、生物制品、培养基以及手术室等污染，因此，对手术室、制剂室、病房、微生物实验室等应经常进行空气消毒。细菌培养时，严格进行无菌操作，可避免空气中的微生物污染培养物。

## 二、微生物在正常人体的分布

### （一）正常菌群

人类与自然环境接触密切，因此，正常情况下，人体的体表及其与外界相通的腔道都有一定种类和数量的微生物寄生，这些微生物通常对人体是有益而无害的，称为正常微生物群或正常菌群。

**考点提示**　正常人体有菌部位：皮肤、眼结膜、外耳道、鼻咽喉、肠道、尿道、阴道。

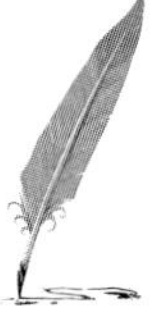

寄居在人体各部位的常见微生物见表3-1。

**表3-1　正常人体各部位的常见微生物**

| 部位 | 常见微生物 |
|---|---|
| 皮肤 | 葡萄球菌、链球菌、铜绿假单胞菌、痤疮丙酸杆菌、类白喉棒状杆菌、白假丝酵母菌等 |
| 眼结膜 | 葡萄球菌、链球菌、结膜干燥棒状杆菌、不动杆菌、奈瑟菌等 |
| 口腔 | 甲型链球菌、丙型链球菌、葡萄球菌、卡他布兰汉菌、乳酸杆菌、梭杆菌、类杆菌、白假丝酵母菌、螺旋体、支原体等 |
| 鼻咽腔 | 链球菌、葡萄球菌、卡他布兰汉菌、类白喉棒状杆菌、肺炎链球菌、类杆菌、嗜血杆菌等 |
| 肠道 | 大肠埃希菌、类杆菌、双歧杆菌、乳酸杆菌、产气肠杆菌、变形杆菌、铜绿假单胞菌、芽孢杆菌、葡萄球菌、粪肠球菌、消化链球菌、真杆菌、韦荣球菌、八叠球菌、白假丝酵母菌、念珠菌、腺病毒等 |
| 尿道 | 大肠埃希菌、双歧杆菌、葡萄球菌、棒状杆菌、分枝杆菌、乳酸杆菌、拟杆菌、不动杆菌、奈瑟菌、类杆菌、念珠菌、支原体等 |

正常条件下，正常菌群与人体之间、正常菌群内各种微生物之间相互制约，相互依存，构成了一种生态平衡，这种微生态平衡对维护人体健康起着重要作用，主要作用有：①生物拮抗作用。人体的正常菌群可构成一个生物屏障，阻止外来致病菌的入侵；还可以通过夺取营养、产生酸性物质等机制来抑制致病菌的生长；有些细菌可产生细菌素及过氧化氢等物质，阻止入侵致病菌的定居。正常菌群的这种拮抗作用是机体抵御致病菌感染的重要防线。②营养作用。正常菌群能够参与人体的部分营养物质（如蛋白质、糖类、脂类）的代谢，促进营养物质的消化和吸收；可合成维生素等产物供人体利用，如肠道内的大肠埃希菌和脆弱类杆菌可以合成B族维生素和维生素K、乳酸杆菌和双歧杆菌等可合成叶酸和B族维生素等，经肠道吸收，供人体利用。③免疫作用。正常菌群可刺激机体免疫系统的发育和成熟，并能促进免疫细胞分裂以产生抗体，从而增强机体的免疫防御能力。④抑癌作用。正常菌群可使体内出现的致癌物质转化为非致癌物质，从而抑制肿瘤生长。此外，正常菌群还有利于宿主的生长、发育，某些正常菌群具有抗衰老作用。

由于人体内有正常菌群分布，因此在采集待检者标本时，需注意避免正常菌群的污染；另外，若从有正常菌群存在的部位采集标本培养出细菌时，需结合临床进行综合分析其是致病菌还是污染的正常菌群。

### （二）条件致病菌与菌群失调症

**1. 条件致病菌**　正常菌群在宿主体内具有相对稳定性，一般不致病。但受某些因素的影响，两者之间的平衡关系被破坏，使原来不致病的正常菌群也可引起疾病。这种在正常情况下不致病，但在特定条件下能引起疾病的菌群称为条件致病菌或机会致病菌，其致病的特定条件主要有：①寄居部位改变。正常菌群在人体内往往有特定的寄生部位，若寄生部位发生了变化，则可能致病。如寄生于肠道内的大肠埃希菌由于手术、外伤、留置导尿管等原因进入腹腔、血液或泌尿生殖道等，可引起腹膜炎、败血症或泌尿道感染。常见的条件致病菌有大肠埃希菌、克雷伯菌属、铜绿假单胞菌、变形杆菌属、肠杆菌属、沙雷菌属、葡萄球菌等。②免疫功能下降。慢性消耗性疾病、过度疲劳、恶性肿瘤、使用免疫抑制剂、大面积烧伤等原因，均使机体免疫力下降，破坏正常菌群与机体的平衡关系，导致

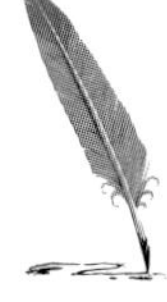

机会感染发生。如糖尿病、艾滋病、严重烧伤患者常伴有白色假丝酵母菌、铜绿假单胞菌感染。③菌群失调。菌群失调是指宿主某部位正常菌群中各菌种之间的比例发生了大幅度的改变，由生理性组合转变为病理性组合的状态。

**2. 菌群失调症**　严重的菌群失调可导致宿主出现一系列临床病症，称为菌群失调症。菌群失调的发生与使用抗菌药物不当、医疗措施等致使外来菌入侵有关。如长期使用广谱抗生素治疗的某些患者，其体内正常菌群中的敏感菌受药物影响被抑制，而对抗生素不敏感的菌株如葡萄球菌、白假丝酵母菌等乘机大量繁殖成为优势菌，引起伪膜性肠炎、白假丝酵母菌性肺炎等疾病。这种在抗菌药物治疗原有感染疾病的过程中诱发的第二次感染又称二重感染。

**考点提示**　条件致病菌致病的条件：寄居部位改变、免疫力降低、菌群失调。

## 第二节　消毒与灭菌

扫码"学一学"

消毒与灭菌是许多医疗实践的基本操作。根据消毒灭菌知识，结合消毒灭菌物品的性质选择合适的消毒灭菌技术，是防止微生物污染、传染病及医院内感染发生的重要环节。

### 一、基本概念

**1. 消毒**　是杀死物体上病原微生物但不一定能杀死细菌芽孢的方法。用于消毒的化学药物称为消毒剂，一般消毒剂在常用浓度下只对细菌的繁殖体有效。

**2. 灭菌**　是杀灭物体上所有微生物（包括病原微生物、非病原微生物和细菌芽孢）的方法。

**3. 防腐**　是防止或抑制微生物生长繁殖的方法。用于防腐的化学药物称为防腐剂。某些化学药物在高浓度时，具有杀菌作用，可作消毒剂，在低浓度时，仅能抑制细菌生长繁殖，可用作防腐剂。

**4. 无菌和无菌操作**　无菌是指没有活的微生物存在。防止微生物进入机体或其他操作对象的方法称为无菌操作。在进行微生物实验、外科手术以及注射、插管等医疗操作时，必须严格无菌操作以防止微生物的侵入。

### 二、物理消毒与灭菌方法

一些物理因素，如高温、干燥、紫外线等，对细菌可产生致死作用，因此实践中常利用这类方法来对物品或环境进行消毒灭菌。

#### （一）热力灭菌法

热力灭菌法即利用高温加热方法进行消毒灭菌。高温可使细菌蛋白质及酶类变性凝固、核酸结构被破坏，从而导致细菌死亡。不同种类的细菌对高温的耐受力不同，多数无芽孢细菌在55~60℃经30~60分钟后死亡，在100℃时数分钟内死亡。细菌芽孢耐高温，如炭疽芽孢杆菌的芽孢可耐受5~10分钟煮沸，破伤风梭菌芽孢煮沸1小时才被破坏。

热力灭菌法又分为干热灭菌法和湿热灭菌法。

**1. 干热灭菌法**　以热空气为导热介质，提高物品温度，以达到灭菌目的。

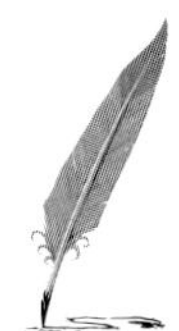

（1）焚烧　灭菌彻底，但仅适用于无经济价值的物品，如废弃的污染物或死于传染病的人和动物尸体。

（2）烧灼　将待灭菌的物品直接放于火焰中灼烧，如微生物实验使用的接种环、接种针、试管口等多用此法灭菌。

（3）干烤法　将物品置于密闭的专用干烤箱内，通电后利用高热空气达到灭菌目的。此法适用于耐高温的物品，如玻璃器皿、瓷器、某些粉剂药品、凡士林等，灭菌时一般加温至160~170℃，维持2~3小时。灭菌结束后，应关闭电源，待温度慢慢降至60℃左右时再开启箱门，以免高温度器皿的玻璃因骤冷而破裂。

**2. 湿热灭菌法**　以高温的水或水蒸气为导热介质，提高物品温度，以达到灭菌目的。在同一温度下，湿热灭菌比干热灭菌的效果好，原因是：①湿热的穿透力比干热强，可使被灭菌的物品均匀受热，温度迅速上升；②蛋白质在有水分的环境中更易发生变性和凝固，从而易使细菌死亡；③湿热蒸汽与物品接触时凝固成水可放出潜热，有助于被灭菌物品的温度迅速升高。

（1）高压蒸汽灭菌法　是目前最常用最有效的灭菌方法。灭菌是在密闭的高压蒸汽灭菌器内进行，在蒸汽不外溢的情况下，随着灭菌器内压力的增高，温度也逐渐升高。当压力为103.4kPa（1.05kg/$cm^2$）时，温度达到121.3℃，维持15~30分钟可杀死所有细菌的繁殖体和芽孢。此法适用于耐高温和不怕潮湿的物品的灭菌，如普通培养基、生理盐水、手术器械、玻璃制品等。

某些微生物如朊粒（传染性蛋白颗粒）对热力有较强抵抗力，高压灭菌时需202kPa、134℃，处理1小时以上才能将其彻底杀灭。

**考点提示**　高压蒸汽灭菌法高压的压力为103.4kPa（1.05kg/$cm^2$）时，温度达到121.3℃，维持15~30分钟。

（2）间歇蒸汽灭菌法　多配合流通蒸汽灭菌法，流通蒸汽灭菌达到的温度为100℃，不能杀死芽孢。待灭菌的物品于100℃加热30分钟，以杀死细菌繁殖体（但杀不死芽孢），然后取出物品于37℃温箱过夜，使芽孢发育成繁殖体；次日再于100℃加热30分钟杀死细菌繁殖体后置于37℃温箱过夜。重复此过程三次可达到灭菌的目的。本法适用于一些不耐高温的物品的灭菌，如含糖、鸡蛋或含血清的培养基。

**考点提示**　间歇蒸汽灭菌法适用于一些不耐高温的物品的灭菌，如含糖、鸡蛋或含血清的培养基。

（3）巴氏消毒法　采用较低的温度来杀死物品中的病原菌或特定微生物，同时又不破坏其中的营养成分。此法由“微生物之父”巴斯德创立而得名，目前主要用于牛奶等物品消毒。消毒方法有两种，一种是于61.1~62.8℃加热30分钟，另一种是于71.7℃加热15~30秒。

（4）煮沸法　将消毒物品浸于水中，加热至沸腾（100℃），经5~6分钟，可杀死一般细菌的繁殖体，但对芽孢无影响。本法适用于饮水、食具、注射器和手术器械等的消毒。若在水中加入2%碳酸氢钠可提高沸点至105℃，既可促进芽孢死亡，又可防止金属器材生锈。

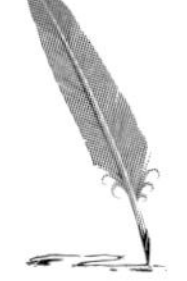

### （二）紫外线和电离辐射

**1. 紫外线** 杀菌作用与其波长有关，波长在200~300nm时有杀菌作用。当波长在265~266nm时最易被细菌DNA吸收，因而杀菌作用最强。其杀菌机制是细菌DNA吸收紫外线后，同一条DNA上相邻的胸腺嘧啶通过共价键结合成二聚体，改变了DNA的分子构型，从而干扰DNA的复制，导致细菌变异甚至死亡。

紫外线穿透力弱，普通玻璃或纸张、空气中的尘埃、水蒸气等均可阻挡紫外线，因此，紫外线只适用于手术室、传染病房、烧伤病房、微生物检验室等室内空气的消毒或一些物品表面的消毒。紫外线对眼睛和皮肤有损伤作用，使用时应注意防护。

日光中因含有紫外线，因而也具有一定的杀菌作用。如将衣服、被褥放在日光下暴晒2小时以上，可杀死其中大部分细菌。

**考点提示** 紫外线穿透力弱，只适用于手术室、传染病房、烧伤病房、微生物检验室等室内空气的消毒或一些物品表面的消毒。

**2. 电离辐射** X射线、γ射线、高速电子流等具有电离辐射作用，可使细菌细胞内的水分被电离成$H^+$和$OH^-$，这些游离基是强烈的氧化剂和还原剂，可破坏细菌核酸、酶和蛋白质，使微生物死亡。电离辐射可用于塑料注射器、导管、手套等不耐热物品的消毒与灭菌。

### （三）滤过除菌法

滤过除菌法是采取机械性阻留方法，利用滤菌器除去液体或空气中的细菌等微生物。滤菌器含有微细小孔，液体或空气中小于滤孔孔径的物质可通过，而大于孔径的细菌等颗粒被阻留。滤过除菌的效果与滤菌器孔径大小、电荷吸引、滤速等有关。常用滤菌器有薄膜滤菌器、蔡氏滤菌器、玻璃滤菌器等。

滤过除菌法可用于一些不耐高温、也不能用化学方法消毒的液体，如血清、抗生素、维生素等制品的除菌。此外，生物安全柜也是根据这个原理，利用高效空气过滤器的过滤作用，除去空气中的微生物，以达到保护操作对象、保护操作者、保护环境的目的。

### （四）干燥

干燥可使细菌脱水，菌体蛋白变性和盐类浓缩，从而妨碍细菌代谢、生长繁殖，产生抑菌、杀菌作用。干燥对细菌的影响因菌种以及干燥程度、时间、温度等因素而异，如脑膜炎奈瑟菌、淋病奈瑟菌干燥数小时即可死亡，而结核分枝杆菌在干燥的痰中可保持传染性数月；细菌的芽孢在干燥环境可存活数月至数年；将细菌迅速冷冻干燥可维持生命数年之久。根据这些原理，常用干燥方法保存食品、药材、菌种等。如将食品、药材晒干或烘干以防止霉变；用盐腌和糖渍处理食物，使食物中细菌脱水而停止生命活动，延长食品保存期；用冷冻真空干燥法保存菌种、生物制品等。

## 三、化学消毒与灭菌方法

许多化学药物都具有抑菌、杀菌的作用，化学控制法就是运用适宜种类和浓度的化学药物（消毒剂）来处理物品，从而杀死或抑制细菌等微生物，达到消毒灭菌效果。消毒剂

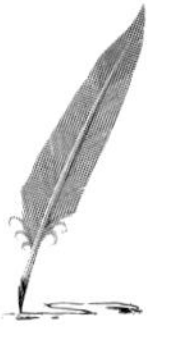

不仅能杀死病原体，对人体细胞也有损害作用，所以消毒剂只能外用，主要用于物体表面、环境、人体表面（皮肤、黏膜、浅表伤口）的消毒。

### （一）常用消毒剂的种类

消毒剂种类多、用途各异，在实际应用中应酌情选用。常用消毒剂种类、性质及用途见表3-2。

**表3-2　常用消毒剂的种类、性质及用途**

| 类别 | 名称 | 常用浓度 | 主要用途 | 备注 |
|---|---|---|---|---|
| 重金属盐类 | 红汞 | 2% | 皮肤、黏膜小创伤消毒 | 作用小但无刺激性 |
| | 升汞 | 0.05%~0.1% | 非金属器皿浸泡消毒 | 腐蚀金属，遇肥皂和蛋白质作用减弱 |
| | 硫柳汞 | 0.01% | 皮肤、手术部位消毒 | |
| | 硝酸银 | 1% | 新生儿滴眼预防淋球菌感染 | |
| 氧化剂 | 高锰酸钾 | 0.1% | 皮肤、尿道消毒和蔬果等消毒 | 久置失效，随用随配 |
| | 过氧化氢 | 3% | 皮肤、黏膜创口消毒 | 不稳定 |
| | 过氧乙酸 | 0.2%~0.5% | 塑料、玻璃器皿浸泡消毒，皮肤消毒（洗手） | |
| 卤素及其他化合物 | 氯 | 0.2~0.5ppm | 饮水及游泳池水消毒 | |
| | 84 消毒液 | 1 ∶ 200 | 手术器械、导管、蔬果等 | |
| | 碘酒 | 2.5% | 皮肤消毒 | 不能与红汞同用；刺激皮肤，涂后用酒精拭净 |
| | 优氯净 | 0.05%<br>2.5%~5%<br>4ppm | 餐具消毒<br>地面、厕所及排泄物消毒<br>饮水、游泳池消毒 | 杀菌作用强于漂白粉 |
| 醇类 | 乙醇 | 70%~75% | 皮肤、体温表等的消毒 | |
| 醛类 | 甲醛 | 10% | 物品表面消毒；加高锰酸钾，产生烟雾，熏蒸房间 | |
| 表面活性剂 | 新洁尔灭 | 0.05%~0.1% | 手术前洗手，皮肤黏膜消毒，手术器械浸泡消毒 | 遇肥皂或其他洗涤剂作用减弱 |
| | 度米芬 | 0.05%~0.1% | 皮肤创伤冲洗 | |
| 烷化剂 | 氯己定 | 0.02%~0.05% | 手术前洗手 | |
| 染料 | 甲紫 | 2%~4% | 浅表创伤消毒 | |
| 酸碱类 | 醋酸 | 5~10ml/$m^3$ | 加等量水加热蒸发消毒空气 | |
| | 生石灰 | 按1 ∶ 4~1 ∶ 8 配成糊状 | 排泄物及地面消毒 | 腐蚀性大、新鲜配制 |
| 烷基化合物 | 环氧乙烷 | 50~100mg/L | 手术器械、敷料及手术用品等的消毒和灭菌 | 易燃、易爆、有毒，用塑料袋法或环氧乙烷灭菌柜消毒 |

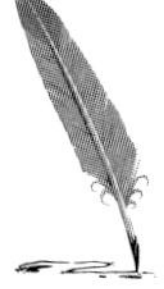

### （二）常用消毒剂的杀菌机制

消毒剂的种类繁多，其杀菌机制不尽相同，主要有：①使菌体蛋白质变性或凝固。如酚类（高浓度）、醇类、重金属盐类（高浓度）、酸碱类、醛类等。②影响细菌的酶系统和代谢活性。如氧化剂、重金属盐类（低浓度）等，可作用于细菌酶蛋白的—SH基，使酶活性丧失。③损伤菌体细胞膜或改变细胞膜的通透性。如酚类化合物与脂溶剂等作用于细菌时，可损伤细胞膜，使胞质内容物逸出，并能破坏细胞膜上的氧化酶和脱氢酶，最终导致细菌死亡。

### （三）影响消毒剂作用的因素

消毒剂的杀菌效果受多种因素的影响，掌握并利用这些因素可提高消毒灭菌的效果。影响消毒灭菌效果的主要因素有以下几种。

**1. 消毒剂性质、浓度和作用时间** 消毒剂性质不同，对细菌的作用效果也有所差异。例如表面活性剂对革兰阳性菌的杀菌效果强于革兰阴性菌；甲紫对葡萄球菌作用效果较好。同一种消毒剂的浓度与作用时间不同，消毒效果也不一致。通常消毒剂的浓度越大，杀菌效果越强（但乙醇例外，以70%~75%的浓度消毒效果最好）；消毒剂在一定浓度下，消毒效果的强弱与作用时间的长短成正比。

**2. 微生物的种类和数量** 不同种类的微生物对消毒剂的敏感性不同，因此同一种消毒剂对不同微生物的杀菌效果各不同。如一般消毒剂对结核分枝杆菌的作用较其他细菌繁殖体差；5%苯酚溶液5 分钟可杀死沙门菌，而杀死金黄色葡萄球菌则需10~15分钟；75%乙醇可杀死一般细菌繁殖体，但不能杀灭细菌的芽孢。此外，微生物的数量越大，消毒越困难，消毒所需的时间越长。

**3. 温度与酸碱度** 一般而言，温度越高消毒剂的作用效果越佳。消毒剂的杀菌过程基本上是一种化学过程，化学反应的速度随温度的升高而加快。如金黄色葡萄球菌在苯酚溶液中被杀死的时间在20℃时比10℃时大约快五倍；2%戊二醛杀灭每毫升含$10^4$个炭疽芽孢杆菌的芽孢，20℃时需15分钟，40℃时需2分钟，56℃时仅需1分钟。消毒剂的杀菌作用还受酸碱度的影响，如戊二醛本身呈中性，其水溶液呈弱碱性，不具有杀芽孢的作用，只有在加入碳酸氢钠后才发挥杀菌作用。

**4. 环境中化学拮抗物质的存在** 一般情况下病原菌常与血清、脓汁等有机物混在一起，这些有机物中的蛋白质、油脂类物质包围在菌体外面可妨碍消毒剂的穿透，从而对细菌产生保护作用。此外拮抗物还可通过与消毒剂的有效成分结合，或对消毒剂产生中和作用，从而降低其杀菌效果。

**知识拓展**

除了文中提到的理化因素消毒灭菌，一些生物因素也可对细菌产生杀菌作用，如噬菌体、细菌素等。噬菌体是感染细菌、真菌等微生物的病毒。因部分噬菌体能引起宿主菌细胞裂解，故称噬菌体。噬菌体个体微小，需用电子显微镜观察；结构简单，只含有一种核酸（DNA或RNA）；具有严格的活细胞内寄生性，并在细胞内以复制方式进行增殖。由于噬菌体对宿主菌的寄生有高度特异性，因此还可利用噬菌体进行细菌鉴定和分型。

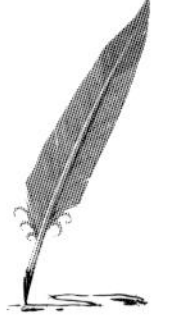

扫码“学一学”

# 第三节　临床微生物实验室的消毒与灭菌

消毒与灭菌是实验室生物安全防护的重要环节，认真做好临床微生物实验室环境及相关物品的消毒与灭菌对防止实验室生物污染是十分重要的。

## 一、基本原则

（1）依据实验室生物安全防护的要求进行清洁和消毒，遵循先消毒后清洁的原则。

（2）遵循不交叉感染的原则，实验室的清洁区、半污染区和污染区应分别进行清洁消毒。

（3）对消毒物品遵循及时消毒、彻底消毒、有效消毒的原则。

（4）明确消毒的对象，根据不同的对象选择不同的消毒方法，遵循简便、有效、经济的消毒灭菌方法原则。

## 二、实验室及使用器材的消毒灭菌

### （一）实验室空气、操作台、地面消毒

**1. 实验室空气的消毒**　常用紫外线照射30~60分钟，1~2次/天。也可用臭氧机进行臭氧消毒，空间面积小的实验室可用0.5%~1%的过氧乙酸熏蒸消毒。

**2. 操作台消毒**　每天工作结束后用紫外线照射操作台表面或化学消毒剂擦拭消毒。

**3. 地面消毒**　常规用清水或清洁剂拖地1~2次/天。当地面受感染性标本或培养物污染时，立即用1000~3000mg/L有效含氯消毒剂喷洒消毒。

### （二）使用器材的消毒灭菌

（1）接种环、接种针等用酒精灯烧灼灭菌。生物安全柜内使用的接种环、接种针用红外线灭菌器烧灼灭菌。

（2）手术器械如刀剪等用2%戊二醛浸泡2小时后，洁净水冲洗干净，沥干后再进行高压蒸汽灭菌。

（3）一次性用品使用后放入黄色医疗废物袋内集中进行无害化处理。

（4）工作服使用后121℃高压蒸汽灭菌15~30分钟。

（5）实验室显微镜、微生物鉴定仪、血培养仪、冰箱等仪器局部轻度污染时，可用2%碱性或中性戊二醛溶液或0.5%醋酸氯已定－乙醇溶液擦拭；严重污染时，可用环氧乙烷消毒。对仪器消毒时应考虑仪器材料和表面性质选择合适的消毒灭菌方法。

## 三、废弃标本及容器的消毒灭菌

（1）粪、尿、脓液和痰液等体液标本用5%漂白粉溶液或84消毒液浸泡2~4小时后倾倒处理。拭子等干燥标本装入医疗废物袋集中进行无害化处理。

（2）盛放标本的玻璃、塑料等容器，煮沸15分钟或10%次氯酸钠溶液浸泡2~4小时后洗净备用。若为一次性使用，则按一次性使用用品进行消毒处理。

（3）培养用后的平板或试管，必须经高压蒸汽灭菌后方可弃去或洗涤。

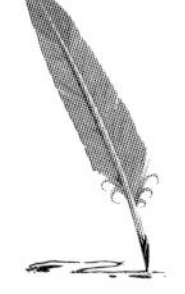

## 四、工作人员手的消毒

人体手上的细菌可分为暂住菌和常住菌两大类。暂住菌是原来不存在，经接触而附着在皮肤上，与宿主皮肤结合不紧密，易用机械方法清洁或化学方法清除；常住菌为皮肤上定植的正常菌群，常寄居在皮肤毛囊和皮脂腺开口处，藏身于皮肤缝隙深处，大部分无致病性。

临床微生物实验室工作人员由于工作的特殊性，其手更易污染暂住菌，如不认真进行清洁和消毒，则容易造成交叉感染。常规消毒手的方法是用肥皂和流动水经常并正确的洗手。当工作人员手被病原微生物明显污染时，应立即用0.2%过氧乙酸溶液或1%含氯消毒液等浸泡3分钟，再用清水冲洗。

## 本章小结

正常情况下，人体的体表及其与外界相通的腔道（如上呼吸道、口腔、泌尿生殖道等）都有一定种类和数量的微生物寄生，这些微生物通常对人体是无害甚至有益的，故称为正常微生物群或正常菌群。这种在正常情况下不致病，但在特定条件下能引起疾病的菌群称为条件致病菌或机会致病菌，其致病的特定条件主要有：①寄居部位改变；②免疫功能下降；③菌群失调。菌群失调是指宿主某部位正常菌群中各菌种之间的比例发生了大幅度的改变，由生理性组合转变为病理性组合的状态。严重的菌群失调可导致宿主出现一系列临床病症，称为菌群失调症。菌群失调的发生与使用抗菌药物不当、医疗措施等致使外来菌入侵有关。消毒是指杀死物体上病原微生物但不一定能杀死细菌芽孢的方法。灭菌是指杀灭物体上所有微生物（包括病原微生物、非病原微生物和细菌芽孢）的方法。高压蒸气灭菌法是目前最常用最有效的灭菌方法，适用于耐高温和不怕潮湿的物品的灭菌，如普通培养基、生理盐水、手术器械、玻璃制品等。间歇灭菌法适用于一些不耐高温的物品的灭菌，如含糖、鸡蛋或含血清的培养基。巴氏消毒法主要用于牛奶等物品消毒。紫外线只适用于手术室、传染病房、烧伤病房、微生物检验室等室内空气的消毒或一些物品表面的消毒。紫外线对眼睛和皮肤有损伤作用，使用时应注意防护。化学消毒剂使用时注意消毒剂的性质、浓度和作用时间、微生物的种类和数量、温度与酸碱度、环境中化学拮抗物质的存在等影响。

## 习 题

扫码“练一练”

**一、单项选择题**

1. 外科手术衣服、敷料、普通培养基的灭菌常采用

A. 紫外线照射　　B. 流通蒸汽法　　C. 煮沸法

D. 巴氏消毒法　　E. 高压蒸汽灭菌法

2. 血清、抗生素、抗毒素等液体物质的除菌应采用

A. 干热灭菌法　　B. 湿热灭菌法　　C. 紫外线灭菌法

D. 过滤除菌　　E. 超声波杀菌

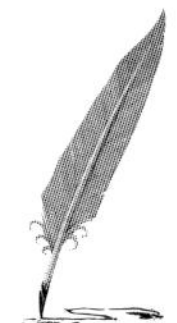

3. 最常用、最有效的灭菌方法是

A. 干烤 B. 焚烧 C. 高压蒸汽灭菌

D. 紫外线杀菌 E. 过滤除菌

4. 干烤灭菌的最适温度和时间是

A. 160~170℃ 2小时 B. 100℃ 30分钟 C. 121.3℃ 15分钟

D. 80~100℃ 2小时 E. 60~70℃ 2小时

5. 杀菌效果最好的乙醇浓度为

A. 50%~60% B. 70%~75% C. 80%~85%

D. 90%~95% E. 100%

6. 关于紫外线杀菌，下列说法不正确的是

A. 紫外线的杀菌作用与波长有关 B. 紫外线可破坏细菌DNA的构型

C. 紫外线的穿透力弱，所以对人体无损害 D. 适用于空气和物体表面的消毒

E. 一般用低压的水银蒸汽灯进行紫外线杀菌

7. 紫外线杀菌的最佳波长为

A. 200nm B. 220nm C. 245nm D. 265nm E. 280nm

8. 关于高压蒸汽灭菌法，下列说法不正确的是

A. 是效果最好的灭菌方法

B. 是目前应用最广泛的灭菌方法

C. 可杀灭包括细菌芽孢在内的所有微生物

D. 通常的压力为1.05kg/cm$^2$（1.03×105Pa）

E. 通常温度为151.3℃

9. 关于湿热灭菌法，下列说法不正确的是

A. 是最常用的灭菌法

B. 在相同温度下，湿热杀菌效果比干热好

C. 在湿热状态下，菌体可吸收水分使蛋白质易于凝固

D. 湿热比干热的穿透力弱

E. 蒸汽有潜热存在

10. 将牛奶加热71.7℃ 15~30秒的目的是

A. 抑制牛奶中的杂菌 B. 防止微生物在牛奶中生长繁殖

C. 杀灭牛奶中的病原微生物 D. 杀灭牛奶中的所有微生物

E. 使牛奶不含活菌

**二、简答题**

患者，女，有糖尿病史。因右脚趾烫伤感染就医。抗生素应用15天后出现腹泻症状，粪便检查发现为肠道菌群失调引起。

请问：

1. 该患者菌群失调的原因是什么？

2. 应该如何防治？

（孙运芳）

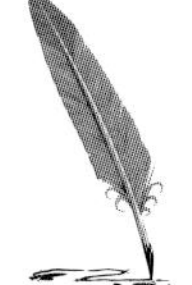

# 第二篇

# 细菌检验

# 第四章

# 细菌的基本特性

**学习目标**

1. **掌握** 细菌基本形态以及与染色、鉴别、免疫、耐药有关的重要结构；细菌生长繁殖的条件、繁殖方式与规律。

2. **熟悉** 常见细菌变异现象及其意义；细菌的代谢产物及其医学意义。

3. **了解** 细菌的理化性状；细菌变异的机制。

4. 具备正确描述细菌形态、结构的能力。

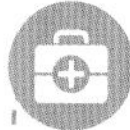

**案例讨论**

**【案例】**

某患者患肺脓肿，体温39.3℃，胸部穿刺抽取脓汁送检，临床微生物实验室对标本直接涂片染色镜检见革兰阳性球菌，但做常规细菌培养（需氧培养）为阴性，后改为厌氧培养，培养24小时后见细菌生长。

**【讨论】**

1. 细菌的生长繁殖需要哪些条件？

2. 案例中细菌常规培养不生长的原因是什么？

细菌（bacterium）是一类具有细胞壁的单细胞的原核细胞型微生物。了解细菌的形态结构及生理活动，为细菌的形态学检查、人工培养以及分析细菌的致病性和免疫性打下理论基础。

## 第一节　细菌的形态与结构

扫码“学一学”

### 一、细菌的大小与形态

#### （一）细菌大小

细菌个体微小，通常以微米（μm）作为其大小测量单位（1μm=1/1000mm），故观察细菌必须借助光学显微镜或电子显微镜。不同种类细菌大小不一，同种细菌也可因菌龄和环境因素的影响而出现差异。一般球菌的直径为1.0μm左右，中等大小的杆菌为（2.0~3.0）μm×（0.5~1.0）μm。

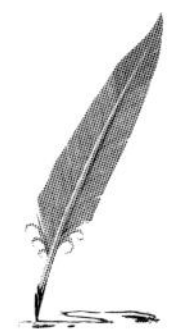

**考点提示** 细菌大小的表示单位为微米（μm）。

### （二）细菌形态

细菌的基本形态有球形、杆形和螺旋形三种，根据形态分别称为球菌、杆菌和螺形菌（图4–1）。

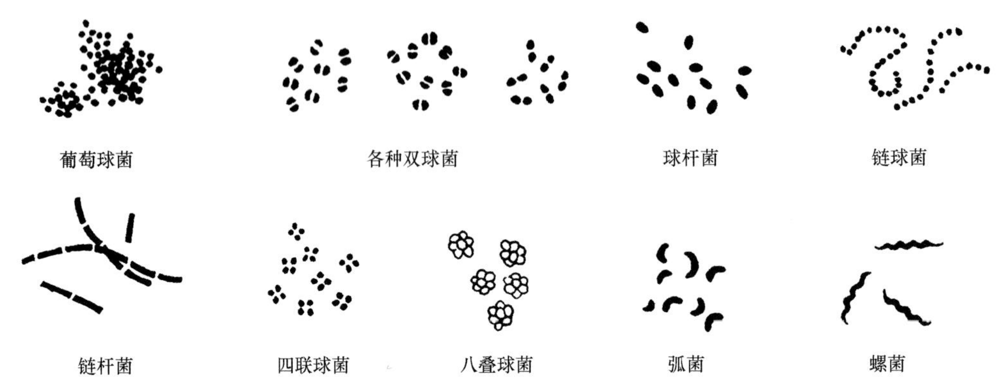


**图4–1 细菌的各种形态**

**1. 球菌** 单个菌体一般呈球形，某些球菌可呈肾形、矛头形或半球形。按其分裂平面和菌体之间排列方式的不同，可分为以下几种。

（1）双球菌 在一个平面上分裂后两个菌体成对排列，如脑膜炎奈瑟菌。

（2）链球菌 在一个平面上分裂后多个菌体相连呈链状排列，如乙型溶血性链球菌。

（3）葡萄球菌 在多个不规则的平面上分裂，分裂后菌体堆积在一起呈葡萄串状，如金黄色葡萄球菌。

（4）四联球菌 沿两个垂直平面分裂，分裂后四个菌排列在一起呈正方形，如加夫基菌。

（5）八叠球菌 沿三个垂直平面分裂，分裂后八个菌体叠在一起呈包裹状立方体排列，如藤黄八叠球菌。

**2. 杆菌** 一般为直杆状。各种杆菌的长短、粗细差别很大，若菌体粗短、两端钝圆，近似于椭圆形，称为球杆菌；有的末端膨大如棒状，称为棒状杆菌，如白喉棒状杆菌。杆菌按其分裂后排列方式的不同可分为以下几种。

（1）单杆菌 散在排列，如大肠埃希菌。

（2）双杆菌 成双排列，如肺炎克雷伯菌。

（3）链杆菌 呈链状排列，如炭疽芽孢杆菌。

（4）分枝杆菌 呈分枝状排列，如结核分枝杆菌。

**3. 螺形菌** 根据菌体弯曲的数目不同可分为以下几种。

（1）弧菌 菌体只有一个弯曲，呈弧形或逗点状，如霍乱弧菌。

（2）螺菌 菌体有数个弯曲，如幽门螺杆菌。

细菌在适宜条件下培养时形态较为典型。当培养基成分、pH、温度、培养时间及离子强度等环境条件改变时或受抗生素等作用后，菌体则会失去典型形态而出现多种形态，如细胞壁缺陷型（L型）细菌。在分离鉴定、实验室诊断时必须注意。

## 二、细菌的结构

细菌的结构包括基本结构和特殊结构两部分（图4–2）。

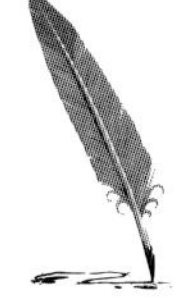

## （一）细菌的基本结构

细菌的基本结构是各种细菌共同具有的结构，它维持着细胞的正常生理功能，由外向内依次为细胞壁、细胞膜、细胞质和核质等。

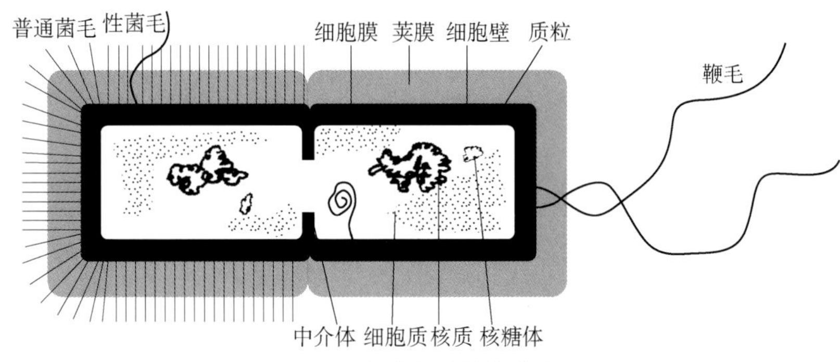


**图4–2　细菌细胞结构模式图**

**1. 细胞壁**　是位于细胞膜外的坚韧而富有弹性的结构，一般光学显微镜下不易看到，可通过胞壁分离、再经特殊染色后观察，或用电子显微镜进行观察。

（1）主要功能　①维持细菌固有形态和抵抗低渗环境：细胞壁可使细菌承受胞内高渗透压，而在低渗透压环境中不易破裂。②物质交换作用：细胞壁与细胞膜共同完成菌体内外的物质交换。③屏障作用：防止药物渗入。④免疫作用：胞壁上含有多种抗原决定簇，决定着细菌的抗原性，可诱发机体的免疫应答，与细菌鉴定、分型有关。⑤致病作用：革兰阴性（$G^-$）菌细胞壁上的脂多糖是内毒素；革兰阳性（$G^+$）菌细胞壁上的膜磷壁酸具有黏附性，介导细菌与宿主细胞黏附；某些细菌表面有种特殊蛋白质（如A群链球菌的M蛋白）与细菌抗吞噬作用有关。⑥与细胞耐药性、静电性有关。

（2）化学组成与结构　革兰染色法将细菌分为$G^+$菌和$G^-$菌两大类。两类细菌的细胞壁在化学组成和结构上存在一定差异。

1）肽聚糖　又称粘肽，是细菌细胞壁的主要成分，也是原核细胞所特有的成分。两类细菌均有肽聚糖，但各有差异。$G^+$菌的肽聚糖由聚糖骨架、四肽侧链和五肽交联桥三部分构成，$G^-$菌的肽聚糖仅由聚糖骨架和四肽侧链构成（图4–3）。聚糖骨架由N–乙酰葡萄糖胺和N–乙酰胞壁酸两种单糖交替排列，经β–1,4糖苷键连接而成。四肽侧链连接在聚糖骨架的胞壁酸分子上，相邻聚糖骨架上的四肽侧链又通过五肽交联桥或肽链交叉连接，构成网状结构。但四肽链和交联桥的组成和连接方式因菌种而异。$G^+$菌的四肽链由L–丙氨酸、D–谷氨酸、L–赖氨酸、D–丙氨酸依次构成，第三位的L–赖氨酸由五个甘氨酸组成的五肽桥连接到相邻四肽链的第四位D–丙氨酸上，从而构成强度十分坚韧的三维立体空间结构。而$G^-$菌四肽链中第三位的氨基酸为二氨基庚二酸（DAP），其与相邻四肽链末端的D–丙氨酸直接连接，没有五肽桥连接，形成较松散的二维单层平面网状结构。

2）磷壁酸　$G^+$菌细胞壁所特有的成分，是细菌细胞带负电荷的重要原因，起调节、维护细菌细胞内离子平衡作用。依据其结合部位的不同，可分为壁磷壁酸和膜磷壁酸。两种磷壁酸分子长链一端游离于细胞壁外，壁磷壁酸另一端与肽聚糖上胞壁酸共价结合，是$G^+$菌重要的表面抗原，可用于细菌的血清学分型。膜磷壁酸另一端与细胞膜糖脂结合，为黏附因子，与细菌致病性有关（图4–4A）。

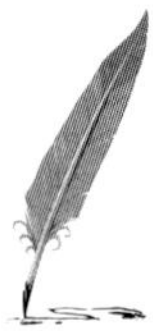

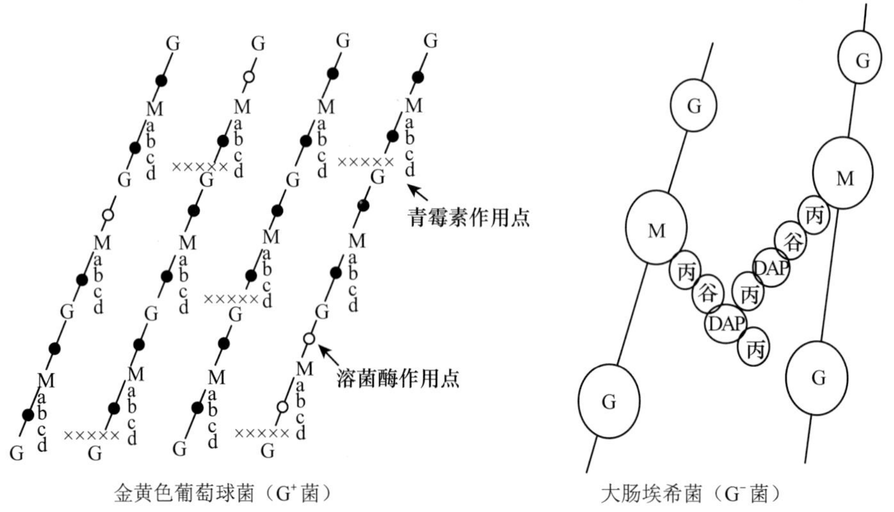


**图4-3　细菌细胞壁肽聚糖结构模式图**

3）外膜　为G⁻菌细胞壁的特殊成分。位于细胞壁肽聚糖的外侧，由外向内依次为脂多糖、脂质双层、脂蛋白三部分组成。①脂多糖（lipopolysacharide，LPS）：为G⁻菌内毒素，由特异性多糖、核心多糖、脂质A三部分组成，特异多糖是G⁻菌的菌体抗原（O抗原），因菌种不同，其结构、排列、位置不同而具有种的特异性，特异多糖缺失会引起细菌从光滑型变为粗糙型；核心多糖具有属的特异性，同一属细菌核心多糖相同；脂质A为内毒素主要毒性成分，无种属特异性，故不同细菌产生的内毒素作用相似。②脂质双层：是G⁻菌细胞壁的主要结构，为典型的磷脂双层，中间镶嵌有一些特异功能的蛋白质。除进行物质交换外，还有屏障作用，能阻止青霉素、溶菌酶和多种大分子物质进入，所以G⁻菌因外膜的保护，并且肽聚糖含量少，故对青霉素、溶菌酶等不敏感。另外，在磷脂双层与细胞膜间有一空间，称周浆间隙，含有某些破坏抗生素的酶（如β-内酰胺酶）、蛋白酶、解毒酶等多种水解酶，与细菌耐药性、获得营养、解除毒物有关。③脂蛋白：由脂质和蛋白质构成，连接脂质双层与肽聚糖，具有稳定外膜的功能（图4-4B）。

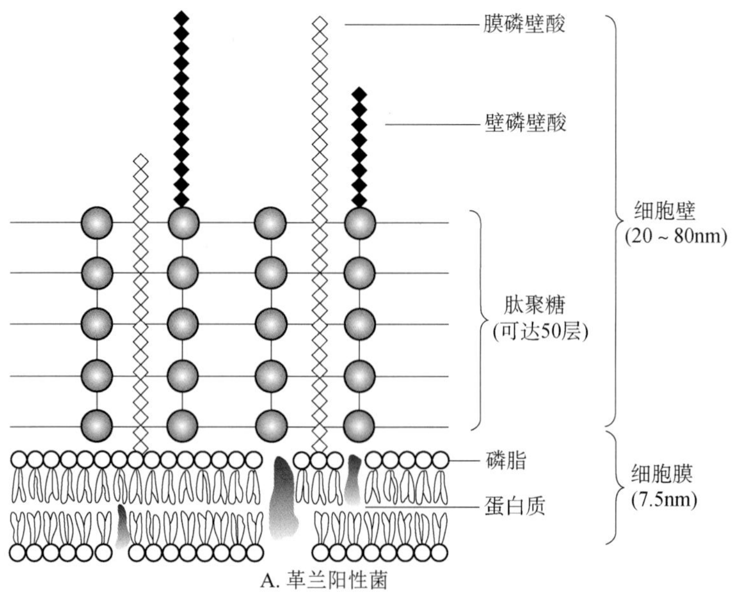


**图4-4　两类细菌细胞壁结构模式图**

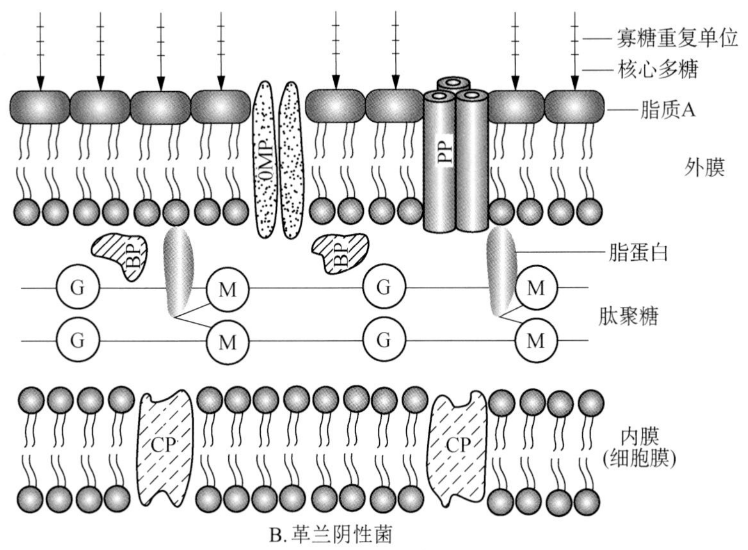


**图4-4 两类细菌细胞壁结构模式图**

**考点提示** 所有细菌细胞壁都具有的组成成分是肽聚糖，$G^+$菌特有的成分是磷壁酸，$G^-$菌是外膜。

**课堂互动** $G^+$菌、$G^-$菌细胞壁都具有肽聚糖结构，为什么青霉素仅能破坏$G^+$菌的肽聚糖？

$G^+$菌和$G^-$菌的细胞壁结构有显著的不同（表4-1），导致这两类细菌在染色性、抗原性、毒性和对药物的敏感性等方面均有很大差异。如革兰阳性菌对溶菌酶、青霉素和头孢菌素敏感，但革兰阴性菌却表现为不敏感。这是因为青霉素和头孢菌素通过抑制五肽交联桥与四肽侧链末端的D-丙氨酸之间的连接而阻止肽聚糖形成发挥杀菌作用，溶菌酶是通过作用于聚糖骨架的β-1,4糖苷键使其断裂而发挥杀菌作用。革兰阴性菌细胞壁肽聚糖由于缺乏五肽交联桥，故其对青霉素和头孢菌素不敏感，另外由于其外膜的保护作用，导致溶菌酶不能作用于聚糖骨架，使其对溶菌酶也不敏感。

**表4-1 革兰阳性菌与革兰阴性菌细胞壁结构比较**

| 细胞壁结构 | $G^+$菌 | $G^-$菌 |
|---|---|---|
| 胞壁厚度 | 厚，20~80nm | 薄，10~15nm |
| 机械强度 | 强，较坚韧 | 弱，较疏松 |
| 肽聚糖组成 | 聚糖骨架、四肽侧链、五肽交联桥 | 聚糖骨架、四肽侧链 |
| 肽聚糖层数 | 多，可达50层 | 少，1~3层 |
| 肽聚糖含量 | 多，占细胞壁干重50%~80% | 少，占细胞壁干重5%~20% |
| 磷壁酸 | 有 | 无 |
| 外膜层 | 无 | 有 |

（3）细菌L型

1）概念　细菌L型即细菌细胞壁缺陷型。细菌细胞壁在自然情况或人工诱导（如青霉素、胆汁、抗体等作用）下可遭破坏，在一定条件下尚能存活而成为细胞壁缺陷型，即L型细菌。细菌L型在形态、染色性、培养特性及生化反应等生物学性状上均与原菌有明显差异，尤其对作用于细胞壁的抗生素具有抵抗力。因菌体内渗透压高，在普通培养基中很易胀裂，只能在高渗透环境中生成。$G^-$菌因细胞壁中含肽聚糖少，有外膜保护，且内部渗透压比$G^+$菌低，可在高渗透或非高渗透环境中存活。

2）主要生物学特性　①多形性：细菌L型因缺失细胞壁，故呈高度多形性，可见球状、杆状和丝状，着色不均，大多数呈革兰阴性，细胞壁染色可见缺壁浓染的菌体；②可培养：细菌L型在含10%~20%人或马血清的高渗低琼脂培养基中能缓慢生长，形成中间较厚、四周较薄的荷包蛋样细小菌落，也可呈颗粒状或丝状菌落；③可返祖：去除诱因，决定L型是否还残存有肽聚糖作为自身修复的引物，有些L型可返祖变为原菌，但有些L型则不能回复，故细菌L型只有在形态染色、生长特点和返祖试验符合上述情况，才可确定；④可致病：细菌L型仍有致病能力，可引起多组织的间质性炎症，感染呈慢性迁延、反复发作，临床上常见尿路感染、骨髓炎、心内膜炎等，并常在应用某些作用于细胞壁的抗菌药物治疗中发生。因此，当临床上遇有明显症状而标本常规细菌培养为阴性者，应考虑细菌L型感染的可能性。

**2. 细胞膜**　位于细胞壁内侧，又称胞质膜，是一层柔软而富有弹性的半渗透性双层脂质生物膜结构，在脂质双层中镶嵌有多种蛋白质，这些蛋白质多为酶类和载体蛋白，使膜具有不同的功能。此外细胞膜还含有少量的多糖类。

（1）主要功能　①物质转运：通过被动扩散或主动摄取方式，选择性通透物质，以控制细胞内外物质的转运与交换；②生物合成的重要场所：其膜上的合成酶与细胞壁、荚膜和鞭毛的合成有关；③参与细菌的呼吸：细菌细胞膜类似线粒体作用，参与细菌能量的产生、储存和利用；④分泌细菌胞外酶。

（2）中介体　又称拟线粒体，是细胞膜内陷折叠而成的囊状结构，可随细胞分裂到子代细胞，多见于$G^+$菌。它扩大了细胞膜的表面积，增强了膜的生理功能，增加了呼吸酶的含量，为细菌提供大量能量。中介体还与细菌的分裂、细胞壁的合成和芽孢的形成有关。

**3. 细胞质**　又称原生质，是被细胞膜包裹的无色透明胶状物质。主要成分是水、蛋白质、脂类和核酸（主要为RNA），还有少量的糖类和无机盐。细胞质内含有许多酶类，是细菌新陈代谢的重要场所。细胞质中含有多种重要结构。

（1）核糖体　又称核蛋白体，是由蛋白质和RNA组成的超微颗粒，游离存在于细胞质中，每个菌体内数量可达数万个，是细菌合成蛋白质的场所。细菌核糖体的沉降系数为70S（由50S和30S亚基组成），与人体核糖体沉降系数80S不同，故链霉素、红霉素可与细菌核糖体30S和50S亚基结合而干扰细菌蛋白质合成导致死亡，但对人体核糖体无作用。

（2）质粒　是染色体外的遗传物质，为闭合环状双链DNA分子，携带某些遗传信息，控制细菌的某些遗传性状的表达，如F质粒控制性菌毛的产生、R质粒控制细菌某些耐药性的形成等。它能独立进行复制并随细胞分裂转移到子代细胞，也可通过转导或接合方式传递给另一细菌。质粒不是细菌生长繁殖所必须的结构，失去后，细菌仍可存活。质粒还常作为基因运载体用于遗传工程。

（3）胞质颗粒　细胞质中含有各种颗粒，多为细菌贮存的营养物质，包括多糖、脂类和磷酸盐形成的糖原、淀粉等。胞质颗粒不是细菌恒定结构，可随细菌的种类、所处的环

境及生长期的不同而异。如白喉棒状杆菌胞质所含的异染颗粒主要成分是核糖核酸和多偏磷酸盐，嗜碱性强，着色较深，经特殊染色后可染成与菌体不同的颜色，故称异染颗粒，对鉴别白喉棒状杆菌有一定意义。

**4. 核质**　细菌的核比较原始，无核膜、核仁，故称拟核或细菌染色体。研究发现细菌核质实际上是一个巨大的环状双链DNA分子。核质DNA是细菌生命活动所必需的遗传物质，控制细菌的生命性状。

### （二）细菌的特殊结构

细菌的特殊结构是某些细菌才具有的结构，包括荚膜、鞭毛、菌毛和芽孢等。

**1. 荚膜**　是某些细菌在细胞壁外包绕的一层黏液性物质。用一般染色法不易使荚膜着色，只能看到菌体周围有一层未着色的透明圈（图4-5），用特殊染色法才能将荚膜染成与菌体不同的颜色。若厚度小于0.2μm则称为微荚膜或黏液层，可用电镜或免疫学方法证实其存在。若厚度在0.2μm以上者，称为荚膜。

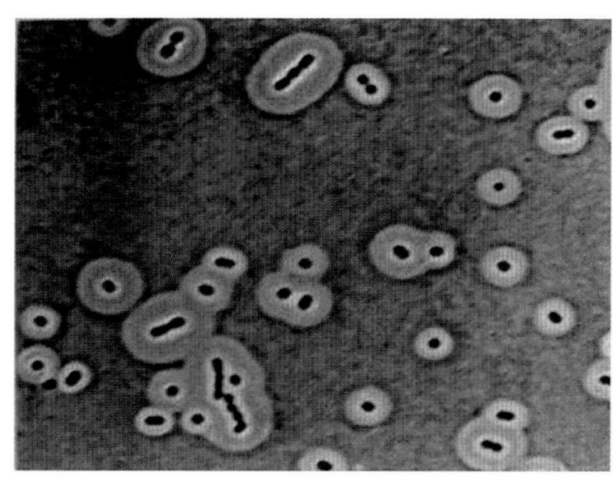

**图4-5　细菌的荚膜**

（1）荚膜的形成　受遗传控制并受环境因素的影响。通常在机体内和营养丰富的培养基中易形成荚膜。

（2）荚膜的组成　荚膜的化学成分一般为多糖，少数由多肽组成，如肺炎链球菌的荚膜为多糖，而炭疽芽孢杆菌的荚膜为多肽。因荚膜成分随菌种甚至菌株而异，与同型荚膜抗血清结合后即逐渐增大，称荚膜肿胀反应，故可用荚膜进行细菌鉴定和血清学分型。

（3）作用和意义　①抗吞噬作用：荚膜有保护细菌抵抗吞噬细胞的吞噬消化作用；②抗杀伤作用：能保护细菌免受体内抗菌药物、溶菌酶、补体、噬菌体等的杀伤作用；③抗干燥的作用：荚膜有贮留水分的作用；④与致病有关：荚膜本身无毒性，通过上述荚膜的保护作用和黏附作用，增加了细菌的侵袭力，细菌若失去荚膜，其致病力也随之减弱或消失，但不是细菌生存的必需结构；⑤鉴别分型：根据细菌有无荚膜、荚膜的抗原特异性鉴别不同细菌，同一种细菌还可根据荚膜组分的不同来进行分型；⑥免疫原性：荚膜可刺激机体产生抗体，与抗体结合会失去抗吞噬的能力，故可用荚膜抗原制备疫苗来预防疾病。

**2. 鞭毛**　是某些细菌表面附着的细长呈波状弯曲的丝状物，是细菌的运动器官。由于鞭毛纤细，直径为12~18nm，电子显微镜可直接观察。通过特殊的鞭毛染色的增粗作用，光学显微镜可见。还可通过暗视野显微镜观察细菌运动，或在半固体培养基上观察细菌生长现象，间接判断细菌是否有鞭毛存在。

（1）类型　根据鞭毛的数目、位置的不同，可将鞭毛菌分为：①单毛菌，在菌体一

端只有一根鞭毛，如霍乱弧菌；②双毛菌，在菌体的两端各有一根鞭毛，如胎儿弯曲菌；③丛毛菌。在菌体一端或两端有数根成丛的鞭毛，如铜绿假单胞菌；④周毛菌，菌体周身遍布鞭毛，如伤寒沙门菌等（图4–6）。

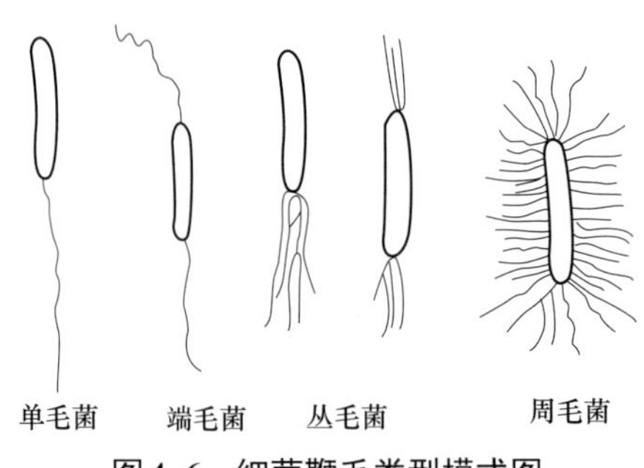


图4–6 细菌鞭毛类型模式图

（2）鞭毛的组成 鞭毛的化学成分主要是蛋白质。鞭毛蛋白具有免疫原性，通常称为H抗原。

（3）作用和意义 ①鞭毛是细菌的运动器官；②某些细菌的鞭毛与致病性有关，如霍乱弧菌借助鞭毛运动穿过黏液层到达小肠黏膜上皮细胞表面，发挥侵袭力作用；③鉴定细菌和血清学分型，根据鞭毛的有无、类型和免疫原性的不同鉴别细菌或血清学分型。

**3. 菌毛** 是多数革兰阴性菌和少数革兰阳性菌菌体表面具有的比鞭毛更细、短而直的蛋白丝状物。菌毛必需用电子显微镜才能看见。根据功能的不同，菌毛分为普通菌毛和性菌毛两类。

（1）普通菌毛 遍布菌体表面，形短而直，约数百根。如大肠埃希菌、淋病奈瑟菌等均具这类菌毛。普通菌毛可由染色体或质粒控制产生，是细菌的黏附结构，有与宿主细胞表面的特异受体结合并定居的能力，继而进入细胞致病。若细菌失去该菌毛，则致病力大为降低或丧失，故该类菌毛与细菌的致病性密切相关。

（2）性菌毛 由质粒编码产生，又称F菌毛。比普通菌毛长而粗，仅有1~4根，中空呈管状，是两菌之间传递遗传物质的通道。表面有性菌毛的细菌称雄性菌（$F^+$），无性菌毛者称雌性菌（$F^-$）。细菌的耐药质粒及某些细菌的毒力因子均可通过这种方式转移。

**4. 芽孢** 是某些细菌（主要为革兰阳性杆菌）抵抗不良环境条件时，菌体内细胞质脱水浓缩形成的具有多层膜状结构的圆形或椭圆形的小体。芽孢用革兰染色法不易着色，在普通光学显微镜下只能看到胞内发亮的小体，必须用芽孢染色法才能着色。芽孢因菌种的不同，其在菌体中的位置、形状、大小各异（图4–7），可根据芽孢的形态特点鉴别细菌。

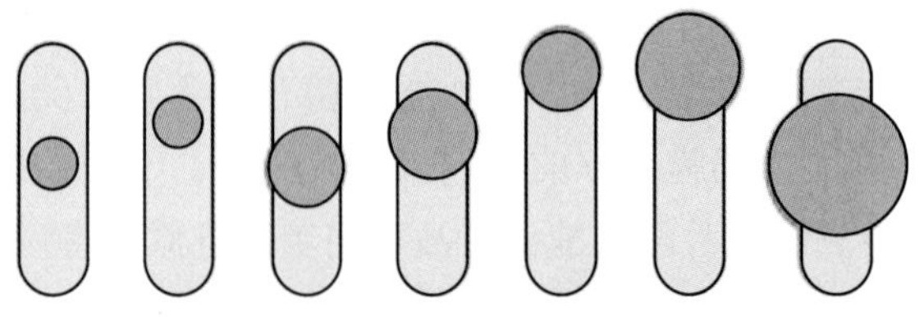

图4–7 细菌芽孢的各种形状和位置

（1）芽孢的形成 受遗传和环境因素影响，当细菌培养环境中营养缺乏，尤其是C、N、P元素不足时，细菌生长繁殖减弱时容易形成芽孢。有些细菌芽孢的形成与环境中氧的存在有关，如炭疽芽孢杆菌需在有氧下形成、破伤风梭菌则在无氧下形成。芽孢形成后，其菌

体细胞则失去繁殖能力，并逐渐自溶、崩溃，芽孢脱出游离于环境中。

（2）作用和意义 ①芽孢是细菌的休眠体。芽孢是细菌为适应不良环境而形成的休眠体，当环境适宜时，芽孢又可发芽成为一个能进行生长繁殖的菌体，即繁殖体。一个细菌形成一个芽孢，一个芽孢发芽也只能生成一个繁殖体。②抵抗力强。芽孢具有坚硬的多层厚而致密的胞膜，通透性低，可阻止化学药物的渗入，对高温、干燥和消毒剂等理化因素有强大的耐受力，因此杀灭芽孢最可靠的方法是高压蒸汽灭菌法。由于芽孢的抵抗力很强，临床上常以杀死芽孢作为衡量消毒灭菌效果的指标。

**考点提示** 荚膜具有抗吞噬作用，鞭毛是细菌运动器官，菌毛具有黏附作用，芽孢是判断灭菌效果的指标。

# 第二节 细菌的生理

扫码“学一学”

## 一、细菌的理化性状

### （一）细菌的化学组成

细菌的化学组成与其他生物细胞相似，主要包括水、无机盐、蛋白质、糖类、脂类、核酸等。水是细菌细胞重要的组成成分，占细胞总重量的70%~90%。细菌的核酸有脱氧核糖核酸（DNA）和核糖核酸（RNA）两种。DNA则主要存在于染色体和质粒中，占菌体干重的3%左右；RNA主要存在于细胞质中，约占细菌干重的10%。核酸与细菌的遗传、变异、蛋白质的合成有密切关系。此外，细菌体内还含有一些细菌特有的化学物质，如肽聚糖、胞壁酸、磷壁酸、D型氨基酸、二氨基庚二酸、吡啶二羧酸等。

### （二）物理性状

**1. 带电现象** 细菌细胞内的蛋白质是由兼性离子氨基酸组成的，氨基酸具有两性游离的性质，可在溶液中电离成带正电荷的氨基（$NH_3^+$）和带负电荷的羧基（$COO^-$），从而使细菌带上一定性质的电荷。细菌所带电荷与所处溶液的pH有关：当溶液的pH与细菌等电点相同时，细菌不带电荷；溶液pH高于细菌等电点时，细菌带负电荷；溶液pH低于细菌等电点时，细菌带正电荷。$G^+$菌的等电点为pH 2~3，$G^-$菌的等电点为pH 4~5，所以在弱碱性或接近中性的环境中细菌均带负电荷，因而易与带正电荷的染料结合而着色。细菌的带电现象与细菌的染色反应、凝集反应、抑菌和杀菌作用等有密切关系。

**2. 渗透压** 由于细菌细胞内含有高浓度的有机物和无机盐，因而具有较高的渗透压。$G^-$菌的渗透压为5~6个大气压，$G^+$菌的渗透压高达20~25个大气压。细菌一般生活在渗透压较低的环境中，由于有坚韧细胞壁的保护，才使细菌能承受巨大的压力，不致崩裂。但细菌若处在纯水中，仍可因吸水而胀裂；若处在渗透压更高的环境中，则菌体内水分逸出，胞质浓缩，造成胞质分离，使细菌不能生长繁殖。

**3. 光学性质** 细菌细胞为半透明体，当光线照射菌体时，一部分光被吸收，一部分光被折射，所以细菌悬液呈现混浊状态，且细菌数量越多，浊度越大。借此原理，可使用比浊方法或分光光度计来粗略估计悬液中细菌的数量。

## 二、细菌的生长繁殖

### （一）细菌生长繁殖的条件

细菌的生长繁殖需要合适的环境条件。不同种类的细菌，其生长繁殖所需的环境条件不尽相同，个别种类的细菌有特殊需要，但基本条件包括以下几个方面。

**1. 营养物质** 营养成分是细菌进行新陈代谢、生长繁殖的物质基础，主要包括水、碳源、氮源、无机盐和生长因子等。体外人工培养细菌时，一般是通过人工制备培养基为细菌提供所需的全部营养物质。

（1）水 是细菌细胞的主要组成成分，又是良好的溶剂，可使营养物质溶解，利于细菌吸收。此外，水是细菌细胞调节温度、进行新陈代谢的重要媒介。

（2）无机盐 细菌需要多种无机盐以提供其生长繁殖所需的各种元素，如磷、硫、钾、钠、钙、镁、铁，以及微量元素钴、锌、锰、铜等。无机盐除构成菌体成分以外，还能参与能量的储存和转运；作为酶的辅基和酶激活剂，维持酶活性；调节菌体内外渗透压；某些元素与细菌的致病作用有关，如白喉棒状杆菌在含铁0.14mg/L的培养基中产毒量最高，而当铁的浓度达到0.6mg/L时，则完全不产毒。

（3）碳源 是细菌合成蛋白质、核酸、糖、脂类、酶类等菌体成分的原料，同时也为细菌新陈代谢提供能量。细菌主要从糖类、有机酸等获得碳源。

（4）氮源 主要为细菌提供合成菌体成分的原料，一般不提供能量。细菌多以蛋白质、氨基酸等有机氮化合物作为氮源，有的可利用无机氮化合物，如铵盐、硝酸盐等。

（5）生长因子 是某些细菌生长繁殖必需的，但自身不能合成的物质，如B族维生素、氨基酸、嘌呤、嘧啶等。有些细菌还需要特殊的生长因子，如流感嗜血杆菌需要X因子（高铁血红素）、V因子（辅酶Ⅰ或辅酶Ⅱ）。人工培养这类细菌时，需在培养基中加入血液、血清、酵母浸出液等，为其提供生长因子。

**2. 温度** 各种细菌对温度的要求不同，大多数病原菌生长的最适温度为37℃，与人的体温一致，故实验室常用37℃的恒温箱培养细菌。但个别细菌如小肠结肠炎耶尔森菌的最适生长温度为20~28℃，空肠弯曲菌的最适生长温度为36~43℃。

**3. 酸碱度** 大多数病原菌的最适酸碱度为pH 7.2~7.6，在此pH时细菌的酶活性强，新陈代谢旺盛。但个别细菌更适宜在碱性或酸性环境中生长，如霍乱弧菌在pH 8.4~9.2、结核分枝杆菌在pH 6.5~6.8的环境中生长最好。许多细菌在代谢过程中会分解糖产酸，使培养基的pH下降，影响细菌继续生长。若在培养基中加入缓冲剂，可以起到稳定pH的作用。

**4. 气体** 细菌生长繁殖需要的气体主要是$O_2$和$CO_2$。一般细菌在代谢过程中产生的$CO_2$足够满足其需要，不必额外补充。但少数细菌如脑膜炎奈瑟菌、淋病奈瑟菌等，在初次分离培养时，需人为供给5%~10% $CO_2$。

不同种类的细菌对$O_2$的需求不一，由此将细菌分为四类。①专性需氧菌：此类细菌具有完善的呼吸酶系统，需要分子氧作为最终受氢体，以完成呼吸作用，因此必须在有氧环境中才能生长，如结核分枝杆菌等。②专性厌氧菌：此类细菌缺乏完善的呼吸酶系统，不能利用分子氧，且游离氧对其有毒性作用，只能在无氧环境中进行无氧发酵，如破伤风梭菌等。③兼性厌氧菌：此类细菌既能进行有氧氧化又能进行无氧发酵，因而在有氧和无氧环境中均能生长。但在不同环境中生成不同的呼吸产物，大多数病原菌属于兼性厌氧菌，

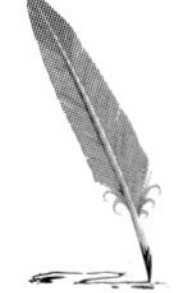

如大肠埃希菌。④微需氧菌：此类细菌宜在5%左右的低氧环境中生长，氧浓度>10%对其有抑制作用，如幽门螺杆菌、空肠弯曲菌等。

**考点提示** 细菌生长繁殖的条件：充足的营养物质、适宜pH和温度以及气体。

### （二）细菌生长繁殖的方式

细菌以无性二分裂的方式进行繁殖。革兰阳性菌分裂时体积增大、染色体复制并与中介体相连，中介体部位细胞膜内陷形成横隔，中介体一分为二时，染色体分属两个子细胞，最后细胞壁内陷，子细胞分离，完成一次分裂。革兰阴性菌无中介体，染色体直接连接在细胞膜上，复制后附着在邻近，当细菌分裂完成，两团染色体被分隔在两个子细胞中。通常球菌沿不同平面进行分裂，杆菌则沿横轴分裂。个别细菌如结核杆菌则通过分枝方式繁殖。

### （三）细菌生长繁殖的速度

由于菌种不同和营养条件的差异，各种细菌的繁殖速度也不相同。在适宜条件下，大多数细菌20~30分钟即可分裂一次，即繁殖一代，但个别细菌繁殖速度较慢，如结核分枝杆菌需18~20小时才可繁殖一代。

### （四）细菌生长繁殖的规律

将一定数量的细菌接种在定量的液体培养基中培养，间隔一定时间取样检测活菌数目。以培养时间为横坐标，活菌数的对数为纵坐标所绘制的一条曲线，称为细菌的生长曲线（图4–8）。细菌的生长曲线反映了细菌生长繁殖的规律，可分为4个时期。

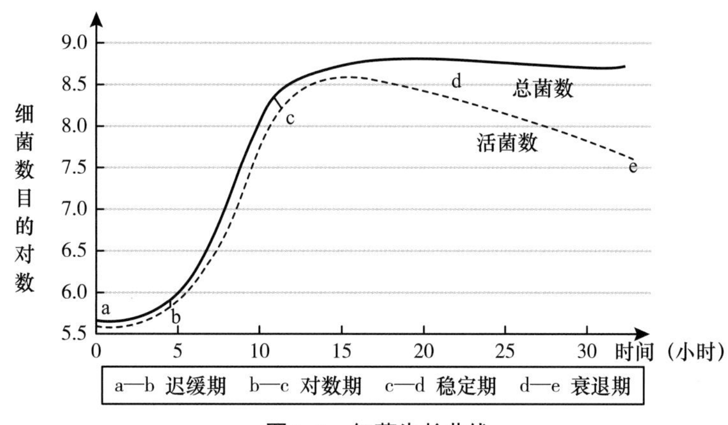


**图4–8　细菌生长曲线**

（1）迟缓期　是细菌进入新环境后的适应阶段。此期细菌几乎不繁殖，但代谢活跃、体积增大，积极合成各种酶、辅酶及代谢产物，为其后的繁殖做准备。迟缓期的长短与细菌种类、培养基性质有关，一般为1~4小时。

（2）对数期　细菌在此期生长迅速，以最快且相对恒定的速度进行分裂繁殖，菌数以几何级数增长，在生长曲线图上活菌数的对数呈直线上升至顶峰。对数期细菌的生物学特性较典型，对外界因素的作用也较敏感，因此这个时期的细菌培养物常于观察研究细菌大小、形态、染色性、生理活性等。对数期一般在细菌培养后8~18小时。

（3）稳定期　由于细菌繁殖导致培养基中营养物质被消耗、毒性代谢产物积聚、pH下降，因此，对数期后，细菌的繁殖速度逐渐减慢，死亡数逐渐增多，细菌繁殖数和死亡数

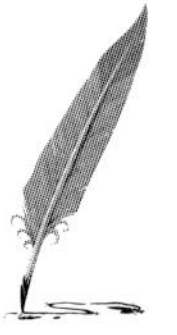

大致平衡，生长曲线趋于平稳。稳定期的细菌形态、生理特性常有变异，如革兰阳性菌可能被染成革兰阴性；同时细菌产生和积累代谢产物，如外毒素、抗生素、色素等；细菌芽孢也多在此期形成。

（4）衰亡期　在此期，由于营养物质的消耗和毒性产物的积聚导致环境条件不断恶化，细菌繁殖速度越来越慢，死亡速度越来越快；活菌数越来越少，死菌数超过活菌数。此期的细菌形态显著改变，出现多形态的衰退型甚至菌体自溶，生理代谢活动也趋于停滞。

细菌生长曲线只有在体外人工培养的条件下才能观察到，在自然界或人和动物体内繁殖时，受环境因素和机体免疫因素等多方面影响，不可能出现在培养基中的那种典型的生长曲线。

## 三、细菌的新陈代谢

细菌的新陈代谢是指细菌细胞内分解代谢与合成代谢的总和，其显著特点是代谢旺盛和代谢类型的多样化。分解代谢是将复杂的营养物质降解为简单的化合物的过程，同时伴有能量释放；合成代谢是将简单的小分子合成复杂的菌体成分和酶的过程，这一过程需要消耗能量。分解代谢为合成代谢提供原料和能量，而合成代谢又是分解代谢的基础，两者相辅相成。伴随代谢过程细菌可产生多种代谢产物，其中一些产物在细菌鉴别和医学上具有重要意义。

### （一）细菌的能量代谢

细菌在代谢过程中所需要的能量主要是通过生物氧化而获得。生物氧化的方式包括加氧、脱氢和失电子三种，细菌主要以脱氢或失电子的方式进行生物氧化，在氧化过程中产生的能量以ATP（腺苷三磷酸）的形式储存。

病原菌进行能量代谢的底物多为有机物，以糖类最常见。根据生物氧化过程中最终受氢体的差异，细菌的生物氧化可分为需氧呼吸、厌氧呼吸以及发酵。

**1. 需氧呼吸**　以分子氧作为最终受氢体的生物氧化过程称为需氧呼吸。在此过程中，由于底物被氧化彻底，因而产生的能量较多。如1分子葡萄糖通过需氧呼吸过程被彻底氧化成$CO_2$和$H_2O$，可生成38分子ATP。

**2. 厌氧呼吸**　以无机物（除$O_2$外）作为最终受氢体的生物氧化过程称为厌氧呼吸。仅有少数细菌以此方式产生能量。

**3. 发酵**　以有机物作为最终受氢体的生物氧化过程称为发酵。发酵作用不能将底物彻底氧化，因此产生的能量较少。1分子葡萄糖经发酵仅产生2分子ATP。

需氧呼吸必须在有氧条件下进行，厌氧呼吸、发酵必须在无氧条件下进行。

### （二）细菌的分解代谢

不同种类的细菌具有不同的酶系统，因而对营养基质的分解能力和形成的代谢产物也不同，借此可以鉴别细菌。这种用生化试验的方法检测细菌对各种基质的代谢作用及其代谢产物，用于鉴别细菌的反应，称为细菌的生化反应试验。

**1. 糖的分解**　糖是细菌代谢所需能量的主要来源，也是构成菌体有机物质的碳源。多糖类物质须先经细菌分泌的胞外酶分解为葡萄糖，再被吸收利用。各种细菌将多糖分解为葡萄糖，进而转化为丙酮酸的过程基本相同，而对丙酮酸的进一步分解，不同的细菌会产生不同的终末产物。需氧菌将丙酮酸经三羧酸循环彻底分解成$CO_2$和$H_2O$，在此过程中产生各种中间代谢产物。厌氧菌则发酵丙酮酸，产生甲酸、乙酸、丙酸、乳酸、乙醛、乙醇、乙酰甲基甲醇、丙酮等物质。常用的检测糖分解代谢产物的试验有糖发酵试验、甲基红试

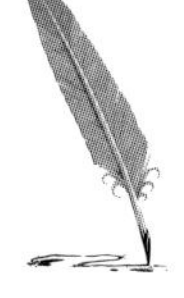

验和VP试验等（详见第五章第三节）。

**2. 蛋白质和氨基酸的分解**　蛋白质分子量较大，通常先由细菌分泌胞外酶将其分解为短肽或氨基酸，然后再吸收入菌细胞。进入菌细胞的氨基酸在胞内酶的作用下，以脱氨、脱羧的方式进一步被分解为各种产物。常用的检测蛋白质和氨基酸分解产物的试验有吲哚（靛基质）试验、硫化氢试验、苯丙氨酸脱氨酶试验等（详见第五章第三节）。

**3. 细菌对其他物质的分解**　细菌除能分解糖和蛋白质外，还可分解利用一些有机物和无机物，如变形杆菌可分解尿素、产气肠杆菌可分解枸橼酸钠。

### （三）细菌的合成代谢

细菌利用分解代谢形成的产物和能量不断合成菌体自身成分，如细胞壁、多糖、蛋白质、脂肪酸、核酸等，同时也通过合成代谢产生一些产物，以保护自身或表现自身的特性，其中在医学上具有重要意义的代谢产物主要如下。

**1. 热原质**　是许多革兰阴性菌合成的一种注入人或动物体内能引起发热反应的物质，热原质即是其细胞壁中的脂多糖。

热原质耐高温，经高压蒸汽灭菌（121℃，20分钟）亦不被破坏，经250℃高温干烤才能被破坏。输液制剂中的热原质可用蒸馏法、吸附剂和特制石棉滤板来去除。临床上用于注射和输液的制剂等如果污染热原质，往往引起寒战、高热等输液反应，因此，在制备生物制品和注射制剂过程中要严格遵守无菌技术，防止细菌污染。

**2. 毒素**　细菌产生的毒素包括内毒素和外毒素。内毒素是革兰阴性菌细胞壁的脂多糖，当菌体死亡崩解后，才可释放到菌体外。不同细菌内毒素的毒性大致相同。外毒素是由革兰阳性菌及部分革兰阴性菌在生活过程中合成并释放到菌体外的蛋白质，毒性强而且有高度的选择性。

**3. 侵袭性酶类**　有些细菌可产生具有侵袭性的酶类，能损伤机体组织，有利于细菌的侵袭和扩散。如链球菌产生的透明质酸酶、产气荚膜梭菌产生的卵磷脂酶等。毒素和侵袭性酶与细菌的致病性有重要关系。

**4. 抗生素**　是由某些微生物在代谢过程中产生的、能抑制或杀灭某些其他微生物和肿瘤细胞的微量生物活性物质。抗生素主要由放线菌和真菌产生，由细菌产生的抗生素较少，只有多黏菌素、杆菌肽等少数几种。

**5. 细菌素**　是某些细菌菌株产生的一类具有抗菌作用的蛋白质。与抗生素不同，细菌素抗菌范围狭窄，只对与产生细菌素的菌株有近缘关系的细菌才有抑杀作用。常见细菌素有大肠埃希菌产生的大肠菌素、铜绿假单胞菌产生的铜绿假单胞菌素等。细菌素具有种和型的特异性，故可用于细菌分型，在流行病学调查中有意义。

**6. 维生素**　有些细菌能合成某些维生素，除供菌体本身所需外，也能分泌至菌体外。如人体肠道内的大肠埃希菌能合成B族维生素和维生素K，人体也可吸收利用。

**7. 色素**　有些细菌在一定条件下产生的有色产物，不同细菌产生的色素不尽相同，可用于细菌的鉴别。细菌产生的色素有两类，一类为水溶性色素，可弥散至培养基或周围组织，如铜绿假单胞菌产生的绿色素，可使培养基或感染部位的脓汁呈绿色。另一类为脂溶性色素，不溶于水，只存在于菌体中，可使菌落和菌苔显色，而培养基不显色。如金黄色葡萄球菌产生的金黄色色素，使菌落呈金黄色。

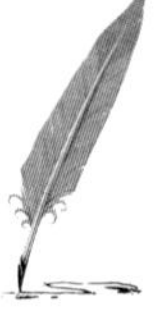

扫码"学一学"

# 第三节 细菌的遗传变异

细菌与其他生物一样，也具有遗传和变异的生命特征。细菌在繁衍后代的过程中，其子代和亲代之间的生物学性状（如形态、结构、代谢规律、致病性等）具有相似性，此为细菌的遗传。遗传可使细菌的基本性状代代相传，使细菌种属得以保存。细菌的变异是指细菌子代和亲代之间、子代与子代之间的生物学性状出现不同程度的差异。变异可使细菌产生变种和新种，有利于细菌的生存和进化。

按细菌发生变异机制的不同，细菌的变异可分为遗传型变异和非遗传型变异。由细菌的基因结构发生改变所引起的变异称为遗传型变异。这种变异多发生于个别细菌，受外界因素影响较小，变异的现象能稳定地遗传，而且不可逆转。若细菌的基因型未发生改变，而是在一定的环境条件影响下所发生的变异称为非遗传型变异。非遗传型变异受环境因素影响大，在此环境因素作用下的所有细菌均会发生变异，但变异现象不能遗传，去除外因后可恢复原来的性状。研究细菌的遗传变异有助于了解细菌致病性、耐药性的发生机制，对细菌性感染疾病的预防、诊断和治疗均具有重要的意义。

## 一、常见的细菌变异现象

细菌的变异可表现在形态与结构、菌落、毒力、耐药性等多个方面。

**1. 形态与结构变异** 细菌在适宜的环境中形态相对稳定、典型。在不同生长时期或当环境改变时，其形态、大小常发生改变。如受一些理化因素（如青霉素、免疫血清、补体和溶菌酶等）影响，细菌细胞壁中肽聚糖可被破坏或合成被抑制，进而变异成细胞壁缺失或缺陷的细菌（细菌L型），其形态呈高度多形性。肺炎链球菌经多次人工培养传代，其荚膜消失且毒力减弱，通过小鼠腹腔传代后重新产生荚膜，恢复毒力。普通变形杆菌在含1g/L苯酚的培养基中培养可失去鞭毛；如果再移种于不含苯酚的半固体培养基上，鞭毛又可恢复。细菌的鞭毛从有到无的变异称为H–O变异。某些可形成芽孢的细菌，在体外培养时可失去形成芽孢的能力。例如，将有芽孢的炭疽芽孢杆菌在42℃培养10~20天后，细菌失去产生芽孢的能力。

**2. 菌落变异** 细菌的菌落主要有光滑型（S型）与粗糙型（R型）两种类型。在一定培养条件下，细菌的菌落性状可由S型变异成为R型，或由R型变异成为S型。如刚分离的肺炎链球菌菌落表面光滑、湿润、边缘整齐（即S型），在培养基上多次传代后，菌落表面粗糙、干燥而有皱纹、边缘不整齐（即R型）。光滑型与粗糙型之间的变异，称为S–R变异。S–R变异时，细菌的毒力、生化反应性、抗原性等往往发生改变。一般由光滑型变为粗糙型较为容易，由粗糙型变为光滑型比较困难。但有少数细菌如炭疽芽孢杆菌、结核分枝杆菌，其典型的有毒力的菌落是粗糙型，而变异的无毒力的菌落却为光滑型。

**3. 毒力变异** 包括毒力减弱及增强两种。目前广泛用于预防结核病的卡介苗（BCG），就是将强毒的牛型结核杆菌培养在含有胆汁、甘油和马铃薯的培养基中，连续传代230代而获得的弱毒变异菌株制备而成，它接种人体后对人不致病，却可使人获得特异性免疫力。又如，无毒的白喉棒状杆菌被β–棒状杆菌噬菌体感染发生溶原化后，成为可产生白喉外毒素的致病株而导致感染。

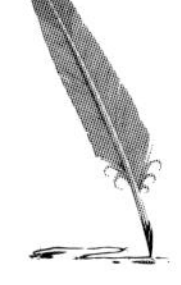

**4. 耐药性变异**　细菌对某种抗菌药物从敏感变为不敏感的变异现象，称为耐药性变异。引起细菌耐药性的机制主要有：①产生药物灭活酶。耐药性细菌可产生多种水解酶、钝化酶、修饰酶等，改变抗生素结构或破坏抗生素，使抗生素失活。如氨基糖苷类钝化酶、β－内酰胺酶。②抗生素作用靶位的改变。如水解酶能抑制抗菌药物作用于细胞壁的靶位，影响其结合的亲和力，从而使细菌对该抗生素耐药。③细胞膜的通透性下降，致使抗菌药物渗透障碍。④细菌主动外排系统的过度表达，使菌体内的药物浓度不足以发挥作用或改变药物的代谢途径。

耐药性变异是当今医学的重要问题。细菌耐药变异具有多重性，一种细菌可通过多种机制对不同的抗生素产生耐药性；对同一种抗生素，同一细菌也可通过不同的机制而导致耐药；对同一类抗生素，不同的细菌产生耐药的机制可以相同，也可不同。在治疗中，合理用药对防止细菌发生耐药性变异有重要作用。

**知识拓展**

β－内酰胺酶是β－内酰胺类抗生素的灭活酶。该酶作用于β－内酰胺类抗生素的活性基团β－内酰胺环，酶解断裂酰胺键，导致其结构改变而失去抗菌作用。金黄色葡萄球菌对青霉素耐药的主要原因就是细菌发生基因突变产生了编码β－内酰胺酶的耐药基因所致。

## 二、细菌变异的机制

细菌的遗传型变异是因遗传物质改变所致。细菌遗传物质的改变主要包括基因突变、基因转移与重组。

### （一）基因突变

突变是指细菌遗传物质的结构发生突然而稳定的改变。细菌以无性二分裂方式进行繁殖，理论上其DNA复制过程十分精确，子代与亲代的基因组应该完全相同，但在少数情况下，细菌DNA上的核苷酸序列可能发生改变。根据改变片段的大小不同，基因突变可分为点突变（或小突变）和染色体畸变（或大突变）。点突变是由个别碱基的置换、插入或缺失而引起的，影响到一个或几个基因的改变，涉及的变化范围较小。染色体畸变是染色体结构上的改变，如染色体上大段核苷酸序列的缺失、重复、易位或倒位等，引起较大范围内遗传物质结构的改变。

正常情况下细菌遗传物质发生自发突变的频率极低，为$10^{-9}$~$10^{-6}$，若通过人工方法如施加高温、X射线、紫外线等物理因素或金属离子、化学试剂、抗生素和药物等化学因素的诱导，可使细菌突变的概率提高为自发突变的10~1000倍。

### （二）基因转移与重组

外源性遗传物质由供体菌转入受体菌细胞内的过程称为基因转移或基因交换。供体菌的基因进入受体菌细胞，并在其中自行复制与表达，或与受体菌DNA整合在一起的过程，称为基因重组。基因转移与重组可使受体菌获得供体菌的某些特征。外源性遗传物质包括供体菌的染色体DNA片段、质粒DNA片段及噬菌体基因等。细菌基因转移与重组的方式常见以下五种。

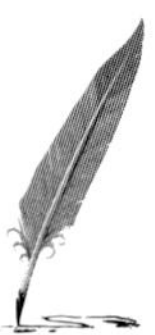

**1. 转化** 受体菌直接摄取环境中供体菌游离的DNA片段，并将其整合至自身基因组中，从而获得供体菌部分遗传性状，这种方式称为转化。

**2. 接合** 通过性菌毛相互沟通，将遗传物质从供体菌直接转移给受体菌，这种方式称为接合。许多质粒DNA都可通过接合的方式进行转移，如F质粒和R质粒等。

**3. 转导** 以噬菌体为载体，将供体菌的遗传物质转移到受体菌，经重组而使受体菌获得供体菌的某些遗传性状，这种方式称为转导。

**4. 溶原性转换** 温和噬菌体感染细菌使其成为溶源性细菌时，噬菌体的遗传物质与宿主菌DNA发生重组，从而使宿主菌基因型改变并获得新的性状，这种方式称为溶原性转换。例如β棒状杆菌噬菌体感染白喉杆菌时，通过溶原性转换使得白喉杆菌产生白喉外毒素的能力。一旦失去这种β棒状杆菌噬菌体，白喉杆菌产毒素能力也随之消失，其致病力也将减弱。

**5. 原生质体融合** 将两个不同的细菌经溶菌酶或青霉素处理分别去除细胞壁形成原生质体，然后在高渗条件下借助融合剂（如聚乙二醇）使两者融合，融合后的细胞通过基因交换与重组而产生新的遗传性状。融合后的双倍体细胞可以短期生存，在此期间染色体之间可发生基因交换与重组，获得多种不同表型的重组融合体。融合体经培养可返祖为有细胞壁的细菌，从中再按遗传标志选出所需要的重组菌。

## 三、细菌遗传变异研究的意义

### （一）在传染病诊断方面的应用

由于细菌在形态、菌落、生化反应、毒力、抗原性等方面都可能发生变异而使细菌的生物学性状不典型，给临床细菌学检验诊断带来困难。细菌检验人员要做出正确的诊断，不但要熟悉细菌的典型特性，还要了解细菌各种性状的变异规律，以免造成误诊和漏诊。

### （二）在传染病预防方面的应用

利用细菌毒力变异的原理，可人工诱变细菌而获得保留免疫原性的弱毒或无毒菌株，以制成减毒活疫苗，接种于人体可提高机体特异性免疫力，达到预防传染病的目的。如卡介苗、炭疽疫苗等均取得良好的免疫效果。

### （三）在传染病治疗方面的应用

由于抗菌药物的广泛使用，耐药变异菌株逐年增多，而且许多细菌常对多种药物具有耐药性。为了提高药物的疗效，在治疗前应作药物敏感试验，根据试验结果选择敏感药物进行治疗。对于需要长期用药的慢性患者，应考虑联合用药，以减小细菌耐药性变异的机率。此外，加强细菌耐药性监测，注意耐药谱的变化和耐药机制的研究，将有利于指导正确选择抗菌药物和防止耐药菌株的扩散。

### （四）在基因工程中的应用

基因工程也称遗传工程，是根据细菌基因可通过转移、重组等方式而获得新性状的原理，从供体细胞基因组中剪切下带有目的基因的DNA片段，将其结合到质粒、噬菌体或其他载体上形成重组DNA分子，然后将此重组的DNA分子转移至受体菌内使其表达性状。基因工程技术在分子水平上，通过人工方法进行遗传物质重组，是改变生物性状、创造生物新品系的一重要生物技术，在控制疾病、制造生物制剂和改造生物品系等方面有着重要意义。如目前利用基因工程方法制备的胰岛素、干扰素、生长激素、乙肝疫苗等生物制品

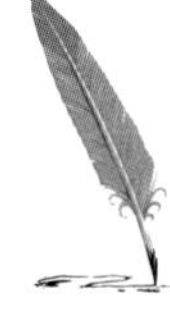

已广泛用于临床，为疾病治疗与预防开辟了新的途径。

## 本章小结

细菌是一类个体微小、结构简单的原核细胞型微生物，具有球形、杆形和螺形三种基本形态。细菌的结构有基本结构和特殊结构，基本结构中细胞壁在化学组成和结构上表现为革兰阳性菌（$G^+$菌）和革兰阴性菌（$G^-$菌）有差异，也导致这两类细菌在染色性、抗原性、毒性和对药物的敏感性等方面均有很大差异。细菌的特殊结构鞭毛、荚膜和芽孢具有鉴定作用，同时还与细菌的致病性有关。

细菌的生长繁殖条件有充足的营养、适宜的酸碱度、合适的温度以及必要的气体。繁殖方式为二分裂。人工培养细菌时呈现一定的生长规律即生长曲线，其中对数生长期细菌细菌生物学性状最典型。细菌在生长繁殖时会产生多种分解与合成代谢产物，与细菌的鉴定、致病性有关。

细菌具有遗传与变异的特性，主要有形态结构变异、毒力变异和耐药性变异，鉴定时应了解细菌变异的现象，避免误检。治疗时，合理用药有助于避免细菌发生耐药性变异。利用细菌制备毒力变异可制备疫苗，预防感染。

## 习　题

扫码“练一练”

### 一、单项选择题

1. 细菌L型形成的原因是

A. 细菌缺失细胞壁　　B. 细菌缺失细胞膜

C. 细菌细胞无荚膜　　D. 细菌细胞质内含质粒

E. 细菌细胞质内含中介体

2. 与细菌耐药性有关的结构是

A. 鞭毛　　B. 质粒　　C. 中介体　　D. 荚膜　　E. 芽孢

3. 革兰阳性菌细胞壁特有的结构是

A. 肽聚糖　　B. 磷壁酸　　C. 外膜　　D. 脂多糖　　E. 纤维素

4. 下列结构中属于细菌运动器官的是

A. 芽孢　　B. 鞭毛　　C. 荚膜　　D. 菌毛　　E. 异染颗粒

5. $G^-$菌内毒素成分是

A. 肽聚糖　　B. 磷壁酸　　C. 脂多糖　　D. 外膜蛋白　　E. DAP

6. 大多数细菌生长适宜的pH是

A. 5.5~6　　B. 6.5~6.8　　C. 7.2~7.6　　D. 8.4~9.2　　E. 9.0~10.0

7. 在有氧和无氧环境中均能生长的细菌是

A. 需氧菌　　B. 微需氧菌　　C. 厌氧菌　　D. 兼性厌氧菌　　E. 兼性需氧菌

8. 下列对细菌物理性状表述错误的是

A. 在中性环境中细菌均带负电荷　　B. 细菌细胞膜为半通透性

C. 细菌细胞为半透明体　D. 细菌细胞壁有半透性
E. 细菌带电现象与抑菌和杀菌作用无关

9. 与细菌致病性无关的代谢产物是
A. 内毒素　B. 外毒素　C. 色素　D. 热原质　E. 血浆凝固酶

10. 可以鉴别细菌的代谢产物是
A. 内毒素　B. 外毒素　C. 色素　D. 热原质　E. 血浆凝固酶

11. 具有治疗作用的细菌合成代谢产物是
A. 内毒素　B. 抗生素　C. 色素　D. 热原质　E. 血浆凝固酶

12. 细菌蛋白质合成的场所是
A. 核糖体　B. 质粒　C. 胞质颗粒　D. 易染颗粒　E. 亚基

13. H-O变异属于
A. 形态结构变异　B. 菌落变异　C. 耐药性变异　D. 毒力变异　E. 抗原变异

14. S-R变异属于
A. 形态结构变异　B. 菌落变异　C. 耐药性变异　D. 毒力变异　E. 抗原变异

15. L型细菌的形成属于
A. 形态结构变异　B. 菌落变异　C. 耐药性变异　D. 毒力变异　E. 抗原变异

16. 卡介苗是什么变异菌株
A. 形态变异　B. 结构变异　C. 毒力变异　D. 耐药性变异　E. 菌落变异

17. 下列结构中具有抗吞噬作用的是
A. 芽孢　B. 鞭毛　C. 荚膜　D. 菌毛　E. 异染颗粒

18. 下列结构中具有黏附作用的是
A. 芽孢　B. 鞭毛　C. 荚膜　D. 菌毛　E. 质粒

**二、简答题**

患者，女，65岁，因高热入院。查体：体温39℃，呼吸20次/分，皮肤有出血点，心率108次/分。实验室检查：白细胞$13\times10^9$/L，中性粒细胞0.85，初步诊断为败血症，血培养阳性，取阳性培养物涂片染色镜检见$G^+$球菌。

请问：

1. 细菌除球形外，还有哪些性状？
2. 叙述$G^+$菌细胞壁的组成结构。

（陈　莉）

# 第五章

# 细菌检验基本技术

**学习目标**

1. **掌握** 细菌革兰染色法、抗酸染色法的原理和操作步骤；培养基制备步骤；细菌生化试验以及药敏试验的原理和方法。

2. **熟悉** 培养基的成分及种类、作用；细菌的免疫学检验方法、分子生物学检验方法。

3. **了解** 微生物自动化鉴定系统、自动化血培养系统的原理；质谱检测技术的原理及应用。

4. 学会革兰染色法、抗酸染色法、分区划线接种技术、常见生化试验和药敏试验的操作及结果判断分析。

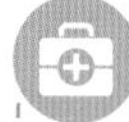

**案例讨论**

**【案例】**

某学生取18小时培养的金黄色葡萄球菌培养物进行革兰染色，染色结果显微镜检查显示：红色、球形、葡萄串状排列。老师评价该生这次操作革兰染色不合格，因为金黄色葡萄球菌为革兰阳性菌，应该呈紫色染色。

**【讨论】**

1. 革兰染色的操作步骤。

2. 该生将革兰阳性菌染成红色的原因是什么？

临床细菌学检验的主要目的是鉴定标本中有无病原菌以及病原菌的种类，为感染性疾病的诊断和治疗提供依据。因此，将标本中可能存在的细菌分离培养出来并选择合适的方法进行鉴定是临床细菌学检验的关键。本章主要介绍临床细菌鉴定的基本方法和技术，如分离培养技术、形态学检验技术、生化检验技术和无菌操作技术等

## 第一节 细菌形态检验技术

扫码“学一学”

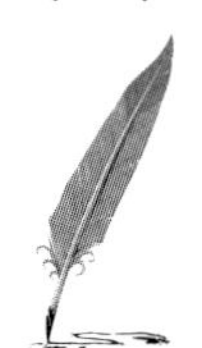

细菌形态检验技术是利用显微镜观察细菌大小、形态、排列、结构、染色性以及动力等特征来分析细菌的一类技术。细菌形态检验技术是最基本的细菌检验技术，其检验结果可以快速为临床诊断、治疗提供依据，同时可为后续其他检验技术的选择提供依据。

细菌形态学检验根据检查项目的不同，可分为染色标本检查和不染色标本检查两大类。

## 一、染色标本检查

由于细菌无色半透明，故直接用光学显微镜观察不易看见。为了更好地观察细菌的形态特点，常将细菌制片染色后再进行显微镜观察。染色后的细菌标本，与周围环境形成鲜明对比，清晰可见细菌的形态、大小、排列、染色性等特征。染色标本的检查是目前临床细菌鉴定中应用最广泛的技术之一。

### （一）染色标本检查的操作步骤

染色标本检查的操作过程包括标本片的制备、标本片的染色和显微镜检查三个环节。

**1. 标本片的制备** 包括涂片、干燥和固定三个操作步骤。

（1）涂片 将临床标本或细菌培养物用接种环无菌操作涂布在洁净的载玻片上，一般涂布成$1cm^2$或蚕豆大小的菌膜，并做好标记。涂片的方式随标本或培养物的性质、种类不同而异：一般临床标本或细菌培养液用接种环无菌操作取适量直接涂布于载玻片上；细菌固体培养物则先在载玻片上滴加生理盐水，然后用接种环无菌操作挑取菌落或菌苔少许于生理盐水中并研磨至均匀乳浊状，再将其涂布。

（2）干燥 标本涂片一般采取自然干燥；若需加快干燥速度，可采用火焰烘干法，即将标本玻片置于酒精灯外焰上方约15cm处，涂抹面朝上，慢慢烘干菌膜。火焰干燥时注意标本玻片距离火焰的高度，若距离低可因温度过高而导致细菌变形。

（3）固定 用火焰加热法进行标本片的固定，即将标本玻片以钟摆速度匀速通过火焰外焰3次。通过固定可使细菌的蛋白质凝固，杀死细菌，改变细菌对染料的通透性，利于染料着色，并使菌体与玻片附着牢固，保持原有形态结构。

**考点提示** 细菌标本片固定的方法和固定的作用。

**2. 标本片的染色** 选用不同染料对标本进行染色。根据染料的酸碱性分为碱性染料、酸性染料、中性染料三种，其中碱性染料带正电荷，易与带负电荷的细菌结合，故细菌染色常用碱性染料，常见的有亚甲蓝、结晶紫、碱性复红等。

细菌染色因染色过程使用染料种类的不同分单染色法和复染色法。单染色法只使用一种染料对细菌染色，所有细菌染色一致，适用于观察细菌的大小、形态、排列及简单结构。复染色法用两种或两种以上的染料对细菌染色，不同的细菌因其结构不同导致其染色性不同而呈现不同颜色，具有鉴别作用。常用的复染色法有革兰染色法、抗酸染色法。

复染色法包括初染、媒染、脱色、复染4个步骤。染色时滴加染液的量以覆盖住菌膜为宜。各步骤染色后皆需水洗掉多余的染料。

（1）初染 用一种染料对细菌标本染色，初步显示其形态学特征。

（2）媒染 用媒染剂增加初染染料与细菌的亲和力或使细胞膜通透性改变，提高染色效果。常用媒染剂有碘液、明矾、酚等。

（3）脱色 用脱色剂对已着色的被染物进行脱色处理，检查染料与被染物的结合程度。若初染染料与细菌结合不牢固，脱色剂可脱去其初染染料；若结合牢固则不易脱色。常用的脱色剂有醇类、丙酮、氯仿、酸类和碱类，其中乙醇最为常用。

（4）复染 脱色后，用另一种染料即复染剂对标本进行又一次染色。用于复染的染料应与初染染料之间具有鲜明颜色对比，常用的复染剂有稀释复红、沙黄、亚甲蓝等。

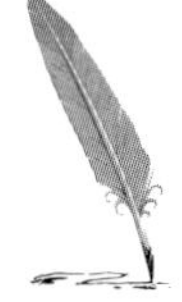

**3. 显微镜检查**　待已染色标本片的多余水分干燥后，用光学显微镜油镜观察细菌大小、形态、排列、结构和染色性。

**知识拓展**

显微镜的油镜必须利用香柏油作为光线折射的介质，才可看见物像的机制是因香柏油的折光率与玻片的折光率相近，且油镜浸在滴加在标本片上的香柏油中，故从聚光器汇聚的光线经标本玻片，再进入油镜时，发生折射少，进入油镜的光线多，增加视野光亮度，物像清晰。

### （二）革兰染色法

革兰染色法是最常使用的一种染色方法，由丹麦微生物学家革兰姆发明，可以把细菌分成革兰阳性菌和革兰阴性菌两类，因此它是鉴定细菌的一种重要方法。

**1. 染色过程**　革兰染色法包括结晶紫初染1分钟、碘液媒染1分钟、95%乙醇脱色、稀释复红或沙黄复染0.5分钟四步骤。其中95%乙醇脱色最为关键，操作相对较难，脱色时间因细菌的性质、菌膜厚薄的不同而不同，应脱色至紫色不再脱褪为止。

**考点提示**　革兰染色的关键步骤是95%乙醇脱色。

**2. 染色结果**　用普通光镜观察，菌体被染成紫色的为革兰阳性菌（$G^+$菌），如葡萄球菌等，被染成红色的为革兰阴性菌（$G^-$菌），如大肠埃希菌等。

**考点提示**　革兰染色染成红色的为革兰阴性菌（$G^-$菌），紫色的为革兰阳性菌（$G^+$菌）。

**3. 染色原理**　革兰染色法的原理目前尚不完全明确，主要有以下几种学说。

（1））渗透学说　革兰阳性菌细胞壁结构比较致密，含脂质少、肽聚糖层厚且为三维立体结构，脱色时乙醇不易渗入菌体，反而可使细胞壁脱水，细胞壁间隙缩小、通透性下降，阻碍了菌体内结晶紫与碘复合物的渗出。革兰阴性菌细胞壁结构比较疏松，含脂质多、肽聚糖层薄且无三维立体结构，乙醇容易将其溶解，使细菌细胞壁通透性增高，菌体内结晶紫与碘复合物易被乙醇溶解逸出而被脱色。目前认为，细菌细胞壁结构和化学组分上的差异是导致染色反应不同的主要原因。

（2）化学学说　革兰阳性菌菌体内含有大量核糖核酸镁盐，可与进入菌体内的结晶紫和碘牢固结合形成大分子复合物，此复合物不易被95%乙醇脱色。革兰阴性菌菌体内核糖核酸镁盐含量少，易在乙醇脱色中脱去颜色。

（3）等电点学说　革兰阳性菌的等电点为pH 2~3，革兰阴性菌的等电点为pH 4~5，在同一pH条件下，革兰阳性菌所带的负电荷比革兰阴性菌多，与带正电荷的碱性染料结合更加牢固，不易被脱色。

**课堂互动**　某学生操作细菌的革兰染色时，将革兰阴性菌染成紫色，分析该生失误的原因。

**4. 临床意义**　革兰染色具有以下临床意义：①鉴别细菌。革兰染色将细菌分成革兰阳性菌和革兰阴性菌两大类，可以初步鉴别细菌，缩小检验范围，有助于进一步选择鉴定方

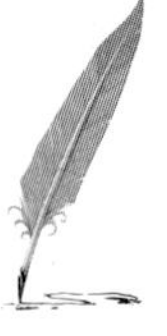

法。②指导临床选择抗菌药物。革兰阳性菌和革兰阴性菌由于其在细胞壁结构上有很大差异，导致其对抗菌药物的敏感性也不同，临床上可根据致病菌的革兰染色性质，合理选择有效的药物及时治疗。③分析细菌的致病性。大多数革兰阳性菌的致病物质主要为外毒素，而革兰阴性菌的致病物质主要为内毒素，两者的性质、致病作用和治疗方法都不相同。因此，区别细菌的染色性可指导临床采用有针对性的方案进行治疗。

**5. 影响因素**

（1）操作因素　人为操作的各个环节都会影响革兰染色结果的准确性。涂片过厚、过薄使菌体分布不均，不利于染色；干燥时菌体受热过强会导致菌体变形，排列异常；固定时间过长会使菌体结构破坏，过短则不容易附着于玻片上；脱色时间过长或过短则会直接导致革兰染色结果的假阳性或假阴性。

（2）染色液因素　陈旧染色液的实际浓度低于有效浓度会影响染色结果。一般新配制染色液应先用已知的革兰阳性菌和革兰阴性菌进行对照实验来确定染色液质量。玻片上积水过多可稀释染色液而影响染色效果。

（3）细菌因素　菌龄、生长状态不同的细菌标本或培养物的染色结果会有所不同，生长对数期的细菌形态染色比较典型，而衰老甚至死亡的细菌会出现染色性的改变。一般宜采用新鲜细菌标本或18~24小时的细菌培养物进行染色。

### （三）抗酸染色法

**1. 染色过程**　苯酚复红加温初染，加温以保持染色液冒热气即可，冷却后水洗，再用3%盐酸乙醇脱色至玻片无红色脱出为止，水洗后用碱性亚甲蓝溶液复染，水洗后吸干，油镜观察。

**2. 染色结果及临床意义**　抗酸染色法染成红色的为抗酸菌，染成蓝色的为非抗酸菌。分枝杆菌属于抗酸菌，因其细胞壁含有大量脂质，不易被革兰染色染料着色，且脂质中的分枝菌酸具有抗酸性，一旦与染料结合后，很难被酸性脱色剂脱色，能保持初染染料的颜色而呈现红色。其他大多数细菌不具有抗酸性而被染成蓝色。抗酸染色适用于抗酸菌检查的一种染色技术。

### （四）其他染色法

普通染色方法一般不能使细菌的特殊结构如荚膜、鞭毛、芽孢和易染颗粒等着色，故这些结构的检查常需特殊染色。

**1. 荚膜染色法**　细菌涂片滴加结晶紫染液加热至冒蒸气，用20%硫酸铜溶液冲洗（切勿用水洗），干后镜检。细菌及背景呈紫色，荚膜呈淡紫或无色包绕在菌体周围。

**知识链接**

临床上常用墨汁负染法配合亚甲蓝单染法联合检查细菌的荚膜。染色后，背景被墨汁着色呈黑色，细菌菌体被亚甲蓝着色呈蓝色，荚膜不着色，显微镜下见蓝色的菌体周围包绕着一层无色透明的空圈（荚膜）。

**2. 鞭毛染色法**　载玻片用95%乙醇浸泡24小时以上，纱布擦干后滴蒸馏水1滴，用接种环挑取少许菌落点在蒸馏水滴顶部，自然干燥后滴加染液于玻片上染色10~15分钟，用蒸

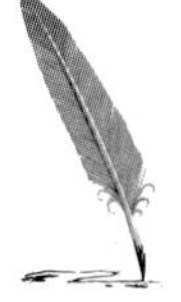

馏水缓慢冲去染液，待自然干燥后镜检，菌体和鞭毛均被染成红紫色，细菌较少的视野鞭毛容易观察。

**3. 芽孢染色法**　涂片后滴加苯酚复红用小火加热约5分钟，冷后水洗，用95%乙醇脱色2分钟，水洗；亚甲蓝液复染0.5分钟，水洗，吸干后镜检。芽孢呈红色，菌体呈蓝色。

### 二、不染色标本检查

不染色标本检查是利用显微镜观察活的细菌的动力及运动方式。一般需要借助普通光学显微镜、暗视野显微镜、相差显微镜进行观察。常用的检查方法有压滴法和悬滴法。

**1. 压滴法**　用灭菌接种环或无菌吸管取细菌悬液或细菌培养液少许，置于清洁载玻片中央，以盖玻片一边接触菌液边缘，另一端缓慢放下覆盖于菌液上，于油镜下观察。制片时滴加菌液应尽量避免菌液外溢和产生气泡。有鞭毛的细菌会有明显的方向性位移，无鞭毛的细菌受水分子撞击细菌在原位颤动而无位置的改变。

**2. 悬滴法**　取洁净的凹玻片，将凹孔四周平面上涂上适量凡士林，用无菌吸管取菌液置于盖玻片中央，将凹玻片的凹面向下，对准盖玻片的中央菌液，盖上凹玻片，然后迅速翻转玻片，用小镊子轻压使盖玻片与凹孔边缘粘紧，置于镜下观察，先低倍后高倍，注意不可压碎盖玻片。镜下观察可发现有鞭毛的细菌的运动可从一处移到另一处，而无鞭毛的细菌则在原位颤动。

**3. 暗视野观察法**　使显微镜视野变暗，而菌体发亮，更容易观察菌体，常用于检查活的细菌、螺旋体及其动力。操作按压滴法制片后备用。原理是暗视野聚光器使光束不能由下而上地通过标本进入物镜，光改变途径倾斜地照射在观察的菌体标本上，标本遇光发生散射，光线投入物镜内，因而整个视野是黑暗的，菌体在黑暗背景中呈发亮的小体。玻片的厚度不同，光的散射性、折光等都有很大的变化，以1.0~1.1mm为宜。

**4. 相差显微镜检查法**　可用于观察活菌运动和细菌内部的细微结构。原理是利用相差板的光栅作用，使光线在穿入标本中的背景与细菌密度不同结构时，引起光相的差异，显示出光强度的明暗对比。

## 第二节　细菌分离培养技术

扫码“学一学”

遵循无菌操作，对临床微生物检验标本中可能存在的病原菌进行分离、纯化是病原菌鉴定的基础。

### 一、无菌操作技术

无菌操作贯穿在整个操作过程中，可避免实验室生物安全事故发生和目的微生物不被污染而确保实验结果的准确性。因此，微生物检验工作工作人员必须牢固树立无菌观念，严格执行无菌操作技术。

（1）微生物检验所用物品在使用前应严格灭菌，在使用过程中不得与未灭菌物品进行接触。

（2）无菌室在使用前用紫外灯或化学试剂灭菌，形成无菌环境。

（3）超净工作台在使用前用紫外灯照射，对其内部空气灭菌。

（4）细菌接种、倾注琼脂平板时，在超净工作台或生物安全柜内进行操作。

（5）接种环（针）在取菌之前或之后都需要在酒精灯火焰或红外灭菌器烧灼灭菌。

（6）无菌试管、烧瓶在拔掉塞子后及回塞前，管（瓶）口通过火焰1~2次，杀灭管（瓶）口附着的细菌。

（7）使用无菌吸管时，吸管上端应塞有棉花，禁止用嘴吹吸。

（8）微生物实验室所有感染性废弃物、细菌培养物等须进行严格消毒灭菌处理后，用医用废物袋装好，送医疗废物集中处置部门处理。

（9）临床微生物检验工作人员注意个人防护，更换工作衣、口罩、工作帽，必要时穿防护衣、戴防护镜及手套。离开时更衣、洗手，实验台用毕消毒灭菌。

## 二、细菌接种基本条件

为了实现细菌的分离培养，实验室必须配备接种工具、培养箱、超净工作台、生物安全柜及培养基等。

### （一）接种工具

接种工具是用来取菌、接种及分离细菌的器具。常见的接种工具是接种环和接种针。划线分离培养、纯菌移种、挑取菌落及制备细菌涂片常用接种环，挑取单个小菌落、半固体穿刺接种及斜面接种细菌常用接种针。

传统的接种针用镍合金制成，接种针的一端为5mm左右的镍合金丝，中间连接金属柄，另一端为绝缘柄，柄长约22cm。接种环系由针的游离端弯曲成圆环而成，直径为2~4mm（图5–1）。使用时需在酒精灯或红外接种环灭菌器上灭菌。

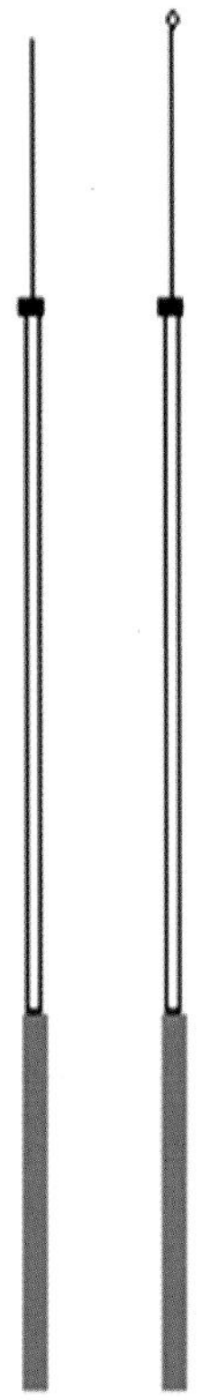

图5–1　接种针、接种环

### （二）红外接种环灭菌器

红外接种环灭菌器是利用通电后产生红外线热能进行灭菌，无需明火，可代替酒精灯，广泛适用于生物安全柜、净化工作台中接种环、接种针的灭菌（图5–2）。

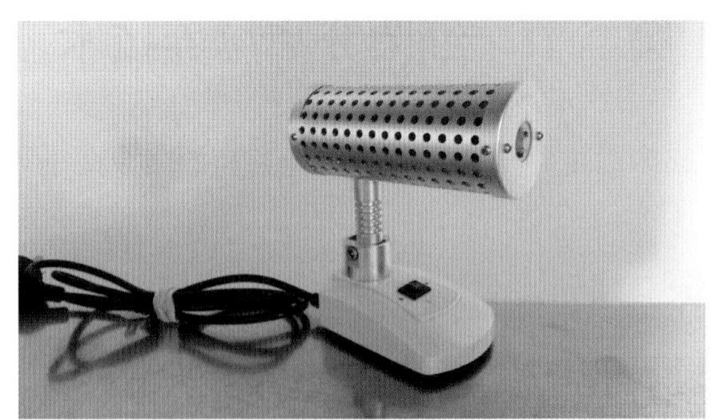

图5–2　红外接种环灭菌器

### （三）培养器材

培养皿（平皿）是制备琼脂平板（固体培养基）常用的器皿，玻璃或塑料制成，用于细菌的分离培养。皿盖宽度大于皿底，一般皿底高度10mm、常用规格皿底直径为50mm、75mm、90mm。

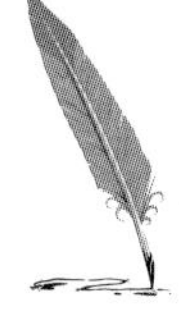

### （四）培养箱

培养箱是提供不同细菌生长繁殖所需适宜温度和气体的装置。常用的培养箱有电热恒温箱、二氧化碳培养箱、厌氧培养箱等。电热恒温箱适用于普通细菌培养，常见的有隔水式和气套式。二氧化碳培养箱提供一定浓度的二氧化碳、温度和湿度，除了培养普通细菌之外，可培养需要二氧化碳的细菌。厌氧培养箱是提供无氧环境的专用装置，可进行厌氧菌的接种、培养和鉴定等操作。

### （五）生物安全柜

生物安全柜是防止操作处理过程中某些含有危险性或未知性生物微粒发生气溶胶散逸的箱形空气净化负压安全装置。其作用主要是将柜内空气向外抽吸，使柜内保持负压状态，通过垂直气流来保护工作人员；外界空气经高效空气过滤器过滤后进入安全柜内，以避免微生物检验标本被污染；柜内的空气也需经过高效空气过滤器过滤后再排放到大气中，以保护环境。

### （六）培养基

培养基是指用人工方法配制的适宜细菌生长繁殖的营养基质，能提供一定比例的营养物质（碳源、氮源等）、氢离子浓度（pH）以及渗透压等条件。灭菌后使用，主要用于微生物分离培养、生化鉴定和保存菌种等。

**1. 培养基的成分及作用**

（1）营养物质

1）糖与醇类　提供细菌所需碳源和能源，还可以利用细菌对糖（醇）类利用能力的差异鉴别细菌。常用的糖类有单糖（如葡萄糖、阿拉伯糖等），双糖（如乳糖、蔗糖等），多糖（如菊糖、淀粉等）；醇类有甘露醇、卫茅醇等。糖类物质不耐热，高温加热灭菌时间过长使糖破坏，含有糖类的培养基宜采用55.46kPa/$cm^2$的压力灭菌。

2）肉浸液　系用新鲜牛肉去掉脂肪、肌膜及肌腱等浸泡煮沸制成的肉汤。肉浸液中包括含氮浸出物、非含氮浸出物及一些生长因子，可提供细菌生长所需要的氮源和碳源。由于加热后大部分蛋白质凝固，仅留少部分氨基酸和其他含氮物质，故在制作培养基时，一般需再加1%~2%蛋白胨和0.5%的NaCl。蛋白胨是由动物或植物蛋白质经酶或酸碱分解而产生的中间产物，主要供给细菌氮源，此外在培养基中具有缓冲作用。

3）牛肉膏　是肉浸液加热浓缩而得到的膏状物。其中不耐热的物质如糖类已被破坏，故其营养价值不及肉浸液，但因无糖，可作为肠道细菌鉴别培养基的基础成分。

4）血液　除能增加培养基中蛋白质、氨基酸、糖类及无机盐等营养成分外，还能提供辅酶、血红素等特殊生长因子。此外，还可以观察细菌的溶血现象。

5）鸡蛋与动物血清　此二者不是培养基的基本成分，但对某些营养要求高的细菌则是必需的营养物质，如培养结核分枝杆菌的鸡蛋培养基、培养白喉棒状杆菌的吕氏血清斜面等。

6）无机盐类　提供细菌生长繁殖需要的磷、硫、钾、钠、镁、钙等矿物质元素，参加细菌中氨基酸和酶的组成，维持细胞的渗透与平衡，维持细菌酶的活性。常用的无机盐有氯化钠、磷酸氢二钾、硫酸镁等。

7）生长因子　是一些细菌生长所必需而自身不能合成的物质。通常为有机化合物，包括B族维生素、某些氨基酸、嘌呤、嘧啶及特殊的生长因子，如流感嗜血杆菌需要X因子

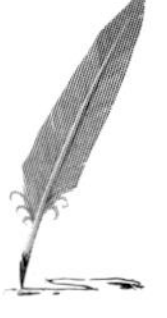

和V因子。生长因子常存在于动物血清、酵母浸液、肝浸液及鸡蛋等中。

（2）水　细菌所需要的营养物质必须先溶于水，营养的吸收与代谢才能进行。制备培养基常用不含杂质的蒸馏水或离子交换水。

（3）凝固物质　即赋形剂。制备固体培养基时，必须加入凝固物质，如琼脂、明胶、卵白蛋白及血清等。最常用的是琼脂。琼脂是从石花菜、紫菜等海生植物中提取的一种胶体物质，其化学成分主要为胶体多糖类。具有在100℃溶解，45℃以下时凝固的特性，琼脂本身无营养价值。明胶是由动物胶原组织（如皮、肌腱等）经煮沸熬制而成，一般不用明胶作赋形剂，但可制备鉴别培养基，用来观察细菌对明胶有无液化作用。

（4）指示剂　在某些培养基中加入一定种类的指示剂，可观察和鉴别细菌是否分解利用糖类、氨基酸等物质。常用的酸碱指示剂有酚红、溴甲酚紫、溴麝香草酚蓝、中性红及甲基红等。在进行厌氧菌培养时，还需在培养环境中加入氧化还原指示剂，常用的有亚甲蓝等。

（5）抑制剂　是一类能抑制或减少非检出菌生长而有利于检出菌生长的物质，即具有选择性抑制作用。常用的有胆盐、煌绿、玫瑰红酸、亚硫酸钠及多种抗生素等。在制备培养基时，根据不同目的选择不同的抑制剂。

**2. 培养基的种类**

（1）根据培养基的性状分类

1）液体培养基　不加任何凝固剂。培养基的成分均匀，微生物能充分接触和利用培养基中的养料，增菌培养、细菌生理研究时使用。

2）固体培养基　是在液体培养基中加入凝固剂，通常加入2%~3%的琼脂，根据需要制成琼脂平板或试管斜面。固体培养基常用于微生物分离纯化、鉴定、计数、药敏试验和菌种保存等。

3）半固体培养基　是在液体培养基中加入0.2%~0.5%的琼脂，呈半固体状态。可用于观察细菌的运动、鉴定菌种和测定噬菌体的效价等。

（2）根据培养基的用途分类

1）基础培养基　含有一般细菌生长繁殖所需的基本营养物质，如肉浸液（肉汤）、普通琼脂培养基等。广泛用于细菌检验，也是制备其他培养基的基础成分。

2）营养培养基　是在培养基中加入血液、血清、葡萄糖等特殊成分，用以培养要求比较苛刻的某些细菌，如血琼脂平板用来培养链球菌及其他苛养菌的溶血活性的检测，巧克力琼脂平板用来分离奈瑟氏菌属、嗜血杆菌等。

3）选择性培养基　是根据某一种或某一类细菌的特殊营养要求或对一些物理、化学抗性而设计的培养基。在基础培养基中加入抑制剂，选择性促进目的菌生长。常用的有SS培养基、伊红美兰琼脂、麦康凯琼脂等。

4）鉴别培养基　是在培养基中加入某种特殊化学物质，某种细菌在培养中生长后能产生的某种代谢产物可以与培养基中的特殊化学物质发生特定的化学反应，产生明显的特征性变化，从而区别不同类型的细菌。如糖发酵培养基中加入溴甲酚紫，通过观察颜色是否由紫色变为黄色来鉴别肠道细菌。

5）特殊培养基　包括厌氧培养基和L型细菌培养基。常用的厌氧培养基有硫乙醇酸盐培养基、庖肉培养基等。L型细菌培养基为高渗（3%~5% NaCl、10%~20%蔗糖等）低琼脂培养基。

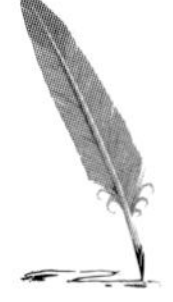

**3. 培养基的制备程序**　配制培养基时可以按照培养基配方添加各种基本成分，也可购

买半成品的商品培养基干粉直接配制。

（1）调配成分　根据培养基配方或用法，准确称量各基本成分或干粉制剂，装于三角烧瓶中，加入定量蒸馏水充分混合。

（2）溶解　将盛有混合物的三角烧瓶加热溶解，呈半透明状。

（3）校正pH　将培养基pH校正到适合细菌生长的最适pH，一般病原菌的最适pH为7.4~7.6。校正培养基pH的常用试剂有1mol/L NaOH溶液和1mol/L HCl溶液。培养基高压灭菌后，pH会下降0.1~0.2，因此校正pH时应比实际需要的pH高0.1~0.2。

（4）过滤　培养基配成后中若存在杂质或沉淀物时则需要过滤澄清。液体培养基用滤纸趁热过滤，固体培养基用双层纱布夹薄层脱脂棉趁热过滤。

（5）分装　①液体培养基、半固体培养基灭菌前分装于洁净试管中，分装量为试管长度的1/3，加塞，牛皮纸盖帽，棉线捆扎，标记，灭菌后直立放置。②固体斜面培养基灭菌前分装于洁净试管中，分装量为试管长度的1/5，灭菌后趁热摆成斜面凝固，斜面长度为试管长度的2/3，并保持斜面下端距离管底有1cm以上。③固体平板培养基分装于三角烧瓶，装量要小于三角烧瓶最大容量。灭菌后将培养基冷却至50℃左右，以无菌操作，倾注于平皿内（内径为9cm的平皿倾注15ml培养基），水平轻摇平皿，使培养基均匀平铺于皿底。待培养基凝固后，倒置保存。

（6）灭菌　根据培养基中营养物质耐热性的不同分别采取相应的灭菌方法。普通基础培养基一般采用高压蒸汽灭菌法，常用灭菌条件为103.43kPa/cm$^2$（121.3℃）15~30分钟；含有糖类、明胶和牛乳等不耐高热营养物质的培养基采用间歇蒸汽灭菌法；血清、细胞培养液等不耐热培养基可采用过滤除菌

（7）检定　制备好的培养基须经质量检验合格才可使用，包括无菌试验和灵敏度检测。将制备好的培养基置于35℃培养24小时，以无任何细菌生长为无菌试验合格。将已知的标准菌株接种于待检培养基中进行灵敏度检测。

（8）保存　制备好并灭菌过的培养基置于4℃冰箱保存，一般不超过2周。注意平板培养基应倒置保存，以防止皿盖水蒸气落在培养基表面，使得培养基表面易污染且不易接种成功；液体、半固体等培养基应直立保存。

## 三、细菌接种和分离方法

利用接种工具将细菌转移到适宜营养成分的培养基上，经培养能得到纯培养的细菌，得到纯培养的过程称为分离纯化，目的是为了研究某种微生物的特性、进行菌种鉴定。常用的接种方法有平板划线法、斜面接种法、液体接种法、穿刺接种法、倾注平板法、涂布平板法。

**1. 平板划线法**　用无菌的接种环取混合菌物少许在平板表面进行划线，接种环在培养基表面上往后移动，使混杂的微生物细胞在平板表面分散，最后在所划线的后端获得分散的单个微生物细胞，经培养，每一个细胞长成一个菌落。该法最常用，多用于细菌纯种分离和菌落计数。方法主要有分区划线法和连续划线法等。

（1）分区划线法　先将培养皿分为三至五个区域，接种环灭菌冷却后挑取细菌标本，沿平板边缘均匀划线于培养基表面，约占培养基表面的1/5，为第一区；烧灼接种环冷却后，转动平板约60°角，将接种环通过第一区3~4次，连续划线，面积约占培养基表面的1/5，为第二区；依次划线第三区、第四区、第五区，最终获得到单一菌落（图5-3）。分区

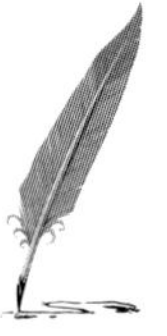

划线法多用于含菌量较多的标本，如粪便、痰液、脓汁等。

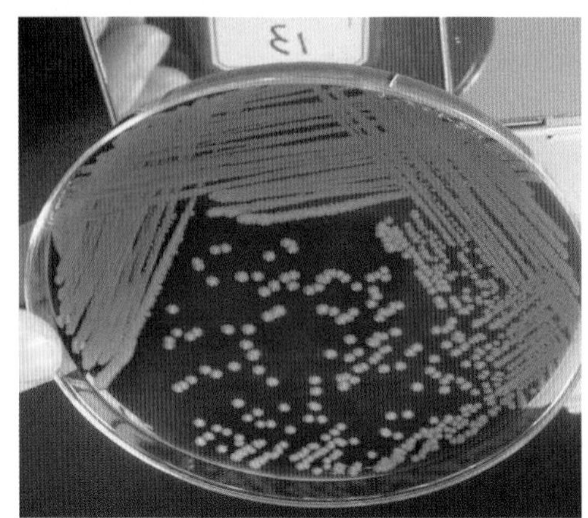

**图5-3　四区划线培养结果**

（2）连续划法　用接种环挑取细菌标本均匀涂于培养基边缘，由此开始在平板表面连续划Z字形线条，化成若干条分散的平行线，此方法适用于接种含菌量较少的标本。

**2. 斜面接种法**　接种环挑取单个菌落，在斜面培养基斜面底部自下而上划一条直线，再从底部向上轻轻划线，接种菌体于其上。此法主要用于纯种增菌及保藏菌种或生化反应。

**3. 液体接种法**　接种环挑取细菌，倾斜液体培养管，先在液面与管壁交界处研磨接种物，保证试管直立后液体培养基能淹没过接种物，混合细菌与液体，使细菌均匀分散在液体中。此法用于观察细菌的生长特征、生化反应特性等。

**4. 穿刺接种法**　用接种针挑取少量菌落或培养物，沿半固体培养基中心向管底作直线穿刺，再沿穿刺线原路退出。如某细菌具有鞭毛而能运动，则在穿刺线周围生长。此法用于保藏厌氧菌种或研究微生物的动力。

**5. 倾注接种法**　待接种的微生物先加入培养皿中，然后再倒入冷却至45℃左右的固体培养基，迅速轻轻摇匀，达到稀释接种的目的。待平板凝固之后，置合适温度下培养。具体操作方法是首先把细菌标本通过一系列稀释，取1ml的稀释液加入到无菌平皿中，再倾入熔化好的保持温度为40~50℃的15ml营养琼脂培养基，二者充分混匀。凝固后，平板倒置在培养箱中培养。如稀释度选择恰当，就可长出单个菌落。此法适用于细菌的分离培养，也适用于水、尿液等液体标本的细菌计数。

**6. 涂布接种法**　与倾注接种的顺序不同，涂布接种是先倒好培养基平板，让其凝固，然后再将稀释一定浓度的0.2ml菌液加入在平板上面，迅速用涂布棒在表面进行来回左右的涂布，使菌液均匀分布，经培养后可长出多个单菌落。此法可用于细菌计数、药敏试验。

**考点提示**　细菌的分区划线接种技术适用于含菌量多的标本的分离。

## 四、细菌培养方法

常用的培养细菌方法有普通培养、二氧化碳培养及厌氧培养。

**1. 普通培养**　为有氧培养。将已接种细菌的培养基置于35℃普通培养箱内培养18~24小时，需氧菌、兼性厌氧菌均可生长。生长缓慢的细菌则需要培养更长的时间。

**2. 二氧化碳培养**　是将细菌置于5%~10% $CO_2$环境中进行培养，脑膜炎奈瑟菌、淋病

奈瑟菌、布鲁菌等初次分离培养时在有$CO_2$环境中生长良好。常用方法有二氧化碳培养箱培养法、烛缸培养法、化学法。其中二氧化碳培养箱可以调节$CO_2$含量、温度和湿度，临床上较常用。

**3. 厌氧培养**　厌氧菌对氧敏感，培养过程中需要降低氧化还原电势，构成无氧环境，常用方法有厌氧手套箱培养法、厌氧气袋法、厌氧罐培养法、庖肉培养法。

## 五、细菌生长现象

不同细菌在固体培养基、半固体培养基和液体培养基中的生长现象各不相同，通过观察细菌的培养特征可以对细菌进行初步的鉴别。

### （一）细菌在固定培养基上的生长现象

细菌在固体培养基上可形成菌落和菌苔生长。菌落是由单个细菌分裂繁殖形成的肉眼可见的纯菌集团，菌落连成一片为菌苔。一个细菌生长繁殖形成一个菌落，不同的细菌其菌落不一致，故可观察菌落特征鉴别细菌。细菌菌落的特征主要有大小、形状、突起或凹陷、边缘整齐与否、湿润度、表面光滑或粗糙、透明度和黏度、颜色、色素等。细菌菌落一般分为3种类型：①光滑型菌落（S型菌落），表面光滑、湿润、边缘整齐。②粗糙型菌落（R型菌落），表面粗糙、干燥，呈皱纹或颗粒状，边缘不整齐。③黏液型菌落（M型菌落），表面光滑、湿润、有光泽，多见于有厚荚膜或丰富黏液层的细菌，如肺炎克雷伯菌等。

细菌在血琼脂平板上生长可出现不同的溶血现象。α 溶血（草绿色溶血）是在菌落周围形成草绿色溶血环；β 溶血是在菌落周围形成一个完全透明的溶血环，其是由于红细胞被完全溶解所致；γ 溶血是不溶血。有些细菌如铜绿假单胞菌在代谢过程中产生水溶性色素，使菌落周围培养基出现颜色变化；有些细菌如金黄色葡萄球菌产生脂溶性色素，使菌落本身出现颜色变化。

### （二）细菌在液体培养基中的生长现象

细菌在液体培养基中生长可出现3种现象：菌膜、沉淀、浑浊。大多数细菌使培养基呈现均匀浑浊。细菌数量达$10^6$~$10^7$CFU/ml，才可见到浑浊。沉淀生长是在培养基底部形成沉淀，培养液清亮，如链球菌、炭疽芽孢杆菌。菌膜生长是在液体表面形成菌膜，如铜绿假单胞菌等。

### （三）细菌在半固体培养基中的生长现象

半固体培养基用于观察细菌的动力。若细菌接种的穿刺线清晰，细菌沿穿刺线生长，培养基透明澄清，表示该菌无动力，即无鞭毛；若穿刺线四周模糊呈羽毛状或云雾状，培养基变混浊，表示细菌有动力，即有鞭毛。

**考点提示**　细菌在液体培养基中有菌膜、沉淀、浑浊三种生长。

扫码“学一学”

# 第三节　细菌生化鉴定技术

因不同种类细菌具有酶系统不一样，因而在代谢过程中对底物的分解能力不相同，所

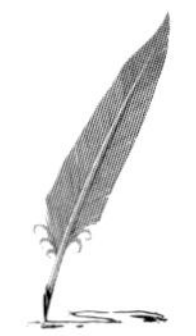

产生的代谢产物也不同。利用生物化学的方法来检测这些代谢产物，可以鉴别和鉴定细菌，这种生化反应测定方法称为细菌的生化反应。细菌的生化反应可对绝大多数临床分离菌进行属（或种）的鉴定。因此，掌握细菌生化反应的原理、方法及应用对于鉴定和鉴别细菌具有重要意义。

## 一、碳水化合物的代谢试验

### （一）糖（醇、苷）类发酵试验

**1. 原理** 糖是良好的碳源和能源，不同的细菌含有不同的糖酶，分解糖的能力也不同，产物也不同。即使能分解的，其途径也不尽相同。例如，大肠埃希菌分解葡萄糖产酸产气，产生的甲酸经甲酸解氢酶的作用生成二氧化碳和氢气；伤寒杆菌只分解葡萄糖，但不含甲酸解氢酶，所以产酸但不产气。

**2. 方法** 将待检菌接种至各种含有指示剂的糖（醇）发酵培养管中，置35℃下恒温箱培养18~24小时后取出，观察结果。若细菌能分解此种糖类产酸，则指示剂呈酸性变化；不分解此种糖类，则培养基无变化。产气可使液体培养基中倒置的小管内出现气泡，或在半固体培养基内出现气泡或裂隙。

**3. 应用** 糖（醇、苷）类发酵试验是鉴定细菌最基本的试验。

### （二）葡萄糖氧化/发酵试验

**1. 原理** 氧化/发酵试验又称O/F试验或Hugh-Leifson（HL）试验，观察细菌对葡萄糖分解过程中是利用分子氧（氧化型），还是无氧降解（发酵型），或不分解葡萄糖（产碱型），来区别细菌的代谢类型。

**2. 方法** 将待检菌穿刺接种于两支O/F试验管，其中一支用灭菌液状石蜡覆盖培养基液面0.3~0.5cm高度，检测细菌的发酵特征；另一支不加灭菌液状石蜡，检测细菌的氧化特征。经35℃培养18~24小时后，观察结果。加液状石蜡管不产酸，不加液状石蜡管产酸为氧化型，两管都产酸（变黄）为发酵反应，两管均不变色为产碱型。

**3. 应用** 主要用于肠杆菌与发酵菌的鉴别，也可用于葡萄球菌与微球菌的鉴别。

### （三）甲基红（MR）试验

**1. 原理** 某些细菌在糖代谢过程中，分解葡萄糖产生丙酮酸，丙酮酸进一步被分解为甲酸、乙酸和乳酸等，使培养基pH下降至4.5以下时，加入甲基红指示剂呈红色。如细菌分解葡萄糖产酸量少，或产生的酸进一步转化为其他物质（如醇、醛、酮、气体和水），培养基pH在5.4以上，加入甲基红指示剂呈黄色。

**2. 方法** 将待检菌接种于葡萄糖磷酸盐蛋白胨水中，35℃培养18~24小时后，滴加甲基红指示剂，立即观察结果。呈现红色者为阳性，黄色为阴性，橘红色为弱阳性。

**3. 应用** 常用于肠杆菌科内某些种属的鉴别，如大肠埃希菌和产气肠杆菌，前者为MR阳性，后者为阴性。

### （四）V-P试验

**1. 原理** 测定细菌产生乙酰甲基甲醇的能力。某些细菌如产气肠杆菌，分解葡萄糖产生丙酮酸，丙酮酸进一步脱羧形成乙酰甲基甲醇。在碱性条件下，乙酰甲基甲醇被氧化成二乙酰，二乙酰与培养基中的精氨酸所含胍基结合形成红色化合物。

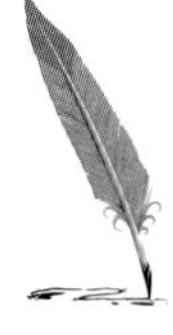

**2. 方法** 将待检菌接种于葡萄糖磷酸盐蛋白胨水培养基中，35℃培养18~24小时后，按每毫升培养基加入含0.3%肌酸或肌酐的40% KOH溶液0.1ml，充分混匀后观察结果。红色者为V-P试验阳性，黄色或类似铜色为阴性。

**3. 应用** 主要用于肠杆菌科细菌的鉴别。本试验常与MR试验联合使用，一般情况下，前者为阳性的细菌，后者常为阴性。

#### （五）β-半乳糖苷酶试验（ONPG试验）

**1. 原理** 有些细菌可产生β-半乳糖苷酶，能水解邻硝基酚β-D半乳糖苷（O-nitrophenyl-β-D-galactopyranoside，ONPG）而生成黄色的邻硝基酚。

**2. 方法** 用接种环取菌落于生理盐水中制成菌悬液，加入1滴甲苯充分振摇，37℃水浴5分钟，使酶释放。然后加入0.25ml ONPG，混匀后置于37℃水浴中温育20分钟至3小时，呈亮黄色为阳性，无色为阴性。

**3. 应用** 可用于迟缓发酵乳糖细菌的快速鉴定。埃希菌属、枸橼酸杆菌属、沙雷菌属和肠杆菌属等均为试验阳性，而沙门菌属、变形杆菌属等为阴性。

#### （六）七叶苷水解试验

**1. 原理** 有些细菌可将七叶苷分解成葡萄糖和七叶素，七叶素与培养基中枸橼酸铁的$Fe^{2+}$结合形成黑色化合物，使培养基变黑。

**2. 方法** 将待检菌接种于七叶苷培养基中，35℃培养18~24小时，观察结果，培养基变黑为阳性，培养基不变色为阴性。

**3. 应用** 七叶苷水解试验主要用于D群链球菌与其他链球菌的鉴别，D群链球菌为阳性，其他链球菌为阴性。亦可用于肠杆菌科细菌、其他阴性菌及厌氧菌的鉴别。

### 二、蛋白质和氨基酸的代谢试验

#### （一）吲哚试验

**1. 原理** 有些细菌含有色氨酸酶，能分解培养基中的色氨酸，生成吲哚（靛基质），吲哚与试剂对二甲氨基苯甲醛反应，生成红色化合物。

**2. 方法** 将待检菌接种至蛋白胨水培养基中，35℃培养18~24小时后，沿管壁徐徐加入对二甲氨基苯甲醛，立即观察结果，两液面交界处呈红色者为阳性，无红色者为阴性。

**3. 应用** 吲哚试验主要用于肠杆菌科细菌的鉴定。如大肠埃希菌多为阳性，沙门菌为阴性。

#### （二）尿素酶试验

**1. 原理** 某些细菌能产生尿素酶，分解尿素形成氨，氨在水溶液中形成碳酸铵，使培养基呈碱性，酚红指示剂随之变红色。

**2. 方法** 将待检菌接种于含尿素的培养基中培养，呈红色者为尿素酶试验阳性，不变色为阴性。

**3. 应用** 尿素酶试验主要用于肠杆菌科中变形杆菌属的鉴定，亦可用于幽门螺杆菌等的鉴定。

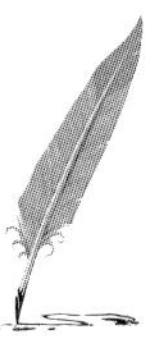

### （三）硫化氢试验

**1. 原理** 某些细菌分解培养基中胱氨酸、半胱氨酸等含硫氨基酸生成硫化氢，硫化氢遇到培养基中的铅盐或铁盐（如硫酸亚铁）形成黑褐色的硫化铅或者硫化亚铁。

**2. 方法** 将待检菌穿刺接种于醋酸铅培养基或含硫酸亚铁培养基中，置37℃恒温箱经18~24小时培养后，若出现黑色沉淀者为阳性，无变化者为阴性。

**3. 应用** 硫化氢试验主要用于肠杆菌科属间的鉴定。沙门菌属、变形杆菌属的细菌大多为阳性。

### （四）氨基酸脱羧酶试验

**1. 原理** 有些细菌能产生某种氨基酸脱羧酶，可分解氨基酸使其脱去羧基，生成胺，从而使培养基变碱性，指示剂变色。

**2. 方法** 将待检菌接种于含某种氨基酸（赖氨酸、鸟氨酸或精氨酸）的培养基及不含氨基酸的对照培养基中，用溴甲酚紫作为指示剂，加灭菌液状石蜡覆盖，培养后观察结果。若仅发酵葡萄糖显黄色为阴性，培养基由黄色变为紫色为阳性。对照管（无氨基酸）为黄色。

**3. 应用** 赖氨酸、鸟氨酸或精氨酸脱羧酶试验主要用于肠杆菌科细菌的鉴定。如沙门菌属中，除伤寒沙门菌和鸡沙门菌之外，其余沙门菌的赖氨酸、鸟氨酸脱羧酶试验均为阳性。

### （五）苯丙氨酸脱氨酶试验

**1. 原理** 有些细菌能产生苯丙氨酸脱氨酶，使苯丙氨酸脱去氨基生成苯丙酮酸，与三氯化铁作用形成绿色化合物。

**2. 方法** 将待检菌接种于苯丙氨酸琼脂斜面，35℃孵育18~24小时，在生长的斜面菌苔上滴加4~5滴10%三氯化铁试剂，立即观察结果，斜面呈绿色者为阳性。

**3. 应用** 苯丙氨酸脱氨酶试验主要用于肠杆菌科细菌的鉴定。变形杆菌属、摩根菌属及普罗菲登斯菌属为阳性，肠杆菌科的其他细菌为阴性。

## 三、碳源利用试验

### （一）枸橼酸盐利用试验

**1. 原理** 某些细菌利用培养基中的枸橼酸盐作为唯一碳源，并且能以其中的铵盐为唯一氮源，在枸橼酸盐培养基上生长，分解枸橼酸盐，使培养基变碱性。

**2. 方法** 将被检菌接种于枸橼酸盐培养基，于35℃培养1~4天，每日观察结果。培养基中的溴麝香草酚指示剂由淡绿色变为深蓝色为阳性；培养基中无菌生长，培养基不变色，为阴性。

**3. 应用** 用于肠杆菌科细菌属间的鉴定。在肠杆菌科中埃希菌属、志贺菌属、爱德华菌属和耶尔森菌属均为阴性，沙门菌属、克雷伯菌属通常为阳性。

### （二）丙二酸盐利用试验

**1. 原理** 有的细菌可利用丙二酸盐作为唯一碳源，将丙二酸盐分解生成碳酸钠，使培养基变碱性。

**2. 方法** 将待检菌接种于丙二酸钠培养基上，35℃培养24~48小时后观察结果。培养基由淡绿色变为深蓝色为阳性，颜色无变化为阴性。

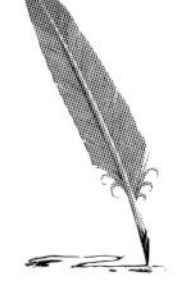

**3. 应用**　肠杆菌科属间及种的鉴别。克雷伯菌属为阳性，枸橼酸杆菌属、肠杆菌属及哈夫尼亚菌属中有些菌种也呈阳性，其他菌属为阴性。

## 四、酶类试验

### （一）触酶（过氧化氢酶）试验

**1. 原理**　具有触酶的细菌，能催化过氧化氢，生成新生态氧，继而形成分子氧，出现气泡。

**2. 方法**　取待检菌置于洁净载玻片上，滴加3%过氧化氢溶液1~2滴，1分钟内观察结果，出现气泡为阳性。注意事项：①细菌要求新鲜。②因红细胞内含有触酶，可导致假阳性，故不宜用血琼脂平板上的菌落做触酶试验。③需用已知阳性菌和阴性菌作对照。

**3. 应用**　常用于革兰氏阳性球菌的初步分类。葡萄球菌、微球菌触酶实验阳性，链球菌属触酶试验阴性。

### （二）氧化酶（细胞色素氧化酶）试验

**1. 原理**　氧化酶是细胞色素呼吸酶系统的酶。具有氧化酶的细菌，首先使细胞色素C氧化，再由氧化型细胞色素C使对苯二胺氧化，生成有色的醌类化合物。

**2. 方法**　取洁净的滤纸条，涂抹待检菌少许，加1滴氧化酶试剂于菌落上，观察颜色变化，立即呈粉红色并迅速转为紫红色者为阳性。注意事项：①因试剂在空气中易发生氧化，未加抗坏血酸的试剂需每周新鲜配制。②避免接触含铁物质。③由于葡萄糖发酵可抑制氧化酶活性，所以不宜采用含葡萄糖培养基上的菌落。

**3. 应用**　氧化酶试验主要用于肠杆菌科细菌与假单胞菌的鉴别，肠杆菌科细菌氧化酶试验阴性，假单胞菌、奈瑟菌属、莫拉菌属细菌为阳性。

### （三）凝固酶试验

**1. 原理**　金黄色葡萄球菌可产生两种凝固酶。一种是结合凝固酶，结合在细胞壁上，使血浆中的纤维蛋白原变成纤维蛋白而附着于细菌表面，发生凝集，可用玻片法测出。另一种是分泌到菌体外的游离凝固酶，能使凝血酶原变成凝血酶类物质，从而使血浆凝固，可用试管法测出。

**2. 方法**

（1）玻片法　取兔或混合人血浆和生理盐水各1滴分别置于洁净载玻片上，挑取待检菌菌落分别与血浆及盐水混合。细菌在生理盐水中无自凝，菌液呈均匀混浊状态者为阴性；如菌液聚集成明显的颗粒，血浆凝固酶试验为阳性。

（2）试管法　取试管3支，分别加入0.5ml的血浆（经生理盐水1∶4稀释），其中一支加入0.5ml待检菌的肉汤培养物，另外两支试管用已知阳性菌株和阴性菌株肉汤培养物对照，37℃水浴3~4小时。血浆凝固成胶胨状者为阳性；试管内血浆不凝固者为阴性。

（3）应用　凝固酶试验主要用于葡萄球菌的鉴定。

### （四）DNA酶试验

**1. 原理**　某些细菌可产生细胞外DNA酶，能水解DNA长链，形成寡核苷酸链。长链DNA可被酸沉淀，而水解后形成的寡核苷酸链则可溶于酸，在菌落平板上加入酸后，菌落周围出现透明环。

**2. 方法** 将待检菌接种于DNA琼脂平板上，35℃培养18~24小时，在平板上覆盖一层1mol/L盐酸，菌落周围出现透明环为阳性，无透明环为阴性。

**3. 应用** DNA酶试验用于沙雷菌、变形杆菌、金黄色葡萄球菌的鉴定，均产生阳性结果。

#### （五）硝酸盐还原试验

**1. 原理** 硝酸盐培养基中的硝酸盐可被某些细菌还原为亚硝酸盐，后者与乙酸作用生成亚硝酸。亚硝酸与试剂中的对氨基苯磺酸作用，形成重氮磺酸，再与α-萘胺结合成红色的N-α-萘胺偶氮苯磺酸。

**2. 方法** 将待检菌株接种于硝酸盐培养基，35℃孵育18~24小时，加入试剂甲液（对氨基苯磺酸和乙酸）和乙液（α-萘胺和乙酸）各2滴，立即观察结果，呈红色者为阳性。若不呈红色，再加入少许锌粉，如仍不变为红色者为阳性，表示培养基中的硝酸盐已被细菌还原为亚硝酸盐，进而分解成氨和氮。加锌粉后变为红色者为阴性，表示硝酸盐未被细菌还原，红色反应是由于锌粉使硝酸盐还原为亚硝酸盐。

**3. 应用** 硝酸盐还原试验用于肠杆菌科细菌、假单胞菌及厌氧菌的鉴定。

**考点提示** 凝固酶试验的原理及阳性结果。

### 五、其他生化试验

#### （一）克氏双糖铁试验（KIA试验）

**1. 原理** KIA试验是一种复合生化试验，可观察到多种生化反应现象，常用于观察细菌发酵葡萄糖和乳糖的能力。KIA成分中含有葡萄糖和乳糖，二者比例为1∶10，指示剂为酚红，其在pH<6.8时变为黄色，而KIA的pH为7.4，产少量的酸就可导致颜色变化。而底部区域与空气隔绝是相对厌氧的环境。斜面部分暴露于空气中，为有氧环境。若细菌能分解培养基中含硫氨基酸，则可产生$H_2S$，$H_2S$与培养基中枸橼酸铵铁发生反应，产生不溶性的黑色硫化亚铁沉淀。

**2. 方法** 用接种针挑取待检菌，穿刺至底部3~5mm处，然后向上提起，在斜面上由下至上划线，35℃培养18~24小时。结果分三种类型：①非发酵型，无碳氢化合物发酵，所以无酸产生，斜面为碱性（红色），底层为碱性（红色），如铜绿假单胞菌。②非乳糖发酵型，只发酵葡萄糖不发酵乳糖，如志贺菌。开始培养8~12小时内，斜面、底部皆为黄色；接下来，葡萄糖被完全消耗，斜面上产少量的酸，被氧化产氨；培养18~24小时后，斜面为碱性（红色），底层酸性（黄色）。沙门菌产生$H_2S$，斜面为碱性，底层为酸性（黑色）。③乳糖发酵型，分解乳糖产生大量的酸，能中和斜面产生的碱，使整个培养基呈黄色，如大肠埃希菌。

**3. 应用** KIA主要用于鉴定和鉴别肠杆菌科细菌。

#### （二）动力靛基质尿素酶（MIU）试验

**1. 原理** 培养基为含200g/L尿素和酚磺酞指示剂的半固体，可同时观察细菌动力、靛基质试验和尿素酶试验。

**2. 方法** 将待检菌穿刺接种到MIU培养基内，35℃培养18~24小时观察结果。接种线变宽、变模糊、培养基变混浊为动力试验阳性；加入靛基质试剂的界面形成玫瑰红色为靛

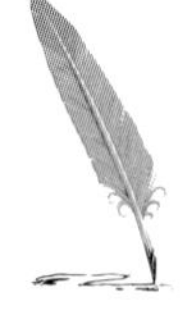

基质试验阳性；培养基全部变成桃红色为尿素酶试验阳性。

**3. 应用**　MIU常与KIA共同用于肠杆菌科细菌的鉴定。

### （三）CAMP试验

**1. 原理**　CAMP试验也称协同溶血试验，B群链球菌能产生胞外多肽物质——CAMP因子，CAMP因子可促进金黄色葡萄球菌的β－溶血素溶解红细胞的活性，因此在两菌（B群链球菌和金黄色葡萄球菌）的交界处溶血力增加，出现箭头形（半月形）的透明溶血区。

**2. 方法**　以产β－溶血素的金黄色葡萄球菌划一条横线接种于血琼脂平板上，再将待检菌在距金黄色葡萄球菌3mm处垂直划线接种，35℃培养18~24小时，观察结果。设置阴性和阳性对照。在两划线交界处出现箭头形溶血区为阳性。

**3. 应用**　链球菌中B群链球菌的特异性鉴定。

**考点提示**　KIA包括葡萄糖发酵试验、乳糖发酵试验和硫化氢试验。

# 第四节　细菌的其他检验技术

扫码“学一学”

## 一、免疫学检验

细菌感染免疫学检验是指利用免疫学试验的方法和原理，用已知菌抗体检测未知菌抗原，或用已知菌抗原检测未知菌抗体的方法，是临床细菌性疾病诊断和病原菌鉴定的重要手段之一。用已知抗体（即含特异抗体的免疫血清或单克隆抗体等）检测标本中或分离培养物中未知细菌的种、型或细菌抗原。或者用已知细菌或特异性抗原检测患者血清中有无相应抗体及其效价的动态变化，作为某些感染性疾病的辅助诊断。

### （一）抗原检测

用于细菌感染检测抗原的方法有多种，常用的如下。

**1. 凝集试验**　玻片法凝集试验、协同凝集试验、反向间接凝集试验，可检测传染病患者早期血液、脑脊液和其他分泌物中可能存在的抗原。如脑膜炎奈瑟菌特异性诊断血清可直接检测脑膜炎奈瑟菌。

**2. 免疫荧光技术**　以荧光显微镜为检测工具，用荧光素标记抗体或抗抗体，检测固定标本上的细菌抗原，特异性强、敏感性高。常用方法有直接法、间接法、补体法。其中间接法，是将待检标本中的细菌抗原与特异性诊断血清（第一抗体）反应，形成抗原－抗体复合物，再与荧光素标记的抗抗体（第二抗体）反应，洗涤去除未结合的荧光标记抗抗体，用荧光显微镜观察结果，如有荧光出现，说明待检标本中有细菌。常用于链球菌、致病性大肠埃希菌、志贺菌等细菌的检测。

**3. 酶联免疫吸附试验（ELISA）**　既可检测细菌抗原，也可检测细菌抗体和细菌代谢产物。临床细菌检验中应用最为广泛，几乎所有的可溶性抗原－抗体反应系统均可检测，具有高度特异性和敏感性，最低检测水平可达ng/L含量，甚至达到pg/L含量。常用的方法有夹心法（测抗原）、竞争法（可测抗原和抗体）。

### （二）抗体检测

细菌感染后宿主体内发生免疫应答产生特异性抗体，产生的抗体量常随感染过程而增多，表现为效价（滴度）的升高。因抗体主要存在于血清中，抗体检测又称为血清学诊断。抗体检测可作为某些传染病的辅助诊断，特别适用于难以培养的病原体引起的感染性疾病。从机体感染到血清中能检测到抗体需1~2周时间，一般需采集双份血清，即感染早期、中期或末期样本，如果抗体效价增高4倍或以上，即可确定诊断。

抗体检测常用的方法有：①直接凝集试验，如辅助诊断肠热症的肥达试验，辅助诊断立克次体病的外斐反应。②沉淀试验，如辅助诊断炭疽病的Ascoli试验。③ELISA，间接法检测多种病原体的抗体。

## 二、分子生物学检验

分子生物学技术的不断发展和完善，为直接检测细菌提供了新的研究手段，使诊断更加快速、早期、准确。对于难以培养或培养时间较长的病原菌的鉴定，分子生物学检测方法最为适用。常用的方法有核酸杂交技术、聚合酶链反应、生物芯片技术等。

### （一）核酸杂交法

核酸分子的DNA双链在加热时随氢键的打开而分解成两条单核苷酸链，即变性的过程；适宜条件下，单链核酸分子能与具有碱基互补序列的同源核酸借助氢键形成双链，即复性的过程。核酸杂交就是先制备特定序列DNA片段，标记用作探针，然后在一定条件下，按碱基互补原则与标本中已变性的待检细菌DNA杂交，观察是否产生特异的杂交信号，从而直接检出临床标本中的病原菌，不受非致病菌的影响。核酸探针技术具有特异性好、敏感性高、诊断快速、操作较为简便等特点，广泛应用于致病性大肠埃希菌、沙门菌、志贺菌、空肠弯曲菌、结核分枝杆菌等的检测。目前，已建立了多种病原体的核酸杂交检测方法，尤其是荧光原位杂交技术（FISH）更为常用。根据毒素基因中的特异碱基序列而制成探针，可以直接检测临床分离株或标本中某一毒素基因，如霍乱弧菌产生的霍乱毒素、艰难梭菌的毒素A等。随着探针标记的不断发展，检测试剂盒的商品化，核酸杂交检测法操作更加简便易行。

### （二）聚合酶链反应（PCR）

PCR是一种模拟DNA的天然复制过程的特异性DNA体外扩增技术。当存在待扩增的模板DNA、底物dNTPs（三磷酸脱氧核糖核苷）、上下游引物和耐热DNA聚合酶时，经过多次“变性-复性-延伸”反应的循环过程，模板DNA大量扩增。有些病原体对于传统培养方法不容易得到，如结核分枝杆菌培养耗时2~3个月，麻风分枝杆菌无法人工培养，运用PCR技术检测是一种有效、省时的检测手段。PCR基本反应步骤包括：①变性，加热至94℃左右一定时间后，模板DNA双链解离，形成两条单链；②退火（复性），温度降至55℃左右，引物与模板DNA单链的互补序列配对结合，在局部形成杂交链；③引物的延伸，DNA模板-引物结合物在Taq酶的作用下，以dNTPs为反应原料，靶序列为模板，按碱基配对与半保留复制原理，合成一条与模板链互补的新DNA链。每完成一个循环需2~4分钟，重复循环2~3小时就能将待扩目的基因数量达到$10^6$~$10^9$拷贝，可以被检测到。此外，PCR技术也可以用在细菌毒素检测方面，根据各毒素基因序列设计合成各自特异的引物，

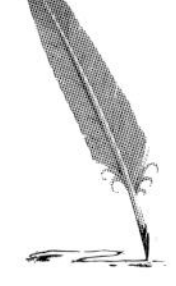

扩增特异的毒素基因片段。

PCR及其衍生技术近年来在病原微生物分型研究上得到了广泛应用，其中定量PCR既可以用于临床感染性疾病的诊断，又可用于监测疗效。实时荧光定量PCR是一种以荧光化学物质测每次PCR循环后产物总量的方法，可以准确定量，并且能克服PCR技术产生假阳性的不足。

### （三）生物芯片

生物芯片是利用微加工技术和微电子技术将生物大分子如寡核苷酸、cDNA、基因组DNA、肽、抗原以及抗体等固定在诸如硅片、凝胶和尼龙膜等固相介质上构建微型生物化学分析系统，当待测样品中的生物分子与生物芯片的探针分子发生杂交或相互作用后，利用激光共聚焦显微扫描仪对杂交信号进行检测、分析。微生物检测基因芯片用来检测微生物样品中是否含有目的核酸片段，将代表各种微生物的特殊基因制成一张芯片，经反转录就可检测样本中有无病原体基因的表达及表达水平，由此判断患者感染病原、感染进程以及宿主反应等，大大提高了检测效率。基于高通量、微型化和平行分析的特点，其在微生物病原体检测、种类鉴定、功能基因检测、突变检测、基因组监测等研究领域中发挥着愈加重要的作用。

近年来出现一种微球蛋白芯片，利用被荧光染料染成不同颜色的微球各自共价结合一种可以是抗原、抗体、配体、核酸或酶的生物探针的原理，分别针对一种待检物，微球可以在一个反应孔里同时完成100种不同的生物反应。随后微球成单列通过两束激光照射的管道，计算机采集并处理每种颜色微球的荧光强度变化就可以分别对每个待测物进行定性或定量的检测，该系统可用于多种微生物抗原、抗体和特定基因的联合检测，在细菌检测方面有着较好的应用前景。

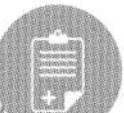

**知识链接**

16S rRNA存在于所有原核生物细胞中，相对稳定且有较高的拷贝数（每个细胞几千个拷贝），其序列中含可变区及高度保守区，因此可设计属、种特异性的探针。16S rRNA编码基因的特点使之成为较理想的细菌基因分类的靶序列，逐渐成为细菌分类鉴定的“金标准”。以16S rRNA为靶分子进行PCR扩增，用链终止法或化学降解法对片段进行测序，序列与基因库中已知序列的片段比对，得知未知菌与基因库中其他菌的相似性。细菌16S rRNA检测技术已在医学界得到应用，可以用现有病原菌标准菌株制作变性梯度凝胶电泳（DGGE）的标准marker，然后对待检菌扩增16S rRNA进行DGGE分析，实现快速检测。

## 三、质谱检测技术

质谱（mass spectrometry，MS）是一种通过测定带电离子质量/电荷比（m/z，简称质荷比）而进行定性、定量检测放射性核素、无机元素、小分子有机物质的技术。随着电喷雾电离（electrospray ionization，ESI）与基质辅助激光解吸电离（matrix assisted laser desorption ionization，MALDI）技术的出现，质谱技术已被应用到生命科学领域，解决了蛋白质、多肽等热不稳定的大分子物质的电离和质谱检测难题。微生物的质谱鉴定是一种基

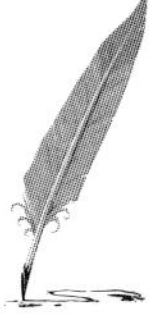

于细菌全细胞蛋白质组指纹图谱分析的技术，由于微生物质谱分析的蛋白质大分子适合于飞行时间质量分析器（time-of-flight analyzer），微生物的质谱鉴定被统称为基质辅助激光解吸电离的飞行时间质谱技术（matrix-assisted laser desorption ionization time-of-flight mass spectrometry，MALDI-TOF MS）。

MALDI-TOF MS的基本原理是将样品分散在基质分子中形成晶体，当用激光照射晶体时，基质吸收能量，样品解吸附，基质-样品之间发生电荷转移使得样品分子电离，电离的样品在电场作用下飞过真空的飞行管，根据到达检测器的飞行时间不同而被检测，即通过离子的质量电荷之比（M/Z）与离子的飞行时间成正比来分析离子，从而测得并绘出样品分子的质谱图谱。然后通过专门的数据分析和专家系统对其与菌种文库中收集的菌种蛋白质组指纹图谱进行比较。操作流程是挑取部分菌落点样至靶板，加基质液，形成共结晶薄膜，仪器检测，生成质谱图谱，搜库鉴定。MALDI-TOF MS能直接对微生物的蛋白质混合物进行分析，具有适应范围广、准确、快速、灵敏、特异、高通量、试剂耗品经济等优点，对于微生物菌种的鉴定具有重大意义。

表面增强激光解吸电离飞行时间质谱技术（SELDI-TOF-MS），采用质谱技术与蛋白质芯片技术结合的方法，与MALDI-TOF MS不同的是，此技术蛋白质先和芯片表面物质结合，然后再加上基质。可进行蛋白质定量分析，而且分析的样品不需预先纯化，可直接用粗生物样品（血清、尿、体液）进行分析。可同时快速发现多个生物标记物、不会破坏所测定蛋白质的结构、具有高通量的验证能力、能发现低丰度蛋白质，可以预见SELDI-TOF-MS在微生物检验方面将发挥重要的作用。

## 四、药敏鉴定试验

细菌对药物的敏感试验的作用是体外测定药物抑菌或杀菌能力，有些药敏试验也可应用在细菌鉴定方面。如杆菌肽试验，A群链球菌可被低浓度的杆菌肽所抑制，而其他群链球菌绝大多数对其耐药，因此可以用来鉴定A群链球菌。试验时，取待检细菌肉汤培养物均匀涂布于血琼脂平板上，然后贴上0.04U杆菌肽纸片，35℃培养18~24小时，观察结果，抑菌圈大于10mm为敏感，抑菌圈小于10mm为耐药。O/129药物敏感试验可用于弧菌属的鉴定，弧菌属对O/129敏感，而气单胞菌属、假单胞菌属对其耐药。optochin（乙基氢化羟基奎宁）药物敏感试验主要用于肺炎链球菌及其他链球菌的鉴定，肺炎链球菌对其敏感。待检菌液均匀涂布于血琼脂平板，然后贴上optochin纸片，35℃培养18~24小时，观察抑菌圈，大于14mm为敏感；小于14mm时，参照胆汁溶菌试验做判断。

## 五、毒素检测

### （一）内毒素检测

细菌内毒素是革兰阴性菌死亡后崩解到体外的细胞壁脂多糖的组分，是重要的热原物质，进入血液循环系统会引起机体发热、凝血、休克等一系列反应。临床上使用的注射剂需要检测是否含有内毒素。血液细菌内毒素水平也是临床诊断和监测细菌性（尤其是革兰阴性菌）疾病感染的一个重要检测参数，可以用来鉴别诊断细菌性和非细菌性感染、炎症以及是否具有内毒素血症等。

检测细菌内毒素的“仲裁方法”是凝胶法，利用鲎试剂来检测或量化由革兰阴性菌产

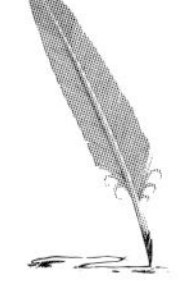

生的细菌内毒素（单位以EU表示）。鲎试剂是利用海洋中古老的节肢动物鲎的血液内变形细胞制成的无菌冻干品，在适宜条件下，细菌内毒素激活鲎试剂中凝固酶原，从而使可溶性的凝固蛋白原转变成凝胶状态的凝固蛋白，肉眼可见凝胶现象。

检测前细菌内毒素工作标准品稀释到适合鲎试剂检测的灵敏度的浓度，检测时应使用无外源性内毒素的试验器具。0.1ml检样加入溶解好的0.1ml鲎试剂溶液安瓿瓶中，同时用细菌内毒素标准品作为阳性对照，用检品代替无内毒素注射用水稀释的内毒素标准品作为检样阳性对照，用无内毒素的注射用水作为阴性对照，0.2ml反应体系放在细菌内毒素测定仪内37℃孵育1小时，期间避免安瓿瓶的振动。结果判断：倒转安瓿瓶180°至瓶口朝下，凝胶坚实不变形、不滑脱，为阳性；无凝胶生成或形成的凝胶不坚实从管壁滑脱，为阴性。

### （二）外毒素检测

细菌外毒素对机体的毒性作用可被相应抗毒素中和。可通过先给动物注射抗毒素，再注射相应外毒素，则动物不出现中毒症状，以此鉴定细菌是否产生相应的外毒素。取两组小白鼠，一组腹腔注射破伤风抗毒素，30分钟后于小白鼠后肢肌内注射破伤风外毒素；另一组直接于后肢肌内注射破伤风外毒素，可观察到仅注射外毒素的小白鼠表现出典型的发病特征，尾部僵直竖起、后肢痉挛僵直，全身痉挛而死亡，先注射抗毒素组小白鼠不出现症状。

除了体内毒力试验之外，可进行体外毒力试验，以细菌外毒素的特异性免疫血清与被检细菌外毒素进行抗原－抗体反应来检测，如白喉棒状杆菌的Elek平板毒力测定。也可采用ELISA法测定，如葡萄球菌肠毒素的测定。

# 第五节　细菌检验商品手工和自动化检验系统

扫码“学一学”

除了常规的染色镜检、分离接种、生化鉴定、分子生物学鉴定等细菌检验方法之外，为了适应临床上快速鉴定细菌的需要，现已开发出多种商品化的手工和自动化、微量化检验系统，大大提高了检验效率。

## 一、商品手工微生物鉴定系统

商品化的微生物鉴定系统，是根据微生物生理生化特征鉴定的结果而进行的数码分类鉴定，针对微生物的生理生化特征，配制所需培养基、反应底物、试剂等，分别加入塑料条或板上（即鉴定卡）的各个微量孔内。试验时加入待检测菌液，培养4~24小时，观察鉴定卡上各项反应，按说明书的判定表判定结果，用相应的编码查阅检索表，得到鉴定结果（图5-4）。

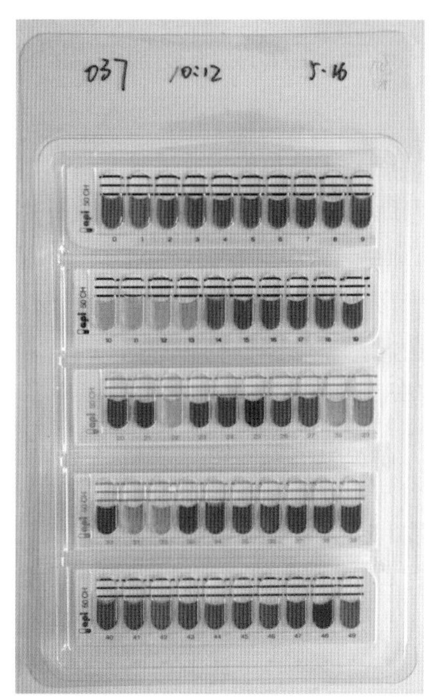

图5-4　细菌生化鉴定板

## 二、自动化血培养系统

自动化血培养系统是选择合适的培养瓶（需氧培养瓶、厌氧培养瓶、小儿培养瓶、中和抗生素瓶等），再辅以合适的培养方式，利用放射性物质标记、颜色

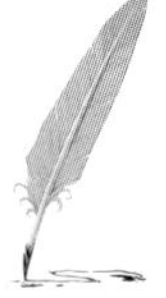

变化（二氧化碳感受器）、荧光技术及压力检测等技术，自动连续监测接种后培养瓶内的各种变化，以判别培养瓶内有无细菌存在，如出现阳性结果，仪器自动发出阳性警报，显示阳性培养瓶的位置。自动化血培养系统通过培养可快速检测患者血液中是否有细菌。新一代自动化血培养系统，除了可检测血液样本中细菌、真菌等，也可以对其他无菌部位穿刺液标本进行检测。

自动化血培养系统的组成有三部分：①主机部分，包括恒温孵育系统、检测系统，对培养瓶内液体进行恒温振荡培养，检测系统会自动连续对培养瓶进行检测，监测细菌或真菌培养液中的代谢产物检测病原菌的生长情况。②计算机及其外围设备，可设置培养时间、温度等参数，自动分析阴、阳性结果及进行数据储存分析等。③配套试剂与器材，包括培养瓶、真空采血装置、条码扫描器等。通过条码扫描器扫描培养瓶上的条码，输入标本编号，电脑可储存标本信息、检测数据及分析结果。

临床最常用的全自动血培养系统依据其检测原理分为荧光增强法和比色法两类。

**1. 荧光增强法** 微生物在代谢过程中会引起二氧化碳浓度的变化，二氧化碳浓度变化可直接激活培养瓶底部包埋的荧光物质，在二极管的激发下释放荧光，荧光强度的变化可直接反映培养瓶内二氧化碳浓度变化，每10分钟系统自动测定并记录一次荧光强度变化。系统连续检测后，计算机处理系统会进行综合分析并报告培养结果。

**2. 比色法** 血标本中若有微生物生长，就会产生二氧化碳。真空发光检测装置发出光照射在颜色指示器上，光电检测器可检测到反射光。随着二氧化碳的不断增多，颜色指示器颜色更亮，反射光更强。若二氧化碳持续增加，高于初始浓度和（或）不同寻常的高二氧化碳产生率，此标本培养结果为阳性。若经过一定时间培养后二氧化碳水平没有明显变化，此样本培养结果为阴性。

对报警阳性的血培养瓶及时取出，用注射器抽取血液接种血平板，同时进行涂片、革兰染色及镜检，如镜检为阴性，应立即将培养瓶放回继续培养。对培养报警阴性的血培养瓶，接种血平板进行转种培养，以防止假阴性结果。

## 三、自动微生物鉴定和药物敏感性试验系统

自动微生物鉴定和药敏试验仪器结合自动化、微机化和先进的微生物检验方法，利用鉴定卡（板）和药敏试验卡（板），可同时做病原菌的快速鉴定和抗菌药物敏感性试验，以帮助临床进行正确的病原学诊断并制定治疗方法。

配套使用的细菌鉴定卡和药敏试验卡是系统的工作基础，常分为革兰阴性菌（鉴定临床常见肠杆菌科、非发酵革兰阴性杆菌等）、革兰阳性菌（鉴定临床常见葡萄球菌属、肠球菌属、需氧芽孢杆菌等）、厌氧菌、苛氧菌（鉴定奈瑟菌属、嗜血杆菌属、其他苛氧菌）、酵母菌等卡（板）。

细菌鉴定采用传统的比色法和快速荧光法。细菌鉴定实验底物有几种不同类型，各个不同品牌的仪器均使用自己的测试卡和相应的试剂。以酶为基础的反应底物，包括显色底物和荧光底物；以微生物生长为基础的底物是糖类底物和化合物底物，还有混合底物。通过与待检菌发生氧化、降解及水解反应，产生颜色的变化或产生荧光物质，利用显色和荧光强度的变化来鉴定细菌。仪器会自动选择底物进行分析。

药敏试验主要应用微量稀释法，即微型化的肉汤稀释试验。根据不同的药物对不同菌种最低抑菌浓度（MIC）的不同，每一种药物一般选用3种或3种以上不同药物浓度，每一

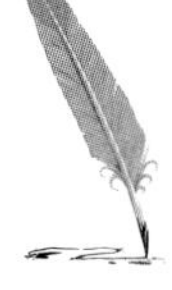

药敏试验卡（板）可同时检测约20种抗生素的药敏试验结果。不同仪器检测原理不同，常有光电比浊法测定细菌浓度、荧光标记法测定荧光强度的变化、氧化还原指示剂检测细菌生长代谢产物等方法。

自动化仪器组成主要有菌液接种和封口装置、读数器/恒温孵箱、计算机专家系统和测试卡等。计算机专家系统配备有多个软件包，包括：①菌种资料库；②流行病学/院内感染统计软件；③药品管理软件可以提供敏感结果，并对药敏实验结果提供标准解释；④中文报告系统软件，这些软件起到参照对比分析作用。仪器均带有条码扫描器扫描测试卡上的条码，将待测卡的各种信息录入到计算机内的存储器中，能区别鉴定和药敏，按照设定的时间自动孵育和读数。在含有各种浓度的抗生素的试验卡中加入待测细菌的菌悬液，经过一定时间孵育后，利用光电比浊法测定其透光率和吸光度值的大小，反应该孔内的抗生素能否抑制细菌。仪器内的微机程序自动计算的菌生长率，并与数据库中已知阳性对照菌比较，可得到MIC。大多数药敏实验结果在6小时内完成。一般是在最后一次判读结果后由打印机打印含有MIC值和敏感（S）、中等敏感（I）、耐药（R）结果的报告。

细菌检验逐渐从手工发展到微生物鉴定和药敏分析仪器自动化、微量化，大大提高了临床检验的工作效率，目前自动化仪器还可与医院信息系统（HIS）、检验信息系统（LIS）连接，不仅能自动报告鉴定及试验结果，还可以编辑和审核检验单，减轻人力的烦琐工作，又能避免人工输入错误，加快了临床越来越广泛应用自动化设备进行细菌检验的速度。

## 本章小结

细菌检验基本技术包括对细菌的形态观察、接种培养、生化鉴定、分子生物学鉴定等技术，其中最为核心的技术为显微技术、无菌操作技术、纯种培养技术。细菌形态学检查常用的革兰染色法和抗酸染色法，为进一步临床初步诊断、选择抗生素等提供依据。细菌常用的接种方法包括平板划线法、斜面接种法、穿刺接种法、倾注平板法、涂布接种法等。细菌分离培养常用方法有普通培养、二氧化碳培养及厌氧培养。临床细菌检验工作中，无论手工鉴定、应用自动化仪器鉴定，主要都是通过生化反应实现，绝大多数分离的未知菌属（或种）鉴定都需要进行生化鉴定，而分子生物学鉴定使细菌感染的诊断更加简便、快速、准确。目前临床上细菌检验朝向自动化、微型化发展，已呈现越来越广泛的趋势。

## 习　题

扫码“练一练”

### 一、单项选择题

1. 显微镜下观察金黄色葡萄球菌的染色方法是

A. 抗酸染色　　B. 革兰染色　　C. 不染色
D. 复红染色　　E. 暗视野墨汁染色法

2. 接种含菌量较少的标本适宜的接种方法是

A. 连续划线法　　B. 三区划线法　　C. 四区划线法
D. 穿刺接种法　　E. 液体接种法

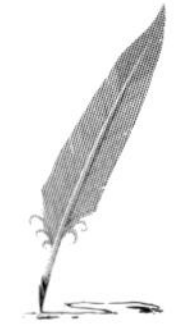

3. 液体培养基主要用于
A. 分离单个菌落　B. 增菌
C. 鉴别菌种　D. 观察微生物的运动能力
E. 镜检
4. 培养微生物的设备是
A. 高压灭菌器　B. 液氮罐　C. 超净工作台　D. 恒温箱　E. 干烤箱
5. 微生物生长时不可缺少的微量有机物是
A. 碳源　B. 生长因子　C. 氮源　D. 无机盐　E. 水
6. 超净工作台使用之前要用紫外线灯灭菌的时间是
A. 5分钟　B. 1小时　C. 30分钟　D. 4小时　E. 2小时
7. 单个细菌在固体培养基上生长可形成
A. 菌落　B. 菌苔　C. 沉淀　D. 菌丝　E. 菌团
8. 细菌在固体培养基中的生长现象是
A. 菌落　B. 菌膜　C. 混浊　D. 沉淀　E. 变色
9. 大肠埃希菌和产气肠杆菌的MR试验结果分别是
A. 阳性，阳性　B. 阴性，阴性　C. 阳性，阴性
D. 阴性，阳性　E. 黄色，红色
10. 检测细菌内毒素的“仲裁方法”是
A. 凝胶法　B. 管碟法　C. 浊度法　D. 体内试验法　E. 培养法
11. 链球菌中B群链球菌的特异性鉴定试验是
A. KIA试验　B. 靛基质试验
C. 尿素酶试验　D. 硝酸盐还原试验
E. CAMP试验
12. 革兰染色法在临床上常用于
A. 鉴别细菌的血清型别　B. 协助临床选择用药
C. 诊断疾病　D. 解释发病机制
E. 判定细菌的免疫性
13. 关于PCR技术，下列哪种描述是错误的
A. 是一种DNA扩增技术
B. 是一种有细胞的分子克隆技术
C. 可用于细菌等微生物DNA片段的检测
D. 具有快速、灵敏和特异性强等特点
E. 可检测细菌的毒素
14. 下列哪项试验不是细菌的生化反应
A. 动力试验　B. 甲基红试验　C. 糖发酵试验
D. 硫化氢试验　E. 靛基质试验
15. 在PCR反应中，经过n次循环，理论上DNA链的数目扩增了多少倍
A. n倍　B. 2n倍　C. $2^n$倍　D. $2^{n+1}$倍　E. $n^2$倍

16. 下面哪种方法不能达到无菌状态

A. 微生物检验所用物品在使用前应严格灭菌，在使用过程中不得与未灭菌物品进行接触

B. 接种环（针）在取菌之前或之后都需要在酒精灯火焰或红外灭菌器烧灼灭菌

C. 超净工作台在使用前用紫外灯照射，对其内部空气灭菌

D. 细菌接种、倾注琼脂平板时，可以不在超净工作台或生物安全柜内进行操作

E. 无菌试管、烧瓶在拔掉塞子后及回塞前，管（瓶）口通过火焰1~2次，杀灭管（瓶）口附着的细菌

17. 患者，男，65岁，心脏手术后，因“寒战、高热”再次入院，临床诊断为败血症，微生物鉴定为肺炎链球菌，下列哪个试验是其鉴定试验

A. Optochin试验　　B. O/129敏感试验

C. 硝酸盐还原试验　　D. KIA试验

E. MIU试验

**二、简答题**

某医院ICU病室送检一份痰标本进行微生物检验，申请单显示临床诊断为肺炎，临床微生物室接收标本后立即对标本进行涂片染色镜检，染色方法是革兰染色法。

请叙述革兰染色的操作步骤和染色结果。

（齐　贺）

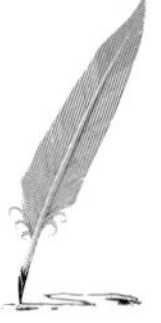

# 第六章

# 抗菌药物敏感试验

**学习目标**

1. **掌握** 常规药敏试验的药物选择原则；抗菌药物敏感试验的方法及结果判断。

2. **熟悉** 临床常用抗菌药物种类；β-内酰胺酶、超广谱β-内酰胺酶检测、耐甲氧西林葡萄球菌耐药表型的检测方法和临床意义。

3. **了解** 临床常用抗菌药物的作用机制；耐药基因检测方法。

4. 能运用纸片扩散法进行常见病原菌的抗菌药物敏感试验。

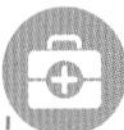

**案例讨论**

**【案例】**

某医院泌尿科送检一份尿路感染患者的中段尿标本，申请培养鉴定和药敏试验。临床微生物实验室从标本中培养鉴定出屎肠球菌，并对该菌药敏试验结果进行了规范报告，临床医生接到报告后认为实验室少做了头孢菌素类药敏试验，他们认为屎肠球菌是革兰阳性菌，头孢菌素类药物的抗菌谱包括革兰阳性菌。

**【讨论】**

1. 临床微生物实验室对屎肠球菌不做头孢菌素类药敏试验的原因是什么？

2. 常规药敏试验的药物选择原则是什么？

细菌耐药性是指细菌对于抗菌药物表现为不敏感，有天然耐药和获得性耐药。天然耐药是指某种或某类细菌天然对某些抗菌药物不敏感；获得性耐药是由于细菌发生基因改变，导致其对抗菌药物由敏感变为不敏感。因此，在体外检测细菌对抗菌药物的敏感性，可指导临床合理选用抗菌药物。

扫码“学一学”

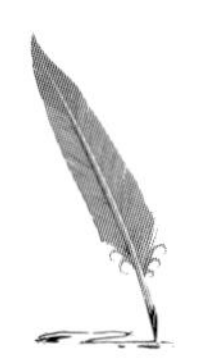

## 第一节　临床常用抗菌药物

抗菌药物是指具有杀菌或抑菌活性的抗生素和化学合成药物的总称。前者是放线菌、真菌、细菌等合成的代谢产物，后者是经化学半合成或全合成的抗菌药物。

### 一、抗菌药物种类

临床常用的抗菌药物主要有β-内酰胺类、氨基糖苷类、喹诺酮类、大环内酯类、糖肽类、磺胺类、四环素类、氯霉素类、林可酰胺类及合成抗菌药物等。

### （一）β－内酰胺类

β－内酰胺类抗菌药物是指具有β－内酰胺环这一化学结构的一大类抗菌药物，改变其侧链可形成许多不同抗菌谱及不同临床药理学特性的药物。临床常用的β－内酰胺类抗菌药物有青霉素类、头孢菌素类，以及非典型β－内酰胺类，如碳青霉烯类、拉氧头孢类、单环β－内酰胺类及β－内酰胺酶抑制剂的复合制剂等。

各种β－内酰胺类抗菌药物作用相似，通过抑制细菌细胞壁合成而发挥抑菌和杀菌作用。细菌细胞壁合成是通过青霉素结合蛋白（PBP）催化完成。β－内酰胺类抗菌药物通过与青霉素结合蛋白结合，抑制酶的活性从而抑制细菌细胞壁合成。

**1. 青霉素类**　包括天然青霉素、耐青霉素酶青霉素、广谱青霉素、青霉素－β－内酰胺抑制剂复合药物。

（1）天然青霉素　有青霉素G、青霉素V，对不产青霉素酶的革兰阳性、革兰阴性球菌、厌氧菌具有杀菌作用。

（2）耐青霉素酶青霉素　如甲氧西林、苯唑西林、氯唑西林、氟氯西林等，作用于产青霉素酶的葡萄球菌。

（3）广谱青霉素　又分为氨基组青霉素、羧基组青霉素和脲基组青霉素。氨基组青霉素有氨苄西林、阿莫西林，作用于青霉素敏感的细菌、大部分大肠埃希菌、奇异变形杆菌、流感嗜血杆菌等革兰阴性杆菌；羧基组青霉素有替卡西林、羧苄西林，作用于产β－内酰胺酶肠杆菌科细菌和假单胞菌属，对克雷伯菌属和肠球菌属无效，可协同氨基糖苷类抗菌药物作用肠球菌；脲基组青霉素有哌拉西林、阿洛西林、美洛西林，作用于产β－内酰胺酶肠杆菌科细菌和假单胞菌属。

（4）青霉素－β－内酰胺抑制剂复合药物　有氨苄西林－舒巴坦、阿莫西林－克拉维酸、替卡西林－克拉维酸、哌拉西林－他唑巴坦，可用于产β－内酰胺酶的革兰阴性和革兰阳性细菌。

**2. 头孢菌素类**　与青霉素比较，其对β－内酰胺酶的稳定性高于青霉素，抗菌谱较青霉素广、抗菌作用强。根据其抗菌谱、抗菌活性、对β－内酰胺酶的稳定性以及肾毒性的不同分为五代。

（1）第一代头孢菌素　有头孢唑林、头孢噻吩、头孢拉定、头孢氨苄和头孢羟氨苄等。主要作用于需氧革兰阳性球菌，对β－内酰胺酶的稳定性差、有一定肾毒性。

（2）第二代头孢菌素　有头孢呋辛、头孢孟多、头孢克洛和头孢丙烯等。对革兰阳性球菌的活性与第一代相仿或略差，对部分革兰阴性杆菌亦具有抗菌活性，对各种β－内酰胺酶较稳定、肾毒性小。

（3）第三代头孢菌素　有头孢噻肟、头孢曲松、头孢他啶、头孢哌酮、头孢克肟等。对肠杆菌科等革兰阴性杆菌具有强大抗菌作用，对β－内酰胺酶高度稳定，对肾基本无毒性。头孢他啶、头孢哌酮尚可用于治疗铜绿假单胞菌所致的各种感染。

（4）第四代头孢菌素　有头孢吡肟、头孢匹罗、头孢噻利。对肠杆菌科细菌作用与第三代头孢菌素大致相似，其中对阴沟肠杆菌、产气肠杆菌、柠檬酸菌属等的部分菌株作用优于第三代头孢菌素，对铜绿假单胞菌的作用与头孢他啶相仿，对金黄色葡萄球菌等的作用较第三代头孢菌素强。

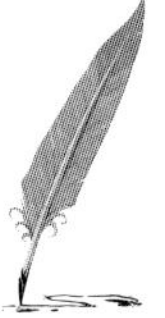

（5）第五代头孢菌素　有头孢洛林，其对包括耐甲氧西林金黄色葡萄球菌（MRSA）在内的革兰阳性菌具有强大的抗菌作用，同时保持了与最近几代头孢菌素相当的抗革兰阴性菌的活性。

头孢菌素对革兰阳性球菌的抗菌效果：一代头孢菌素>二代头孢菌素>三代头孢菌素；对革兰阴性杆菌的抗菌效果：一代头孢菌素<二代头孢菌素<三代头孢菌素；四代头孢菌素对于革兰阳性球菌和革兰阴性杆菌的作用几乎相同，并具有抗假单胞菌属作用。

**3. 碳青霉烯类**　有亚胺培南、美罗培南、帕尼培南、法罗培南、厄他培南、比阿培南。具有超广谱的、极强的抗菌活性以及对β－内酰胺酶高度的稳定性。因其有对β－内酰胺酶稳定以及毒性低等特点，已经成为治疗严重细菌感染最主要的抗菌药物之一，但其对嗜麦芽窄食单胞菌耐药。

**4. 拉氧头孢类**

（1）头霉烯类　有头孢西丁、头孢替坦、头孢美唑等，对革兰阳性菌和厌氧菌有较好的抗菌活性，但对非发酵菌无效。

（2）氧头孢烯类　代表药物为拉氧头孢和氟氧头孢，具有第三代头孢菌素的特点，抗菌谱广，对革兰阴性菌作用强，对产酶的金黄色葡萄球菌也具有一定的抗菌活性。

**5. 单环β－内酰胺类**　代表药物有氨曲南和卡芦莫南。对需氧革兰阴性菌如脑膜炎奈瑟菌、淋病奈瑟菌、流感嗜血杆菌、铜绿假单胞菌作用强。对革兰阳性菌和厌氧菌无作用。

**6. β－内酰胺酶抑制剂及复合制剂**　代表药物有克拉维酸、舒巴坦、他唑巴坦。其对β－内酰胺酶有很强的抑制作用，与相应抗生素联合用药能有效对抗临床耐药性的产生。

### （二）氨基糖苷类

氨基糖苷类抗菌药物作用机制为：①依靠离子吸附在菌体表面，造成生物膜的损伤；②与细菌核糖体30S小亚基发生不可逆结合，抑制细菌蛋白质的合成。常见药物有链霉素、卡那霉素、妥布霉素、新霉素和庆大霉素等天然氨基糖苷类，以及阿米卡星、奈替米星等半合成氨基糖苷类药物。氨基糖苷类抗生素对需氧革兰阴性杆菌具有抗菌作用。

### （三）喹诺酮类

喹诺酮类作用机制为：①通过外膜孔蛋白和磷脂渗透进入细菌细胞；②作用于DNA旋转酶，干扰细菌DNA复制、修复和重组。按发明先后及其抗菌性能的不同，分为一、二、三代。

**1. 第一代喹诺酮类**　有萘啶酸和吡咯酸等，只对大肠埃希菌、志贺菌属、克雷伯菌属、少部分变形杆菌属有抗菌作用，因疗效不佳现已少用。

**2. 第二代喹诺酮类**　抗菌谱进一步扩大，对革兰阴性菌和革兰阳性菌均有作用，抗菌活性强度依次为环丙沙星、氧氟沙星、罗美沙星、氟罗沙星、培氟沙星、诺氟沙星。

**3. 第三代喹诺酮类**　有加替沙星、司帕沙星、妥舒沙星、左氧氟沙星、莫西沙星等。相对于第二代喹诺酮类，其对革兰阳性菌、厌氧菌（包括脆弱拟杆菌）、肺炎支原体、肺炎衣原体、军团菌以及结核分枝杆菌的抗菌作用增强。

### （四）大环内酯类

大环内酯类作用机制为可逆结合细菌核糖体50S大亚基，抑制细菌蛋白质合成。常用药物有红霉素、螺旋霉素、阿奇霉素、克拉霉素、罗红霉素等。大环内酯类抗生素抗菌谱广，

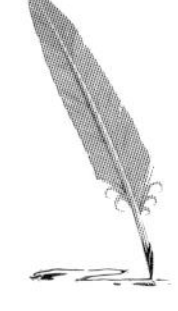

对大多数革兰阳性菌、部分革兰阴性菌及一些非典型致病菌（支原体、衣原体等）均有效。

### （五）糖肽类

糖肽类的作用机制是与细菌细胞壁肽聚糖合成的前体D-丙氨酰-D-丙氨酸末端结合，阻断肽聚糖合成，从而阻止细胞壁合成。常用的有万古霉素、去甲万古霉素和替考拉宁。抗菌谱主要为革兰阳性菌（革兰阳性球菌、杆菌和革兰阳性厌氧菌），对革兰阴性菌无效。由于其肾毒性明显，临床仅用于严重革兰阳性菌和耐药菌株（如MRS）感染。

### （六）磺胺类

磺胺类的作用机制是竞争性地与二氢叶酸合成酶结合，阻止氨基苯甲酸与二氢叶酸合成酶结合，使细菌体内核酸合成的重要物质辅酶F钝化而导致细菌生长受到抑制。常用有三类。

**1. 全身感染用磺胺**　本类药物口服后均可吸收，根据血药浓度持续时间不同可分为短效磺胺、中效磺胺和长效磺胺三类。目前临床上应用的主要是中效磺胺，常见的有磺胺甲噁唑和磺胺嘧啶两种。

**2. 肠道磺胺**　本类磺胺口服后吸收甚少，主要在肠道中起作用，有柳氮磺嘧啶银、磺胺二甲氧嘧啶等。

**3. 外用磺胺**　主要用于局部，有磺胺醋酰钠、磺胺米隆等。

### （七）四环素类

四环素类的作用机制主要是与细菌核糖的体30S亚单位结合，抑制细菌蛋白质合成。四环素类分为短效、中效和长效。短效四环素有土霉素、四环素；中效四环素有地美环素、美他环素；长效四环素有多西环素、米诺环素。四环素为广谱抗菌药物，对革兰阳性菌和阴性菌以及立克次体、支原体、螺旋体、阿米巴等具有抗菌作用。

### （八）氯霉素类

氯霉素类抗菌药物包括氯霉素、甲砜霉素，其作用机制为与细菌核糖体的50S亚基结合，抑制细菌蛋白合成，对革兰阳性菌和阴性菌均具有抗菌作用。

### （九）林可酰胺类

林可酰胺类包括盐酸林可霉素和克林霉素。其作用机制是与细菌核糖体50S亚基结合，抑制蛋白质合成。主要作用于革兰阳性球菌和白喉棒状杆菌、破伤风梭菌等革兰阳性杆菌以及厌氧的革兰阴性脆弱类杆菌。

### （十）其他抗菌药物

**1. 硝基呋喃类**　有呋喃妥因和呋喃唑酮。其作用机制是干扰细菌体内氧化还原酶系统，阻断细菌代谢，对革兰阳性球菌和部分革兰阴性杆菌具有较强抑菌和杀菌作用。

**2. 硝基咪唑类**　其作用机制是硝基环被厌氧菌还原而阻断细菌DNA合成，阻止DNA的转录、复制，导致细菌死亡。临床常使用的有甲硝唑和替硝唑。硝基咪唑类药物对革兰阳性、阴性厌氧菌有较好的抗菌作用，对需氧菌无效。

**3. 链阳霉素类**　代表药物是奎奴普丁-达福普汀，用于由多重耐药革兰阳性菌引起的严重感染。链阳霉素类除了对革兰阳性菌具有抗菌活性外，对部分革兰阴性菌和厌氧菌也

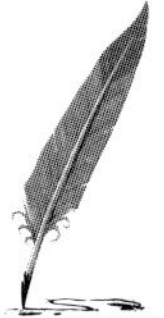

有抗菌活性。

**4. 唑烷酮类** 代表药物是利奈唑胺，是细菌蛋白质合成抑制剂，主要用于治疗由需氧革兰阳性菌引起的感染。

**5. 利福霉素类** 目前在临床应用的有利福平、利福喷汀及利福布汀。具有广谱抗菌作用，对结核分枝杆菌、麻风分枝杆菌、链球菌属等革兰阳性细菌作用很强，对某些革兰阴性菌也有效。

## 二、抗菌药物选择原则

选择合适的抗菌药物进行试验是药物敏感试验的关键环节。目前我国主要遵循美国临床实验室标准化研究所（Clinical and Laboratory Standards Institute，CLSI）推荐的抗菌药物选择方法（表6–1），并结合医院抗菌药物使用情况综合分析选出最佳的抗菌药物种类。CLSI依据抗菌药物的抗菌谱对测试抗菌药物进行细菌种属的分类，不同种属的细菌其抗菌药物不同。同时在每种属细菌的抗菌药物中又依据其临床疗效和使用情况不同分为5组：①A组为常规药敏试验并常规报告的药物；②B组为常规药敏试验有选择性报告的药物；③C组为补充试验并选择报告的药物，即当对A组、B组药物呈现多重耐药时选用；④U组为仅用于泌尿道感染的药敏试验药物；⑤O组为对该组细菌有临床适应证，但一般不允许常规试验并报告的药物。

2019年CLSI推荐的非苛养菌药敏试验抗菌药物的选择方案见表6–1和6–2，其他细菌不进行介绍。

**课堂互动** CLSI推荐肠杆菌科A组抗菌药物为氨苄西林、头孢唑林、庆大霉素和妥布霉素，B组有阿米卡星、氨苄西林/舒巴坦、头孢呋辛等，若某实验室对分离的大肠埃希菌进行药敏试验，选择了A组和B组的这7种药物，药敏试验结果显示待检菌对A组药物全部表现为敏感，实验室在药敏试验报告中就只报告了A组药物，分析该实验室在抗菌药物的选择和报告上是否正确。

**表6–1 2019年CLSI非苛养菌常规药敏试验和报告抗菌药物的建议分组（1）**

| | 肠杆菌科 | 铜绿假单胞菌 | 葡萄球菌属 | 肠球菌属 |
|---|---|---|---|---|
| A组<br>首选试验<br>常规报告 | 氨苄西林<br>头孢唑啉<br>庆大霉素<br>妥布霉素 | 头孢他啶<br>庆大霉素<br>妥布霉素<br>哌拉西林–他唑巴坦 | 阿奇霉素或<br>克拉霉素或<br>红霉素<br>克林霉素<br>苯唑西林*<br>头孢西丁<br>（替代苯唑西林）<br>青霉素<br>甲氧苄啶–磺胺甲嘧唑 | 氨苄西林<br>青霉素 |
| B组<br>首选试验<br>有选择报告 | 阿米卡星<br>阿莫西林–克拉维酸<br>氨苄西林–舒巴坦 | 阿米卡星<br>氨曲南<br>头孢吡肟 | 头孢洛林<br>达托霉素*<br>利奈唑胺 | 达托霉素*<br>利奈唑胺<br>特地唑胺 |

续表

| | 肠杆菌科 | 铜绿假单胞菌 | 葡萄球菌属 | 肠球菌属 |
|---|---|---|---|---|
| | 头孢他啶－阿维巴坦 | 头孢他啶－阿维巴坦 | 特地唑胺 | 万古霉素 |
| | Ceftolozane－他唑巴坦 | Ceftolozane－他唑巴坦 | | |
| | 哌拉西林－他唑巴坦 | | | |
| | 头孢呋辛 | 环丙沙星 | 多西环素 | |
| | 头孢吡肟 | 左氧氟沙星 | 米诺环素 | |
| | 头孢替坦 | 多尼培南 | 四环素 | |
| | 头孢西丁 | 亚胺培南 | 万古霉素* | |
| | 头孢噻肟或头孢曲松 | 美罗培南 | 利福平 | |
| | 环丙沙星 | | | |
| | 左氧氟沙星 | | | |
| | 多尼培南 | | | |
| | 厄他培南 | | | |
| | 亚胺培南 | | | |
| | 美洛培南 | | | |
| | 甲氧苄啶－磺胺甲噁唑 | | | |
| C组<br>补充试验<br>有选择报告 | 氨曲南 | | 氯霉素 | 庆大霉素（仅用于筛选高水平耐药株） |
| | 头孢他啶 | | | |
| | 头孢洛林 | | 环丙沙星或左氧氟沙星或莫西沙星 | 链霉素（仅用于筛选高水平耐药株） |
| | 氯霉素 | | | |
| | 四环素 | | | 达巴万星* |
| | | | 庆大霉素 | 奥利万星* |
| | | | 达巴万星* | 特拉万星* |
| | | | 奥利万星* | |
| | | | 特拉万星* | |
| U组<br>补充试验<br>仅用于泌尿道感染 | 头孢唑林 | | 呋喃妥因 | 环丙沙星 |
| | （无并发症尿道感染的替代试验） | | 磺胺异噁唑 | 左氧氟沙星 |
| | | | 甲氧苄啶 | 磷霉素 |
| | 磷霉素 | | | 呋喃妥因 |
| | 呋喃妥因 | | | 四环素 |
| | 磺胺异噁唑 | | | |
| | 甲氧苄啶 | | | |

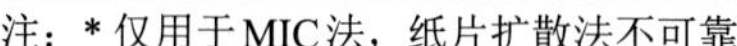

注：* 仅用于MIC法，纸片扩散法不可靠

**表6-2　2019年CLSI非苛养菌常规药敏试验和报告抗菌药物的建议分组（2）**

| | 不动杆菌属 | 洋葱伯克霍尔德菌 | 嗜麦芽窄食单胞菌 | 其他非肠杆菌科菌 |
|---|---|---|---|---|
| A组<br>首选试验<br>常规报告 | 氨苄西林－舒巴坦 | 左氧氟沙星* | 甲氧苄啶－磺胺甲噁唑 | 头孢他啶 |
| | 头孢他啶 | 美罗培南 | | 庆大霉素 |
| | 环丙沙星 | 甲氧苄啶－磺胺甲噁唑 | | 妥布霉素 |
| | 左氧氟沙星 | | | |
| | 多利培南 | | | |
| | 亚胺培南 | | | |
| | 美罗培南 | | | |
| | 庆大霉素 | | | |
| | 妥布霉素 | | | |
| B组<br>首选试验<br>有选择报告 | 阿米卡星 | 头孢他啶 | 头孢他啶* | 阿米卡星 |
| | 哌拉西林－他唑巴坦 | 米诺环素 | 左氧氟沙星 | 氨曲南 |
| | 头孢吡肟 | | 米诺环素 | 头孢吡肟 |
| | 头孢噻肟 | | | 环丙沙星 |
| | 头孢曲松 | | | 左氧氟沙星 |
| | 多西环素 | | | 亚胺培南 |
| | 米诺环素 | | | 美罗培南 |
| | 甲氧苄啶－磺胺甲噁唑 | | | 哌拉西林－他唑巴坦 |
| | | | | 甲氧苄啶－磺胺甲噁唑 |
| C组<br>补充试验<br>有选择报告 | | 氯霉素* | 氯霉素* | 头孢噻肟 |
| | | | | 头孢曲松 |
| | | | | 氯霉素 |
| U组<br>补充试验<br>仅用于泌尿道感染 | 四环素 | | | 磺胺异噁唑 |
| | | | | 四环素 |

注：* 仅用于MIC法，纸片扩散法不可靠

扫码“学一学”

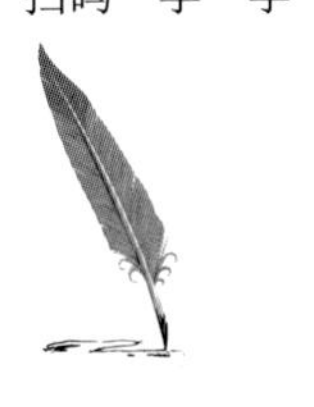

## 第二节　抗菌药物敏感试验方法

抗菌药物敏感试验（antimicrobial susceptibility test，AST），简称药敏试验，是指在体外测定抗菌药物抑制或杀灭微生物能力的试验。常见的药敏试验方法有纸片扩散法、稀释法、抗菌药物梯度法（E-test）等。药敏试验的结果按照敏感、中介和耐药三种方式进行判

断和报告，判断的标准是每年最新公布的CLSI标准。

**1. 敏感（susceptible，S）** 是指当一种细菌引起的感染，用某种药物的常规剂量时治疗有效，这种细菌即对该药敏感。

**2. 中介（intermediate，I）** 指当细菌引起的感染仅在应用某种抗菌药物高剂量时有效，或者细菌处于体内抗菌药物浓缩的部位时才被抑制，这种细菌对该药呈中度敏感，即中介。

**3. 耐药（resistant，R）** 指受试菌株不能被抗菌药物在血液或体液中可能达到的浓度所抑制，这种细菌对该药耐药。

## 一、纸片扩散法

纸片琼脂扩散法又称Kirby-Bauer（K-B）法，由于操作简单，可灵活选择抗菌药物，且花费低，是WHO推荐的定性药敏试验的基本方法，目前在临床上广为应用。

### （一）实验原理

将含有定量抗菌药物的纸片贴在已接种测试菌的琼脂平板上。纸片中所含的药物吸收琼脂中的水分溶解后，不断向纸片周围区域扩散，形成递减的梯度浓度。在纸片周围抑菌浓度范围内测试菌的生长被抑制，从而形成透明的抑菌圈。抑菌圈的大小反映测试菌对测定药物的敏感程度，并与该药对测试菌的最低抑菌浓度（MIC）成负相关关系，即抑菌圈越大，MIC越小。

### （二）实验材料

**1. 培养基** 水解酪蛋白（Mueller-Hinton，M-H）培养基是CLSI推荐用于兼性厌氧菌和需氧菌药敏试验的标准培养基，pH为7.2~7.4，对那些营养要求高的细菌如流感嗜血杆菌、淋病奈瑟菌、链球菌属等需加入补充物质。培养基厚度要求为4mm。配制好的M-H平板当天使用或置塑料密封袋中4℃备用，使用前应将平板置35℃孵育箱孵育15分钟，使其表面干燥。

**考点提示** 药敏试验常用培养基是M-H培养基，厚度为4mm。

**2. 抗菌药物纸片** 选择直径6.35mm、吸水量为20μl的药敏专用纸片，用逐片加样或浸泡方法使每片含药量达到规定浓度。药敏纸片冷冻干燥后贮藏于密封瓶内，-20℃保存于无霜冷冻冰箱内，日常工作用的少量纸片可保存于4℃冰箱1周内使用。

**3. 菌液** 药敏试验的待检菌菌液浓度要求一般为0.5麦氏单位，相当于$1.5\times10^8$CFU/ml的含菌量。一般采用比浊法校正待检菌菌液浓度，菌液制备的方法有两种：①生长法。用接种环挑取分纯的被检菌菌落4~5个，接种于3~5ml M-H肉汤，置35℃孵箱培养4小时后，用生理盐水或肉汤校正菌液浓度至与0.5麦氏标准比浊管相同。②直接调制法。用接种环挑取适量菌落溶于无菌生理盐水中，振荡混匀，校正细菌悬液浓度至与0.5麦氏标准比浊管相同。校正浓度后的菌液应在15分钟内接种完毕。

### （三）实验步骤

**1. 接种** 用无菌棉拭子蘸取菌液，在管内壁将多余菌液旋转挤去后，在M-H琼脂表面密集涂布接种3次，每次旋转平板60°，最后沿平板内缘涂抹1周。盖上皿盖，置室温放置3~5分钟，使平皿表面稍干。接种时，注意无菌操作。

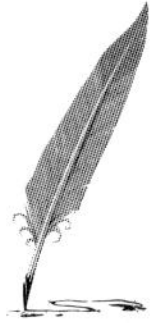

**2. 贴抗菌药物纸片** 用纸片分配器或无菌镊子将选定的含药纸片紧贴于琼脂表面，用镊尖轻压纸片使其与琼脂紧贴。各纸片中心的距离>24mm，纸片距平皿内缘>15mm，纸片贴上后不可再移动，因为纸片与培养基接触后其所含的药物已开始扩散到培养基中。用无菌镊子贴不同含药纸片前，须将镊子在酒精灯上灭菌。

**3. 培养** 将贴好纸片的平板底部向上置35℃ ±2℃孵育箱培养16~18小时后判读结果。苛养菌应在含5% $CO_2$环境中培养20~24小时。苯唑西林、甲氧西林、奈夫西林和万古霉素的药敏试验需培养24小时。为了使平板受热均匀，平板最好单独平放，最多不超过两个叠放。

### （四）结果判断和报告

用游标卡尺或厘米尺量取抑菌圈直径（mm），肉眼观察无明显细菌生长的区域作为抑菌圈边缘。在抑菌圈边缘借助放大镜才能观察到的微小菌落生长可忽略不计。

依据CLSI对细菌抑菌圈直径和最低抑菌浓度（MIC）的解释标准，对所量取的抑菌圈直径做出“敏感”“耐药”和“中介”的判断。部分细菌的抑菌圈直径和最低抑菌浓度解释标准见表6-3至表6-6。

某些细菌的抑菌圈在判读时有特殊要求：①葡萄球菌属对利奈唑胺以及肠球菌属对万古霉素的敏感试验，应用透射光判读（举起平板正对着光源），在抑菌圈内任何可辨别的菌落生长均提示为耐药；②某些细菌在抑菌圈内有散在菌落生长，提示可能是由菌液不纯引起的混合培养，必须再分离鉴定及试验，也可能提示为高频突变株；③变形杆菌迁徙生长使抑菌圈内生成的薄层菌可忽略不计；④链球菌应检测生长抑菌圈而不是溶血圈；⑤由于培养基内可能存在拮抗剂，甲氧苄啶和磺胺类药物抑菌环内可允许出现菌株轻微生长，因此，在测量抑菌环直径时可忽视轻微生长（20%或较少菌苔生长），而测量较明显抑制的边缘。

**表6-3 葡萄球菌属细菌抑菌圈直径及MIC折点**

| 抗生素 | 纸片含量 | 抑菌圈直径（mm） | | | MIC（μg/ml） | | |
|---|---|---|---|---|---|---|---|
| | | S | I | R | S | I | R |
| 青霉素 | 10单位 | ≥ 29 | — | ≤ 28 | ≤ 0.12 | — | ≥ 0.25 |
| 苯唑西林（用于金葡萄球菌和路邓葡萄球菌） | 30μg头孢西丁[a]（替代苯唑西林） | ≥ 22 | — | ≤ 21 | ≤2(苯唑西林)<br>≤4(头孢西丁) | —<br>— | ≥4(苯唑西林)<br>≥8(头孢西丁) |
| 苯唑西林（用于伪中间葡萄球菌和施氏葡萄球菌） | 1μg苯唑西林 | ≥ 18 | — | ≤ 17 | ≤ 0.25 | — | ≥ 0.5 |
| 苯唑西林（用于CoNS[b]，路邓葡萄球菌、伪中间葡萄球菌和施氏葡萄球菌除外） | 30μg头孢西丁[c]（替代苯唑西林） | ≥ 25 | — | ≤ 24 | ≤ 0.25（苯唑西林） | — | ≥ 0.5（苯唑西林） |
| 头孢洛林 | 30μg | ≥ 24 | 21~23 | ≤ 20 | ≤ 1 | 2 | ≥ 4 |
| 万古霉素（用于金黄色葡萄球菌） | — | — | — | — | ≤ 2 | 4~8 | ≥ 16 |
| 万古霉素（用于CoNS） | — | — | — | — | ≤ 4 | 8~16 | ≥ 32 |

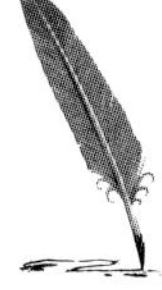

续表

| 抗生素 | 纸片含量 | 抑菌圈直径（mm） | | | MIC（μg/ml） | | |
|---|---|---|---|---|---|---|---|
| | | S | I | R | S | I | R |
| 替考拉宁 | — | — | — | — | ≤ 8 | 16 | ≥ 32 |
| 庆大霉素 | 10μg | ≥ 15 | 13~14 | ≤ 12 | ≤ 4 | 8 | ≥ 16 |
| 阿奇霉素或克拉霉素或红霉素 | 15μg | ≥ 18 | 14~17 | ≤ 13 | ≤ 2 | 4 | ≥ 8 |
| | 15μg | ≥ 18 | 14~17 | ≤ 13 | ≤ 2 | 4 | ≥ 8 |
| | 15μg | ≥ 23 | 14~22 | ≤ 13 | ≤ 0.5 | 1~4 | ≥ 8 |
| 四环素 | 30μg | ≥ 19 | 15~18 | ≤ 14 | ≤ 4 | 8 | ≥ 16 |
| 米诺环素 | 30μg | ≥ 19 | 15~18 | ≤ 14 | ≤ 4 | 8 | ≥ 16 |
| 环丙沙星或左氧氟沙星莫西沙星 | 5μg | ≥ 21 | 16~20 | ≤ 15 | ≤ 1 | 2 | ≥ 4 |
| | 5μg | ≥ 19 | 16~18 | ≤ 15 | ≤ 1 | 2 | ≥ 4 |
| | 5μg | ≥ 24 | 21~23 | ≤ 20 | ≤ 0.5 | 1 | ≥ 2 |
| 呋喃妥因 | 300μg | ≥ 17 | 15~16 | ≤ 14 | ≤ 32 | 64 | ≥ 128 |
| 克林霉素 | 2μg | ≥ 21 | 15~20 | ≤ 14 | ≤ 0.5 | 1~2 | ≥ 4 |
| 甲氧苄啶－磺胺异噁唑 | 1.25/23.75μg | ≥ 16 | 11~15 | ≤ 10 | ≤ 2/38 | — | ≥ 4/76 |
| 氯霉素 | 30μg | ≥ 18 | 13~17 | ≤ 12 | ≤ 8 | 16 | ≥ 32 |

**表6-4　肠杆菌科细菌的抑菌圈直径及MIC折点**

| 抗生素 | 纸片含量 | 抑菌圈直径（mm） | | | MIC（μg/ml） | | |
|---|---|---|---|---|---|---|---|
| | | S | I | R | S | I | R |
| 氨苄西林 | 10μg | ≥ 17 | 14~16 | ≤ 13 | ≤ 8 | 16 | ≥ 32 |
| 阿莫西林－克拉维酸 | 20/10μg | ≥ 18 | 14~17 | ≤ 13 | ≤ 8/4 | 16/8 | ≥ 32/16 |
| 氨苄西林－舒巴坦 | 10/10μg | ≥ 15 | 12~14 | ≤ 11 | ≤ 8/4 | 16/8 | ≥ 32/16 |
| Ceftolozane- 他唑巴坦 | 30/10μg | ≥ 21 | 18~20 | ≤ 17 | ≤ 2/4 | 4/4 | ≥ 8/4 |
| 哌拉西林－他唑巴坦 | 100/10μg | ≥ 21 | 18~20 | ≤ 17 | ≤ 16/4 | 32/4~64/4 | ≥ 128/4 |
| 头孢唑啉 | 30μg | ≥ 15 | — | ≤ 14 | ≤ 16 | — | ≥ 32 |
| 头孢吡肟 | 30μg | ≥ 25 | 19~24 | ≤ 18 | ≤ 2 | 4~8 | ≥ 16 |
| 头孢噻肟或头孢曲松 | 30μg | ≥ 26 | 23~25 | ≤ 22 | ≤ 1 | 2 | ≥ 4 |
| | 30μg | ≥ 23 | 20~22 | ≤ 19 | ≤ 1 | 2 | ≥ 4 |
| 头孢西丁 | 30μg | ≥ 18 | 15~17 | ≤ 14 | ≤ 8 | 16 | ≥ 32 |
| 头孢呋辛（注射用） | 30μg | ≥ 18 | 15~17 | ≤ 14 | ≤ 8 | 16 | ≥ 32 |
| 头孢他啶 | 30μg | ≥ 21 | 18~20 | ≤ 17 | ≤ 4 | 8 | ≥ 16 |
| 氨曲南 | 30μg | ≥ 21 | 18~20 | ≤ 17 | ≤ 4 | 8 | ≥ 16 |
| 多尼培南 | 10μg | ≥ 23 | 20~22 | ≤ 19 | ≤ 1 | 2 | ≥ 4 |
| 厄他培南 | 10μg | ≥ 22 | 19~21 | ≤ 18 | ≤ 0.5 | 1 | ≥ 2 |
| 亚胺培南 | 10μg | ≥ 23 | 20~22 | ≤ 19 | ≤ 1 | 2 | ≥ 4 |

续表

| 抗生素 | 纸片含量 | 抑菌圈直径（mm） | | | MIC（μg/ml） | | |
|---|---|---|---|---|---|---|---|
| | | S | I | R | S | I | R |
| 美洛培南 | 10μg | ≥ 23 | 20~22 | ≤ 19 | ≤ 1 | 2 | ≥ 4 |
| 秦大霉素 | 10μg | ≥ 15 | 13~14 | ≤ 12 | ≤ 4 | 8 | ≥ 16 |
| 妥布霉素 | 10μg | ≥ 15 | 13~14 | ≤ 12 | ≤ 4 | 8 | ≥ 16 |
| 阿米卡星 | 30μg | ≥ 17 | 15~16 | ≤ 14 | ≤ 16 | 32 | ≥ 64 |
| 阿奇霉素 | 15μg | ≥ 13 | — | ≤ 12 | ≤ 16 | — | ≥ 32 |
| 四环素 | 30μg | ≥ 15 | 12~14 | ≤ 11 | ≤ 4 | 8 | ≥ 16 |
| 多西环素 | 30μg | ≥ 14 | 11~13 | ≤ 10 | ≤ 4 | 8 | ≥ 16 |
| 环丙沙星 | 5μg | ≥ 21 | 16~20 | ≤ 15 | ≤ 1 | 2 | ≥ 4 |
| 环丙沙星（沙门菌） | 5μg | ≥ 31 | 21~30 | ≤ 20 | ≤ 0.06 | 0.12~0.5 | ≥ 1 |
| 左氧氟沙星 | 5μg | ≥ 17 | 14~16 | ≤ 13 | ≤ 2 | 4 | ≥ 8 |
| 左氧氟沙星（沙门菌） | — | — | — | — | ≤ 0.12 | 0.25~0.1 | ≥ 2 |
| 加替沙星 | 5μg | ≥ 18 | 15~17 | ≤ 14 | ≤ 2 | 4 | ≥ 8 |
| 甲氧苄啶－磺胺异噁唑 | 1.25/23.75μg | ≥ 16 | 11~15 | ≤ 10 | ≤ 2/38 | — | ≥ 4/76 |
| 呋喃妥因 | 300μg | ≥ 17 | 15~16 | ≤ 14 | ≤ 32 | 64 | ≥ 128 |

**表6-5　铜绿假单胞菌抑菌圈直径及MIC折点**

| 抗生素 | 纸片含量 | 抑菌圈直径（mm） | | | MIC（μg/ml） | | |
|---|---|---|---|---|---|---|---|
| | | S | I | R | S | I | R |
| 哌拉西林 | 100μg | ≥ 21 | 15~20 | ≤ 14 | ≤ 16 | 32~64 | ≥ 128 |
| 哌拉西林－他唑巴坦 | 100/10μg | ≥ 21 | 15~20 | ≤ 14 | ≤ 16/4 | 32/4~64/4 | ≥ 128/4 |
| 头孢他啶－阿维巴坦 | 30/20μg | ≥ 21 | — | ≤ 20 | ≤ 8/4 | — | ≥ 16/4 |
| Ceftolozane－他唑巴坦 | 30/10μg | ≥ 21 | 17~20 | ≤ 16 | ≤ 4/4 | 8/4 | ≥ 16/4 |
| 头孢他啶 | 30μg | ≥ 18 | 15~17 | ≤ 14 | ≤ 8 | 16 | ≥ 32 |
| 头孢吡肟 | 30μg | ≥ 18 | 15~17 | ≤ 14 | ≤ 8 | 16 | ≥ 32 |
| 氨曲南 | 30μg | ≥ 22 | 16~21 | ≤ 15 | ≤ 8 | 16 | ≥ 32 |
| 多尼培南 | 10μg | ≥ 19 | 16~18 | ≤ 15 | ≤ 2 | 4 | ≥ 8 |
| 亚胺培南 | 10μg | ≥ 19 | 16~18 | ≤ 15 | ≤ 2 | 4 | ≥ 8 |
| 美罗培南 | 10μg | ≥ 19 | 16~18 | ≤ 15 | ≤ 2 | 4 | ≥ 8 |
| 庆大霉素 | 10μg | ≥ 15 | 13~14 | ≤ 12 | ≤ 4 | 8 | ≥ 16 |
| 妥布霉素 | 10μg | ≥ 15 | 13~14 | ≤ 12 | ≤ 4 | 8 | ≥ 16 |
| 阿米卡星 | 30μg | ≥ 17 | 15~16 | ≤ 14 | ≤ 16 | 32 | ≥ 64 |
| 环丙沙星 | 5μg | ≥ 21 | 16~20 | ≤ 15 | ≤ 1 | 2 | ≥ 4 |
| 左氧氟沙星 | 5μg | ≥ 17 | 14~16 | ≤ 13 | ≤ 2 | 4 | ≥ 8 |

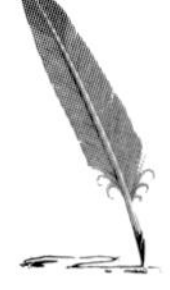

表6-6　不动杆菌属细菌抑菌圈直径及MIC折点

| 抗生素 | 纸片含量 | 抑菌圈直径（mm） | | | MIC（μg/ml） | | |
|---|---|---|---|---|---|---|---|
| | | S | I | R | S | I | R |
| 氨苄西林－舒巴坦 | 10/10μg | ≥ 15 | 12~14 | ≤ 11 | ≤ 8/4 | 16/8 | ≥ 32/16 |
| 哌拉西林－他唑巴坦 | 100/10μg | ≥ 21 | 18~20 | ≤ 17 | ≤ 16/4 | 32/4~64/4 | ≥ 128/4 |
| 头孢他啶 | 30μg | ≥ 18 | 15~17 | ≤ 14 | ≤ 8 | 16 | ≥ 32 |
| 头孢吡肟 | 30μg | ≥ 18 | 15~17 | ≤ 14 | ≤ 8 | 16 | ≥ 32 |
| 头孢噻肟 | 30μg | ≥ 23 | 15~22 | ≤ 14 | ≤ 8 | 16~32 | ≥ 64 |
| 头孢曲松 | 30μg | ≥ 21 | 14~20 | ≤ 13 | ≤ 8 | 16~32 | ≥ 64 |
| 多利培南 | 10μg | ≥ 18 | 15~17 | ≤ 14 | ≤ 2 | 4 | ≥ 8 |
| 亚胺培南 | 10μg | ≥ 22 | 19~21 | ≤ 18 | ≤ 2 | 4 | ≥ 8 |
| 美罗培南 | 10μg | ≥ 18 | 15~17 | ≤ 14 | ≤ 2 | 4 | ≥ 8 |
| 庆大霉素 | 10μg | ≥ 15 | 13~14 | ≤ 12 | ≤ 4 | 8 | ≥ 16 |
| 妥布霉素 | 10μg | ≥ 15 | 13~14 | ≤ 12 | ≤ 4 | 8 | ≥ 16 |
| 阿米卡星 | 30μg | ≥ 17 | 15~16 | ≤ 14 | ≤ 16 | 32 | ≥ 64 |
| 环丙沙星 | 5μg | ≥ 21 | 16~20 | ≤ 15 | ≤ 1 | 2 | ≥ 4 |
| 左氧氟沙星 | 5μg | ≥ 17 | 14~16 | ≤ 13 | ≤ 2 | 4 | ≥ 8 |
| 甲氧苄啶－磺胺异噁唑 | 1.25/23.75μg | ≥ 16 | 11~15 | ≤ 10 | ≤ 2/38 | — | ≥ 4/76 |

### （五）质量控制

**1. 影响因素**

（1）培养基　可以自制，也可以购买。自制培养基要检测其相应的性能，如无菌试验、生长试验等。购买的培养基要检查并记录每批号和（或）批次产品的破损、污染状况，以及外观、冷冻或受热等信息。如培养基pH超过规定范围，碱性可扩大氨基糖苷类药物的抑菌圈，酸性可扩大四环素族药物的抑菌圈；琼脂过厚、过硬会影响药物渗透，造成抑菌圈缩小。

（2）药敏纸片　纸片质量是影响药敏试验结果的主要因素。纸片含药量直接影响抑菌环的大小，它与纸片的重量、吸水性、直径有关。保存条件以低温干燥为佳，纸片保存不当可使药效降低。β－内酰胺类药敏纸片应冷冻储存，且不超过1周，否则效价降低。

（3）细菌浓度　待检菌液的浓度、接种量应达到规定的麦氏比浊标准，菌液浓度过大可使抑菌环缩小，反之亦然。

（4）操作方法　涂布细菌方法、纸片贴放位置、纸片移动、孵箱内平板的放置方法等都将影响结果。

（5）培养条件、温度和时间的控制　置35℃孵育16~24小时，量取抑菌圈直径。苯唑西林、甲氧西林、奈夫西林和万古霉素的药敏试验需培养24小时。

（6）抑菌环测量工具的精度及测量方法　一般常用精确度为0.1mm的游标卡尺，测量范围以抑菌环边缘肉眼见不到细菌明显生长为限。

**2. 质量控制的要求**

（1）质控菌　控制以上诸多影响药敏试验因素的主要措施是采用标准菌株进行质控。常用的标准菌株有金黄色葡萄球菌ATCC 25923、大肠埃希菌ATCC 25922、铜绿假单胞菌

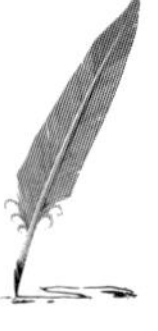

ATCC 27853、粪肠球菌ATCC 29212等。标准菌株应每周在M–H琼脂上传代一次，4℃保存。

（2）质控方法　在同一条件下，将新鲜传代质控菌株用与常规实验相同的测定药物进行相同方法操作，测定质控菌株的抑菌环，以对照监测。原则上要求每天做临床测定的同时做质控，在实验条件恒定的情况下，每周测2次即可。

（3）抑菌圈质控范围　标准菌株的抑菌圈应落在规定范围内，这个范围为95%的可信限，即日间质控得到的抑菌环直径在连续20个数值中仅允许1个超出这个范围。如果经常有质控结果超出该范围，则不应报告，应从上述影响因素中找原因，并及时纠正。每日标准菌株的测定结果的均值应接近允许范围的中间值，变化数不得超过2mm，否则说明操作中有不规范之处，应予以调整。纸片扩散法药敏试验质量控制要求见表6–7。

**表6–7　纸片扩散法药敏试验质量控制要求**

| 细菌种类 | 培养基 | 菌悬液浓度 | 培养温度（℃） | 培养环境 | 培养时间（小时） | 质控菌株 |
|---|---|---|---|---|---|---|
| 肠杆菌科 | MHA | 0.5 麦氏 | 35±2 | 空气 | 16~18 | ATCC 25922<br>ATCC 27853 |
| 铜绿假单胞菌 | MHA | 0.5 麦氏 | 35±2 | 空气 | 16~18 | ATCC 27853 |
| 不动杆菌属、嗜麦芽窄食单胞菌、洋葱伯克霍尔德菌 | MHA | 0.5 麦氏 | 35±2 | 空气 | 20~24 | ATCC 25922<br>ATCC 27853 |
| 葡萄球菌属[a] | MHA | 0.5 麦氏 | 35±2 | 空气 | 16~18 | ATCC 25923<br>ATCC 29213 |
| 肠球菌属[b] | MHA | 0.5 麦氏 | 35±2 | 空气 | 16~18 | ATCC 25923 |

## 二、稀释法

稀释法是在体外定量检测抗菌药物对细菌的抑制或杀菌浓度来判断细菌对药物敏感性的方法，有肉汤稀释法和琼脂稀释法两种。

### （一）实验原理

将抗菌药物做倍比稀释，在每个稀释浓度的药物中均接种相同定量的待测菌，孵育一定时间后，观察能够抑制被测菌生长的最低药物浓度即最低抑菌浓度（minimal inhibitory concentration，MIC），根据CLSI提供的MIC解释标准判断细菌对抗菌药物的敏感情况。

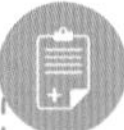

**知识链接**

药物最低抑菌浓度，即MIC，是指肉眼可见的无细菌生长的药物最低浓度，一般用μg/ml或U/ml表示。例如某种抗菌药物倍比稀释为128μg/ml、648μg/ml、32μg/ml、16μg/ml、8μg/ml、4μg/ml、2μg/ml、1μg/ml，加入等定量待检菌，培养18小时后，观察发现16μg/ml及其以上浓度药物中均未见细菌生长，该药物的MIC为16μg/ml。

### （二）实验方法

**1. 肉汤稀释法**

（1）培养基　种类同纸片扩散法，只是为液体培养基。液体培养基配制完毕后25℃条

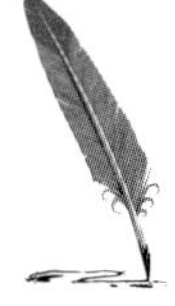

件下校正pH至7.2~7.4。

（2）药物稀释　药物原液的制备和稀释遵照CLSI的指南进行，有宏量稀释法和微量稀释法。宏量稀释法肉汤含量每管≥1.0ml（通常2ml），微量稀释法每孔含0.1ml。

（3）接种　0.5麦氏标准浊度的菌液。菌液浓度的校正液宏量稀释法用肉汤，微量稀释法用蒸馏水或生理盐水。配置好的菌液于15分钟内接种完毕，35℃孵育16~20小时。嗜血杆菌属、链球菌属孵育时间20~24小时。葡萄球菌属对苯唑西林和万古霉素、肠球菌属对万古霉素的药敏试验孵育时间为24小时。

（4）结果判断　肉眼观察试管内或小孔内无细菌生长的最低药物浓度即为MIC。根据CLSI提供的MIC解释标准判断试验得到的MIC是敏感、中介或耐药。

近年来临床微生物实验室应用较多的商品化的药敏试验法就是微量肉汤稀释法，它是将多种抗菌药物整合在一块板上，每个药物有耐药、中介和敏感三个浓度梯度。该方法可同时测定细菌对多种药物敏感情况。

**2. 琼脂稀释法**

（1）培养基　配制M-H琼脂并校正pH至7.2~7.4；将已稀释的抗菌药物按1∶9加入预先在45~50℃水浴中平衡融化的M-H琼脂中，充分混匀后倾入平皿，使琼脂厚度为3~4mm，制成含递减浓度的抗菌药物琼脂平板。将室温凝固的含药M-H平板放入密封袋置于2~8℃备用，贮存日期为5天。易降解的抗菌药物在使用48小时之内配制平板。

（2）接种　将0.5麦氏浊度菌液稀释10倍，以多点接种器吸取（为1~2μl）接种于琼脂表面，稀释菌液于15分钟内接种完毕，使平皿接种菌量为$1\times10^4$CFU/点。35℃孵育16~20小时。嗜血杆菌属、链球菌属孵育时间20~24小时。

（3）结果判断　将平板置于暗色、无反光的表面上判断终点，以抑制细菌生长的最低药物稀释度为终点。药敏试验结果可用MIC（μg/ml）报告，也可对照CLSI标准用敏感（S）、中介（I）、耐药（R）报告。

该法的优点是：①可自由选择药物；②每个平板可同时测定多株细菌；③可观察被检菌落生长良好与否；④能发现污染的菌落。

## 三、E-test法

E-test法是一种结合了纸片扩散法和稀释法检测MIC的药敏试验。

### （一）实验原理

E-test试条上固定的抗菌药物呈连续指数增长的浓度梯度分布，当把试条放在接种有细菌的琼脂平板上，抗菌药物从试条向周围扩散，在平板上也呈浓度梯度分布，在有效的杀菌浓度区，细菌不生长，围绕试条形成椭圆形抑菌环，环的边缘与试条相交的刻度即为该抗菌药物对细菌的MIC。

### （二）实验方法

将药敏纸条放置在已涂布细菌的M-H平板上，试条刻度面朝上，药物最高浓度处应靠平板边缘。用镊子轻压以驱赶其下方的气泡。90mm平板上可放E试条1~2条，140mm平板最多可放6条。置35℃培养18~24小时，观察结果（图6-1）。

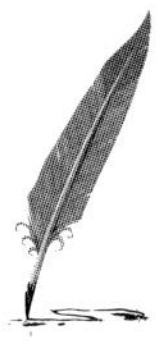

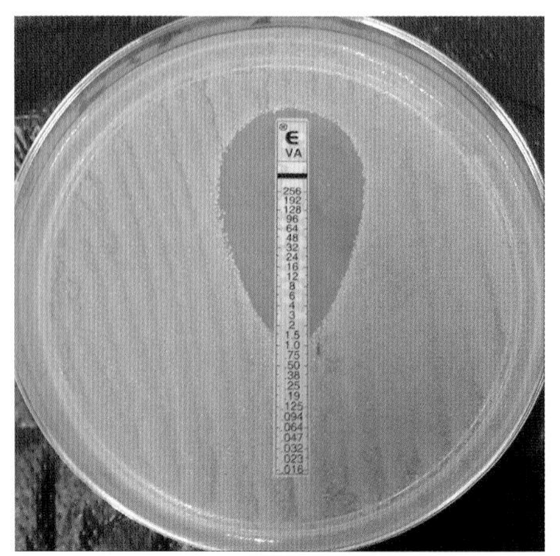

图6–1　E–test法抗菌药物敏感性试验结果

### （三）结果判断

培养后围绕试条可形成一个椭圆形的抑菌圈，在抑菌圈和试条的横切相交处试条上的读数刻度即是抗菌药物对被检菌的MIC。当无抑菌环时MIC ≥最大浓度；当抑菌环延伸至试条下方，与试条无交点时，MIC ≤最小浓度。

E–test法操作简单、影响因素少、结果直观准确、稳定性高，连续浓度梯度与琼脂稀释法相关性好。常用于苛养菌、厌氧菌、酵母菌、分枝杆菌的药物敏感试验。

## 四、联合药物敏感试验

联合药物敏感试验是用于临床上需要两种药物联合在一起使用时的抑菌或杀菌能力检查。临床上在以下情况常联合使用抗菌药物：①用于病原菌尚未确定的急、重症感染的经验资料，以扩大抗菌治疗的覆盖面；②治疗多种细菌所引起的混合感染；③对于某些耐药菌可取得协同抗菌作用；④预防或推迟治疗过程中细菌耐药性的发生；⑤联合用药可减少某些抗菌药物用量而减轻其毒副反应。

抗菌药物联合使用时可出现4种结果。①无关作用：两种药物联合在一起时的抗菌活性等于其单独活性；②拮抗作用：两种药物联合在一起时的抗菌作用显著低于单独抗菌活性；③累加作用：两种药物联合在一起时的抗菌活性等于两种单独抗菌活性之和；④协同作用：两种药物联合在一起时的抗菌活性大于其单独作用的总和。

联合药敏试验有棋盘稀释法、单药纸片搭桥法、纸条法等。目前临床实验室常用的是棋盘稀释法。棋盘稀释法利用肉汤稀释法原理，首先分别测定拟联合的抗菌药物对检测菌的MIC。根据所得MIC，确定药物稀释度（一般为6~8个稀释度），药物最高浓度为其MIC的2倍，依次对倍稀释。两种药物的稀释分别在方阵的纵列和横列进行，这样在每管（孔）中可得到不同浓度组合的两种药物混合液。接种菌量为$5\times10^5$CFU/ml，35℃培养18~24小时后观察结果，测定两药联合时的MIC值，计算部分抑菌浓度（fractional inhibitory concentration，FIC）指数，以检测两种抗菌药物之间的药效相关性。

$$\text{FIC 指数}=\frac{\text{A 药联合时的 MIC}}{\text{A 药单测时的 MIC}}+\frac{\text{B 药联合时的 MIC}}{\text{B 药单测时的 MIC}}$$

判断标准：FIC指数<0.5为协同作用；0.5~1为相加作用；1~2为无关作用；大于2为拮抗作用。

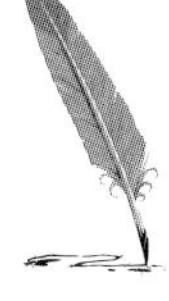

扫码“学一学”

# 第三节　细菌耐药性检测

细菌耐药性检测是通过鉴定细菌的耐药表型或耐药基因而明确细菌的耐药机制，为临床选择有效抗菌药物治疗提供依据。

## 一、细菌耐药性与耐药机制

细菌因为对抗菌药物产生耐药性的机制主要有以下4种。

### （一）产生抗菌药物灭活酶

细菌发生基因变化而获得具有编码药物灭活酶的基因，基因表达产生药物灭活酶，酶发挥作用破坏抗菌药物的活性基团，使其抗菌活性降低或丧失。一种细菌可产生一种或多种药物灭活酶，常见的药物灭活酶有水解酶、钝化酶和修饰酶。

**1. 水解酶**　产生水解酶是一种重要的耐药机制，主要有β–内酰胺酶，包括广谱酶、超广谱β–内酰胺酶、金属酶、AmpC酶等。在临床上以革兰阴性杆菌产生的超广谱β–内酰胺酶最受重视。

**2. 钝化酶氨基糖苷类**　钝化酶是细菌对氨基糖苷类产生耐药的最重要原因，此外还有氯霉素乙酰转移酶、红霉素酯化酶等。

**3. 修饰酶氨基糖苷类**　药物修饰酶催化氨基糖苷药物氨基或羟基的共价修饰，使得氨基糖苷类药物与核糖体的结合减少，从而降低药物的抗菌活性。

### （二）抗菌药物作用靶位改变

细菌编码抗菌药物作用靶位蛋白的基因发生改变，导致药物作用部位的结构改变，使得抗菌药物不能有效结合细菌而抑制或降低其抗菌活性。常见的抗菌药物靶位蛋白有青霉素结合蛋白（PBP）、DNA解旋酶、DNA拓扑异构酶Ⅳ等。PBP是β–内酰胺类抗菌药物的作用靶位。DNA解旋酶、DNA拓扑异构酶Ⅳ是喹诺酮类药物的靶位蛋白。

### （三）抗菌药物渗透障碍

细菌细胞膜是一种高选择性的渗透性屏障，控制着细胞内外物质交流。细胞膜的脂质双层结构可使亲脂性药物通过；脂双层中镶嵌的通道蛋白，是一种非特异性的、跨细胞膜的水溶性扩散通道，可使一些β–内酰胺类抗菌药物通过通道蛋白进入细菌体内。细胞膜通道蛋白丢失和细菌生物被膜形成，都可使细菌膜通透性下降而导致耐药。

### （四）药物的主动转运系统亢进

细菌对抗菌药物的主动转运（又称外排泵系统）功能增强也是造成细菌耐药的机制。

在上述4种耐药机制中，第一、二种耐药机制具有专一性，第三、四种耐药机制不具有专一性。

## 二、耐药表型的检测

细菌耐药表型是细菌耐药机制的外在表现，检测细菌的耐药表型有利于明确细菌的耐药机制，科学评价和分析细菌的耐药性，指导临床合理选择抗菌药物。

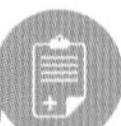

### 知识拓展

多重耐药细菌（multidrug resistant bacteria，MDR）是指细菌对常用抗菌药物主要分类的3类或3类以上耐药；广泛耐药菌（extensively drug resistant bacteria，XDR）是指细菌对常用抗菌药物几乎全部耐药，广泛耐药的革兰阴性杆菌仅对黏菌素和替加环素敏感，广泛耐药的革兰阳性球菌仅对糖肽类和利奈唑胺敏感。

#### （一）β－内酰胺酶检测

主要有头孢硝噻吩纸片法和碘淀粉测定法。头孢硝噻吩纸片法：对于革兰阳性球菌，直接用无菌牙签挑取16~20小时的菌落或其细菌悬液涂抹头孢硝噻吩纸片；对于革兰阴性杆菌，提取细菌裂解液涂抹头孢硝噻吩纸片，8~10分钟后观察结果，纸片由黄色变为红色为阳性，表明待检菌产生β－内酰胺酶。如β－内酰胺酶阳性，表示流感嗜血杆菌、淋病奈瑟菌和卡他莫拉菌对青霉素、氨苄西林、阿莫西林耐药；葡萄球菌和肠球菌对青霉素（包括氨基、羧基和脲基青霉素）耐药。

#### （二）超广谱β－内酰胺酶检测

超广谱β－内酰胺酶（Extended spectrum beta lactamases，ESBLs）是一种质粒介导的能水解青霉素类、头孢菌素及单环β－内酰胺类的酶，多见于克雷伯菌、大肠埃希菌、变形杆菌属等肠杆菌以及不动杆菌、铜绿假单胞菌等。ESBLs不能水解头霉素类、碳青霉烯类药物，能被克拉维酸、舒巴坦、他唑巴坦等β－内酰胺酶抑制剂所抑制。目前，ESBLs检测方法常用纸片扩散法、肉汤稀释法。

**1. 纸片扩散法** 按照常规药敏试验纸片扩散法进行初筛试验或确证试验操作，检测药物及判断标准见表6–8。

**表6–8 肺炎克雷伯菌、产酸克雷伯菌、大肠埃希菌和奇异变形杆菌ESBLs初筛和确证试验**

| | 初筛试验 | 确证试验 |
|---|---|---|
| 结果判断 | 肺炎克雷伯菌、产酸克雷伯菌、大肠埃希菌抑菌圈直径：<br>头孢泊肟（10μg）≤ 17mm 或<br>头孢他啶（30μg）≤ 22mm 或<br>氨曲南（30μg）≤ 27mm 或<br>头孢噻肟（30μg）≤ 27mm 或<br>头孢曲松（30μg） ≤ 25mm<br>奇异变形杆菌抑菌圈直径：<br>头孢泊肟（10μg）≤ 22mm 或<br>头孢他啶（30μg）≤ 22mm 或<br>头孢噻肟（30μg）≤ 27mm<br>上述结果提示菌株可能产 ESBLs | 头孢他啶（30μg）<br>头孢他啶 / 克拉维酸（30/10μg）<br>和<br>头孢噻肟（30μg）<br>头孢噻肟 / 克拉维酸（30/10μg）<br><br>两组中任何一组药物加克拉维酸与不加克拉维酸的抑菌圈相比，增大值≥ 5mm 时判断为产 ESBLs 菌株。 |

**2. 肉汤稀释法**

（1）表型初筛试验　按照常规标准肉汤稀释法进行操作。①检测头孢他啶、氨曲南、头孢噻肟、头孢曲松、头孢泊肟对肺炎克雷伯菌、产酸克雷伯菌、大肠埃希菌的MIC，若试验结果出现任何一种即头孢泊肟MIC ≥ 8μg/ml、其他几种药物均为MIC ≥ 2μg/ml，提示

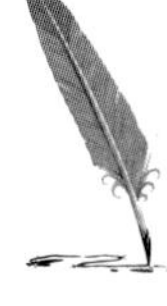

菌株为初筛试验阳性。初筛奇异变形杆菌时，头孢他啶、头孢噻肟、头孢泊肟任何一种药物的MIC≥2μg/ml，提示菌株为初筛试验阳性。

（2）表型确证试验　用头孢他啶（0.25~128μg/ml）/头孢他啶/克拉维酸（0.25/4~128/4μg/ml）或头孢噻肟（0.25~64μg/ml）/头孢噻肟/克拉维酸（0.25/4~64/4μg/ml）复合药物进行试验，当任何一个复合药物组的MIC小于或等于单独药物组MIC 3个倍比稀释度时，即判断为产ESBLs菌株。

### （三）AmpC酶检测

AmpC酶是在革兰阴性菌中发现的由染色体或质粒介导的水解头孢菌素的Ⅰ型β-内酰胺酶，可分为诱导酶和非诱导酶。与ESBLs不同的是，AmpC酶对三代头孢菌素耐药，对四代头孢菌素敏感且不被酶抑制剂克拉维酸所抑制，但其酶活性可被氯唑西林和硼酸抑制。头孢西丁三维试验是检测AmpC酶的经典方法。除此之外，还有以硼酸化合物为抑制剂检测肺炎克雷伯菌和大肠埃希菌的AmpC酶、AmpC Disk、头孢西丁琼脂基础法等。

### （四）耐甲氧西林葡萄球菌检测

耐甲氧西林葡萄球菌（MRS）检测方法有头孢西丁纸片扩散法、苯唑西林琼脂稀释法等。①甲氧西林耐药金黄色葡萄球菌（MRSA）的检测：对30μg头孢西丁纸片的抑菌圈直径≤21mm或苯唑西林MIC≥4μg/ml的金黄色葡萄球菌；②耐甲氧西林葡萄球菌（MRS）的检测：对30μg头孢西丁纸片的抑菌圈直径≤24mm或苯唑西林MIC≥0.5μg/ml的凝固酶阴性葡萄球菌（除路邓葡萄球菌、伪中间葡萄球菌和施氏葡萄球菌以外）。

### （五）D试验-克林霉素诱导耐药试验

对大环内酯类耐药的葡萄球菌，可能对克林霉素耐药。纸片法D试验检测：使用M-H平板或血平板，对于葡萄球菌，距红霉素纸片（15μg/片）边缘15~26mm处放置克林霉素纸片（2μg/片）进行检测；对于肺炎链球菌和β-溶血链球菌，将红霉素（15μg/片）和克林霉素（2μg/片）贴在相邻位置，纸片边缘相距12mm。在35℃空气孵育16~18小时（肺炎链球菌和β-溶血链球菌在35℃，5% $CO_2$环境中孵育20~24小时）后，邻近红霉素纸片一侧的克林霉素抑菌环出现“截平”现象为阳性（图6-2），称为“D”抑菌环，提示存在可诱导的克林霉素耐药，应报告菌株对其耐药；若无“截平”现象，应报告菌株对克林霉素敏感。

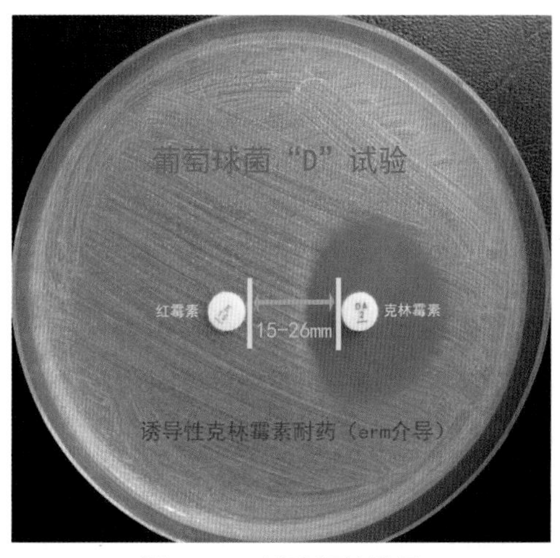


**图6-2　D试验阳性结果**

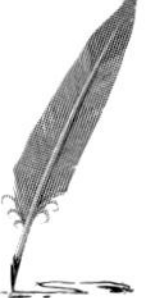

### （六）氨基糖苷类高水平耐药和万古霉素耐药的肠球菌检测

**1. 氨基糖苷类高水平耐药** 肠球菌（HLAR）检测肠球菌对120μg庆大霉素纸片抑菌圈直径≤6mm或MIC≥500μg/ml时；对300μg链霉素纸片抑菌圈直径≤6mm或MIC≥1000μg/ml（肉汤稀释法）或MIC>2000μg/ml（琼脂稀释法）时，称为氨基糖苷类高水平耐药。

**2. 万古霉素耐药肠球菌（VRE）检测** 肠球菌对30μg万古霉素纸片抑菌圈直径≤14mm或MIC≥32μg/ml时，称为万古霉素耐药。对于万古霉素抑菌圈为中介的菌株，应用MIC法检测。若万古霉素MIC值为8~16μg/ml，应取1~10μl的0.5麦氏浊度肠球菌属菌液，涂布接种于含6μg/ml万古霉素的脑心浸液琼脂培养基表面，35℃孵育24小时，若有菌落生长则报告万古霉素对肠球菌耐药。

## 三、耐药基因型检测

耐药基因检测主要用于鉴别MIC处于临界点的细菌耐药机制的研究。

### （一）临床可检测的耐药基因

**1. β-内酰胺类抗菌药物的耐药基因**

（1）青霉素结合蛋白（PBP）基因　耐甲氧西林的金黄色葡萄球菌是由*mecA*基因介导的耐药，肺炎链球菌对青霉素耐药是由于PBP基因突变而致。

（2）β-内酰胺酶基因　由革兰阴性菌的质粒介导产生，种类繁多，如*blaTEM*、*blaSHV*、*blaCTX-M*、*blaOXA*、*blaPER*、*blaVEB*基因等。

**2. 糖肽类抗菌药物耐药基因** 肠球菌对糖肽类抗菌药物的耐药由*vanA*、*vanB*、*vanC*、*vanD*等基因介导，测定这些基因可以预测对万古霉素和替考拉宁的耐药性。

**3. 大环内酯类抗菌药物耐药基因** 红霉素甲基酶*erm*基因、大环内酯类泵出基因*mefA*、*mefE*、*msrA*等基因参与了红霉素的耐药。

**4. 喹诺酮类抗菌药物耐药基因** 常与*gyr*和*par*基因突变有关。

**5. 分枝杆菌耐药基因** 对利福平的耐药与*rpoB*基因变异有关，对异烟肼的耐药与*katG*基因和*inhA*基因有关。

### （二）检测耐药基因的方法

检测耐药基因的方法主要有PCR、多重PCR、实时荧光PCR、限制性片段长度多态性分析（PCR-RFLP）、单链构象多态性分析（PCR-SSCP）、PCR-线性探针分析、基因芯片技术、自动DNA测序等。

## 本章小结

为了指导临床合理选用抗菌药物，临床微生物实验室必须准确报告病原微生物对抗菌药物的敏感性。药物敏感试验主要方法有纸片扩散法、稀释法、E-test法等。其中纸片扩散法被WHO推荐为定性药敏试验基本方式，通过此试验可以向临床报告抗生素对细菌的敏感、耐药；稀释法包括宏量肉汤稀释法、微量肉汤稀释法、琼脂稀释法，微量肉汤稀释法是自动化仪器广为采用的方法，通过此试验可以向临床报告抗生素对细菌的敏感、耐药，也可以报告对某一细菌的MIC；E-test法是上述两种方法的结合，通过该法可以向临床报告

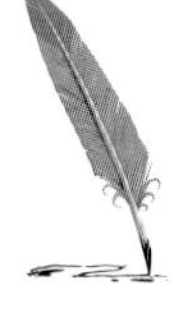

抗生素对细菌的MIC，也可以报告对某一细菌敏感、耐药。

药物敏感试验对抗菌药物的选择，主要遵循CLSI推荐的方法，A组为常规首选药物，需常规报告；B组在A组药物耐药或过敏和无效时选择性报告；C组在A、B组药物过敏或耐药时选用；U组药物仅用于治疗泌尿道感染。

细菌在抗菌药物的选择压力下必然产生耐药性，细菌的耐药机制主要有产生药物灭活酶、改变抗菌药物作用靶位、降低细菌细胞膜的通透性、细菌外排系统的过度表达。细菌的耐药表现形式很多，耐药表型的检测方法主要有β-内酰胺酶检测、超广谱β-内酰胺酶检测、耐甲氧西林葡萄球菌检测、D试验-克林霉素诱导耐药试验、氨基糖苷类高水平耐药的肠球菌检测、万古霉素耐药的肠球菌检测等。对细菌耐药表型的检测，也是微生物实验室的重要工作。

## 习　题

扫码“练一练”

### 一、单项选择题

1. 临床常用的β-内酰胺类抗菌药物，不包括下列哪类

A. 青霉素类　B. 头孢菌素类　C. 碳青霉烯类　D. 拉氧头孢类　E. 氨基糖苷类

2. 青霉素类抗菌药物的抑菌作用是

A. 抑制细菌细胞膜合成　B. 抑制mRNA转录和蛋白质的合成

C. 干扰细菌DNA复制　D. 与青霉素结合蛋白结合，抑制细菌细胞壁合成

E. 竞争性地与二氢叶酸合成酶结合

3. 下列属于氨基糖苷类抗菌药物的是

A. 万古霉素　B. 红霉素　C. 妥布霉素　D. 头孢他啶　E. 青霉素

4. 质控是保证药敏试验准确的主要措施，药敏试验是用什么进行质控

A. 标准温度　B. 标准时间　C. 标准药物　D. 标准平板　E. 标准菌株

5. 关于体外药物敏感试验的稀释法，以下叙述错误的是

A. 稀释法所稀释的是抗菌药物

B. 稀释法包括肉汤稀释法和琼脂稀释法

C. 稀释法测定的是抗菌药物对细菌的MIC值

D. MIC即为能抑制细菌生长的最小浓度

E. MIC即为能杀灭细菌生长的最小浓度

6. WHO推荐使用的定性药敏试验的方法是

A. 琼脂稀释法　B. 肉汤稀释法　C. 纸片扩散法　D. E-test法　E. 绝对浓度法

7. 遵循CLSI抗菌药物选择原则，A组代表

A. 用于治疗泌尿道感染的抗菌药物

B. 替代性或补充性的抗菌药物

C. 常规试验但只是选择性报告的抗菌药物

D. 常规试验并常规报告的抗菌药物

E. 不允许常规试验并报告的抗菌药物

8. 按照抗菌药物选择原则，治疗泌尿道感染的抗菌药物应该是

A. A组　B. B组　C. C组　D. U组　E. O组

9. 药敏试验结果，测试菌抑菌圈的大小与测试菌的MIC呈现

A. 负相关　B. 正相关　C. 无相关　D. 高相关　E. 低相关

10. 下列有关药敏试验的论述，错误的是

A. 药敏试验结果为“敏感”时，治疗可能有效

B. 药敏试验为耐药时，只要加大药物剂量也可以达到治疗效果

C. 药敏试验结果是提供药物选择的依据

D. 药敏试验可预测抗菌治疗的效果

E. 体外药敏结果不完全与体内治疗效果一致

11. 纸片扩散法药敏试验，倾倒MH平板时，培养基的厚度应为

A. 3mm　B. 2mm　C. 4mm　D. 5mm　E. 6mm

12. 药敏试验稀释法MIC的浓度表示单位是

A. mg/ml　B. μg/ml　C. mg/L　D. μg/L　E. g/ml

13. 纸片扩散法药敏试验中，要求细菌悬液的浓度是

A. $0.5\times10^8$CFU/ml　B. $1.5\times10^8$CFU/ml

C. $3\times10^8$CFU/ml　D. $3\times10^4$CFU/ml

E. $1.5\times10^6$CFU/ml

14. 纸片扩散法药物敏感试验常用的培养基为

A. 布氏琼脂　B. M-H琼脂　C. 营养琼脂　D. 肉汤琼脂　E. HE琼脂

15. 纸片扩散法药敏试验，纸片距平板内缘距离应该

A. >12mm　B. >15mm　C. >18mm　D. >20mm　E. >24mm

16. 纸片扩散法药敏试验，各抗菌药物纸片中心距离应该

A. >12mm　B. >15mm　C. >18mm　D. >20mm　E. >24mm

17. 纸片扩散法药敏试验，药敏纸片的直径要求为

A. 4.50mm　B. 5.35mm　C. 6.00mm　D. 6.35mm　E. 7.35mm

18. 纸片扩散法不能用于测定下列哪种细菌的药敏试验

A. 屎肠球菌　B. 阴沟肠杆菌　C. 铜绿假单胞菌

D. 鸟分枝杆菌　E. 鲍曼不动杆菌

19. 长期使用广谱抗菌药物可引起

A. 菌群失调症　B. 菌血症　C. 败血症　D. 脓毒血症　E. 毒血症

20. 纸片扩散法检测葡萄球菌属对苯唑西林、利奈唑胺、万古霉素的敏感性，在抑菌圈内任何可辨别的菌落生长均提示

A. 敏感　B. 中介　C. 耐药　D. 非敏感　E. 中度敏感

**二、简答题**

患者，男，68岁，因“发热、右胸痛、咳黄色脓性痰7天”入院，肺部闻及湿啰音，体温39.2℃，血常规：白细胞数$19\times10^9$/L，中性粒细胞92%，临床初步诊断细菌性肺炎，经验性选择左氧氟沙星进行治疗，效果不佳。

请问：

选择有效抗生素针对性治疗应采取的措施是什么？

（吴正吉）

# 第七章

# 细菌的感染与免疫

扫码"学一学"

**学习目标**

1. **掌握** 细菌的致病因素；全身感染的常见类型及特点；医院感染的监测与控制方法。
2. **熟悉** 细菌感染类型；医院感染常见病原体。
3. **了解** 机体抗感染免疫的特点；医院感染流行病学特点。
4. 具备医院感染微生物监控检测的能力。

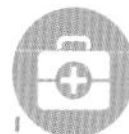

**案例讨论**

**【案例】**

张某，男，45岁，张口困难伴间断抽搐1天入院。体检发现患者足底有红、肿伤口，患者述为一周前农田干活时被铁钉刺破，伤口未处理。临床初步诊断为破伤风梭菌所致的破伤风。

**【讨论】**

1. 分析破伤风梭菌的感染途径和致病因素。
2. 破伤风是属于局部感染还是全身感染？

细菌能否入侵人体并致病，主要取决于细菌的致病性和机体的免疫功能。当人体免疫功能降低，细菌致病性强时，机体就容易被细菌感染。

## 第一节　细菌的致病性与感染

### 一、细菌的致病性

细菌引起疾病的性能称为致病性。具有致病性的细菌称病原菌。细菌的致病性主要表现在细菌毒力、细菌侵入机体的数量和侵入机体的途径三方面。

**考点提示** 细菌致病的条件有细菌毒力、细菌侵入机体的数量和侵入机体的途径。

#### （一）细菌的毒力

毒力是指病原菌致病能力的强弱程度，包括侵袭力和毒素。

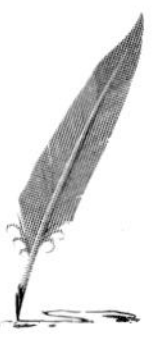

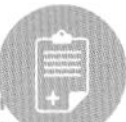

**知识链接**

细菌毒力常用半数致死量（median lethal dose，$LD_{50}$）或半数感染量（median infective dose，$ID_{50}$）表示。即在规定时间内，通过一定途径，能使一定体重或年龄的某种动物半数死亡或感染需要的最小细菌数或毒素量。$LD_{50}$越大，毒力越强。

**1. 侵袭力** 是病原菌突破宿主的防御机能，进入体内定植、繁殖和扩散的能力。具有侵袭作用的致病物质有荚膜、黏附素和侵袭性酶类。

（1）荚膜 具有抗吞噬和抗体液中杀菌物质的作用，使病原菌能在宿主内大量繁殖，引起疾病。有的细菌具有微荚膜，如A群链球菌细胞壁表面的M蛋白，微荚膜的功能与荚膜相同。

（2）黏附素 细菌黏附于体表或黏膜上皮细胞是引起感染的第一步。具有黏附功能的细菌表面结构，统称黏附素，主要有菌毛和非菌毛黏附素（如膜磷壁酸）。细菌可以通过黏附素与细胞表面的黏附素受体发生特异性结合而入侵细胞或在细胞表面生长繁殖。

（3）侵袭性酶 是许多病原菌合成并释放至细菌细胞外，发挥抗吞噬作用或帮助细菌扩散等侵袭作用的酶的总称。如A群链球菌产生的透明质酸酶，分解透明质酸使组织变疏松，有利于细菌扩散。金黄色葡萄球菌产生的血浆凝固酶，引起血液凝固而保护细菌不被吞噬和抗杀菌物质。

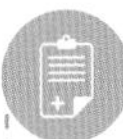

**知识拓展**

细菌生物被膜（或称细菌生物膜，bacterial biofilm，BBF）是指细菌黏附于接触表面，分泌多糖基质、纤维蛋白、脂质蛋白等，将其自身包绕其中而形成的大量细菌聚集膜样物。近年来研究证实，人类许多慢性和难治性感染如骨髓炎、心内膜炎、中耳炎、前列腺炎、牙周炎等都与细菌生物膜有关。美国疾病预防与控制中心（CDC）统计数据表明，65%以上的人类细菌感染与生物膜有关。

**2. 毒素** 按来源、性质和作用不同，分为外毒素和内毒素。

（1）外毒素 是由革兰阳性菌和少数革兰阴性菌合成分泌的毒性蛋白。大多数外毒素是在细菌细胞内合成后分泌至细胞外，也有少数外毒素存在于菌体细胞的周质间隙，当菌体细胞裂解后释放至胞外。

**考点提示** 产生外毒素的细菌主要是革兰阳性菌，内毒素主要由革兰阴性菌产生。

外毒素的主要特点：①菌种特异性。不同细菌产生不同外毒素，如破伤风梭菌产生破伤风痉挛毒素、炭疽芽孢杆菌产生炭疽毒素等。②外毒素都是蛋白质，易被酸及蛋白水解酶灭活。③不耐热。一般外毒素在60~80℃加热10~80分钟可失去毒性。④毒性强。如肉毒梭菌产生的肉毒毒素，1mg纯化的肉毒毒素能杀死2亿只小鼠。⑤组织选择性。不同细菌产生的外毒素，对机体组织器官有一定的选择作用，引起特征性的病症。如破伤风痉挛毒素作用于脊髓前角运动神经细胞，引起肌肉的强直性痉挛。⑥免疫原性。外毒素的免疫原性强，可刺激机体产生特异性抗体即抗毒素。抗毒素具有中和外毒素的作用，可用于紧急预防和治疗外毒素所致疾病。外毒素可被甲醛脱毒为类毒素。类毒素无毒性，但保留原有外

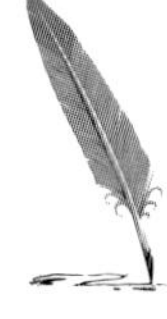

毒素的免疫原性，类毒素也可刺激机体产生抗毒素，故可作为疫苗进行免疫接种预防外毒素感染。

根据外毒素对组织细胞的选择性不同，可分成神经毒素、细胞毒素和肠毒素（表7–1）。

**表7–1　外毒素的种类和作用机制**

| 类型 | 细菌 | 外毒素 | 疾病 | 作用机制 |
|---|---|---|---|---|
| 神经毒素 | 破伤风梭菌 | 痉挛毒素 | 破伤风 | 阻断神经元间抑制性神经冲动传递 |
| | 肉毒梭菌 | 肉毒毒素 | 肉毒中毒 | 抑制胆碱能运动神经释放乙酰胆碱 |
| 细胞毒素 | 白喉棒状杆菌 | 白喉毒素 | 白喉 | 抑制细胞蛋白合成 |
| | 葡萄球菌 | 中毒性休克综合征毒素 –1 | 毒性休克综合征 | 激活 $CD_4^+$T 细胞产生大量细胞因子，引起全身毒性反应 |
| | 葡萄球菌 | 表皮剥脱毒素 | 剥脱性皮炎 | 表皮剥脱性病变 |
| | A 群链球菌 | 致热外毒素 | 猩红热 | 破坏毛细血管内皮细胞 |
| 肠毒素 | 霍乱弧菌 | 肠毒素 | 霍乱 | 激活肠黏膜腺苷环化酶，增高细胞内 cAMP 水平 |
| | 产毒素型大肠埃希菌 | 肠毒素 | 腹泻 | 不耐热肠毒素作用同霍乱肠毒素，耐热肠毒素使细胞内 cGMP 增高 |
| | 产气荚膜梭菌 | 肠毒素 | 食物中毒 | 作用同霍乱肠毒素 |
| | 金黄色葡萄球菌 | 肠毒素 | 食物中毒 | 作用于呕吐中枢 |

（2）内毒素　是革兰阴性菌细胞壁中的脂多糖组分，当细菌死亡溶解或用人工方法破坏菌细胞后才释放出来。

内毒素的主要特点：①革兰阴性菌产生；②化学性质是脂多糖；③对理化因素稳定，160℃加热2~4小时或用强碱、强酸或强氧化剂煮沸30分钟才能破坏其生物活性；④毒性作用较弱，且对组织无选择性，不同细菌产生的内毒素导致的毒性效应大致类同；⑤不能被甲醛脱毒制备类毒素。

内毒素的主要致病作用有：①发热反应。人体对细菌内毒素极为敏感，极微量（1~5ng/kg）内毒素就能引起体温上升。②白细胞增加。当内毒素进入血液后，血液循环中的中性粒细胞数骤减，与中性粒细胞移动并黏附到组织毛细血管壁有关，数小时后，由内毒素诱生的中性粒细胞释放因子刺激骨髓释放中性粒细胞进入血流，使数量显著增加。③内毒素血症与内毒素休克。当血液有革兰阴性菌大量繁殖（败血症）或病灶释放内毒素或输液中含有内毒素时，宿主可发生内毒素血症。高浓度的内毒素也可激活补体旁路途径，引发高热、低血压，以及活化凝血系统，最后导致弥散性血管内凝血（DIC），严重时可导致微循环衰竭和低血压为特征的内毒素休克甚至死亡。

细菌外毒素与内毒素的区别见表7–2。

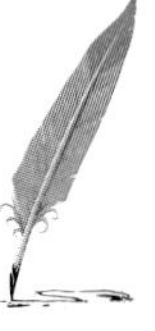

表7-2　内毒素与外毒素的比较

| 区别要点 | 内毒素 | 外毒素 |
| --- | --- | --- |
| 来源 | 主要为革兰阴性菌 | 革兰阳性菌及部分革兰阴性菌 |
| 存在部分 | 细胞壁成分，菌体死亡裂解后释放 | 由活菌分泌，少数由菌体溶解后释放 |
| 化学成分 | 脂多糖 | 蛋白质 |
| 化学性质 | 稳定，耐热，160℃加热2~4小时被破坏 | 不稳定，不耐热，60℃加热30分钟被破坏 |
| 毒性作用 | 较弱，各种细菌内毒素的毒性作用大致相同，引起发热、白细胞变化、微循环障碍、休克、DIC等 | 强，各种细菌外毒素对组织器官有选择性毒害作用，引起特殊的临床症状 |
| 免疫原性 | 较弱，甲醛处理不形成类毒素 | 强，刺激机体产生抗毒素。经甲醛处理脱毒形成类毒素 |

#### （二）细菌侵入机体的数量

要使感染过程实现，病原菌除具有毒力外，还需有足够的数量。根据宿主免疫力的高低以及病原菌毒力的不同，能够引起宿主致病所需要的个体数量也不同。一般是病原体毒力愈强，引起感染的所需病原体量愈小，反之则愈大。如毒力较弱的伤寒沙门氏菌，感染剂量为$10^8$~$10^9$个/宿主，而毒力较强的痢疾志贺氏菌为200个/宿主，鼠疫耶尔森氏菌则只需要数个即可引起鼠疫。

#### （三）细菌侵入机体的途径

病原菌只有通过合适的途径才可能入侵机体引起感染。病原菌常见的感染途径有呼吸道感染、消化道感染、皮肤黏膜创伤感染、接触感染、虫媒感染、血液感染等。

不同病原菌其感染途径不相同，有的病原菌通过一种途径感染机体，有些病原体可经多种途径感染，如结核分枝杆菌可通过呼吸道、消化道和受损皮肤感染。

### 二、细菌感染

感染是指在一定条件下，病原菌突破宿主机体的防御功能，侵入机体，生长繁殖，释放毒素，并与宿主细胞之间相互作用，引起机体发生病理变化的过程。

#### （一）感染的来源

引起感染的病原菌可来自宿主体外和自身体内正常菌群的条件致病。来自宿主体外的病原菌引起外源性感染，其传染源主要有患者、带菌者和患病或带菌动物。自身体内正常菌群条件致病引起内源性感染。

#### （二）感染的类型

根据临床表现不同，感染可分为隐性感染、显性感染和带菌状态三种。

**1. 隐性感染**　当机体抗感染免疫力较强，或侵入的病原体数量不多、毒力较弱，感染后对机体损害较轻，不出现或出现不明显的临床症状，称为隐性感染，或称亚临床感染。隐性感染后，机体常可获得特异免疫力。

**2. 显性感染**　是指病原体侵入人体后，通过病原体本身的作用或机体的变态反应，而导致组织损伤，引起病理改变和临床表现。显性感染根据病情缓急不同分为急性感染和慢性感染。急性感染发病急，病程短，一般是数日至数周。病愈后，病原体从宿主体内消失。

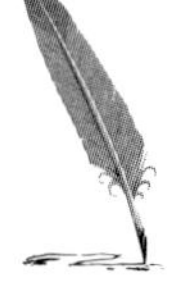

慢性感染病程长，常持续数月至数年，

显性感染也可根据感染部位和性质分为局部感染和全身感染。局部感染是指病原体侵入机体后，局限在一定部位生长繁殖引起病变的一种感染类型。全身感染是病原体或其毒性代谢产物向全身播散引起全身症状的一种感染类型。细菌引起的全身感染临床上常见的有下列几种情况。①毒血症：病原菌在局部生长繁殖，不进入血液，其产生的外毒素入血，引起特殊的毒性症状，如破伤风和白喉等；②菌血症：致病菌一过性进入血液，在血中不生长繁殖，如伤寒；③败血症：致病菌侵入血液并在其中大量繁殖和产生毒性产物，引起全身性中毒症状；④脓毒血症：指化脓性病菌侵入血液后，在其中大量繁殖，并通过血流扩散至宿主体内的其他组织或器官，产生新的化脓性病灶，如金黄色葡萄球菌感染后导致的肝脓肿、肾脓肿；⑤内毒素血症：革兰阴性菌侵入血流，并在其中大量繁殖、崩解后释放出大量内毒素，也可由病灶内大量革兰阴性菌死亡、释放的内毒素入血所致。

**考点提示**　菌不入血、外毒素入血的全身感染是毒血症，破伤风就是一种毒血症。

**3. 带菌状态**　是指隐性或显性感染经治疗症状消失后，体内仍有菌排出的状态。处在带菌状态的宿主为带菌者，包括健康带菌者和恢复期带菌者。带菌者是重要的传染源。

### 三、抗感染免疫

常见的微生物感染主要有细菌感染、真菌感染和病毒感染三类，由于这三类微生物的致病特点不同，机体对这三类感染的免疫应答亦有所差异。在此主要介绍抗细菌免疫。

**1. 抗胞外菌**　免疫主要以体液免疫为主，通过抗体和补体的调理作用发挥杀菌作用，以及由抗毒素对外毒素的中和作用达到抗胞外菌感染。见于葡萄球菌、链球菌、淋病奈瑟菌及多种革兰阴性杆菌等细菌的感染。

**2. 抗胞内菌**　免疫主要依靠细胞免疫，见于结核分枝杆菌、麻风分枝杆菌、布鲁菌、沙门菌等细菌的感染。

**3. 抗毒素免疫**　指抗外毒素的免疫，是以抗毒素抗体为主的免疫反应。见于白喉棒状杆菌、破伤风梭菌、肉毒梭菌等以外毒素致病的病原菌感染。

## 第二节　医院感染

医院感染是指住院患者和医院工作人员在医院内获得的感染。预防和控制医院感染的发生目前已成为临床微生物实验室的一项主要工作。

### 一、概述

#### （一）医院感染的流行病学特点

医院感染与其他感染性疾病一样，传播与流行也包括3个基本因素：感染来源、传播途径和易感人群。

**1. 感染来源**　医院感染来源于医院内的人群及环境。主要包括：①医院内已感染的患者、医院职工、探视者、陪同人员及病原携带者；②环境感染贮源，包括污染空气、医疗设备及物品、食品、水等；③动物感染源（鼠、蚊、蝇），其中鼠类是鼠伤寒沙门菌重要宿

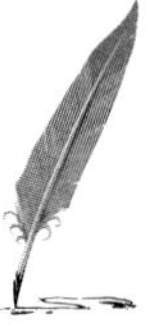

主，由于其粪便污染食品导致医院感染已有多次报道；④未彻底消毒的医疗器械、诊断及治疗用的导管、血液制品等。

**2. 传播途径** 医院感染常通过：①接触传播。患者之间、患者与医护人员之间、母亲与婴儿之间，可通过直接接触发生感染，病原体也可通过医护人员的手、被污染的医疗器械、插管、医护用品、病房内用品、公共设施等，传给其他人。②共同媒介物传播。包括经水和食物、血及血制品、医院制剂（各种液体、药液、消毒液）等媒介物受到微生物污染，经饮用和注射，可在短时间内引起多人同时感染，发生医院感染的流行或暴发。经共同媒介物传播是医院感染的重要特点。③空气传播。以空气为媒介通过微生物气溶胶而发生的传播。④昆虫传播。较少见，由蚊、蝇、蚤、蟑螂等生物媒介通过叮咬或机械性传递而传播。

**3. 易感人群** 医院感染的易感人群包括：婴幼儿、老年人、营养不良者及由各种原因引起机体免疫力低下的重症住院患者；长期使用广谱抗菌药物治疗出现菌群失调者；接受外科手术及诊疗的患者；接受各种免疫抑制剂（化疗、放疗、皮质激素、抗癌药等）及器官移植等治疗的住院患者。

### （二）常见的医院感染及病原体

**1. 常见的医院感染** 容易发生医院感染的部位是呼吸道、泌尿道、外科伤口和血流感染。

（1）呼吸道感染 可发生于所有患者，感染病原体常为内源性（定植于胃、上呼吸道和气管的微生物），也可为外源性（如污染的呼吸器械）。

（2）泌尿道感染 是最常见的医院感染，常与留置膀胱导管的使用有关。病原体为肠道正常菌群或医院获得的耐药细菌，感染率高，发病率低，但常导致菌血症和死亡。

（3）外科伤口感染 常发生在手术过程中，感染的病原体取决于手术类型、手术部位、抗菌药物使用。最主要的危险因素是手术部位污染程度、手术技巧、引流管留置、病原体致病性、其他部位的感染等。

（4）菌血症 占医院感染的小部分，病死率高，但目前发病率呈增长趋势。病原体主要来源于皮肤常居菌或暂居菌，如多重耐药的凝固酶阴性葡萄球菌和念珠菌感染呈上升趋势。

**2. 常见病原体** 几乎所有的病原体都可以导致医院感染，但医院感染的病原体常以机会致病微生物为主，多产生耐药性，且不断发生种类的变迁，20世纪50~60年代时以革兰阳性球菌为主，20世纪70~80年代后则以革兰阴性杆菌为主。近年来，由于广谱抗菌药物使用、侵入性诊疗措施的增加，表皮葡萄球菌、肠球菌、耐苯唑西林的金黄色葡萄球菌（MRSA）等多重耐药细菌分离率增高。

医院感染的常见病原体见表7-3。

**表7-3 医院感染常见病原体**

| 种类 | 病原体 |
|---|---|
| 革兰阳性球菌 | 肠球菌、金黄色葡萄球菌、凝固酶阴性葡萄球菌、链球菌属（A、B、C、D、G群）肺炎链球菌等 |
| 革兰阴性杆菌 | 不动杆菌属、大肠埃希菌、克雷伯菌属、肠杆菌属、变形杆菌属、沙雷菌属、枸橼酸菌属、沙门菌属、铜绿假单胞菌、嗜血杆菌属、军团菌属 |
| 厌氧菌 | 类杆菌、梭杆菌、丙酸杆菌、消化球菌、产气荚膜梭菌等 |

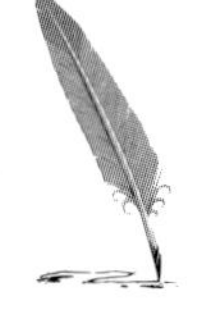

续表

| 种类 | 病原体 |
|---|---|
| 其他细菌 | 产单核细胞李斯特菌、结核分枝杆菌等 |
| 病毒 | 流感病毒、肝炎病毒、轮状病毒水痘病毒、单纯疱疹病毒、腺病毒、巨细胞病毒等 |
| 真菌 | 白假丝酵母菌、曲霉菌、新生隐球菌、毛霉菌等 |
| 寄生虫 | 疟原虫、卡氏肺囊虫、弓形虫、蓝氏贾第鞭毛虫等 |

### （三）临床微生物实验室在医院感染监测中的作用

**1. 病原诊断**　为临床快速病原学诊断（定位、定性、定量分析）提供诊断依据。

**2. 细菌的耐药性**　监测了解细菌耐药情况，及时反馈给临床，指导临床合理使用抗菌药物，减少细菌耐药性发生。

**3. 追溯感染源**　对细菌进行分型及鉴定，明确感染的来源。

**4. 对医院环境监测**　采集医院重点场所、医疗器械、用品、医护人员的标本，进行细菌培养鉴定，了解病原菌在环境中的贮源和院内消毒灭菌质量。

**5. 加强与临床联系**　指导临床正确采集、运送、处理标本。

**6. 定期培训**　参加医院感染问题的研究及医院感染的培训工作。

## 二、医院感染的监测与控制

医院感染监测是指长期、系统、连续地收集、分析医院感染在一定人群中的发生、分布及其影响因素，并将监测结果报送和反馈给有关部门和科室，为医院感染的预防、控制和管理提供科学依据。在此主要介绍医院感染的微生物监控。

### （一）医院空气中细菌监测

**1. 采样及检查原则**　采样后必须尽快对样品进行相应指标的检测，送检时间不得超过6小时，若样品保存于0~4℃条件时，送检时间不得超过24小时。

**2. 空气采样及检查方法**　①采样时间：选择消毒处理后与进行医疗活动之前进行采样。②采样高度：与地面垂直高度80~150cm。③布点方法：室内面积=30m$^2$者，设一条对角线上取3点，即中心一点、两端各距墙1m处各取一点；而室内面积>30m$^2$者，设东、西、南、北、中5点，其中东、西、南、北点距墙1m。④采样方法：用9cm直径普通营养琼脂平板在采样点暴露5分钟或15分钟后送检培养。⑤细菌菌落总数检查，计算公式如下：

$$空气细菌菌落总数(cfu)/m^3=\frac{5000N}{AT}$$

式中，A：平板面积（cm$^2$）；T：平板暴露时间（分钟）；N：平均菌落数（cfu平板）。

### （二）物体表面细菌监测

**1. 采样时间**　选择消毒处理后4小时内进行采样。

**2. 采样面积**　被采表面<100cm$^2$，取全部表面；被采表面=100cm$^2$，取100cm$^2$。

**3. 采样方法**　用5cm×5cm的标准灭菌规格板，放在被检物体（台面、地板、墙壁等）表面，用浸有无菌生理盐水采样液的棉拭子1支，在规格板内横竖往返各涂抹5次，并随之转动棉拭子，连续采样1~4个规格板面积，剪去手接触部分，将棉拭子放入装有10ml采样

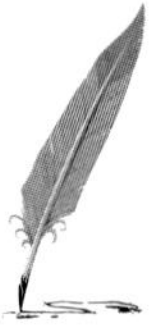

液的试管中送检。门把手等小型物体则采用棉拭子直接涂抹物体的方法采样。

**4. 细菌菌落总数检查** 计算公式如下：

$$物体表面细菌菌落总数(cfu)/cm^2=\frac{平板上平均菌落数\times稀释倍数}{采样面积(cm^2)}$$

### （三）医护人员手细菌监测

**1. 采样时间** 在接触患者、从事医疗活动前进行采样。

**2. 采样面积及方法** 被检人五指并拢，将浸有无菌生理盐水采样液的棉拭子一支在双手指曲面从指根到指端来回涂擦各两次（一只手涂擦面积约30cm$^2$），并随之转动采样棉拭子，剪去手接触部位，将棉拭子放入装有10ml采样液的试管内送检。采样面积按平方厘米（cm$^2$）计算。

**3. 细菌菌落总数检查** 计算公式如下：

$$手细菌菌落总数(cfu)/cm^2=\frac{平板上菌落总数\times稀释倍数}{30\times2}$$

2012年我国颁布的医院空气、物体表面和医护人员手的卫生标准见表7–4。

**表7–4 医院各类环境空气、物体表面、医护人员手细菌菌落总数卫生标准**

| 环境类别 | 范围 | 空气平均菌落数 | | 物体表面 | 医护人员手 |
|---|---|---|---|---|---|
| | | cfu/皿 | cfu/m$^3$ | cfu/cm$^2$ | cfu/cm$^2$ |
| Ⅰ类 | 层流洁净手术室 | 符合GB 50333要求 | =10 | =5.0 | =5.0 |
| | 层流洁净病房 | =4.0（30分钟） | | =5.0 | =5.0 |
| Ⅱ类 | 普通手术室、产房、婴儿室、早产室、普通保护性隔离室、供应室无菌区、烧伤病房、重症监护病房 | =4.0（15分钟） | =200 | =5.0 | =5.0 |
| Ⅲ类 | 儿科病房、妇产科检查室、注射室、换药室、治疗室、供应室清洁区、急诊室、化验室、各类普通病房和房间 | =4.0（5分钟） | =500 | =10.0 | =10.0 |
| Ⅳ类 | 传染病科及病房 | =4.0（5分钟） | – | =15.0 | =15.0 |

### （四）医疗用品细菌监测

**1. 采样时间** 在消毒或灭菌处理后，存放有效期内采样。

**2. 采样量及方法** 可用破坏性方法取样的医疗用品，如输液（血）器、注射品和注射针等均参照《中华人民共和国药典》（现行版）无菌检查法规定执行。对不能用破坏性方法取样的特殊医疗用品，可用浸有无菌生理盐水采样液的棉拭子在被检物体表面涂抹采样。被采表面<100cm$^2$，取全部表面；被采表面≥100cm$^2$，取100cm$^2$。

**3. 无菌检查** 按《中华人民共和国药典》（现行版）无菌检查法规定执行。

**4. 细菌菌落总数检查**

### （五）使用中消毒剂与无菌器械保存液细菌监测

**1. 采样时间** 采取更换前使用中的消毒剂与无菌器械保存液。

**2. 采样量及方法** 在无菌条件下，用无菌吸管吸取1ml被检样液，加入9ml稀释液中混

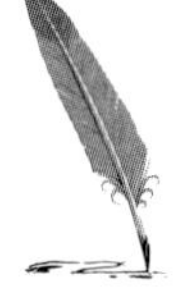

匀，对于醇类与酚类消毒剂，稀释液用普通营养肉汤即可；对于含氯消毒剂、含碘消毒剂、过氧化物消毒剂，需在肉汤中加入0.1%硫代硫酸钠；对于氯己定、季铵盐类消毒剂，需在肉汤中加入3%（W/V）吐温80和0.3%卵磷脂；对于醛类消毒剂，需在肉汤中加入0.3%甘氨酸；对于含有表面活性剂的各种复方消毒剂，需在肉汤中加入3%（W/V）吐温80，以中和被检样液的残效作用。

**3. 细菌菌落总数检查**

**4. 结果分析** 平板上有菌生长，证明被检样液有残存活菌，若每个平板菌落数在10个以下，仍可用于消毒处理（但不能用于灭菌），若每个平板菌落数超过10个，说明每毫升被检样液含菌量已超过100个，即不宜再用。

### （六）消毒灭菌效果的监测

**1. 压力蒸汽灭菌效果的监测** 常用生物指示法，指示菌为嗜热脂肪杆菌芽孢（ATCC 7593或SSI K31）菌片，含菌量为$5\times10^5$~$5\times10^6$cfu/片，此菌在（121±0.5）℃饱和蒸汽中存活时间为3.9分钟，杀灭时间为19分钟。将嗜热脂肪杆菌芽孢菌片两个分别放入灭菌小纸袋内，置于标准试验包中心部位。放入灭菌柜室内，上、中层中央和排气口处各放置一个标准试验包；手提压力蒸汽灭菌器放入底部。经一个灭菌周期后，在无菌条件下，将其取出，投入溴甲酚紫葡萄糖蛋白胨水培养基中，56℃培养48小时，观察培养基颜色变化。培养基不变色，判定为灭菌合格。培养基由紫色变为黄色时，判定为灭菌不合格。

**2. 紫外线杀菌效果监测** 常用紫外线强度计来测定。生物指示剂为枯草杆菌黑色变种芽孢（ATCC 9372），含菌量为$10^5$~$10^6$cfu/片。根据对照菌片和照射菌片的回收菌数，计算一定时间的杀菌率，要求试验微生物的杀菌率达到99.9%以上。

**3. 化学消毒剂及其消毒效果的监测** 用于监测的指示微生物有：①细菌，金黄色葡萄球菌（ATCC 6538）、大肠埃希菌（8099或ATCC 25922）、枯草杆菌黑色变种芽孢（ATCC 9732）；②白假丝酵母菌（ATCC 10231）；③乙型肝炎表面抗原，纯化抗原（1.0mg/ml）。

检测方法包括中和试验、消毒剂定性消毒试验、消毒剂定量消毒试验、消毒剂杀菌能量试验和乙型肝炎表面抗原（HBsAg）抗原性破坏试验。

消毒效果评价标准：对细菌和真菌的杀灭率=99.9%，对HBsAg，将检测方法灵敏度$10^4$倍或$5\times10^4$倍（载体试验）的HBsAg抗原性破坏，可判为消毒合格。对枯草杆菌黑色变种芽孢全部杀灭，可判为灭菌合格。在实际应用中消毒效果评价以有机物保护试验的最低浓度和最短时间为该消毒剂达到实用消毒所需的浓度和时间。

## 本章小结

感染是指病原微生物侵入宿主体内，生长繁殖，产生毒性产物，同时与宿主细胞之间相互作用，引起宿主出现病理变化的过程。病原生物致病性的强弱与病原生物的毒力因子、侵入机体的数量、侵入的途径、机体的免疫力和环境因素密切相关。

医院感染包括外源性和内源性感染，医院感染检测的重点内容是病原体诊断、耐药菌株检测、消毒灭菌质量监控、医院环境和易感人群监测。

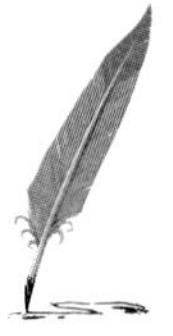

扫码“练一练”

## 习题

### 一、单项选择题

1. 下列选项中与细菌毒力有关的物质是

A. 细胞壁和细胞膜　　B. 荚膜和鞭毛
C. 侵袭力和毒素　　D. 分解代谢产物
E. 侵入机体的途径

2. 下列选项是神经毒素的是

A. 痉挛毒素　　B. 白喉毒素
C. 霍乱肠毒素　　D. 致热外毒素
E. 表皮剥脱毒素

3. 下列选项是细胞毒素的是

A. 痉挛毒素　　B. 肉毒毒素
C. 霍乱肠毒素　　D. 致热外毒素
E. 金黄色葡萄球菌产生的肠毒素

4. 外毒素的化学本质是

A. 蛋白质　　B. 脂多糖　　C. 糖蛋白　　D. 核酸　　E. 肽聚糖

5. 内毒素的化学本质是

A. 蛋白质　　B. 脂多糖　　C. 糖蛋白　　D. 核酸　　E. 肽聚糖

6. 下列有关内毒素的叙述，不正确的是

A. 热稳定性差　　B. 毒性较弱，毒性效应相似
C. 免疫原性弱　　D. 主要有革兰阴性菌产生
E. 细菌裂解后释放

7. 下列有关外毒素的叙述，正确的是

A. 毒性强，对组织细胞有选择性毒害作用
B. 毒性较弱，毒性效应相似
C. 免疫原性弱
D. 主要有革兰阴性菌产生
E. 细菌裂解后释放

8. 下列哪种病原体是多途径感染的

A. 破伤风梭菌　　B. 结核分枝杆菌
C. 脑膜炎奈瑟菌　　D. 甲肝病毒
E. 乙脑病毒

9. 下列属于菌血症的是

A. 破伤风　　B. 白喉
C. 伤寒　　D. 金黄色葡萄球菌引起的肝脓肿
E. 铜绿假单胞菌引发的感染

10. 下列属于败血症的是

A. 破伤风　　B. 白喉
C. 伤寒　　D. 金黄色葡萄球菌引起的肝脓肿

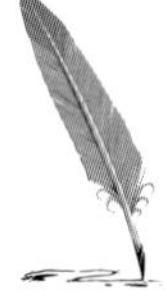

E. 铜绿假单胞菌引发的感染

11. 下列属于脓毒血症的是

A. 破伤风　　B. 白喉

C. 伤寒　　D. 金黄色葡萄球菌引起的肝脓肿

E. 铜绿假单胞菌引发的感染

12. 下列属于毒血症的是

A. 破伤风　　B. 铜绿假单胞菌引发的感染

C. 伤寒　　D. 金黄色葡萄球菌引起的肝脓肿

E. 以上都不正确

13. 下列与机体对病原体的抵抗力无关的是

A. 完整的皮肤　　B. 血脑屏障

C. 分泌黏液层　　D. 体表面积

E. 正常菌群

14. 对胞内寄生菌感染的免疫为

A. 抗毒素免疫　　B. 固有免疫

C. 中和免疫　　D. 细胞免疫

E. 溶菌免疫

15. 从病原菌侵入机体到开始出现临床症状为止的时期是

A. 潜伏期　　B. 前驱期　　C. 症状明显期　　D. 发病期　　E. 恢复期

16. 引起医院内交叉感染的细菌，最常见的是

A. 志贺菌属　　B. 结核分枝杆菌

C. 金黄色葡萄球菌　　D. 乙型溶血性链球菌

E. 沙门菌属

17. 临床微生物实验室在医院感染监测中的作用不包括

A. 监测细菌耐药　　B. 诊断病原

C. 监测消毒灭菌　　D. 监测医院环境卫生

E. 建立医院防感染体系

**二、简答题**

某医院一名甲状腺腺瘤患者术后3天出院，10天发现手术部位深部脓肿。

请问：

此感染是否属于医院感染？

（陈　莉）

扫码"学一学"

# 第八章

# 细菌的分类与命名

**学习目标**

1. **掌握** 细菌分类等级中种、型、菌株的概念。
2. **熟悉** 细菌的分类等级和分类方法。
3. **了解** 细菌的命名原则和方法。
4. 能运用细菌的分类等级进行临床分离病原菌的统计。

---

**案例讨论**

**【案例】**

某临床微生物实验室在一个月对来自420位患者的420份标本进行微生物检验，阳性标本365份，该实验室统计上报该院临床分离病菌数为365株，其中大肠埃希菌105株，肺炎克雷伯菌85株，金黄色葡萄球菌95株，屎肠球菌80株。

**【讨论】**

1. 怎样确定细菌为哪一株？
2. 按照细菌分类等级，大肠埃希菌属于何分类等级的名称？

## 第一节　细菌分类学概述

细菌分类学是指研究细菌分类、命名和鉴定的一门科学。

### 一、基本概念

**1. 细菌分类**　是根据每种细菌各自的特征，并按照它们的亲缘关系分门别类，以不同等级编排成系统。细菌分类包括表型分类法、遗传学分类法和化学分类法。

**2. 细菌命名**　在分类基础上，按照细菌命名法规给予每种细菌一个科学名称。以便在生产和临床实践及科学研究工作中能相互交流。

**3. 细菌鉴定**　鉴定是指确定一个新的分离物是否归属于已经命名的分类单元的过程。若与已知细菌相同即采用已知细菌的名称，不同则按命名规则确定一个新名称

### 二、分类单元与等级

细菌分类的等级从高到低依次为界、门、纲、目、科、属、种。界是细菌分类单元的

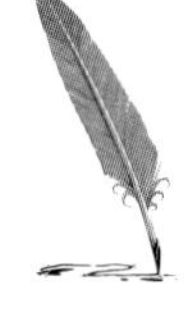

最高等级，细菌属于原核生物界。种是最基本的分类单元，将生物学性状基本相同的细菌群体归为一个菌种；性状相近、关系密切的若干菌种组成一个菌属；相近的属归为一科；依次类推。有时在两个主要分类单元之间，可添加次级的分类单位，如亚门、亚纲、亚科、亚属和亚种等，科和属之间还可添加族这一分类单位。临床细菌学检验中常用的分类单位是科、属、种。

**考点提示**　细菌分类时最基本的分类单元是种。

除上述国际公认的分类单元及其等级外，在细菌分类中，还常使用非正式的分类术语，如种或亚种以下常有型、菌株；种以上常用群、组、系等类群名称。

群：泛指均有某种共同特性的一群（组）不同个体，例如用血清反应将链球菌分为若干群，以菌体抗原特性不同将沙门菌属分为若干群。

亚种：是指某些特性与典型种比较有明显差异的细菌。变种是亚种的同义词，因易引起混乱，《国际细菌命名法规》已规定其无地位，不主张使用。

型：是亚种以下的细分，当同种或同亚种不同菌株之间的性状差异，不足以分为新的亚种时，可以细分为不同的型。按区分方法不同，有根据抗原结构不同的血清型，根据生化反应和其他某些生物学性状不同的生物型，对噬菌体和细菌素的敏感性不同的噬菌体型和细菌素型等。

菌株：是指同种不同来源的纯培养物。它们的性状可以完全相同，也可以有某些差异。具有某种细菌典型的生物学特征的菌株称为该菌的标准菌株（standard strain）或模式菌（type strain），在细菌的分类、鉴定和命名时都以标准菌株为依据，也是微生物检验质量控制的标准菌株。

### 三、细菌命名法

1990年修订的《国际细菌命名法规》是目前国际上公认的细菌命名法规。按照法规规定，细菌的命名采用“拉丁文双命名法”，一个细菌种的科学名称（学名）由一个属名和一个种名组成。属名在前，是名词，首字母大写；种名在后，是形容词，应小写；两者均用斜体字。属名亦可不将全文写出，只用第一个大写字母代表，如M.tuberculosis，S.typhi等。通常以细菌的某种显著特征，如最初发现该菌的地点或以对细菌工作有巨大贡献的细菌学家或学者的姓氏或以疾病的名称作为细菌的名称。

有时泛指某一属的细菌，而不是特指其中的某个菌种，则可在属名之后加上sp，如Mycobacterum sp，Salmonella sp.即表示分枝杆菌属和沙门菌属的细菌（sp.代表菌种species，复数用spp.）。

细菌学名的中文译名则种名在前，属名在后。例如：Mycobaterum tuberculosis（结核分枝杆菌），Salmonella typhi（伤寒沙门菌）等。

## 第二节　细菌分类方法

细菌的分类方法是在对细菌的大量分类标记进行综合分析的基础上进行的，用做细菌的分类依据有形态学、生理学、生物化学、免疫学和遗传学等方面特征。依据分类特征的

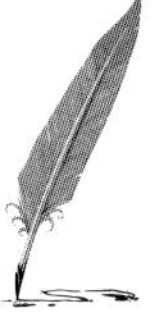

不同，细菌分类方法主要有表型特征分类法、遗传学分类法和化学分类法，在此主要介绍常用的表型特征分类法和遗传学分类法。

## 一、表型特征分类法

细菌的形态、染色性以及细菌的特殊结构是最早和最基本的表型分类依据，细菌的生理生化特征如生长繁殖条件、营养要求、需氧或厌氧、色素、抵抗力、有机酸盐和铵盐利用、糖类代谢、蛋白质和氨基酸代谢等也一直作为分类的主要依据。目前，以生理生化等表型特征作为细菌分类方法的有两种：即传统分类法和数值分类法。

**1. 传统分类法** 选择细菌一些稳定的生物学性状，如细菌的形态结构、染色性、培养特性、生化反应、抗原性作为分类依据。目前其具体分类细菌的方法是：以细菌细胞壁的结构特点作为最高级的分类依据，细菌形态、革兰染色性、鞭毛及代谢特点等作为次高级的分类依据，科属种水平的分类主要依据生化特征和抗原结构。这种分类方法使用方便，分类较为明确，但有一定的盲目性和主观性。

**2. 数值分类法** 20世纪60年代，随着计算机的开发应用而发展了数值分类法，它是利用计算机对细菌的各种生物学性状按照“等重要原则”进行分类处理，即将一系列细菌的大量表型特征（一般需选择50项以上的生理生化特性）不分主次，放在相同的地位上进行比较，确定其相似率而分种（一般种的水平相似率>80%），并确定各种细菌的亲缘关系定属。目前使用的半自动及全自动细菌鉴定系统多采用数值分类法原理鉴定细菌。

## 二、遗传学分类法

细菌的遗传学分类法是通过对细菌个体DNA、RNA和蛋白质进行研究而分类的方法。主要有下列几种。

**1. DNA（G+C）mol%含量测定** DNA分子是由两条多核苷酸链组成的双螺旋结构，两条链上的单核苷酸中的四种碱基按G–C、A–T的规律配对，故四种碱基的总分子含量为100。测定其中G+C或A+T的分子含量，能反映出细菌间DNA分子的同源程度，一般以G+C分子含量比例作为细菌分类标记。不同菌属间的（G+C）mol%含量差异很大，在25%~80%之间；同一种细菌（G+C）mol%含量相对稳定，不受菌龄、培养条件和其他外界因素影响，亲缘关系越近的细菌，（G+C）mol%含量相同或近似。目前认为种内菌株间（G+C）mol%含量相差不能超过4%~5%，属内菌株间相差不超过10%~15%。（G+C）mol%的分类学意义主要针对（G+C）mol%不同的细菌，对含量相同细菌的亲缘关系，不能做出简单的判断，是否真正同源，需要碱基序列分析和比较。

目前测定（G+C）mol%的技术很多，主要有加热变性法和浮力密度法。其中加热变性法因其操作方便、重复性好而最为常用。加热变性的DNA由于双链DNA分开，使$A_{260}$紫外吸收度增加。紫外吸收度的增加与解链程度成正比。用$T_m$表示DNA分子中50%解链时的温度，$T_m$随（G+C）mol%的含量线性增加。在通常条件下，（G+C）mol%为40%的DNA其$T_m$约为87℃，（G+C）mol%每增加1%，$T_m$约增加0.4℃，因此可通过$T_m$测定（G+C）mol%。

**2. DNA相似度测定** 亲缘关系越近的细菌，其DNA（G+C）mol%含量相同或近似，但（G+C）mol%含量相同或近似的细菌，其亲缘关系不一定相近。因为（G+C）mol%含量不能反映其碱基序列。要比较两种细菌的DNA分子碱基序列是否相同，就应做两种细菌DNA分子相似度测定。方法是利用DNA分子杂交技术测定DNA的相似度。其基本步骤是

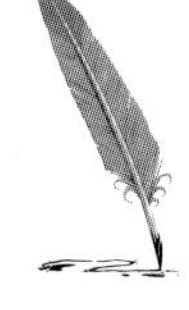

先提取菌株DNA，加热变性解链，然后将两种变性DNA（其中一种为标记细菌DNA）混合后在适宜的温度下复性，得到杂交的双螺旋DNA分子，测定其双螺旋分子的结合率，结合率的高低反映了菌种之间DNA碱基序列的相似程度和亲缘关系的远近。

DNA相似度测定时，同一菌种的结合率为100%，80%~90%的同源性为同一种内同一亚种的细菌，60%~70%的同源性则为同一种内不同亚种的细菌，20%~60%的同源性则认为是同一属中的不同菌种。DNA同源性分析适用于种水平的分类。1987年国际细菌学委员会规定，DNA同源性≥70%为细菌种的界限。

**3. rRNA同源性分析**　rRNA广泛存在于各种细菌中，由高度保守区和可变区组成，其碱基序列稳定、变化缓慢，是目前研究系统进化关系的最好分子。细菌中有23S、16S和5S三种rRNA序列，其中16S rRNA由于其核苷酸数目适中、信息量大、具有高度稳定性、易于提取和分析，而成为理想的研究对象。分析的基本原理是：用RNA酶水解rRNA后，可产生一系列寡核苷酸片段，分析寡核苷酸的碱基序列可测出rRNA的相关性，绘制各类群关系的进化树指纹图谱，两株细菌的亲缘关系越近，其产生的寡核苷酸片段序列也越相近，从而确定种系的发生关系。

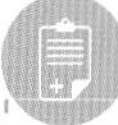

**知识拓展**

细菌分类系统有多种，目前国际普遍采用的是伯杰（Bergey）分类系统。《伯杰鉴定细菌手册》（Bergey's Manual of Determinative Bacteriology）是伯杰分类系统的标准指南，1923年出版手册的第1版以来，每隔四五年修订一次，至1994年已出版至第9版。从1984年起将其改版易名为《伯杰系统细菌学手册》，2001年起《伯杰系统细菌学手册》的分类体系按16S rRNA系统发育进行编排。

## 本章小结

细菌分类是根据每种细菌各自的特征，并按照它们的亲缘关系分门别类，以不同等级编排成系统。细菌分类等级由高到低是界、门、纲、目、科、属、种。常用的细菌分类方法主要有表型特征分类法、遗传学分类法。临床病原菌鉴定一般要求鉴定种、属。细菌命名是在细菌分类基础上，按照细菌命名法规给予每种细菌一个科学名称，细菌学名采用"拉丁文双命名法"，具有拉丁化文字的形式和明确分类等级的种名属名组成。

## 习　题

扫码"练一练"

**一、单项选择题**

1. 细菌分类等级中最基本的分类单元是

A. 属　B. 种　C. 科　D. 型　E. 菌株

2. 依据同种细菌免疫原性的差异分类的单元是

A. 属　B. 亚种　C. 型　D. 培养物　E. 菌株

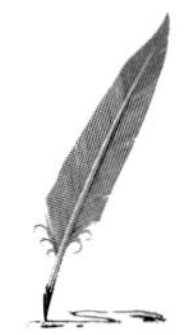

3. 具有某种细菌典型的生物学特征的菌株称

A. 培养物　B. 质控菌株　C. 标准菌株　D. 菌株　E. 血清型

4. 按照数值分类法，同种细菌的表型特征相似度应达

A. >80%　B. >70%　C. >90%　D. >75%　E. 100%

5. 某临床微生物实验室从两位患者的痰标本中均分离出肺炎克雷伯菌，统计为

A. 1株　B. 2株　C. 1型　D. 2型　E. 1种

6. 性状相近、关系密切的若干菌种归为

A. 属　B. 种　C. 科　D. 目　E. 群

**二、简答题**

细菌鉴定和细菌分类的主要区别是什么？

（吴正吉）

# 第九章

# 常见病原性球菌鉴定

**学习目标**

1. **掌握** 葡萄球菌属、链球菌属、肠球菌属、奈瑟菌属的主要生物学性状及微生物学检验方法、鉴定依据。

2. **熟悉** 葡萄球菌、链球菌、肠球菌的临床意义。

3. **了解** 常见病原性球菌的分类。

4. 能选择适宜试验项目对常见病原性球菌进行检验。

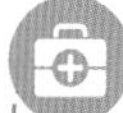

**案例讨论**

**【案例】**

患者，男，7岁，因突然高热（40.5℃）急诊入院。其母亲诉说其颈项强直，嗜睡，胸腹部出现红疹，逐渐融合成一片片瘀斑，并出现喷射状呕吐。腰穿刺检查显示脑脊液浑浊，有大量中性粒细胞和革兰阴性球菌，成双排列。

**【讨论】**

1. 该患者可能被哪种病原性球菌感染？

2. 临床上常见致病的球菌有哪些？

球菌是细菌中的一大类，广泛分布于自然界和人的体表及与外界相通的腔道中。与医学有关的需氧或兼性厌氧球菌有9个菌属，此类细菌可引起化脓性炎症，故又称为化脓性球菌。根据革兰染色性的不同，将球菌分为革兰阳性球菌和革兰阴性球菌两类，前者主要包括葡萄球菌属、链球菌属及肠球菌属等，后者主要有奈瑟菌属等。

## 第一节 葡萄球菌属

扫码“学一学”

葡萄球菌属（*Staphylococcus*）是一类触酶试验阳性的革兰染色阳性球菌，包括金黄色葡萄球菌、表皮葡萄球菌、腐生葡萄球菌、溶血葡萄球菌等35个种，17个亚种，因其常堆积成葡萄串状而得名。广泛分布于自然界，大多数无致病性，并构成人体的正常菌群。金黄色葡萄球菌为其中最重要的致病菌，是引起医院感染的重要微生物，为最常见的化脓性球菌。近年来表皮葡萄球菌等凝固酶阴性的葡萄球菌在临床感染中有上升的趋势。

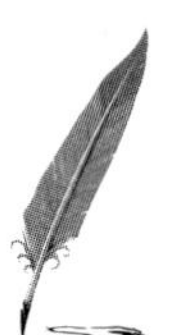

## 一、生物学特性

### （一）形态与染色

本属细菌革兰染色呈阳性，菌体球形，直径0.5~1.5μm。呈葡萄状排列（图9-1）。无鞭毛，无芽孢，除少数菌株外一般不形成荚膜。当其衰老、死亡、在陈旧培养物中或被白细胞吞噬后，菌体常转成革兰阴性。

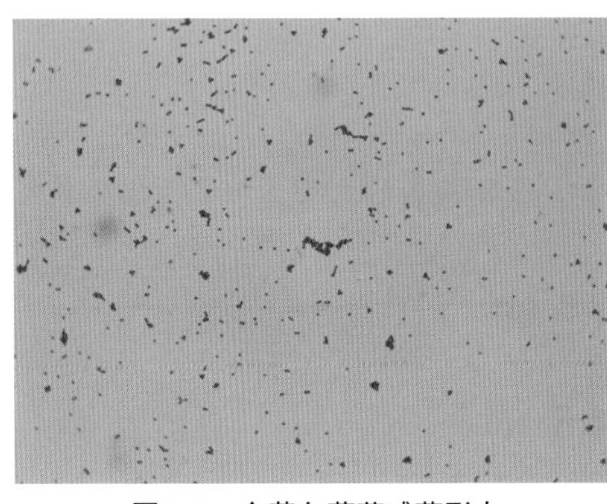

**图9-1　金黄色葡萄球菌形态**

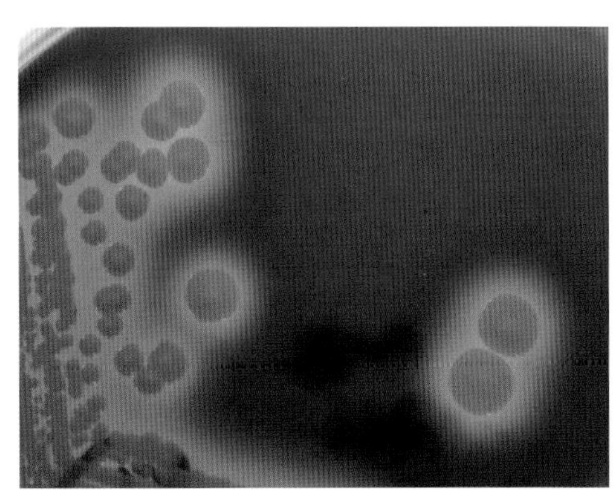

**图9-2　金黄色葡萄球菌菌落**

### （二）培养特性

需氧或兼性厌氧，营养要求不高，在普通培养基上生长良好，最适生长温度35~37℃，最适pH 7.4~7.6。在普通琼脂平板上孵育24~48小时，形成直径2mm左右的圆形、凸起、边缘整齐、表面光滑湿润、不透明的菌落。不同种类的菌株可产生不同的脂溶性色素，如金黄色、白色、柠檬色等。金黄色葡萄球菌在血琼脂平板上形成的菌落较大，为金黄色、光滑整齐、微隆起、不透明，周围形成明显的透明溶血环（β-溶血）（图9-2）。其中有小菌落变异株，生长缓慢，菌落较小，易与β-溶血性链球菌的菌落相混淆。某些菌株耐盐性强，能在含10%~15% NaCl的培养基中生长。在肉汤中培养24小时后呈均匀混浊生长。

### （三）生化反应

葡萄球菌的生化反应较活泼。触酶阳性，能分解多种糖类如葡萄糖、麦芽糖和蔗糖，产酸不产气。致病菌株可分解甘露醇产酸，产生血浆凝固酶，耐热DNA酶阳性。

### （四）抗原构造

葡萄球菌的抗原结构较复杂，主要有葡萄球菌A蛋白（staphylococcal protein A，SPA），属于完全抗原，具有种属特异性，存在于葡萄球菌细胞壁中。SPA具有抗吞噬作用，可与人类IgG的Fc段非特异性结合，而不影响Fab段与特异性抗原结合，故可作为载体，结合特异性抗体后，通过协同凝集试验检测多种微生物抗原。另一种是多糖抗原，属于半抗原，具有型特异性，存在于细胞壁中。

### （五）分类

葡萄球菌属现有35种，其中，金黄色葡萄球菌、表皮葡萄球菌、腐生葡萄球菌分别代表了致病性、正常菌群或机会致病菌以及非致病性葡萄球菌。临床上常以是否产生血浆凝固酶，将葡萄球菌分为凝固酶阳性和凝固酶阴性葡萄球菌（coagulase negative

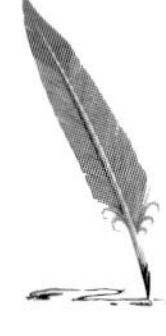

staphylococcus，CNS）两大类。

### （六）抵抗力

葡萄球菌是无芽孢的细菌中抵抗力最强的，耐热、耐干燥，加热80℃ 30分钟才能将其杀死，在干燥的脓汁中可生存数月。5%苯酚溶液、0.1%氧化汞中10~15分钟死亡。耐盐性强，能在含10%~15% NaCl琼脂中生长。对青霉素、金霉素、红霉素等敏感，该菌易产生耐药性。近年来，对青霉素G的耐药菌株已达到90%以上，尤其是耐甲氧西林金黄色葡萄球菌（methicillin resistant staphylococcus aureus，MRSA）已成为医院感染最常见的致病菌。

**知识链接**

MRSA是指对异唑青霉素（如甲氧西林、苯唑西林和氟氯西林）耐药的金黄色葡萄球菌菌株，目前也被称为“超级细菌”。具有广谱耐药性，对β-内酰胺类和头孢类抗生素均耐药，对氨基糖苷类、大环内酯类、四环素类、氟喹诺酮类、磺胺类、利福平可产生不同程度的耐药，对万古霉素敏感。

## 二、临床意义

葡萄球菌感染的特点是感染部位组织的化脓、坏死和形成脓肿。凝固酶阳性的金黄色葡萄球菌是人类重要的致病菌，可通过外源或内源性感染途径引起感染。能产生多种致病物质，包括葡萄球菌溶血毒素、杀白细胞素、耐热肠毒素、表皮剥脱毒素、毒素休克综合征毒素，以及血浆凝固酶、耐热DNA酶等。所致疾病包括：①侵袭性疾病（化脓性感染）。细菌通过多种途径侵入机体，引起局部组织感染，如疖、痈、毛囊炎、伤口化脓及脓肿等。也可引起各种器官化脓性感染，如气管炎、肺炎、骨髓炎等。亦可引起全身性感染，如败血症、脓毒血症等。②毒素性疾病。可通过产生不同毒素，引起食物中毒、烫伤样皮肤综合征、中毒性休克综合征等。现认为，长期使用广谱抗生素等原因导致菌群失调症引发的假膜性肠炎主要由艰难梭菌引起，金黄色葡萄球菌仅为伴随菌。

凝固酶阴性葡萄球菌是人体皮肤黏膜的正常菌群，已成为重要的条件致病菌和免疫受损患者的感染菌，也是医院感染的主要病原菌之一。其中表皮葡萄球菌可引起人工瓣膜性心内膜炎、静脉导管感染、腹膜透析性腹膜炎、血管相关感染和人工关节感染等。腐生葡萄球菌主要引起女性泌尿系统感染、前列腺炎及败血症等。

葡萄球菌感染后，机体所获免疫力不强，难以防止再次感染。加强卫生宣传教育，讲究个人卫生，及时处理皮肤创伤，可预防葡萄球菌感染。根据药敏试验选择抗菌药物可治疗葡萄球菌感染。

## 三、微生物学检验

### （一）标本采集

根据葡萄球菌感染所致的疾病不同，可采集脓液、渗出液、伤口分泌物、血液、粪便、痰液以及脑脊液等。食物中毒采集粪便、呕吐物或剩余的食物。

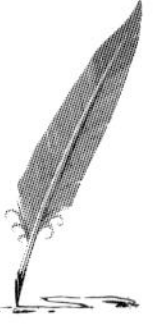

## （二）检验程序

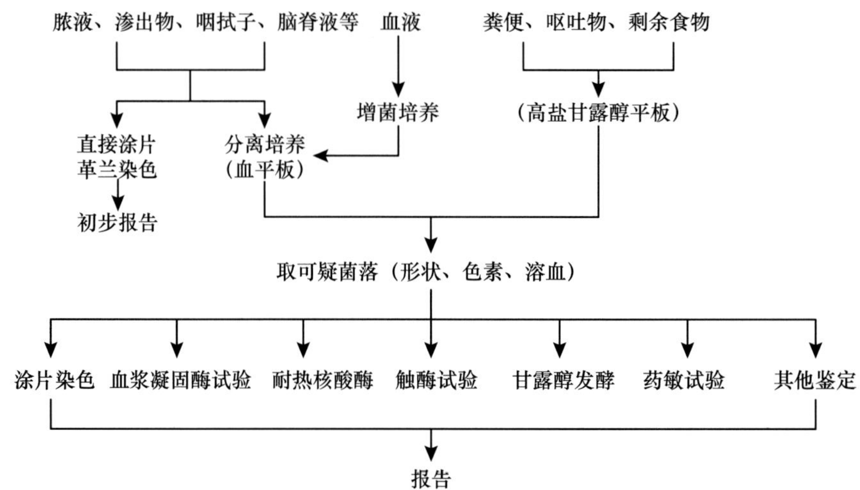


图9-3　葡萄球菌属检验程序

## （三）检验方法

**1. 形态检查**　取脓汁、痰、渗出物和脑脊液（离心后取沉渣）涂片，经革兰染色后镜检，若查见革兰阳性球菌呈葡萄状排列，可做出："查见革兰阳性球菌，葡萄串状排列，疑为葡萄球菌"的初步报告。正常情况时无菌体液如脑脊液、关节穿刺液等查见细菌有重要价值，其他体液标本若同时伴有炎性细胞也有参考价值。

**2. 分离培养与鉴定**

（1）分离培养　血液标本（静脉血约5ml）注入50ml葡萄糖肉汤增菌培养，如增菌液发生混浊、内有胶胨样凝块等现象，进一步转种血琼脂平板进行分离培养。脓液、分泌物、尿液等标本直接接种血平板（尿液标本必要时行细菌菌落计数）。有污染标本如粪便、呕吐物，接种高盐甘露醇平板，置35℃培养。血平板上，金黄色葡萄球菌菌落为金黄色或柠檬色、周围有明显的β-溶血环。表皮葡萄球菌菌落无色素或白色色素。腐生葡萄球菌菌落白色或柠檬色。高盐甘露醇平板上，金黄色葡萄球菌菌落呈黄色。取上述可疑菌落，经镜检证实为革兰阳性球菌、葡萄状排列，则做进一步鉴定。

（2）鉴定

1）触酶试验　葡萄球菌属阳性，链球菌属为阴性。

2）血浆凝固酶试验　血浆凝固酶是金黄色葡萄球菌所产生的一种与其致病性有关的侵袭性酶，分游离型和结合型两种。可分别用试管法和玻片法检测。玻片法用于粗筛，若玻片法为可疑或阴性结果，还需用试管法确证。

**考点提示**　血浆凝固酶是鉴定葡萄球菌有无致病性的主要指标。

3）甘露醇发酵试验　金黄色葡萄球菌为阳性。

4）新生霉素敏感试验　用于凝固酶阴性的葡萄球菌的鉴别，新生霉素耐药者多为腐生葡萄球菌，敏感者为表皮葡萄球菌。

5）肠毒素检测　食物中毒患者标本中分离出的金黄色葡萄球菌还需检测肠毒素。常以

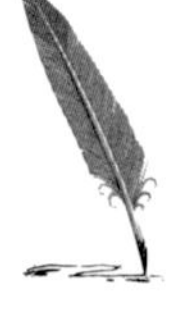

幼猫做动物实验，取食物中毒患者的呕吐物或剩余食物接种于高盐肉汤培养基，35℃孵育48小时后，煮沸30分钟，去除死菌及其他毒素。离心取上清液2ml注射到4~6周龄的幼猫腹腔内。若注射后4小时内幼猫发生呕吐、腹泻、体温升高或死亡等现象，提示有肠毒素存在的可能。用ELISA法可快速检测肠毒素，亦可用核酸杂交或和PCR技术检测葡萄球菌是否为产肠毒素的菌株。

（3）鉴别　葡萄球菌属与其他革兰阳性球菌的鉴别、葡萄球菌属内主要种类的鉴别要点见表9-1、表9-2、表9-3。

**表9-1　葡萄球菌属与微球菌属的鉴别要点**

| 鉴定项目 | 葡萄球菌属 | 微球菌属 |
|---|---|---|
| 形态、排列 | 球菌以葡萄状排列为主 | 球菌以四联排列为主 |
| 发酵葡萄糖产酸 | + | − |
| 杆菌肽（0.04μg/片） | R | S |
| 呋喃唑酮（100μg/片） | S | R |

**表9-2　葡萄球菌属与链球菌属、奈瑟菌属的鉴别要点**

| 鉴定项目 | 葡萄球菌属 | 链球菌属 | 奈瑟菌属 |
|---|---|---|---|
| 革兰染色 | $G^+$球菌 | $G^+$球菌 | $G^-$球菌 |
| 触酶试验 | + | − | + |
| 氧化酶试验 | − | − | + |

**表9-3　常见有临床意义的4种葡萄球菌的鉴别要点**

| 菌名 | 血浆凝固酶 | 耐热DNA酶 | 脲酶 | 甘露糖发酵 | 新生霉素耐药 | 多黏菌素B耐药 |
|---|---|---|---|---|---|---|
| 金黄色葡萄球菌 | + | + | d | + | − | + |
| 表皮葡萄球菌 | − | − | + | − | − | + |
| 溶血葡萄球菌 | − | − | − | − | − | − |
| 腐生葡萄球菌 | − | − | + | − | + | − |

注：d，不定

## 第二节　链球菌属

扫码“学一学”

链球菌属（*Streptococcus*）是一大群触酶试验阴性，在液体培养基中常呈链状排列的革兰阳性球菌，是引起化脓性感染的另一大类主要的病原性球菌。广泛分布于自然界、人及动物肠道和健康人的鼻咽部。链球菌属中对人类致病的主要是A群链球菌和肺炎链球菌。A群链球菌引起人类的各种化脓性炎症、猩红热、产褥热、新生儿败血症以及链球菌超敏反应性疾病如风湿热、肾小球肾炎等。肺炎链球菌引起大叶性肺炎。

### 一、生物学特性

#### （一）形态与染色

革兰染色阳性（图9-4），呈圆形或卵圆形，直径0.5~1.0μm。在液体培养基中呈链状排

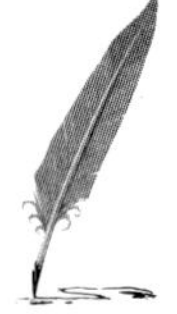

列，长短不一，与细菌的种类和生长环境有关。在固体培养基或脓汁标本中，呈短链、成双或单个散在排列，易与葡萄球菌混淆。本菌属无鞭毛、无芽孢，某些菌株在血清肉汤中可形成荚膜。

肺炎链球菌呈矛头状，坦面相对，成双排列，在机体内或含血清的培养基中可形成明显荚膜（图9-5）。

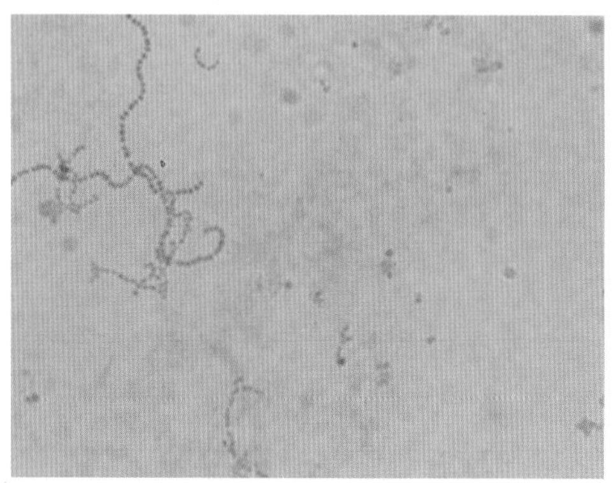

**图9-4 化脓性链球菌形态（革兰染色）**

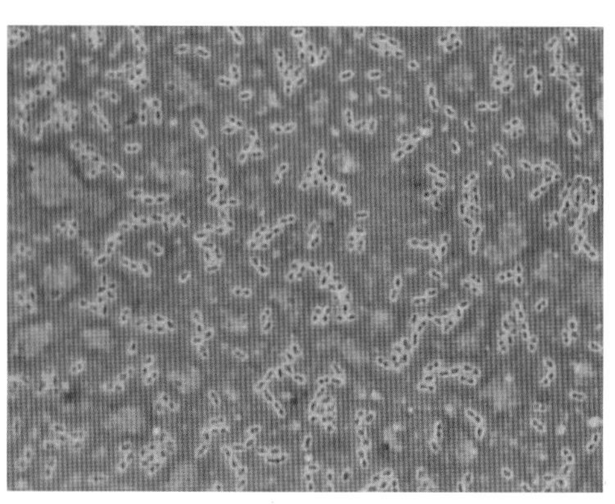

**图9-5 肺炎链球菌形态（革兰染色）**

### （二）培养特性

大多数为需氧或兼性厌氧，少数微需氧及专性厌氧。营养要求高，在含血液、血清或腹水的营养培养基中生长良好。最适pH 7.4~7.6，温度35~37℃，在5%~10% $CO_2$环境中生长更好。

（1）在液体培养基如血清肉汤中，溶血性菌株呈絮状或颗粒状沉淀生长；不溶血菌株则均匀混浊生长。

（2）在固体培养基如血琼脂平板上，经35℃培养18~24小时形成直径0.1~0.75mm、灰白色或乳白色、圆形、凸起、表面光滑、半透明或不透明的细小菌落。不同菌种在菌落周围出现不同溶血现象。

肺炎链球菌在血琼脂平板上经35℃培养18~24小时可形成细小、中央呈脐窝状（图9-6）、灰色扁平的菌落，周围形成草绿色溶血环。在液体培养中呈混浊生长，培养时间过长，可因产生自溶酶而使培养基变澄清。

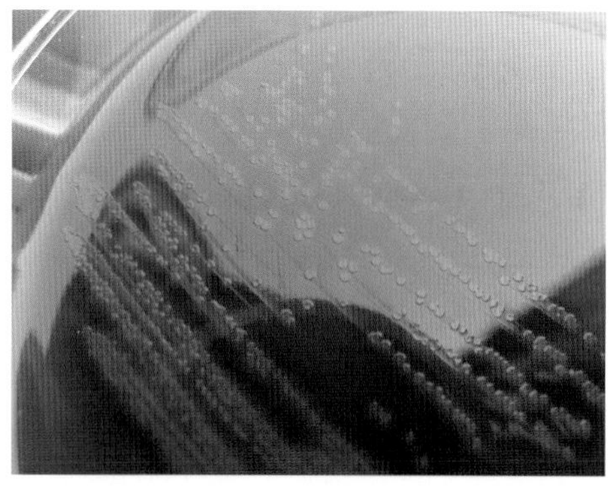

**图9-6 肺炎链球菌菌落形态（血平板）**

### （三）生化反应

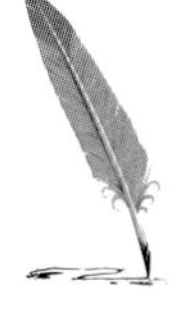

触酶阴性，能分解葡萄糖产酸不产气，对其他糖类的分解因不同菌株而异。有些链球

菌水解七叶苷、马尿酸盐及淀粉等。还有些链球菌可耐受6.5% NaCl和胆汁。

A群链球菌对杆菌肽敏感，PYR试验阳性；B群链球菌CAMP试验阳性（图9-7）；D群链球菌七叶苷试验阳性；甲型溶血性链球菌不分解菊糖，对Optochin耐药；肺炎链球菌分解菊糖，对Optochin敏感，胆盐溶菌试验阳性，荚膜肿胀试验阳性。

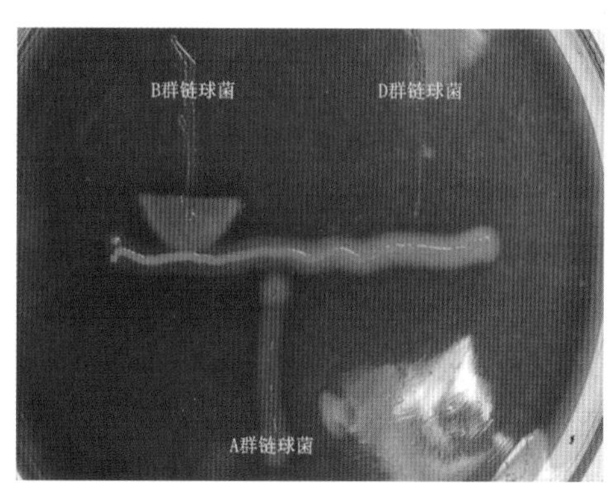


**图9-7 CAMP试验**

### （四）抗原构造

链球菌抗原结构较复杂，其中特异性抗原有以下两种。

**1. 多糖抗原或称C抗原** 具有群的特异性，是细胞壁上的多糖成分。多糖抗原是链球菌血清学分群的依据。

**2. 蛋白质抗原或称表面抗原** 具有型特异性，位于C抗原表面，是细胞壁上的蛋白质成分。与人类致病性有关的是M抗原，它是A群链球菌的主要致病物质，还是引起超敏反应性疾病的异嗜性抗原。

肺炎链球菌有毒菌株有荚膜多糖抗原，存在于荚膜中，与毒力有关。

### （五）分类

常用的链球菌分类方法有2种，即按在血琼脂平板上的溶血现象分类和按多糖抗原分类。

**1. 根据链球菌在血琼脂平板上形成的溶血现象不同分为3类** ①甲型溶血性链球菌（α－溶血，称为草绿色链球菌），菌落周围出现1~2mm宽的草绿色溶血环。此型链球菌为人体正常菌群。②乙型溶血性链球菌（β－溶血，称为溶血性链球菌），菌落周围形成宽大（2~4mm）透明的溶血环，主要是此菌产生溶血毒素导致红细胞完全溶解。此型链球菌致病性强，常引起人类和动物多种疾病。③丙型链球菌（γ－溶血，称为非溶血性链球菌），不溶血。此型链球菌一般无致病性，常分布于乳类及粪便中。

**课堂互动** 甲型溶血发生的机制是细菌产生的代谢产物将红细胞血红蛋白的$Fe^{2+}$氧化为$Fe^{3+}$，导致血红蛋白由红色变为草绿色，培养基中红细胞没有溶解破坏。

**2. 根据链球菌多糖抗原分类（Lancefield分类）** Lancefield将乙型溶血型链球菌分成A~H、K~V等20群。对人类致病的链球菌株90%属A群，B、C、D、F、G群致化脓性感染疾病较少见，在血琼脂平板上多呈现β－溶血现象。

还可根据链球菌对氧的需求分为3类，即需氧、厌氧、微需氧链球菌；亦可根据噬菌体及细菌素等方法进行分型。

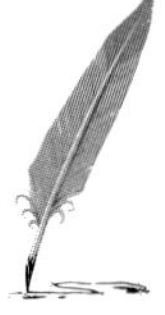

### （六）抵抗力

本菌对外界抵抗力不强，对各种的常用消毒剂敏感，60℃加热30分钟即可将其杀死。乙型溶血性链球菌对青霉素、红霉素、四环素和磺胺类药物均敏感。有荚膜的肺炎链球菌经人工传代培养后可发生S–R的变异，同时，随着荚膜的消失，毒力也随之减弱。

## 二、临床意义

A群、B群链球菌和肺炎链球菌是本属的3种重要致病菌。

**1. β–溶血链球菌** A群链球菌是致病性极强的一种链球菌，无论从何种临床标本中分离出来均应及时报告。它能产生多种毒素，如溶血毒素和红疹毒素；产生协助细菌扩散蔓延的侵袭性酶，如透明质酸酶（扩散因子）、链激酶（溶纤维蛋白酶）和链道酶（脱氧核糖核酸酶）；还有自身的致病因子，如M蛋白和脂磷壁酸等。可引起下列疾病：①化脓性感染，如急性咽炎、丹毒、脓疱病、医源性伤口感染和产后感染等；②毒素样疾病，如猩红热；③超敏反应性疾病，如风湿热和急性肾小球肾炎等。

A群链球菌产生的溶血毒素，具有溶解RBC、杀WBC及毒害心脏作用。主要有溶血毒素O、S两种。①溶血毒素O（SLO）：溶血活性易被氧灭活。其免疫原性很强，可刺激机体产生抗“O”抗体，检测抗“O”抗体可辅助诊断链球菌引起的超敏反应性疾病，如风湿热和链球菌感染后的肾小球肾炎。②溶血毒素S（SLS）：对氧稳定，无免疫原性，血琼脂平板的β溶血现象是由SLS所引起的。

B群链球菌（无乳链球菌）正常寄居于阴道和人体肠道，带菌率可达30%左右，也可寄居在健康人鼻咽部，其致病物质与A群链球菌相似，是引起产妇产褥期脓毒血症、新生儿肺炎、菌血症、败血症和脑膜炎的常见菌，对成人侵袭力较弱，主要导致肿瘤患者及免疫力低下者的感染。

C群链球菌是咽喉炎病原菌。

**2. α–溶血链球菌** 主要包括肺炎链球菌、甲型溶血性链球菌和D群链球菌部分菌株。

（1）肺炎链球菌　是正常人群口腔、鼻咽部正常菌群，仅少数带有荚膜的菌株对人致病。当机体抵抗力下降时，如受寒、感冒或病毒感染后，可引起大叶性肺炎、支气管炎，还可引起化脓性脑膜炎、中耳炎、鼻窦炎等疾病。

（2）甲型溶血性链球菌　常为口腔和鼻咽部的正常菌群，其毒力虽低，但可因刷牙、拔牙等原因造成局部损伤后侵入血流，是引起心瓣膜异常患者亚急性细菌性心内膜炎最常见的病原菌，还可引起龋齿。严重感染患者，如中性粒细胞减少患者，甲型溶血性链球菌可导致致命性休克，以及肺部感染和继发感染，因此鉴定到菌群的水平，有助于临床抗感染治疗。

（3）D群链球菌　正常寄居在皮肤、上呼吸道、肠道及泌尿生殖道。多引起呼吸道和泌尿道感染，主要感染对象是老年、中青年女性、肿瘤或衰弱患者。

青霉素仍然是大多数链球菌临床分离菌株的首选治疗药物；窄谱的头孢菌素、红霉素或万古霉素是首选替代药物。A群链球菌目前对青霉素G仍高度敏感，故针对A群链球菌感染青霉素G被列为首选药物。而B群链球菌的一些菌株对青霉素G的敏感性有所降低，临床治疗重症B群链球菌感染时常联用青霉素G和一种氨基糖苷类抗菌药物如庆大霉素。

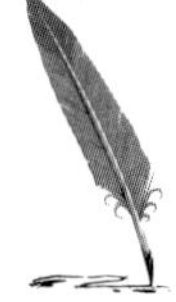

## 三、微生物学检验

### （一）标本采集

根据不同病症和体征采集不同标本。化脓性感染病灶采集脓液标本；上呼吸道化脓性感染采集鼻咽拭子标本；菌血症、败血症采集血液标本等；链球菌所致的超敏反应性疾病，如风湿热、急性肾小球肾炎等，应采集血清标本进行抗链球菌溶血毒素O抗体检测。标本类型主要有血液、尿液、痰液、脑脊液、穿刺液、脓液等。

### （二）检验程序

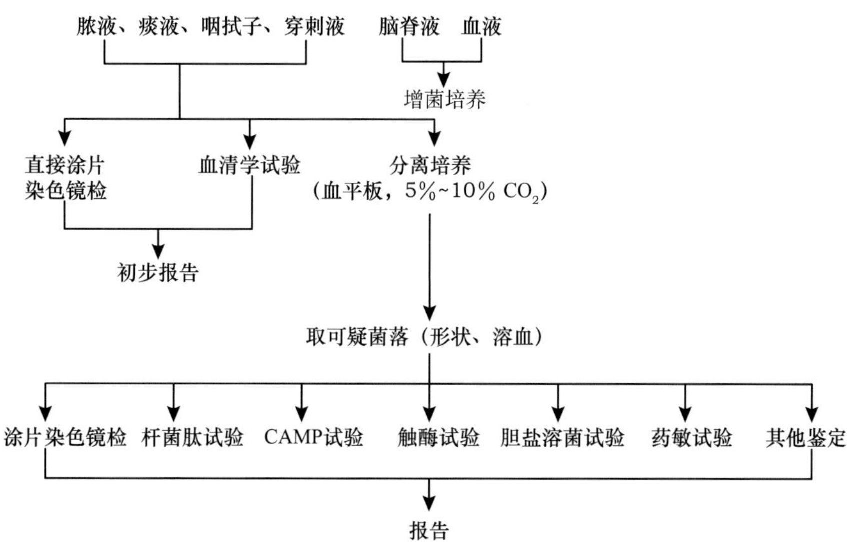


### （三）检验方法

**1. 形态检查** 革兰染色镜检见革兰阳性呈链状排列球菌，或见革兰阳性矛头状球菌成双排列，菌体周围有透明环，即可做出“查见革兰阳性球菌，链状排列，疑为链球菌”或“查见革兰阳性矛头状球菌，成双排列，疑为肺炎链球菌”的初步报告。

**2. 分离培养与鉴定**

（1）分离培养

1）血液等标本 接种增菌液培养基进行增菌，增菌液如发生上层澄清、下层沉淀生长、红细胞出现溶血，或呈均匀混浊，或有绿色荧光等现象可进一步转种血琼脂平板进行分离培养。如无细菌生长，需培养7天后报告为阴性。疑为是草绿色链球菌引起的亚急性心内膜炎标本，增菌培养应延长至4周。

2）脓液、鼻咽拭子等标本 可直接接种于血琼脂平板，经24~48小时培养可形成直径0.5~0.75mm的细小、灰白色或乳白色、圆形、表面光滑、半透明或不透明的菌落。根据溶血现象不同，可区分甲型溶血性、乙型溶血性和丙型溶血性链球菌。

（2）鉴定

1）触酶试验 阴性。

2）β–溶血链球菌 ①A群链球菌（化脓性链球菌）：杆菌肽敏感、PYR试验阳性。PYR试验：化脓性链球菌可产生吡咯烷酮酰胺酶，能水解L–吡咯烷酮β–萘酚酰胺（PYR）

基质，产生β-萘酚酰胺，加入N,N-二甲氨基肉桂醛试剂后产生桃红色复合物。方法：用接种环将待检菌涂擦在含有PYR纸片上，然后35℃孵育5分钟，在纸片上滴加PYR试剂，观察纸片颜色的改变，如果纸片呈红色反应为阳性，不变色为阴性。本试验是一种快速筛选鉴定试验，可用于鉴别能产生吡咯烷酮芳基酰胺酶的细菌，如肠球菌、A群化脓性链球菌和某些凝固酶阴性的葡萄球菌等。②B群链球菌（无乳链球菌）：CAMP试验阳性。③C群链球菌：CAMP试验、6.5% NaCl耐盐试验均为阴性，杆菌肽耐药。

3）α-溶血链球菌　①甲型溶血性链球菌：胆汁溶菌试验阴性，Optochin敏感试验阴性，不存在B、D抗原，6.5% NaCl耐盐试验阴性，PYR试验阴性，10℃、45℃不生长，胆汁七叶苷阴性，对万古霉素敏感。②肺炎链球菌：分解菊糖产酸不产气，Optochin敏感试验阳性，胆盐溶菌试验阳性。③D群链球菌：具有D群多糖抗原，胆汁七叶苷试验阳性，PYR试验阴性，6.5% NaCl耐盐试验阴性。

4）其他检测　还可用凝集试验或ELISA方法检测咽拭子的A群链球菌和女性生殖道标本中的B群链球菌。

5）其他鉴定试验：临床上常用商品化鉴定系统，多用糖发酵及酶产色底物试验，如API20 Strep系统、ID32 strep系统和Microscan系统等；或用自动化鉴定系统，如VITEK系统等。

**考点提示**　链球菌属与肠球菌属可通过PYR试验、6.5% NaCl生长试验鉴别。

（3）鉴别　主要种类的鉴别要点见表9-4、表9-5、表9-6。

（1）与肠球菌属鉴别　见表9-4。

**表9-4　链球菌与肠球菌的鉴别要点**

| 菌属 | 杆菌肽敏感试验 | PYR试验 | 6.5% NaCl生长 | 45℃生长 |
|---|---|---|---|---|
| 链球菌属 | S/R | - | - | - |
| 肠球菌属 | R | + | + | + |

注：S，敏感；R，耐药

（2）β-溶血性链球菌的鉴别　见表9-5。

**表9-5　常见有临床意义的β-溶血性链球菌的鉴别要点**

| Lancefield抗原群 | 杆菌肽敏感 | CAMP试验 | PYR试验 |
|---|---|---|---|
| A群 | + | - | + |
| B群 | - | + | - |
| C群 | - | - | - |

（3）α-溶血链球菌的鉴别　见表9-6。

**表9-6　α-溶血链球菌的鉴别要点**

| 菌种 | α-溶血 | Optochin敏感 | 胆盐溶菌 | 胆汁七叶苷 |
|---|---|---|---|---|
| 肺炎链球菌 | + | + | + | - |
| 甲型溶血性链球菌 | + | - | - | - |
| D群链球菌 | +/- | - | - | + |

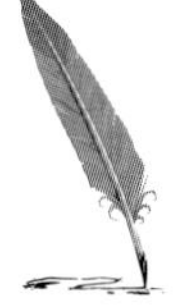

（4）甲型溶血性链球菌群间鉴别　见表9–7。

表9–7　甲型溶血性链球菌群间鉴别要点

| 菌群 | 甘露醇 | 山梨醇 | 七叶苷 | VP | 精氨酸 | 脲酶 |
|---|---|---|---|---|---|---|
| 缓症链球菌群 | – | – | – | – | – | – |
| 咽峡炎链球菌群 | – | – | + | + | + | – |
| 变异链球菌群 | + | + | + | + | – | – |
| 唾液链球菌群 | – | – | + | + | – | d |

注：d，不定

# 第三节　肠球菌属

扫码“学一学”

肠球菌属（Enterococcus）是一群触酶试验阴性，单个、成双或短链状排列，革兰阳性球菌。广泛分布在自然界，是人类和动物肠道中的正常菌群，既往认为肠球菌对人类无致病作用，但近年研究已证实了肠球菌是需氧和兼性厌氧球菌中仅次于葡萄球菌的重要医院内感染菌。

## 一、生物学特性

### （一）形态与染色

革兰阳性球菌，直径0.5~1.0μm，呈单、成双或短链状排列，在液体培养中呈卵圆形、链状排列。无芽孢，无荚膜，大多数无鞭毛（某些菌种有稀疏鞭毛）。

### （二）培养特性

需氧及兼性厌氧，营养要求高，最适生长温度35℃，大多数菌株在10℃和45℃均能生长。在血琼脂平板上经35℃培养18~24小时后，可形成灰白色、直径0.5~1.0mm大小的圆形、不透明、表面光滑的菌落，不溶血或$\alpha$–溶血，少数出现$\beta$–溶血。某些菌株在选择性培养基如麦康凯平板上可生长。在高盐（6.5% NaCl）、碱性（pH 9.6）、高胆汁（40%）培养基上能生长，此点可与链球菌鉴别。

### （三）生化反应

触酶试验阴性，能分解多种糖类产酸不产气，多数肠球菌PYR试验阳性，胆汁七叶苷试验阳性。

### （四）分类

肠球菌属归类链球菌科，在Lancefield血清分类上属于D群。根据16S rRNA序列分析和核酸杂交等，证实有21种肠球菌，分成5群，临床标本分离的肠球菌多属于肠球菌属Ⅱ群，分离率最高的是粪肠球菌，其次是屎肠球菌。

### （五）抵抗力

肠球菌抵抗力弱，对低浓度氨基糖苷类、复方增效磺胺、头孢菌素、克林霉素耐药和对万古霉素低浓度耐药呈现天然耐药，而对氨基糖苷类药物高水平耐药和对万古霉素、替考拉宁高度耐药呈现获得性耐药。

**知识拓展**

目前临床上对于重症感染患者的临床标本分离出的肠球菌，除常规K–B法药敏试验外，应考虑做MIC测定及联合药敏试验。

## 二、临床意义

肠球菌含有多种潜在性毒力因素，主要是引起医院内感染，通过带菌患者、医务工作者以及被其污染的食物、水源、医院环境传播引起人类感染，最常见的是尿路感染，多与尿路器械操作、留置导尿管和患者的尿路结构异常等有关。其次为腹部、盆腔等部位的创伤和外科术后感染。肠球菌亦是引起老年患者和严重基础疾患败血症患者的常见病原菌。肠球菌败血症通常起源于泌尿生殖道感染、腹腔感染、胆管炎和血管内导管感染等原发感染灶。

近年来大多数肠球菌对青霉素类抗菌药物已呈不同程度的耐药，对庆大霉素呈高耐药性的菌株亦逐渐增多，并已出现了耐万古霉素的菌株，使肠球菌所致重症感染的治疗已成为临床棘手的问题之一。对于从重症感染患者血液、感染部位穿刺液和尿液等临床标本中分离出的肠球菌，除常规K–B法药敏试验外，应考虑做MIC测定和联合药敏试验。头孢菌素类、氨基糖苷类（除高水平筛选耐药外）、克林霉素、甲氧苄啶/磺胺甲噁唑（TMP/SMZ）在体外显示活性，但临床上无效，因此不能报告肠球菌对这些药物敏感。

治疗肠球菌感染一般采用β–内酰胺类和氨基糖苷类联合治疗。如果是氨基糖苷类高水平耐药株，则此联合治疗不会产生协同效应。必要时还要改用万古霉素或替考拉宁。

## 三、微生物学检验

### （一）标本采集

根据不同病症和体征采集不同标本。采集血液、尿液、创伤标本、脓性分泌物等。

### （二）检验程序

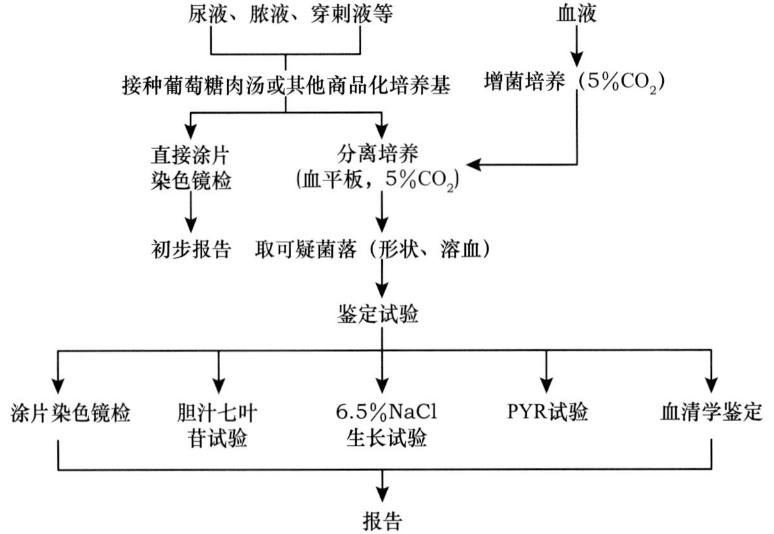

### （三）检验方法

**1. 形态检查**　脓性标本、创伤标本或增菌液直接涂片，革兰染色镜检见革兰阳性，呈单、成双或短链状排列球菌，做出“查见革兰阳性球菌”的初步报告。

**2. 分离培养与鉴定**

（1）分离培养

1）血液等标本　接种增菌液培养基进行增菌，24小时培养后每日观察增菌液变化。如无变化，培养至7天。如发生混浊生长现象可进一步转种血琼脂平板进行分离培养。

2）脓液、创伤标本、尿液标本　可直接接种于血琼脂平板或选择性培养基（叠氮钠胆汁七叶苷平板）、麦康凯平板等。

（2）鉴定

1）生化反应　触酶试验阴性，氧化酶试验阴性，分解甘露醇、蔗糖、精氨酸，PYR试验阳性，胆汁七叶苷试验阳性，6.5% NaCl培养基上可生长，在10℃和45℃均能生长。

2）血清学试验　与Lancefield血清D群抗血清发生凝集。

（3）鉴别

1）与D群链球菌（非肠球菌）鉴别　肠球菌6.5% NaCl耐受试验阳性，D群链球菌阴性。

2）常见肠球菌属种间鉴别　主要种类的鉴别要点见表9-8。

**表9-8　临床标本常见肠球菌属种间鉴别要点**

| 试验 | 山梨醇 | 阿拉伯糖 | 丙酮酸盐 |
|---|---|---|---|
| 粪肠球菌 | + | − | + |
| 屎肠球菌 | − | + | − |

## 第四节　奈瑟菌属

扫码“学一学”

奈瑟菌属（Neisseria）是一群专性需氧革兰阴性球菌，奈瑟菌属中对人致病的只有脑膜炎奈瑟菌和淋病奈瑟菌，引起流行性脑脊髓膜炎和性病淋病。

### 一、脑膜炎奈瑟菌

脑膜炎奈瑟菌是流行性脑脊髓膜炎（简称流脑）的病原菌。人类是脑膜炎奈瑟菌的唯一宿主。本菌可定殖在人类的鼻咽部的黏膜上。在健康成人和儿童中本菌携带率可达5%~15%，流行期间可达20%~90%。

#### （一）生物学特性

**1. 形态与染色**　$G^-$球菌，呈肾形或咖啡豆形，坦面相对，成双排列，直径0.6~1.5μm。在脑脊液中本菌常位于中性粒细胞内。培养物涂片可呈圆形、卵圆形，成双或不规则排列。无芽孢，无鞭毛，有菌毛，有多糖成分的荚膜。

**2. 培养特性**　营养要求高，属苛养菌，在含有血清、血液或多种氨基酸、无机盐培养基上才能生长。初次培养需供给5%~10% $CO_2$，并要保持一定湿度（50%）。低于30℃或高于40℃均不能生长，最适生长温度35~37℃，最适pH 7.4~7.6。在血琼脂平板、巧克力平板经35~37℃培养18~24小时可见直径1~2mm、光滑湿润、灰褐色、半透明、边缘整齐的圆形凸起的菌落，在血琼脂平板上不溶血。在卵黄双抗（EPV）平板（含多黏菌素B和万古霉素，可抑制一些$G^+$和$G^-$菌）上菌落较大。菌落在盐水中易乳化。在血清肉汤中呈混浊生长，培养时间过长，可因产生自溶酶而发生自溶现象。

**3. 生化反应** 绝大多数菌株能分解葡萄糖和麦芽糖产酸不产气，不分解乳糖、甘露醇、半乳糖和果糖。氧化酶试验阳性，触酶试验阳性。

**4. 抗原构造和分类** 主要有荚膜多糖抗原、外膜蛋白抗原、脂多糖抗原和核蛋白抗原4种抗原。

荚膜多糖抗原具有群特异性，据此抗原不同，采用凝集反应和琼脂扩散试验可将本菌分为A、B、C、D、H、I、K、L、X、Y、Z、1916、29E和W-135等血清群，对人类致病的多属于A、B、C群，我国流行的菌株以A群为主，95%以上病例由它引起，偶见B群、C群及1916群引起散发病例。

外膜蛋白抗原和脂多糖抗原均具有型特异性。脑膜炎奈瑟菌根据外膜蛋白抗原不同各血清群又可分为若干血清型；根据脂多糖抗原不同分为$L_1$~$L_{12}$型，我国流行优势株是A群$L_{10}$型。

**5. 抵抗力** 对理化因素的抵抗力很弱，尤其对寒冷、干燥和热抵抗力弱，室温中仅存活3小时，55℃ 5分钟即死亡。对化学消毒剂极为敏感，1%苯酚溶液、75%乙醇或0.1%苯扎溴铵溶液均可迅速使之死亡。对青霉素等敏感。

### （二）临床意义

脑膜炎奈瑟菌常寄居于人的鼻咽部、口腔黏膜上，通过呼吸道分泌物或空气微滴核经呼吸道传播，人群携带率为5%~10%，冬末春初为流行性脑脊髓膜炎流行高峰，带菌率可达20%~90%。感染者年龄一般小于5岁，6个月至2岁婴幼儿发病率最高。脑膜炎奈瑟菌的主要致病物质是荚膜、菌毛和内毒素。大部分感染者仅表现为上呼吸道感染，成为带菌者，少数可发展为菌血症或败血症，最后发展成化脓性脑脊髓膜炎。

尽管脑膜炎奈瑟菌株，出现对青霉素敏感性降低，但治疗由它引起的脑膜炎，青霉素G仍然是首选药物，三代头孢菌素对脑膜炎奈瑟菌也具有很强的抗菌活性，青霉素过敏的患者可用氯霉素和三代头孢菌素作为替代药物。

### （三）微生物学检验

**1. 标本采集** 根据临床症状和体征不同采集不同标本，如血液、瘀斑渗出液、脑脊液、鼻咽分泌物。由于本菌能产生自溶酶，且对低温和干燥敏感，故标本采集后应注意保温、保湿并及时送检，或床边接种，培养基要预热，标本不宜置冰箱中保存。

**2. 鉴定**

（1）涂片革兰染色镜检 取脑脊液离心后沉淀物涂片或刺破瘀斑血或组织液印片，革兰染色镜检，发现中性粒细胞内、外革兰阴性双球菌，呈肾形成双排列，可做出“查见革兰阴性球菌”的初步报告。

（2）分离培养

1）血液或脑脊液 先在葡萄糖肉汤中增菌，24小时培养后，每日观察增菌液变化。如无变化，培养至第7天。如发生混浊生长现象，可转种巧克力平板进行分离培养。

2）其他标本 直接分离于血琼脂平板、巧克力平板或EPV平板，置5%~10% $CO_2$环境中，经35~37℃培养18~24小时后观察菌落特征。取菌落涂片革兰染色镜检为革兰阴性双球菌。

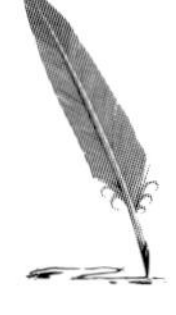

（3）生化反应 氧化酶试验阳性，触酶试验阳性，分解葡萄糖、麦芽糖产酸不产气。

**考点提示** 脑膜炎奈瑟菌分解葡萄糖和麦芽糖，淋病奈瑟菌只分解葡萄糖。

（4）血清学试验 荚膜多糖抗原直接凝集试验阳性。用脑膜炎奈瑟菌群抗体血清与待检菌进行直接凝集试验，再用单价血清鉴定型别。

（5）快速诊断方法 目前常用的方法有对流免疫电泳、SPA协同凝集试验和ELISA等。

**3. 鉴别**

（1）奈瑟菌属与其他相似菌属的鉴别要点 见表9–9。

**表9–9 奈瑟菌属与其他相似菌属的鉴别要点**

| 菌属 | 形态 | 菌落特征 | 氧化酶 | 触酶 | 葡萄糖产酸 | 硝酸盐还原 |
|---|---|---|---|---|---|---|
| 奈瑟菌属 | 球形 | 灰白色，湿润 | + | + | + | – |
| 莫拉菌属 | 球杆状 | 灰白色，湿润 | + | + | – | – |
| 不动杆菌属 | 球杆状 | 灰白色，湿润 | – | + | + | – |
| 金氏菌属 | 球杆状 | 米黄色 / 灰棕色，湿润 | + | – | + | + |

（2）奈瑟菌与卡他莫拉菌鉴别要点 见表9–10。

**表9–10 奈瑟菌与卡他莫拉菌鉴别要点**

| 菌名 | 菌落特征 | 荚膜 | 自凝 | DNA 酶 | 葡萄糖产酸 | 硝酸盐还原 |
|---|---|---|---|---|---|---|
| 奈瑟菌 | 灰白色，湿润，边缘整齐 | + | – | – | + | – |
| 卡他莫拉菌 | 灰白色或红棕色，较干燥，边缘不整齐，用接种环推之，易移动、触之易碎 | – | + | + | – | + |

卡他莫拉菌为革兰阴性双球菌，直径为0.6~1.0μm，无芽孢，无鞭毛，形态上不易与脑膜炎奈瑟菌鉴别，营养要求不高，在普通培养上18~20℃即可生长，借此可与脑膜炎奈瑟菌鉴别。需氧，菌落光滑，直径1~3mm，不透明，灰白色，菌落易从培养基上刮下。氧化酶试验、触酶试验阳性，产DNA酶，大部分菌株还原硝酸盐为亚硝酸盐，借此可与奈瑟菌属相鉴别。卡他莫拉菌是人体上呼吸道的正常菌群，为条件致病菌，可致中耳炎、鼻窦炎、肺炎、菌血症和脑膜炎。

（3）脑膜炎奈瑟菌与淋病奈瑟菌的鉴别要点 前者发酵麦芽糖，触酶试验（30%过氧化氢）不活泼；而后者不发酵麦芽糖，触酶试验（30%过氧化氢）活泼。

## 二、淋病奈瑟菌

淋病奈瑟菌简称淋球菌，是人类淋病的病原体，主要引起人类泌尿生殖系统黏膜急、慢性化脓性感染。人类是唯一的天然宿主和传染源。

### （一）生物学特性

**1. 形态与染色** $G^-$球菌（图9–8），球形或肾形，形似咖啡豆，直径0.6~0.8μm，成双排列，坦面相对。在脓液标本中，此菌通常位于中性粒细胞内，而在慢性淋病常位于中性粒细胞外。无芽孢、无鞭毛，从患者体内新分离菌株有荚膜和菌毛。

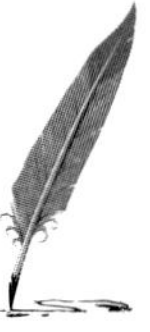

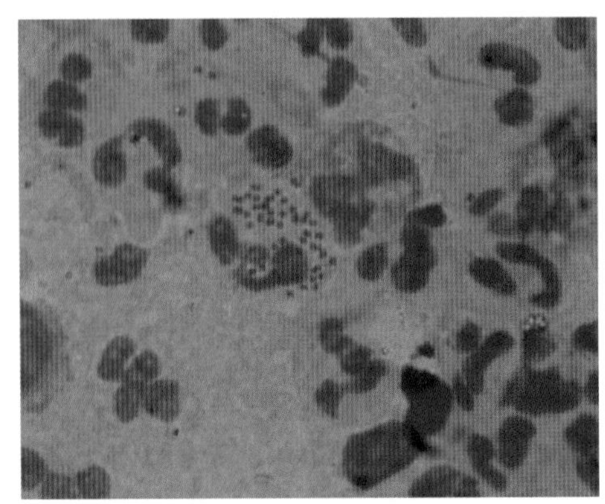

图9-8 淋病奈瑟菌形态

**2. 培养特性** 营养要求比脑膜炎奈瑟菌高，需半胱氨酸和硫酸盐，只能在巧克力平板和专用选择性培养基上生长，初次分离需提供5%~10% $CO_2$，最适生长温度35~37℃，最适pH 7.5。经18~24小时培养后，可见直径0.5~1mm、光滑湿润、灰白色、半透明、边缘整齐的圆形凸起的菌落，部分菌株可在血琼脂平板上生长，不溶血。经传代菌落增大变扁平，淋病奈瑟菌可产生自溶酶，引起菌落自溶。

**3. 生化反应** 只分解葡萄糖产酸不产气，不分解其他糖类。氧化酶试验阳性，触酶试验阳性。

**4. 抗原构造** 主要有菌毛蛋白质抗原，脂多糖抗原和外膜蛋白抗原。

**5. 抵抗力** 对外界抵抗力极低，对干燥、温度和消毒剂极为敏感。

### （二）临床意义

淋病奈瑟菌是性传播疾病——淋病的病原菌，其致病物质主要包括菌毛、外膜蛋白、内毒素、IgA1蛋白酶等，主要通过性接触传播，也可通过毛巾、浴缸间接传播和母婴传播，引起下列疾病：①泌尿生殖道炎症，即单纯性淋病。男性主要引起尿道炎，如不及时治疗，可出现附睾炎、前列腺炎和尿道狭窄。女性主要引起子宫内膜炎，并发盆腔炎。女性无症状患者较男性为多。②口咽部及肛门直肠病。通常无症状，前者为慢性咽炎，通过咽拭子分离培养而确诊；后者可出现局部灼痛和脓血便。③淋球菌性眼结膜炎。多见于新生儿，分娩时通过患病产妇产道而感染。实验室工作者在操作过程中，偶然不慎感染淋病奈瑟菌可导致眼部疾患，若不予以及时适当治疗，可导致溃疡性角膜炎、角膜穿孔和失明。④播散性淋病奈瑟菌感染。只有0.5%~3%患者出现此感染，表现为多关节肿痛、化脓性关节炎或脑膜炎。

耐青霉素、四环素和氟喹诺酮类药物的淋病奈瑟菌愈来愈多见，除体外药敏试验证实敏感，一般不使用上述药物治疗。目前用于淋病治疗的主要抗菌药物为头孢曲松，亦可用头孢克肟、头孢噻肟、头孢布烯、头孢唑兰或大观霉素等治疗，但大观霉素对淋球菌性咽炎疗效不佳，不推荐使用。对于本菌的临床分离株应做药敏试验，有助于指导临床合理用药，根据CLSI推荐的K-B药敏试验结果进行选药，CLSI进一步推荐琼脂稀释法检测药物的MIC。鉴于E-test易于使用，目前成为常用的、可靠的替代试验。

### （三）微生物学检验

**1. 标本采集** 可无菌采集泌尿生殖道脓性分泌物、尿道拭子、宫颈口内膜标本、结膜

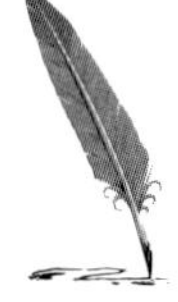

分泌物、血液和咽拭子等。无菌拭子建议采用涤纶或人造丝做成的棉签，或用商品化半固体转运培养基。注意保温、保湿并及时送检，或床边接种，培养基要预温，标本不宜置冰箱中保存。

**2. 鉴定**

（1）直接检查

1）显微镜检查　将脓性分泌物等标本直接涂片、革兰染色镜检，如在中性粒细胞内发现革兰阴性双球菌时，结合临床症状可以做出初步鉴定。

2）核酸检测　应用分子生物学方法检测，现有商品试剂盒可进行核酸的杂交试验和核酸扩增试验，这两种方法检测临床标本中淋病奈瑟菌具有快速、敏感性高，不依赖细菌是否存活等优点，可用于快速诊断和流行病学调查。

（2）分离培养　细菌培养仍是目前世界卫生组织推荐的筛选淋病患者的方法。采集的标本应及时接种在预温的巧克力平板或Thayer-Martin（T-M）、改良的T-M培养基、改良GC-Lect琼脂、New York City培养基，置于5%~10% $CO_2$环境中，经35℃培养24~72小时后，取灰白色、小而不透明、有光泽、凸起、易乳化菌落进一步鉴定。

（3）常规生化试验鉴定　氧化酶试验阳性，触酶试验阳性，分解葡萄糖产酸。

（4）血清学试验鉴定　用协同凝集试验、直接荧光免疫显微技术可检测标本中的淋病奈瑟菌。

（5）其他鉴定　如快速碳水化合物试验检测，现在有商品试剂盒，包括API NH试剂盒和RapID NH试剂盒，可在4小时内出结果。采用基质辅助激光解吸电离－飞行时间质谱法进行奈瑟菌属菌种鉴定。

**3. 鉴别**　同脑膜炎奈瑟菌。

## 本章小结

对人致病的球菌称为病原性球菌，主要引起化脓性炎症，故又称为化脓性球菌。根据革兰染色性的不同，分为革兰阳性和革兰阴性两类。前者主要包括葡萄球菌属、链球菌属及肠球菌属等，后者包括奈瑟菌属和卡他莫拉菌等。

金黄色葡萄球菌是葡萄球菌属中最常见的致病菌。临床上主要依据镜下形态学特征、培养特征，以及血浆凝固酶试验、甘露醇发酵、触酶试验等加以鉴定。

链球菌属种类多，形态与培养特征与葡萄球菌属相似，两者可借触酶试验进行鉴别。链球菌属营养要求高，分离培养常用血液琼脂平板。根据链球菌在血琼脂平板上的溶血现象可分为甲型溶血性链球菌、乙型溶血性链球菌和丙型链球菌；根据链球菌多糖抗原可将其分为A、B、C等群。杆菌肽试验、CAMP试验、BGUR试验有助于A、B、C群链球菌的鉴定；胆盐溶菌试验、菊糖发酵试验、Optochin敏感试验有助于肺炎链球菌和甲型链球菌的鉴别。

肠球菌属是医院感染的重要致病菌，实验室鉴定主要依据触酶试验、PYR试验、LAP试验、胆汁七叶苷试验和6.5% NaCl耐盐试验等生化试验。

奈瑟菌属主要致病菌有脑膜炎奈瑟菌和淋病奈瑟菌，临床常通过染色镜检，以及氧化酶、糖类发酵和血清学试验等方法进行鉴定，麦芽糖分解和30%触酶试验可鉴别此两种菌。奈瑟菌属对外界抵抗力弱，尤其对寒冷、干燥和热更为敏感，因此在采集和运送标本时需

保温、保湿送检，培养基预热，最好床边接种。

扫码“练一练”

## 习 题

### 一、单项选择题

1. 能产生自溶酶的细菌是

A. 铜绿假单胞菌 B. 变形杆菌
C. 痢疾杆菌 D. 脑膜炎球菌
E. 霍乱弧菌

2. 流行期间，预防儿童受到脑膜炎球菌感染可口服

A. 氯霉素 B. 磺胺药
C. 链霉素 D. 庆大霉素
E. 克林霉素

3. 培养脑膜炎球菌常用的培养基是

A. 罗氏培养基 B. 柯氏培养基
C. 巧克力制成的培养基 D. 沙保培养基
E. 巧克力（色）血平板

4. 脑膜炎球菌感染可引起

A. 菌血症 B. 败血症
C. 毒血症 D. 脓毒血症
E. 局部感染，菌不入血流

5. 关于脑膜炎球菌的感染，下列说法错误的是

A. 主要经飞沫传染 B. 引起菌血症
C. 6个月内婴儿易感 D. 主要是内毒素致病
E. 感染可用磺胺类药物预防

6. 对低温敏感的细菌是

A. 肺炎球菌 B. 伤寒杆菌 C. 破伤风杆菌 D. 脑膜炎球菌 E. 链球菌

7. 属于奈瑟菌的细菌是

A. 肺炎球菌 B. 双歧杆菌 C. 淋球菌 D. 军团菌 E. 绿脓杆菌

8. 以下叙述正确的是

A. 人是淋球菌唯一宿主 B. 淋球菌为$G^+$菌
C. 淋球菌感染主要经呼吸道传播 D. 淋球菌可产生自溶酶
E. 淋球菌有毒株无菌毛

9. 以下能产生LTA的细菌是

A. 金黄色葡萄球菌 B. 肺炎球菌
C. 乙型溶血性链球菌 D. 脑膜炎双球菌
E. 淋球菌

10. 亚急性心内膜炎常见的病原体是

A. 立克次体　　B. 衣原体

C. 金黄色葡萄球菌　　D. 甲型溶血性链球菌

E. 乙型溶血性链球菌

11. 形成“脐”状菌落的细菌是

A. 炭疽杆菌　　B. 大肠埃希菌

C. 伤寒沙门菌　　D. 肺炎球菌

E. 破伤风杆菌

（12~14题共用题干）

一个23岁男子因“尿痛、尿频，尿道有黄绿色脓性排出物或分泌物”入院。脓性分泌物涂片镜检显示有大量多形核白细胞，其内有革兰染色阴性双球菌。

12. 该患者最可能感染的病原体是

A. 脑膜炎球菌　　B. 杜克嗜血杆菌

C. 溶脲脲原体　　D. 淋病奈瑟菌

E. 性病淋巴肉芽肿衣原体

13. 治疗首选药物是

A. 青霉素　　B. 头孢曲松与多西环素联用

C. 多西环素　　D. 磺胺增效剂－磺胺甲基异噁唑

E. 万古霉素

14. 该病原体在缺乏特异性抗体的情况下具有抗吞噬作用，这主要是由哪种抗原所致

A. 荚膜　　B. 菌毛

C. 外膜蛋白　　D. IgA蛋白酶

E. 脂多糖

**二、简答题**

一个4岁女孩因“发烧、游走性关节炎和心肌炎”入院，其父母陈述，大约两周前，该女孩出现严重的喉痛，伴发烧和胃痛，但病情几天后自然地消退。入院前两天，她开始出现面部、颈部和四肢奇怪的运动。这些在检查中发现是无意识、无目的、不适当的运动，实验室检查显示白细胞增多，蛋白水平升高，血沉速度升高，常规血培养结果阴性，但患儿血清中发现高滴度抗链球菌溶素“O”抗体。

请问：

该患儿最可能患的是什么疾病？

（连　健）

# 第十章

# 常见肠道杆菌鉴定

**学习目标**

1. **掌握** 常见肠道杆菌的共同生物学特性；临床常见肠杆菌的微生物学检验方法、鉴定依据。

2. **熟悉** 常见肠道杆菌的临床意义。

3. **了解** 常见肠道杆菌致病机制。

4. 具备正确选择试验项目进行常见肠道杆菌检验的能力。

**案例讨论**

**【案例】**

患者，女，7岁，外出就餐后次日出现腹痛腹泻、大便带血。入院后实验室粪便标本检测到不发酵乳糖的革兰阴性杆菌，发酵葡萄糖，氧化酶试验阴性，综合其他生化反应特征符合埃希菌属的特征，血清型鉴定为出血性大肠埃希菌。

**【讨论】**

1. 该种细菌感染的特点与其他型别的大肠埃希菌有何区别？

2. 出血性大肠埃希菌的鉴定流程是什么？

## 第一节 肠杆菌科

扫码“学一学”

### 一、概述

肠杆菌科（*Enterobacteriaceae*）是一大群形态和生物学性状相似的革兰阴性杆菌，广泛分布于自然界，常寄居于人与动物肠道，多数是肠道正常菌群的重要成员。临床常见的菌属为埃希菌属、沙门菌属、志贺菌属、克雷伯菌属、肠杆菌属等。

#### （一）生物学特性

**1. 形态与染色** 革兰阴性杆菌或球杆菌，无芽孢，多数有周身鞭毛，致病性菌株常有菌毛。

**2. 培养特性** 需氧或兼性厌氧，营养要求不高，在普通琼脂平板和血平板上生长的菌落大多为灰白、湿润、光滑、凸起、边缘整齐的菌落，部分属种可在血平板上产生溶血反应。在肠道选择性培养基上，如麦康凯平板（MacConkey，MAC）、伊红亚甲蓝平板

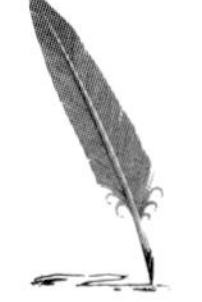

（Eosin-Methylene Blue，EMB）、SS（Salmonella-Shigella）平板上，肠杆菌科不同属种因乳糖分解或不分解，因指示剂不同显示为不同颜色的菌落，一般致病菌不分解乳糖，正常菌群的细菌分解乳糖。

**考点提示** 乳糖发酵是鉴定肠道杆菌有无致病性的重要参考指标。

**3. 生化反应** 生化反应活跃，发酵葡萄糖产酸或产酸产气，氧化酶试验阴性，触酶试验阳性，还原硝酸盐为亚硝酸盐。临床常见肠道杆菌的主要生化特征见表10-1。

**表10-1　肠杆菌科常见属种的主要生化特征**

| | K/A | | GAS | $H_2S$ | IND | MR | V-P | CIT | MOT | URE | PAD | LYS | ORN | ARG | ONPG |
|---|---|---|---|---|---|---|---|---|---|---|---|---|---|---|---|
| 埃希菌属 | | | | | | | | | | | | | | | |
| 大肠埃希菌 | A（K） | A | + | − | + | + | − | − | + | − | − | + | +/− | −/+ | + |
| 沙门菌属 | | | | | | | | | | | | | | | |
| 多数沙门菌种 | K | A | + | + | − | + | − | + | + | − | − | + | + | +/− | − |
| 志贺菌属 | | | | | | | | | | | | | | | |
| A、B、C群 | K | A | − | − | −/+ | + | − | − | − | − | − | − | − | − | − |
| D群 | K | A | − | − | − | + | − | − | − | − | − | − | + | − | + |
| 克雷伯菌属 | | | | | | | | | | | | | | | |
| 肺炎克雷伯菌 | A | A | ++ | − | − | − | + | + | − | + | − | + | − | − | + |
| 产酸克雷伯菌 | A | A | ++ | − | + | − | + | + | − | + | − | + | − | − | + |
| 肠杆菌属 | | | | | | | | | | | | | | | |
| 产气肠杆菌 | A | A | ++ | − | − | − | + | + | + | − | − | + | + | − | + |
| 阴沟肠杆菌 | A | A | ++ | − | − | − | + | + | + | +/− | − | − | + | + | + |
| 变形杆菌属 | | | | | | | | | | | | | | | |
| 奇异变形杆菌 | K | A | + | + | − | + | +/− | +/− | +[a] | ++ | + | − | + | − | − |
| 普通变形杆菌 | K | A | + | + | + | + | − | − | +[a] | ++ | + | − | − | − | − |
| 枸橼酸菌属 | | | | | | | | | | | | | | | |
| 弗劳地枸橼酸菌 | A（K） | A | + | + | − | + | − | + | + | +/− | − | − | −/+ | +/− | + |
| 异型枸橼酸菌 | K | A | + | − | + | + | − | + | + | +/− | − | − | + | +/− | + |
| 沙雷菌属 | | | | | | | | | | | | | | | |
| 粘质沙雷菌 | A（K） | A | + | − | − | −/+ | + | + | + | − | − | + | + | − | + |
| 多源菌属 | | | | | | | | | | | | | | | |
| 聚团多源菌 | A | A | −/+ | − | −/+ | −/+ | +/− | +/− | + | −/+ | −/+ | − | − | − | + |
| 爱德华菌属 | | | | | | | | | | | | | | | |
| 迟钝爱德华菌 | K | A | + | + | + | + | − | − | + | − | − | + | + | − | − |

注：克氏双糖，KIA；产气，GAS；硫化氢，$H_2S$；吲哚，IND；甲基红，MR；枸橼酸盐，CRT；动力，MOT；脲酶，URE；苯丙氨酸脱氨酶，PAD；赖氨酸脱羧酶，LYS；鸟氨酸脱羧酶，ORN；精氨酸双水解酶，ARG；b-半乳糖苷酶，ONPG；A，产酸；K，产碱；++，强阳性；+，90%以上菌株阳性；−，90%以上菌株阴性；+/−，50%~90%菌株阳性；−/+，50%~90%菌株阴性；a，迁徙现象；b，22~25℃。

**4. D抗原构造** 肠杆菌科抗原主要包括菌体（O）抗原、鞭毛（H）抗原、表面（K）抗原、菌毛抗原等，O抗原和H抗原是肠杆菌科血清学分群及分型的主要依据。表面抗原可阻断O抗原与相应抗体的反应，加热或传代可去除表面抗原的阻断作用。

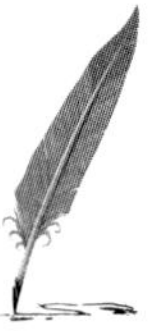

**5. D变异性**

（1）S–R变异　初次分离的细菌，菌体抗原上都有特异性多糖链，菌落为光滑型。在人工培养基中反复传代时，细胞壁上特异性多糖链消失而核心多糖仍保留，菌落变为粗糙型。

（2）H–O变异　有鞭毛的细菌，失去鞭毛，动力也随之消失，称H–O变异，有时见于新分离的菌株中。

**6. 抵抗力**　肠杆菌科细菌抵抗力不强，加热60℃、30分钟可被杀死，对低温耐受，对干燥、化学消毒剂（漂白粉、酚类、甲醛和戊二醛等）敏感。对胆盐耐受，并在一定程度上抵抗多种染料的抑菌作用，这些特性被应用于制备肠道选择性培养基。

### （二）临床意义

**1. 致病物质**　肠杆菌科的毒力因子主要包括菌毛、荚膜或微荚膜、外膜蛋白、内毒素及外毒素等。

**2. 所致疾病**

（1）肠道感染　埃希菌属部分种、沙门菌属、志贺菌属、耶尔森菌属部分种，可引起急慢性肠道感染、食物中毒等。

（2）肠道外感染　除志贺菌属较少引起肠道外感染，其他肠杆菌科细菌大多可引起肠道外多个部位感染，如呼吸道、泌尿系统、伤口等感染，也可引起全身的感染，如败血症。肠杆菌科细菌也是医院感染的常见病原菌。鼠疫耶尔森菌是鼠疫的病原菌。

**3. 耐药性**　由于临床抗菌药物的大量使用，肠杆菌科细菌的耐药性越来越严重，如埃希菌属和克雷伯菌属产超广谱β–内酰胺酶（ESBL）、肠杆菌属产AmpC酶菌株的比例不断增加，耐多种药物的多重耐药菌株也相继出现，所以临床应根据药敏试验的结果合理使用抗菌药物。

### （三）微生物学检验

**1. 标本采集**　肠道外标本包括血液、中段尿、痰液、穿刺液、伤口分泌物等，采集后置于无菌容器中尽快送检。肠道标本常采集粪便，应采集新鲜粪便的脓血、黏液部分，及时送检，如不能及时送检，可将粪便置于运送培养基或甘油缓冲盐水中冷藏保存。

**2. 检验程序**　见图10–1。

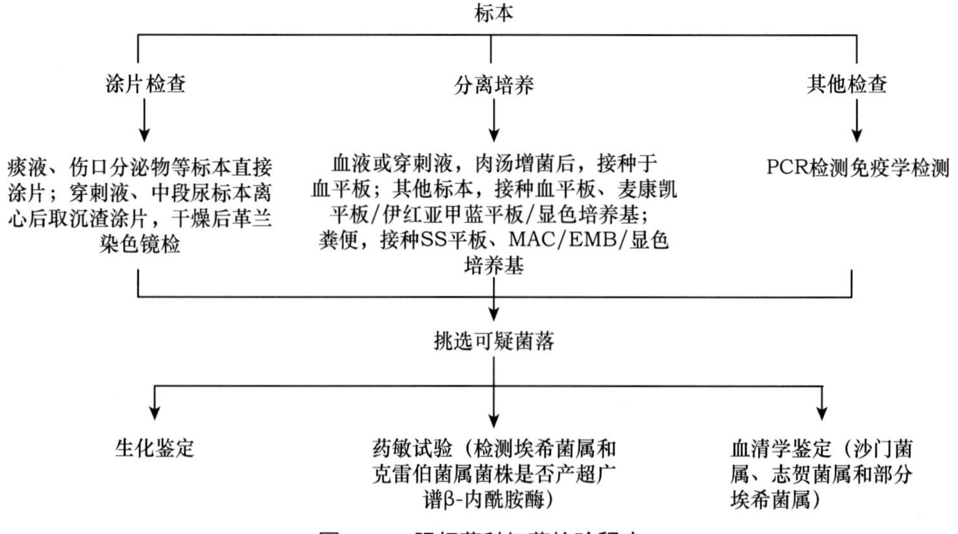


图10–1　肠杆菌科细菌检验程序

常规生化鉴定为实验室最常用的方法，某些引起腹泻的病原菌尚需用血清学分型作为最终鉴定。一般先根据葡萄糖氧化发酵试验、氧化酶试验、菌体形态和有无鞭毛等特征，将肠杆菌科与其他革兰阴性杆菌区分开（表10–2）。随后再根据不同属种的生物学特性、血清学特征等，将肠杆菌科细菌鉴定到属、种、群、型、株等。临床常利用细菌自动鉴定和药敏仪或商品化生化反应试剂盒将肠杆菌科鉴定到种。

**表10–2　肠杆菌科与其他革兰阴性杆菌的主要鉴别试验**

| | 葡萄糖氧化/发酵试验 | 氧化酶试验 | 形态 | 鞭毛 |
|---|---|---|---|---|
| 肠杆菌科 | 发酵 | － | 杆状 | 周鞭毛或无 |
| 弧菌科 | 发酵 | ＋ | 弧状、杆状 | 单鞭毛 |
| 非发酵革兰阴性杆菌 | 氧化或不分解 | ＋* | 杆状 | 单、丛、周鞭毛或无 |
| 巴斯德菌科 | 发酵 | ＋ | 球杆状 | 无鞭毛 |

注：*不动杆菌、嗜麦芽窄食单胞菌氧化酶试验为阴性

## 二、埃希菌属

埃希菌属（Escherichia）DNA（G＋C）mol%为48%~59%，包括大肠埃希菌、蟑螂埃希菌、弗格森埃希菌、赫尔曼埃希菌、伤口埃希菌等。本节以临床最常见的大肠埃希菌（E. coli）为代表种叙述。

### （一）生物学特性

**1. 形态与染色**　革兰阴性杆菌，直短杆状，多数有鞭毛，能运动，部分菌株有菌毛（图10–2）。

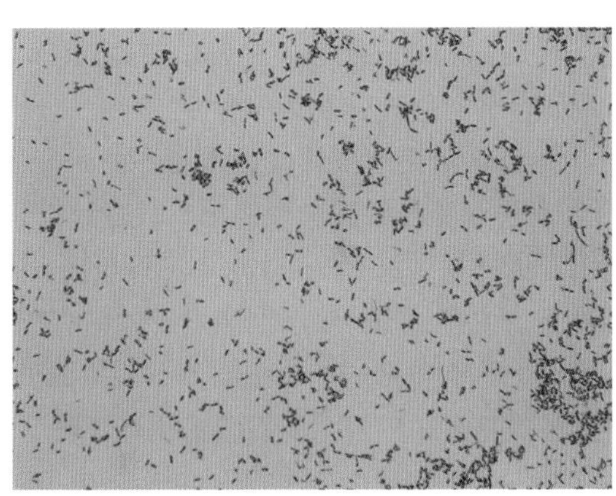

**图10–2　大肠埃希菌（革兰染色，1000×）**

**2. 培养特性**　兼性厌氧，营养要求不高，在肠道选择性培养基上能发酵乳糖产酸，培养基内指示剂不同可形成不同颜色的菌落。

**3. 生化反应**　见表10–1。

**4. 抗原构造**　大肠埃希菌的抗原主要包括菌体（O）抗原、鞭毛（H）抗原和表面（K）抗原等，血清型命名一般按O：K：H三种抗原的顺序排列，字母后分别加相应抗原的型别序号表示，如O111：K58：H2、O157：H7等。

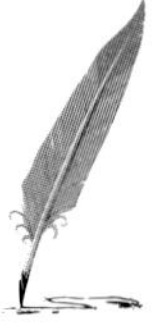

### （二）临床意义

**1. 主要致病物质**

（1）侵袭力　K抗原可抗吞噬或抵抗抗体和补体的作用。菌毛可黏附于宿主黏膜表面定植，继而侵犯宿主引起感染。

（2）内毒素　引起宿主发热、休克、弥漫性血管内凝血等反应。

（3）肠毒素　产生不耐热肠毒素（LT）和耐热肠毒素（ST），引起肠道细胞中cAMP水平升高，分泌大量肠液而导致腹泻。

**2. 所致疾病**

（1）肠道外感染　大肠埃希菌是临床分离的革兰阴性杆菌中最常见的病原菌，也是医院感染常见的病原菌，可引起人体多个部位感染，以泌尿系统感染最常见，其次为胆囊炎、新生儿脑膜炎、菌血症、脓毒症等。

（2）肠道内感染　多为外源性感染，引起腹泻的大肠埃希菌常见的有以下五种类型。

1）肠产毒素性大肠埃希菌（enterotoxigenic E. coli，ETEC）　是引起“旅游者腹泻”和婴幼儿腹泻的常见病因，导致恶心、腹痛、低热和类似轻型霍乱的急性水样腹泻。

2）肠致病性大肠埃希菌（enteropathogenic E. coli，EPEC）　是婴儿腹泻的重要病原菌，可导致发热、呕吐、严重水泻，粪便中含有黏液但无血液。

3）肠侵袭性大肠埃希菌（enteroinvasive E. coli，EIEC）　可引起类似志贺菌属所致肠炎的症状，如发热、腹痛、水泻、里急后重等症状，粪便常为脓血黏液便。

4）肠出血性大肠埃希菌（enterohemorrhagic E. coli，EHEC）　临床常见血清型为O157：H7，引起出血性结肠炎，腹痛、水样泻、血便，多无发热，主要见于婴幼儿，可出现暴发或流行。O157：H7感染者中2%~7%的患者可发展为溶血性尿毒综合征，主要表现为溶血性贫血、血小板减少性紫癜和急性肾功能不全，出现溶血性尿毒综合征的患者病死率为3%~10%。

5）肠凝聚性大肠埃希菌（enteroaggregative E. coli，EaggEC）　主要引起婴儿急性或慢性水样腹泻，严重者可伴脱水，偶有腹痛、发热和血便。

大肠埃希菌随粪便排出体外，污染周围环境、水源、食品等。样品中此菌越多，表示样品被粪便污染越严重，也表明可能存在肠道致病菌，故是饮水、食品、饮料卫生细菌学检查的指标。我国规定的卫生标准是：每100ml饮水中不得检出大肠菌。

目前大肠埃希菌、肺炎克雷伯菌、肠杆菌属细菌是最常见的产生超广谱β-内酰胺酶的细菌，对头孢菌素类（头孢噻肟、头孢他啶、头孢哌酮、头孢曲松等）、氨曲南及青霉素类药物耐药，多重耐药菌耐药种类更多。应根据药物敏感试验合理用药，避免耐药性产生。

### （三）微生物学检验

**1. 肠道外感染大肠埃希菌鉴定**　大肠埃希菌发酵乳糖产酸，在伊红亚甲蓝平板上为紫黑色有金属光泽的菌落，在麦康凯或SS平板上为红色或粉红色菌落。在中国蓝培养基上为蓝色菌落。

大肠埃希菌的典型生化反应特征为氧化酶试验阴性，硝酸盐还原试验阳性；发酵乳糖、葡萄糖产酸产气，一般不产生$H_2S$，在克氏双糖铁琼脂（KIA）上培养的结果常为AA + -；IMViC结果为+ + - -；动力阳性，脲酶试验阴性，在动力-吲哚-脲酶培养基（MIU）的结果常为+ + -。

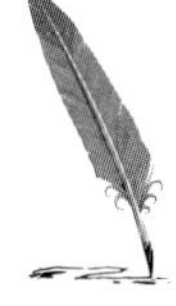

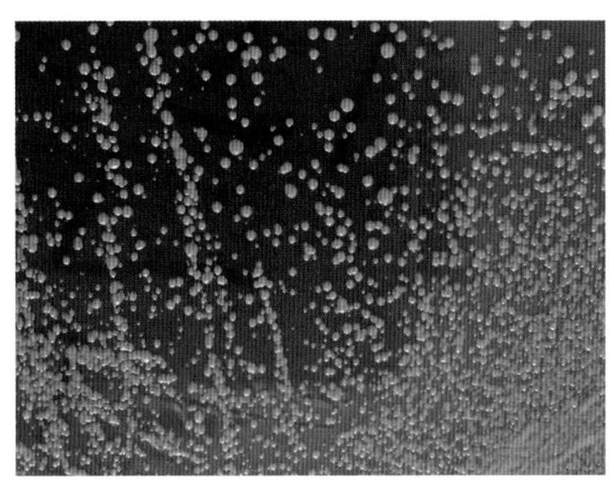

图10-3 大肠埃希菌在SS肠道选择培养基上生长的菌落现象

**2. 肠道内感染大肠埃希菌鉴定** 引起腹泻的致病性大肠埃希菌的基本生物学特性与肠道外大肠埃希菌相似，故鉴定到大肠埃希菌种后，需进一步用血清学方法鉴定群、型。

（1）ETEC鉴定 生化反应加血清分型加肠毒素测定。生化反应符合大肠埃希菌，有特有的血清型。需测定不耐热肠毒素（heat labile toxin，LT）和耐热肠毒素（heat stable toxin，ST），可选用兔肠结扎试验、乳鼠灌胃试验、细胞培养等生物学方法，也可用免疫学、分子生物学方法。

（2）EPEC鉴定 生化反应加血清分型。取乳糖阳性的菌落用EPEC分型血清进行O：H分型，也可用酶联免疫吸附试验或细胞培养方法。

（3）EIEC鉴定 生化反应加血清分型加毒力测定。常用EIEC分型血清进行O：H分型，利用豚鼠眼结膜试验检测毒力。EIEC生化特性与志贺菌相似，如动力阴性，不发酵或迟缓发酵乳糖，赖氨酸脱羧酶阴性。常用醋酸钠、葡萄糖铵利用和粘质酸盐产酸试验区分EIEC和志贺菌，EIEC三者均阳性，而志贺菌属均为阴性。豚鼠眼结膜试验毒力测定阳性。

（4）EHEC鉴定 血清分型加生化反应，除不发酵或迟缓发酵山梨醇外，常见生化特性与其他大肠埃希菌相似。常用EHEC分型血清进行O：H分型，目前O157：H7血清型是临床实验室常规检测项目。

（5）EaggEC鉴定 不能用血清学分型，常用凝集试验检测EaggEC对细胞的黏附性。

**知识拓展**

“超级细菌”指的是耐药性细菌，能耐受多种抗菌药物。“超级细菌”最初主要泛指耐药的大肠埃希菌和肺炎克雷伯菌等革兰阴性菌，现在的多重耐药菌如耐甲氧西林金黄色葡萄球菌（MRSA）、抗万古霉素肠球菌（VRE）、耐多药肺炎链球菌（MDRSP）、多重抗药性结核杆菌（MDR-TB）等都可称为“超级细菌”。

## 三、志贺菌属

志贺菌属（Shigellae）是人类及灵长类动物细菌性痢疾最常见的病原菌，又被称为痢疾杆菌。

### （一）生物学特性

**1. 形态与染色** 革兰阴性杆菌，菌体短小，无芽孢，无荚膜，无鞭毛，有菌毛。

**2. 培养特性** 因不发酵乳糖在肠道选择性培养基上为无色透明或半透明菌落。

**3. 生化反应** 见表10–1。

**4. 抗原构造** 志贺菌属有菌体抗原，无鞭毛抗原，部分菌株有K抗原。根据生化反应特征和O抗原可将志贺菌属分为4群，即痢疾志贺菌群（A群）、福志贺菌群（B群）、鲍志贺菌群（C群）和宋内志贺菌群（D群）。共40余个血清型（含亚型）。

### （二）临床意义

**1. 致病物质**

（1）侵袭力 志贺菌通过菌毛黏附于肠黏膜上皮细胞，并穿入上皮细胞内生长繁殖，引起炎症反应。

（2）内毒素 志贺菌产生的内毒素作用于肠黏膜，使其通透性增高，促进对内毒素的吸收，导致发热、神志障碍、中毒性休克等中毒症状。内毒素破坏肠黏膜导致出现脓血黏液便，作用于肠壁自主神经系统使肠功能紊乱，出现腹痛、里急后重等症状。

（3）外毒素 A群志贺菌Ⅰ型和Ⅱ型能产生志贺毒素（shiga toxin，ST），又称Vero毒素（vero toxin，VT）。ST的生物学活性包括：①肠毒素性，功能类似大肠埃希菌和霍乱弧菌肠毒素，导致疾病早期出现水样腹泻；②神经毒性，可作用于家兔或小鼠中枢神经系统，引起四肢麻痹、死亡；③细胞毒性，对人肝细胞、猴肾细胞和HeLa细胞均有毒性。

**2. 所致疾病** 细菌性痢疾是常见的肠道传染病，以夏秋季节多见。传染源是患者和带菌者，通过污染的食物、水源等经口感染，潜伏期一般1~3天。人类对志贺菌普遍易感，少量志贺菌即可引起痢疾。痢疾志贺菌感染病情较重，宋内志贺菌引起的感染较轻，福氏志贺菌感染介于二者之间，但易转为慢性。

（1）急性细菌性痢疾 包括典型菌痢、非典型菌痢和中毒型菌痢。典型菌痢临床症状典型，患者先出现腹痛、发热、水样便，然后转为脓血黏液便，伴里急后重。非典型菌痢临床症状不典型，易漏诊。中毒型菌痢多见于小儿患者，发病急，常在腹痛、腹泻出现前，呈现严重的全身中毒症状，病死率较高。

（2）慢性细菌性痢疾 病程在2个月以上的为慢性菌痢，特点为迁延不愈或反复发作。急性菌痢治疗不彻底、机体抵抗力低、营养不良或伴有其他慢性病时易转为慢性。

（3）带菌者 有恢复期带菌及健康带菌者。带菌者具有高度传染性，是主要传染源，故菌痢带菌者不能从事餐饮业或保育工作。

**3. 耐药性** 临床分离的志贺菌耐药性不断增高，对磺胺类、四环素、氨苄西林产生耐药，常分离出多重耐药菌，故临床应重视，对疑为菌痢患者及时采集粪便标本进行培养鉴定及药敏试验，根据药敏结果合理使用抗菌药物。

病后免疫力不牢固，主要依靠肠道黏膜表面sIgA的作用，病后三天左右出现，但维持时间短，不能防止再次感染。本属菌型多，各型间无交叉免疫。志贺菌一般不侵入血液，故血清型抗体（IgM、IgG）不能发挥作用。

### （三）微生物学检验

**1. 标本采集** 志贺菌属细菌极少进入血流，因此只取粪便或肛拭标本进行培养。本属细菌对理化因素的抵抗力较其他肠杆菌科细菌低，对酸较敏感。最好在使用抗菌药物前采集新鲜粪便中脓血、黏液部分，床边接种或立即送检，如不能及时送检，可将标本置于甘

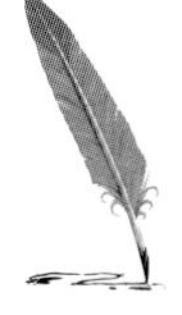

油保存液或卡－布运送培养基内保存并尽快送检。

**2. 鉴定**

（1）显微镜检查　涂片革兰染色镜检为革兰阴性杆菌。

（2）分离培养　将标本接种于SS平板/麦康凯或伊红亚甲蓝平板，如肠道选择性平板有不发酵乳糖的无色透明或半透明菌落生长，则需进一步鉴定。

（3）生化鉴定　志贺菌属典型的生化反应为：氧化酶试验阴性，硝酸盐还原阳性；在克氏双糖（KIA）斜面产碱、底层产酸，不产气，$H_2S$为阴性；IMViC结果为－＋－－；MIU为－－/＋－；赖氨酸脱羧酶试验阴性。

宋内志贺菌个别菌株迟缓发酵乳糖，福氏6型发酵葡萄糖产酸产少量气体。

（4）血清学鉴定：先用志贺菌属4种多价血清（A群1、2型，B群1~6型，C群1~6型和D群）做玻片凝集试验。如凝集再进一步做血清定型鉴定。我国以B群多见。

如生化特征符合志贺菌属，而与4种多价血清不凝集的菌株，可能为K抗原阻断所致，可通过加热破坏K抗原，再进行凝集试验，如仍不凝集，则可能为EIEC菌株，需进一步鉴别。

因本菌具有传染性，从粪便、肛拭标本中分离鉴定出志贺菌，应及时报告临床并隔离患者。

**3. 鉴别**

（1）志贺菌属与EIEC鉴别　志贺菌属与EIEC血清学上有交叉反应，生化特征也相近。志贺菌属分解葡萄糖产酸不产气，动力试验、赖氨酸脱羧酶试验、醋酸钠及黏液酸盐产酸试验均为阴性，可与EIEC鉴别。

（2）志贺菌属与类志贺邻单胞菌鉴别　可用氧化酶试验、动力试验区别，志贺菌属为阴性，后者为阳性。

（3）志贺菌属与伤寒沙门菌鉴别　可用动力、$H_2S$和沙门菌因子血清鉴别，志贺菌属均为阴性，而伤寒沙门菌为阳性。

**考点提示**　志贺菌属的细菌不发酵乳糖，动力试验阴性。

**4. 免疫学检测**　胶乳凝集试验、免疫荧光技术等可快速检测志贺菌属抗原。

## 四、沙门菌属

沙门菌属（Salmonella）细菌DNA（G＋C）mol%为50%~53%，有多种血清型，其致病性有种系特异性，人类是伤寒沙门菌、甲型副伤寒沙门菌、肖伤寒沙门菌（乙型副伤寒沙门菌）、希伤寒沙门菌（丙型副伤寒沙门菌）的天然宿主，有些沙门菌属细菌专对动物致病，有些对人和动物都致病。

沙门菌属分类复杂，按Kauffman-White分类标准，有多种血清型。沙门菌属分为6个亚属，临床分离的沙门菌株99%以上为亚属1，包括伤寒沙门菌、猪霍乱沙门菌、副伤寒沙门菌、鸡沙门菌。

### （一）生物学特性

**1. 形态与染色**　沙门菌为革兰阴性杆菌，多数有周鞭毛，能运动，无荚膜，无芽孢。

**2. 培养特性**　兼性厌氧菌，营养要求不高。因不发酵乳糖，在肠杆菌科选择性培养基上为透明或半透明的菌落，大多数菌株产生$H_2S$，在SS平板上菌落中心常为黑色。

**3. 生化反应** 沙门菌属大多数血清型的主要生化反应见表10–1。

**4. 抗原构造** 沙门菌抗原主要包括菌体（O）抗原、鞭毛（H）抗原和表面（Vi）抗原，均具有分类鉴定意义。

O抗原共有58种，是沙门菌分群的依据，耐受高热不被破坏。每个沙门菌的血清型可具有1种或数种O抗原，将具有共同抗原成分的血清型归纳为一个群，临床上常见的是A~F群。机体对O抗原产生的抗体以IgM为主，与相应抗血清反应可产生颗粒状凝集。

H抗原是沙门菌分型的依据，为不耐热的蛋白抗原。H抗原分2个相，第1相为特异相，用小写英文字母a、b、c、d等表示，z以后用z加阿拉伯数字表示。第2相为沙门菌共有的非特异相，用1、2、3、4等数字表示。沙门菌具有两相H抗原的称为双相菌，具一相H抗原的为单相菌。

表面抗原Vi常存在于伤寒沙门菌、希伤寒沙门菌、部分都柏林沙门菌中，为不稳定抗原。Vi抗原能阻断O抗原与相应抗体的凝集反应，加热可将其破坏，人工传代也可消失。

**表10–3 沙门菌属常见菌种抗原构造**

| 组 | 菌名 | O抗原 | H抗原 | |
|---|---|---|---|---|
| | | | 第1相 | 第2相 |
| A | 甲型副伤寒沙门菌 | 1、2、12 | a | – |
| B | 肖伤寒沙门菌 | 1、4、5、12 | b | 1，2 |
| | 鼠伤寒沙门菌 | 1、4、5、12 | i | 1，2 |
| C | 希伤寒沙门菌 | 6、7、（Vi） | c | 1，5 |
| | 猪霍乱沙门菌 | 6、7 | c | – |
| D | 伤寒沙门菌 | 9、12，Vi | d | – |
| | 肠炎沙门菌 | 1、9、12 | g，m | – |
| E | 鸭沙门菌 | 3、10 | e，h | 1，6 |
| F | 阿伯丁沙门菌 | 11 | i | 1，2 |

### （二）临床意义

**1. 致病物质** 有表面抗原（Vi）的沙门菌具有侵袭力，沙门菌穿过小肠上皮到达固有层，被吞噬细胞吞噬，Vi抗原能保护细菌不被破坏，细菌可在细胞内继续生长繁殖，并被携带到机体其他部位。沙门菌死亡时释放的内毒素可引起机体发热、白细胞变化（有时为降低）、中毒性休克等病理生理反应。某些沙门菌如鼠伤寒沙门菌能产生肠毒素。

**2. 所致疾病** 沙门菌主要通过被污染的食品或水源经口感染，引起人和动物沙门菌病，主要表现为以下几种类型。

（1）急性胃肠炎或食物中毒 最为常见的沙门菌感染。如鼠伤寒沙门菌、猪霍乱沙门菌等可引起轻型或暴发型腹泻，伴低热、恶心、呕吐等症状。

（2）菌血症或败血症 由猪霍乱或C组副伤寒沙门菌等引起，多有高热、寒战等症状，常伴发胆囊炎、肾盂肾炎、骨髓炎等局部感染，血培养常为阳性。

（3）伤寒与副伤寒 由伤寒及副伤寒沙门菌引起。两类菌发病机制和临床症状基本相似，副伤寒的病情较轻，病程较短。细菌随污染的食物或饮水进入人体后，细菌在淋巴组织大量繁殖后，进入血流引起第一次菌血症，此时约为病程的第一周，患者在临床上表现

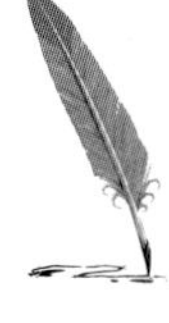

发热、不适等症状。细菌随血流进入肝、脾、胆囊、肾脏、骨髓、肠壁与淋巴结中大量繁殖后，再次进入血流，此时为病程的第2~3周，患者常出现寒战、持续高热、肝脾肿大，可出现全身中毒症状、皮肤玫瑰疹、迟发型变态反应等症状。并发症包括肠穿孔、血栓性静脉炎和心内膜炎等。胆囊中的细菌随胆汁进入肠腔可经粪便排出，肾脏中的细菌随尿排出体外。本病潜伏期7~20天，典型病程为3~4周，严重感染可危及生命。感染后能获得牢固免疫，极少发生再次感染。

伤寒患者治愈后部分患者可成为携带者，可持续由粪便排泄达1年或更长时间，为重要传染源。

**3. 耐药性**　近年来，沙门菌属细菌已出现对多种抗菌药物的耐药现象，鼠伤寒沙门菌耐药性最为突出、多重耐药菌比例最高。临床分离的沙门菌常对氯霉素、链霉素、呋喃类、磺胺类、氨苄西林和四环素耐药，应根据培养鉴定和药敏试验结果合理使用抗菌药物。

### （三）微生物学检验

**1. 标本采集**　根据不同疾病、不同病程取不同标本，最好在使用抗菌药物前采集。疑为伤寒沙门菌感染可于第1周采集血液，第2、3周采集粪便，第3周采集中段尿，全病程可采集骨髓做培养。血清学诊断应在病程的不同时期分别采集2~3份标本。

**考点提示**　标本采集时间是正确鉴定伤寒沙门菌的重要前提条件。

**2. 鉴定**

（1）显微镜检查　标本涂片染色镜检为革兰阴性杆菌。

（2）分离培养　血液标本可接种增菌肉汤进行增菌培养。中段尿标本定量接种于血平板及麦康凯平板上。粪便标本如量较少，可先用亚硒酸盐增菌肉汤增菌后再接种平板，也可直接接种肠道选择性平板如麦康凯、伊红亚甲蓝平板、SS平板。如麦康凯或伊红亚甲蓝平板上生长出无色透明或半透明的菌落，或SS平板上生长出无色透明或半透明中心呈黑色的菌落，则高度怀疑为沙门菌属，可进一步用生化反应和血清凝集试验鉴定到种或型。

（3）生化反应　沙门菌属典型生化反应为氧化酶试验阴性，硝酸盐还原阳性；在KIA中，斜面产碱、底层产酸，产气或不产气；$H_2S$试验多为阳性；IMViC结果为－＋－＋/－；MIU中的反应为＋－－；赖氨酸脱羧酶阳性。如乳糖发酵、吲哚阳性、脲酶试验阳性菌株大多不属于沙门菌属。伤寒、鸡沙门菌可出现发酵葡萄糖不产气，甲型副伤寒沙门菌可出现$H_2S$试验阴性，甲型副伤寒、猪霍乱沙门菌可出现赖氨酸脱羧酶阴性，猪霍乱沙门菌、伤寒沙门菌可出现枸橼酸盐阴性。

**考点提示**　沙门菌属的细菌不发酵乳糖，硫化氢试验阳性。

（4）血清分型鉴定　常用沙门菌O多价血清和O、H、Vi因子血清与疑为沙门菌属的细菌进行血清凝集试验。从临床标本中分离出的沙门菌95%以上属于A~F群，故先用A~F多价O血清进行玻片凝集，确定为A~F群后，用单价O因子血清鉴定到具体的群，再用H因子血清第一相（特异相）定型，最后用H因子血清第二相（非特异相）辅助定型。如果细菌的生化反应符合沙门菌，但与A~F多价O血清不产生凝集现象，则可能有表面抗原（Vi）存在，可通过加热或传代培养去除Vi抗原后再进行凝集试验。如去除Vi抗原后仍不凝集，则可能为A~F以外菌群。

**3. 免疫学诊断**　肥达反应（Widal test）是用已知伤寒沙门菌O抗原、H抗原、副伤寒

沙门菌H抗原，检测受检血清中有无相应抗体的半定量凝集试验，可辅助诊断伤寒和副伤寒。O抗原刺激机体产生IgM抗体，出现较早，在血清中存在时间较短；H抗原刺激抗体产生IgG，出现较迟，持续时间较长。

凡血清最高稀释度出现明显凝集者为凝集效价。一般伤寒沙门菌O凝集效价≥80，H凝集效价≥160，副伤寒A、B、C的H凝集效价≥80才有临床意义。应在疾病早期及中后期分别采集两次血清，第二份血清比第一份的效价增高4倍以上有诊断意义。一般O、H凝集效价均升高，则伤寒、副伤寒可能性大；O效价不高而H效价高可能为感染过、预防接种或回忆反应等；O效价高而效价H不高则可能为感染早期或与伤寒沙门菌O抗原有交叉反应的其他沙门菌感染等，可于一周后复查，如H效价升高则具有诊断意义。

**考点提示** 一般伤寒沙门菌O凝集效价≥80，H凝集效价≥160，副伤寒A、B、C的H凝集效价≥80才有临床意义。

## 五、克雷伯菌属

克雷伯菌属（Klebsiella）主要包括肺炎克雷伯菌、产酸克雷伯菌、解鸟氨酸克雷伯菌、植生克雷伯菌和土生克雷伯菌。临床感染中以肺炎克雷伯菌多见，肺炎克雷伯菌包括肺炎亚种、臭鼻亚种和鼻硬结亚种。

### （一）生物学特性

**1. 形态与染色** 革兰阴性杆菌，卵圆形或球杆状，常成双排列，菌体外有明显的荚膜。无鞭毛，无芽孢，有菌毛。

**2. 培养特性** 为兼性厌氧，营养要求不高，在血平板上形成较大灰白色、不溶血、黏液状菌落，用接种环蘸菌落可拉起长丝。在肠道选择性平板麦康凯或SS等平板上因发酵乳糖产酸，形成较大、红色、黏稠菌落。

**3. 生化反应** 见表10–1。

### （二）临床意义

克雷伯菌属为条件致病菌，是医院感染中常见细菌。肺炎克雷伯菌可引起典型的原发性肺炎，也可引起其他各部位感染。臭鼻亚种可引起臭鼻症。鼻硬结亚种可使人鼻咽、喉等呼吸道器官发生慢性肉芽肿病变和硬结形成，导致组织坏死。产酸克雷伯菌可引起人体各部位感染。植生克雷伯菌和土生克雷伯菌常分离出多重耐药菌。

肺炎克雷伯菌产超广谱β–内酰胺酶比例不断增高，产酶株对青霉素类、第1~3代头孢菌素及单环β–内酰胺类抗菌药物均产生耐药，仅对头霉素类、碳青霉烯类及酶抑制剂敏感，应根据药敏结果合理使用抗菌药物。

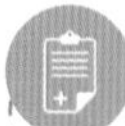

**知识拓展**

肺炎克雷伯菌（KPN）临床分离率较高，是医院感染的重要病原菌之一，随着β–内酰胺类及氨基糖苷类等抗生素的广泛使用，细菌易产生超广谱β–内酰胺酶（ESBLs）和头孢菌素酶（AmpC酶）以及氨基糖苷类修饰酶（AMEs），对常用药物呈现出严重的多重耐药性。

### （三）微生物学检验

**1. 鉴定**

（1）显微镜检查　标本涂片革兰染色镜检为革兰阴性短杆菌，菌体边缘有明显荚膜。

（2）分离培养　血液或穿刺液标本常接种肉汤增菌液，其他标本接种血平板和麦康凯平板，35℃孵育18~24小时，观察菌落，挑取可疑菌落涂片革兰染色镜检，并进一步鉴定到属和种。

（3）生化鉴定　克雷伯菌属典型生化反应为氧化酶试验阴性，硝酸盐还原试验阳性；在KIA斜面产酸、底层产酸产气，$H_2S$试验为阴性；吲哚试验大多为阴性，但产酸克雷伯菌和解鸟氨酸克雷伯菌阳性；IMViC为–/+ – + +；MIU中的反应为– –/+ +；葡萄糖酸盐阳性，鸟氨酸脱羧酶阴性。

## 六、肠杆菌属

肠杆菌属（Enterobacter）中临床上常见的有产气肠杆菌、阴沟肠杆菌和阪崎肠杆菌。

### （一）生物学特性

**1. 形态与染色**　肠杆菌属为革兰阴性杆菌，较粗短。有周身鞭毛，运动活泼，无芽孢。

**2. 培养特性**　兼性厌氧菌，营养要求不高。在麦康凯和SS平板上因发酵乳糖，形成较大的红色菌落。

**3. 生化反应**　见表10–1。

### （二）临床意义

肠杆菌属在环境菌群中常见，是肠道正常菌群，是医院感染常见的病原菌。临床分离的肠杆菌属中最常见的为阴沟肠杆菌和产气肠杆菌，可引起人体多个部位感染，如泌尿道、呼吸道和伤口感染，亦可引起菌血症。坂崎肠杆菌常分布在土壤、水和日常食品中，能引起新生儿脑膜炎和败血症，病死率较高。

临床分离的肠杆菌属细菌耐药性不断增高，常分离出产AmpC酶菌株，尤以阴沟肠杆菌多见。AmpC酶属于BushⅠ型β–内酰胺酶（亦称诱导酶或C类头孢菌素酶），导致阴沟肠杆菌对1~3代头孢菌素、单环β–内酰胺类、头霉素类及含酶抑制剂的复合制剂耐药。针对产AmpC酶菌株，临床首选4代头孢（头孢吡肟）和碳青霉烯类抗菌药物。

**知识拓展**

最近有科学家研究发现肥胖的直接“元凶”与阴沟肠杆菌有关，这也是国际上首次证明肠道细菌与肥胖之间具有直接因果关系。阴沟肠杆菌打破了肠道的菌群平衡，关闭了消耗脂肪的基因导致肥胖。因此“阴沟肠杆菌”是研发抵抗肥胖和糖尿病药物的重要靶点。研究显示，服用相关的双歧因子有益于肠道益生菌的生长繁殖，可双向调理肠道平衡，清理宿便，排出毒素垃圾，保持肠道健康，有效预防和缓解肥胖症。

### （三）微生物学检验

**1. 鉴定**

（1）显微镜检查　标本涂片革兰染色镜检为革兰阴性粗短杆菌。

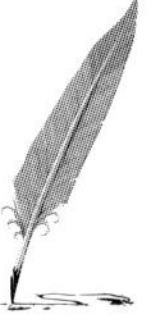

（2）分离培养　血液和穿刺液标本先用肉汤增菌培养，其他标本接种血平板、麦康凯平板，35~37℃孵育18~24小时后，挑取可疑的菌落，继续鉴定到属和种。

（3）生化鉴定　肠杆菌属典型的生化反应为：氧化酶试验阴性，硝酸盐还原试验阳性；KIA斜面产酸、底层产酸，产气，$H_2S$试验为阴性；IMViC结果为－－＋＋；MIU中的结果为＋－－/＋，脲酶因不同菌种有差异。

**2. 鉴别**　通过IMViC试验与大肠埃希菌鉴别，大肠埃希菌为＋＋－－，肠杆菌属多数为－－＋＋。通过动力试验和鸟氨酸脱羧酶试验与肺炎克雷伯菌鉴别，肺炎克雷伯菌均为阴性，肠杆菌属多数为阳性。

扫码“学一学”

# 第二节　其他肠道杆菌

## 一、摩根菌科

摩根菌科主要包括变形杆菌属、摩根菌属、普罗威登斯菌属。变形杆菌属（Proteus）广泛存在于自然界和动物、人体肠道中，包括普通变形杆菌、奇异变形杆菌、产粘变形杆菌和潘氏变形杆菌等。在此以变形杆菌属为代表介绍。

### （一）生物学特性

**1. 形态与染色**　革兰阴性杆菌，呈多形性，有周身鞭毛，运动活泼，无芽孢、无荚膜。

**2. 培养特性**　兼性厌氧，生长要求不高，在普通营养平板和血平板上，普通变形杆菌和奇异变形杆菌大多数菌株可呈波纹薄膜状生长，即迁徙生长。在肠道选择性培养基如麦康凯和SS平板上，因不发酵乳糖而形成无色透明或半透明的菌落，产硫化氢的菌株在SS平板上菌落中心可呈黑色。

**3. 生化反应**　见表10–1。

**4. 抗原构造**　变形杆菌$X_{19}$、$X_2$、$X_k$等菌株的O抗原与立克次体有共同抗原成分，可发生交叉反应，用变形杆菌的O抗原代替立克次体的抗原，与疑为立克次体病患者的血清进行凝集试验，可辅助诊断立克次体病，即外斐试验（Weil–Felix test）。

### （二）临床意义

临床分离的变形杆菌属中以奇异变形杆菌和普通变形杆菌为主，可引起人体多个部位感染，常见于泌尿系感染，也可引起腹泻、食物中毒等。尿素酶可分解尿素产氨，使尿液pH升高呈碱性环境，有利于细菌生长和泌尿道结石的形成。

临床分离的变形杆菌属对磺胺类、四环素、氨苄西林和羧苄西林的耐药率均较高，对喹诺酮类、2代和3代头孢菌素类、氨基糖苷类敏感率较高，应根据变形杆菌药敏试验结果合理使用抗菌药物。

### （三）微生物学检验

**1. 鉴定**

（1）显微镜检查　涂片革兰染色镜检为革兰阴性杆菌，鞭毛染色可见周身鞭毛。

（2）分离培养　血液和穿刺液标本先用肉汤增菌培养，其他标本接种血平板、麦康凯平板或SS平板，35~37℃孵育18~24小时后，挑取迁徙生长的菌落，继续鉴定到属和种。

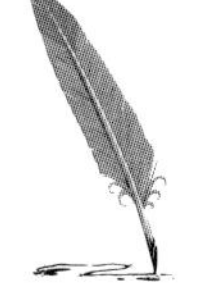

（3）生化鉴定 变形杆菌属典型生化反应为氧化酶阴性，硝酸盐还原阳性；在KIA中斜面产碱、底层产酸，产气，$H_2S$为阳性；IMViC结果为−/+ + − −；MIU结果为+ −/+ +；苯丙氨酸脱氨酶阳性。普通变形杆菌吲哚试验阳性、鸟氨酸脱羧酶试验阴性，而奇异变形杆菌相反。

**2. 鉴别** 变形杆菌属、普罗威登斯菌属和摩根菌属均为肠道正常菌群，是医院感染中常见条件致病菌，具有一些共同的生化反应特征，如不发酵乳糖、葡萄糖酸盐试验阴性、苯丙氨酸脱氨酶试验阳性，主要鉴别试验见表10–4。

**表10–4 变形杆菌属、普罗威登斯菌属和摩根菌属的主要鉴别试验**

| | 变形杆菌属 | 普罗威登菌属 | 摩根菌属 |
|---|---|---|---|
| 迁徙生长 | + | − | − |
| 硫化氢试验 | + | − | − |
| 明胶液化试验 | + | − | − |
| 酯酶试验 | + | − | − |
| 西蒙枸橼酸盐试验 | V | + | − |
| 鸟氨酸脱羧酶试验 | V | − | + |

注：+，≥90%的菌株阳性；V，10%~90%的菌株阳性；−，≥90%的菌株阴性。

## 二、耶尔森菌科

耶尔森菌属中，人类常见致病菌为鼠疫耶尔森菌、小肠结肠炎耶尔森菌和假结核耶尔森菌。沙雷菌属中常见菌种为粘质沙雷菌。

### （一）鼠疫耶尔森菌

鼠疫耶尔森菌是鼠疫的病原菌，俗称鼠疫杆菌。鼠疫严重危害人类健康，历史上曾发生过三次世界性大流行，造成大批患者死亡。鼠疫是一种主要在野生啮齿类动物间传播的烈性传染病，人通过与感染动物接触或鼠蚤叮咬而感染。

**1. 生物学特性**

（1）形态与染色 革兰阴性杆菌，呈球杆状，两极浓染。有荚膜，无鞭毛，无芽孢。

（2）培养特性 为兼性厌氧，最适温度为25~28℃，在普通营养平板可生长，但生长缓慢。在血平板上生长良好，48小时后形成柔软、黏稠、粗糙状菌落，在麦康凯平板上菌落较小、无色。在肉汤培养基中开始为混浊生长，24小时后为沉淀生长，48小时后形成菌膜，摇动后菌膜下陷呈钟乳石状。

（3）生化反应 鼠疫耶尔森菌典型的生化反应为氧化酶试验阴性，硝酸盐还原试验阳性；在KIA中斜面产碱、底层产酸，不产气，$H_2S$试验为阴性；IMViC结果为− + − −；MIU的结果为− − −；赖氨酸、鸟氨酸脱羧酶、苯丙氨酸脱氨酶试验均为阴性，不液化明胶。

**2. 临床意义** 鼠疫耶尔森菌的侵袭力主要包括FI抗原（封套抗原）和V/W抗原等。鼠毒素主要对鼠类致病。

鼠疫耶尔森菌所致鼠疫，传染性强，病死率高，少数细菌即可使人致病。

临床常见类型包括腺鼠疫、败血型鼠疫和肺鼠疫。腺鼠疫以淋巴结炎为主要特点，主要表现为局部淋巴结的肿胀、坏死和脓肿，多为腹股沟和腋下淋巴结。肺鼠疫可由吸入含

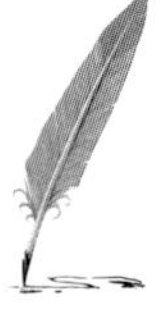

细菌的尘埃引起，也可以由腺鼠疫、败血型鼠疫继发而成，患者出现高热、咳嗽、痰中带血，多因呼吸困难或心力衰竭死亡，死亡的患者皮肤常呈紫黑色，故有“黑死病”之称。肺型鼠疫通过呼吸道在人与人之间传播，可引起人类鼠疫大流行。败血型鼠疫是由细菌侵入血流大量繁殖所致，患者可出现高热，皮肤黏膜出现小出血点，全身中毒症状和神经症状明显，心血管、淋巴系统和实质器官表现出特有的出血性炎症，病死率高。此外，尚有较为少见的皮肤鼠疫、肠鼠疫、脑膜炎型鼠疫、眼鼠疫等。

鼠疫病痊愈者可获得持久性免疫力，很少再次感染。针对地方性感染区域的活动者以及实验室研究人员可以选择减毒或灭活疫苗接种。发现疑为鼠疫耶尔森菌感染患者，应立即向当地疾病预防控制中心报告，并将标本送到疾病预防控制中心专业实验室进一步鉴定。对确诊鼠疫患者立即进行隔离治疗，常用氨基糖苷类、磺胺类抗生素。对疫区及与患者接触人员立即采取有效的预防隔离和监测，防止疫情扩散。

**知识拓展**

鼠疫在历史上曾有3次世界范围的大流行。第一次大流行发生在公元6世纪（527~565年），几乎蔓延到当时世界上较发达的国家，流行高峰期每天死亡5000~10000人，共死亡大约1亿人。此次大流行导致东罗马帝国的衰退，被称为“汝斯丁（Justinian）瘟疫”，载入医学史册。第二次大流行发生在14世纪，持续了近300年，此次流行欧洲死亡人数达2500万人，占当时人口的四分之一，意大利和英国死者达其人口的半数。第三次大流行发生在19世纪末到20世纪中叶，突然暴发，几乎遍及当时全世界沿海各港埠城市及其附近内陆居民区。诗人师道南在《鼠死行》中描述：“东死鼠，西死鼠，人见死鼠如见虎；鼠死不几日，人死如圻堵。昼死人，莫问数，日色渗淡愁云护。三人行未十步多，忽死两人横截路。”

**3. 微生物学检验**

（1）标本采集　可取疑为鼠疫患者的淋巴结穿刺液、血液或痰等标本。尸检常取心、肝、肺和淋巴结等病变组织，对腐烂尸体可取骨髓或脑脊髓。小鼠标本采集前，应严格消毒小鼠体表，再进行采集。

鼠疫传染性极强，标本采集时要严格无菌操作，操作者注意生物安全防护，标本必须由符合生物安全要求的实验室进行检验。

（2）鉴定　①显微镜检查：标本涂片革兰染色镜检，可见革兰阴性球杆菌，两极浓染，无芽孢。本菌在慢性病灶或陈旧培养物内可呈多形态，在动物体内可形成荚膜。②分离培养：未污染标本接种血平板，污染标本可接种龙胆紫、亚硫酸钠琼脂等选择性平板，27~30℃培养24~48小时后，挑取可疑菌落进一步鉴定到属和种。

根据菌落特征、菌体形态、肉汤中生长特点、典型生化特征，结合临床和流行病学资料综合分析，可初步诊断。最后鉴定须经噬菌体裂解试验、动物实验及免疫学方法判定。动物实验有助于检测鼠疫耶尔森菌的毒力，常皮下注射，如菌株为产毒株则动物一般于3~7天后死亡，如7天后仍不死亡，应将其处死后取肝、脾等进一步培养鉴定。

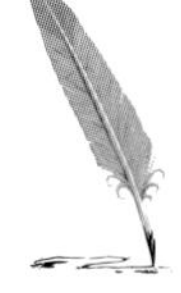

### （二）小肠结肠炎耶尔森菌

小肠结肠炎耶尔森菌是引起人类腹泻的常见病原菌，可寄居在鼠、家畜和兔等多种动物体内，人可通过污染的食物和饮水，或因接触感染病原菌的动物而感染。

**1. 生物学特性**

（1）形态与染色 革兰阴性球杆状。无芽孢，无荚膜。22~25℃培养有周鞭毛，35℃时培养该菌无动力。

（2）培养特性 为兼性厌氧，耐低温，4℃可生长，最适温度为20~28℃。在普通营养平板上生长良好，某些型别的菌株在血平板上菌落周围可出现溶血环，在麦康凯平板或耶尔森菌选择性琼脂平板上，通常不发酵乳糖，菌落无色、半透明，但有乳糖阳性菌株存在。

（3）生化反应 见表10-1。

**2. 临床意义**

部分菌株能产生耐热性肠毒素，与大肠埃希菌肠毒素ST相同。某些菌株的菌体（O）抗原与人体组织有共同抗原，刺激机体产生自身抗体，引起自身免疫性疾病。

该菌为人兽共患病原菌，常通过污染的食物或饮水感染人类引起肠道疾病，临床表现以小肠炎、结肠炎多见，严重者可引起菌血症。患者可出现发热、腹痛、黏液便或水样便，易与菌痢相混淆。腹痛常在回盲部，要与阑尾炎相鉴别。该菌感染还可因交叉抗原引起结节性红斑、关节炎等自身免疫性疾病。

**3. 微生物学检验**

（1）标本 常采集粪便及食物，也可采集血液、尿液等标本。

（2）鉴定 ①标本直接涂片：革兰染色镜检可见革兰阴性球杆菌。②标本接种：血平板、麦康凯平板或耶尔森菌专用选择性培养基（CIN），25℃培养。在CIN平板上的分离效果较好，培养48小时后，菌落为粉红色，偶见有一圈胆盐沉淀。还可对标本进行冷增菌，如粪便标本或食物标本置于1/15M磷酸盐缓冲液（PBS，pH 7.4~7.8），4℃增菌培养，于7、14、21天取冷增菌培养物接种于上述平板。③小肠结肠炎耶尔森菌典型的生化反应为：氧化酶阴性，硝酸盐还原阳性；在KIA中斜面产碱或产酸、底层产酸，不产气，$H_2S$试验为阴性；枸橼酸盐阴性，脲酶试验阳性，吲哚试验阴性或阳性，鸟氨酸脱羧酶试验阳性；动力、V-P反应结果与孵育温度有关：22~25℃阳性，35~37℃阴性。

### （三）粘质沙雷菌

粘质沙雷菌为肠道正常菌群，是细菌中最小者，可用于检查除菌滤器的除菌效果。

**1. 生物学特性**

（1）形态与染色 革兰阴性杆菌，无荚膜，周鞭毛，无芽孢，有菌毛。

（2）培养特性 兼性厌氧。兼性厌氧，营养要求不高，在营养琼脂上能够生长，形成不透明，白色或有色（红色、粉红色）的菌落。色素的产生在室温中更为明显。所产生的两种不同色素是灵菌红素和吡羧酸。灵菌红素是非水溶性色素，不扩散，而吡羧酸是一种水溶性、能扩散的粉红色色素。

（3）生化反应 见表10-1。

**2. 临床意义** 本菌曾一度被认为是无害的环境污染菌，但由于该菌具有侵袭性并对许多常用抗菌药物有耐药性，现已成为一种重要的条件病原菌，其中粘质沙雷菌是引起肠道外感染的主要病原菌，与许多医院内感染的暴发流行有关，可致肺炎、菌血症、输液感染和外科手术部位感染及泌尿系统感染等。粘质沙雷菌可致社区获得的由隐形眼镜诱发的红眼病。

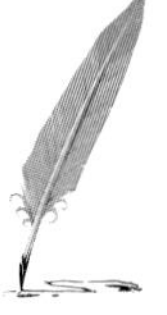

**3. 微生物学检验**

（1）鉴定

1）显微镜检查 标本涂片革兰染色镜检为革兰阴性杆菌。

2）分离培养 标本接种血琼脂或MAC等肠道选择鉴别培养基，37℃孵育，挑选可疑菌落（与肠杆菌属相似，即在EMB及MAC上稍大而黏稠的菌落；在EMB上有时有金属光泽；在MAC上粉红色或红色的菌落；SS上如果生长，为白色或乳白色、不透明黏稠状的菌落；XLD上呈不透明黄色的菌落）。将可疑菌落进一步鉴定到属和种。

3）生化鉴定 沙雷菌属的特征是3种水解酶，即脂酶、明胶酶和DNA酶均阳性，有些菌种产生灵菌素。其对多黏菌素和头孢菌素固有的耐药性可作为辅助鉴别特征。基本生化反应特征是：双糖铁中产碱/产酸或产酸/产酸，枸橼酸盐阳性，脲酶阳性/弱阳性，吲哚阴性，动力阳性，鸟氨酸阳性（深红沙雷菌为阴性），丙二酸盐利用阴性（深红沙雷菌为阳性）。

## 本章小结

本章学习的革兰阴性杆菌生物学性状相似，常寄生于人类和动物肠道，引起肠道内或肠道外的病变。其生物学共性：均为中等大小的革兰阴性杆菌，大多有菌毛，多数有周身鞭毛；营养要求不高，需氧或兼性厌氧，在普通培养基上形成光滑、灰白色的中等大小菌落，在液体培养中呈均匀混浊生长；生化反应活泼，发酵葡萄糖，氧化酶阴性，还原硝酸盐，触酶试验阳性。乳糖发酵试验是初步鉴别肠道杆菌致病性的参考指标；抗原构造复杂，都有菌体（O）抗原，多数有鞭毛（H）抗原，伤寒沙门菌的Vi抗原、大肠埃希菌的K抗原与侵袭力有关；抵抗力不强；容易变异。大多数肠杆菌科细菌都是正常菌群的一部分，引起内源性或机会性感染。埃希菌属的细菌多为肠道正常菌群，可引起肠道外或肠道内的感染。志贺菌属的细菌主要引起痢疾，为肠道致病菌。沙门菌属的细菌引起的疾病主要是伤寒、副伤寒、食物中毒等。克雷伯菌属、变形杆菌属及肠杆菌属等均为肠道正常菌群，致病形式多为条件致病菌感染。肠道杆菌抵抗力不强，对常用的化学消毒剂敏感，对磺胺类、氨基糖苷类药物敏感，但易形成耐药性。

肠杆菌科的细菌各菌属、种的鉴定鉴别主要利用生化试验与血清学鉴定的手段。伤寒、副伤寒患者的标本采集需注意：第1周取外周血，第2~3周取粪便或尿液标本，全程取骨髓标本。痢疾患者粪便标本检测时应注意采集黏液脓血部分并及时送检。

## 习 题

扫码“练一练”

**一、单项选择题**

1. 肠道致病菌与非致病菌的初步鉴别试验常选用

A. 吲哚试验　　B. 尿素分解试验　　C. 乳糖发酵试验

D. $H_2S$试验　　E. 胆汁溶解试验

2. 伤寒发病第一周内，阳性率最高的检查方法是

A. 尿液培养分离伤寒杆菌　　B. 血液培养分离伤寒杆菌

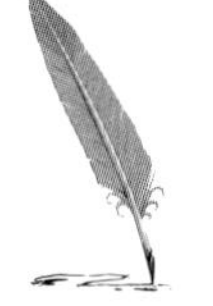

C. 粪便培养分离伤寒杆菌　D. 血清做肥达试验
E. 胆汁做肥达试验

3. 下列关于肠杆菌科的特点，错误的是
A. 为革兰阴性杆菌　B. 生化反应活跃　C. 触酶试验阳性
D. 氧化酶试验阳性　E. 硝酸盐还原试验阳性

4. 以下临床标本细菌检验通常需要先增菌的是
A. 脑脊液　B. 尿　C. 粪便
D. 痰　E. 鼻咽拭子

5. 肥达反应有诊断价值的抗体效价，通常是
A. O凝集价≥1∶40，H凝集价≥1∶40
B. O凝集价≥1∶80，H凝集价≥1∶160
C. O凝集价≥1∶40，H凝集价≥1∶160
D. O凝集价≥1∶160，H凝集价≥1∶80
E. O凝集价≥1∶80，H凝集价≥1∶80

6. 伤寒沙门菌与变形杆菌在SS培养基上呈现黑色菌落，常反映阳性指征的试验是
A. 吲哚试验　B. 尿素分解试验　C. 乳糖发酵试验
D. $H_2S$试验　E. 胆汁溶解试验

7. 下述没有动力的肠道杆菌是
A. 大肠埃希菌　B. 沙门菌　C. 志贺菌
D. 变形杆菌　E. 产气肠杆菌

8. 下述能够分解尿素的肠道杆菌是
A. 大肠埃希菌　B. 沙门菌　C. 志贺菌
D. 变形杆菌　E. 产气肠杆菌

9. 检查哪种细菌指数可判断水、食品是否被粪便污染
A. 葡萄球菌　B. 链球菌　C. 志贺菌属
D. 沙门菌属　E. 大肠埃希菌

10. 下列不属于肠杆菌科细菌的是
A. 双歧杆菌　B. 变形杆菌　C. 大肠埃希菌
D. 痢疾志贺菌　E. 沙门菌

11. 痢疾志贺菌典型的症状主要导致因素是
A. 菌毛　B. 肠毒素　C. 细菌素
D. 酶类　E. 内毒素

12. 肠道杆菌不具有的一种抗原是
A. M抗原　B. H抗原　C. O抗原
D. K抗原　E. Vi抗原

13. 肠杆菌科的共同特性是
A. 发酵葡萄糖，氧化酶阴性，硝酸盐还原试验阴性
B. 不发酵葡萄糖，氧化酶阴性，硝酸盐还原试验阴性
C. 不发酵葡萄糖，氧化酶阴性，硝酸盐还原试验阳性

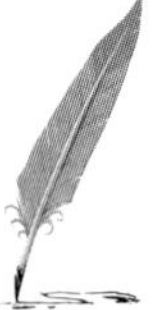

D. 发酵葡萄糖，氧化酶阳性，硝酸盐还原试验阴性

E. 发酵葡萄糖，氧化酶阴性，硝酸盐还原试验阳性

14. 在血液中极少发现的细菌是

A. 大肠埃希菌　　B. 伤寒杆菌　　C. 变形杆菌

D. 肺炎克雷伯菌　　E. 痢疾志贺菌

15. 下列在25℃有动力的肠道杆菌是

A. 大肠埃希菌　　B. 沙门菌　　C. 小肠结肠炎耶尔森菌

D. 变形杆菌　　E. 产气肠杆菌

16. 在KIA中，底黄斜红，无气泡，无$H_2S$，最可能的细菌是

A. 大肠埃希菌　　B. 沙门菌　　C. 志贺菌

D. 变形杆菌　　E. 产气肠杆菌

17. 能形成无症状带菌者的肠道杆菌一般多见于

A. 大肠埃希菌　　B. 变形杆菌　　C. 肺炎克雷伯菌

D. 沙门菌　　E. 产气肠杆菌

18. 产气肠杆菌IMViC的结果是

A. －－＋＋　　B. －＋－＋　　C. ＋＋－－

D. ＋－＋－　　E. ＋－－＋

19. 在SS平板上形成无色，细小、透明或半透明菌落的细菌为

A. 阴沟肠杆菌　　B. 产气肠杆菌　　C. 变形杆菌

D. 肺炎克雷伯菌　　E. 大肠杆菌

20. V–P实验需到用到

A. 95%乙醇　　B. 40%氢氧化钾　　C. 浓盐酸

D. 浓硫酸　　E. ONPG液

**二、简答题**

患者，男，4岁，因“腹泻、腹痛、呕吐伴发热”就诊。就诊前2天，腹泻次数每天6~8次，前1天腹泻次数减少，粪便呈黏液脓血便，体温39℃。入院后粪便常规镜检：白细胞++、红细胞++。粪便培养在MAC培养基上可见无色半透明菌落，SS琼脂培养基上可见无色菌落和中心呈黑色的菌落。

请问：

1. 引起该男孩腹泻的病原菌最有可能是什么？

2. SS琼脂培养基上无色菌落和中心呈黑色的菌落可能是哪两种菌？应如何进行鉴别和鉴定？

（孙运芳）

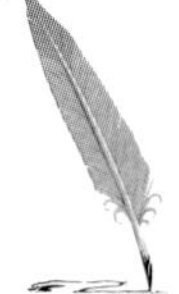

# 第十一章

# 非发酵革兰阴性杆菌鉴定

扫码“学一学”

## 学习目标

1. **掌握** 非发酵革兰阴性杆菌的共同特点；铜绿假单胞菌、鲍曼不动杆菌的鉴别要点。
2. **熟悉** 非发酵革兰阴性杆菌的临床意义。
3. **了解** 其他非发酵菌的生物学特性和鉴定。
4. 具备正确选择试验项目检验常见非发酵革兰阴性杆菌的能力。

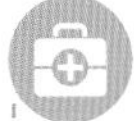

## 案例讨论

**【案例】**

患者，男，52岁，行右上肢截肢术后，在手术创面出现脓性分泌物。采集脓液标本，经培养，血平板上有扁平、边缘不整齐、带金属光泽的大菌落生长，产生水溶性绿色色素。

**【讨论】**

1. 该患者可能被哪种微生物感染？
2. 需要进一步做哪些试验鉴定病原菌？

非发酵革兰阴性杆菌是一群不发酵葡萄糖或仅以氧化形式利用葡萄糖的需氧或兼性厌氧、无芽孢的革兰阴性杆菌。在分类学上分别属于不同的种和属，但生化特征十分相似。非发酵革兰阴性杆菌包括的菌属较多，主要有假单胞菌属、产碱杆菌属、不动杆菌属、无色杆菌属、莫拉菌属、金氏杆菌属、黄杆菌属、艾肯菌属、土壤杆菌属、黄单胞菌属、丛毛单胞菌属等。这些细菌多为条件致病菌。近年来，由非发酵菌引起的感染日益增多，尤其在医院感染中铜绿假单胞菌、不动杆菌等占有重要地位，同时，由于非发酵菌对抗菌药物的耐药率日益增高，给临床治疗带来困难，已引起临床高度重视。

**考点提示** 非发酵菌不发酵糖类是其鉴别特征，可以与肠杆菌、弧菌相鉴别。

非发酵革兰阴性杆菌种属多，应先属间鉴别进行初步分群，然后再进行属内鉴别。初步分群的鉴定试验主要有葡萄糖氧化发酵试验（O/F试验）、氧化酶试验、动力观察（表11-1）。

**表11-1 常见非发酵革兰阴性杆菌的初步分群鉴定**

| | 假单胞菌属 | 不动杆菌属 | 产碱杆菌属 | 黄杆菌属 | 莫拉菌属 |
|---|---|---|---|---|---|
| 氧化酶试验 | + | − | + | +/− | +/− |
| 葡萄糖氧化发酵（O/F）试验 | O/− | O/− | − | O | − |
| 动力试验 | +/− | − | + | +/− | − |

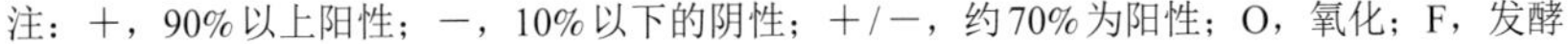

注：+，90%以上阳性；−，10%以下的阴性；+/−，约70%为阳性；O，氧化；F，发酵

# 第一节 假单胞菌属

假单胞菌属是一类严格需氧、氧化酶试验均阳性、有鞭毛的革兰阴性杆菌，包括200多个菌种。

假单胞菌属为直或微弯的杆菌，革兰阴性，有单鞭毛或丛鞭毛，运动活泼，无芽孢。专性需氧，最适生长温度35℃，少数菌种能在4℃或42℃生长，营养要求不高，普通培养基上均能生长。氧化利用葡萄糖，氧化酶、触酶试验阳性，麦康凯培养基上可生长。除曼多辛假单胞菌、产碱假单胞菌和假产碱假单胞菌外，假单胞菌属的细菌在生长过程中可产生各种水溶性色素，具有鉴别意义（表11–2）。本属细菌对理化因素的耐受性较强，对多种抗菌药物耐药。

表11–2 常见假单胞菌产生的水溶性色素

| 细菌 | 色素 | 颜色 |
|---|---|---|
| 铜绿假单胞菌 | 绿脓素、红脓素、青脓素、荧光素 | 蓝、红、黑、黄色 |
| 荧光假单胞菌 | 荧光素 | 黄绿色 |
| 恶臭假单胞菌 | 荧光素 | 黄绿色 |
| 斯氏假单胞菌 | 未定名黄色素 | 黄色 |

假单胞菌广泛分布于自然界的土壤、水和空气中，是医院的主要病原菌。与人类关系密切的有铜绿假单胞菌、荧光假单胞菌、恶臭假单胞菌、产碱假单胞菌等。

假单胞菌属细菌的检验程序见图11–1。

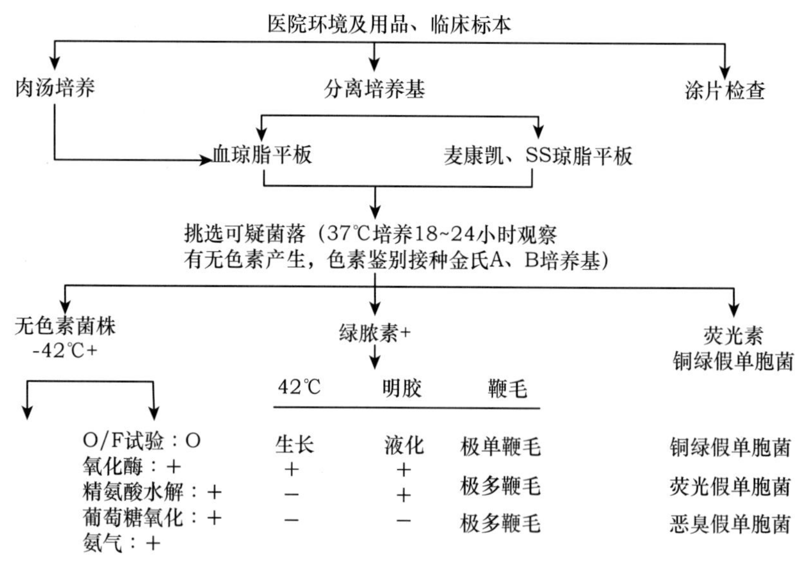


图11–1 假单胞菌属细菌鉴定程序

## 一、铜绿假单胞菌

铜绿假单胞菌（*P.aeruginosa*）是假单胞菌属的代表菌种，因其在生长过程中能产生水

溶性的绿脓素，故又称绿脓杆菌。铜绿假单胞菌广泛分布自然界及人的体表、胃肠道、呼吸道、泌尿生殖道等处，为条件致病菌，是医院感染最常见病原菌之一，常引起ICU、血液及神经内科等重症病房患者感染，并可经血液传播，导致菌血症和败血症。

### （一）生物学特性

**1. 形态与染色**　革兰阴性杆菌，球杆状或长丝状，菌体大小（0.5~1.0）μm×（1.5~5.0）μm，长短不一，单个、呈双或短链状排列。无芽孢，有荚膜，一端有单鞭毛，运动活泼，临床分离株常有菌毛。

**2. 培养特性**　专性需氧菌，部分菌株兼性厌氧，营养要求不高，在普通培养基和SS琼脂平板上生长良好，可生长的温度范围为25~42℃，最适生长温度35℃，4℃不生长而42℃生长是该菌的鉴别特点之一。产生多种水溶性色素，以绿脓素最常产生，其实是荧光素。

**考点提示**　铜绿假单胞菌4℃不生长而42℃生长。

**3. 生化反应**　氧化酶试验阳性，氧化分解葡萄糖、木糖产酸不产气，能液化明胶，还原硝酸盐并产生氮气，能利用枸橼酸盐，精氨酸双水解酶阳性，乙酰胺酶阳性，液化明胶，吲哚试验阴性。

**4. 抗原构造**　铜绿假单胞菌有菌体（O）抗原和鞭毛（H）抗原。O抗原有两种成分：一种是外膜蛋白，为保护性抗原，免疫性强，具有属特异性；另一种为脂多糖（LPS），具有型特异性，可用于细菌分型。H抗原也具有特异性，根据抗原成分可将铜绿假单胞菌分为20个血清型。

**5. 抵抗力**　铜绿假单胞菌对外界因素的抵抗力比其他无芽孢菌强，在潮湿的环境中能长期生存。对干燥、紫外线有抵抗力，但对热抵抗力不强，56℃ 30分钟可被杀死。对某些消毒剂敏感，1%石炭酸处理5分钟即被杀死。临床分离菌株对多种抗菌药物不敏感。

### （二）临床意义

**1. 主要致病物质**　铜绿假单胞菌有多种致病因子，包括结构成分、毒素和酶。

（1）酶类物质　菌毛的神经氨酸酶分解上皮细胞表面的神经氨酸促进细菌侵入。弹性蛋白酶有丝氨酸蛋白酶和锌金属蛋白酶两种，均能降解弹性蛋白，引起肺实质损伤和出血；磷脂酶C能分解脂质和卵磷脂，损伤组织细胞。

（2）表面结构　多糖荚膜样物质，有抗吞噬作用，多糖层使细菌定植在细胞表面。细菌表面还有另一种非菌毛样黏附素。绿脓素为绿色色素，具有氧化还原活性，能催化超氧化物和过氧化氢产生有毒氧基团，引起组织损伤。

（3）毒素　有类似白喉毒素的外毒素A，能阻止真核细胞蛋白质的合成，外毒素S干扰吞噬杀菌作用。另也有内毒素，与致病有关。

**2. 所致疾病**　铜绿假单胞菌为条件致病菌，经多种途径传播，在人体抵抗力低下时引起皮肤感染、呼吸道感染、泌尿道感染、烧伤创面感染等，亦可导致菌血症、败血症、心内膜炎、囊性纤维变性及婴幼儿严重腹泻等。在假单胞菌的感染中，由铜绿假单胞菌引起的约占70%。

**3. 药物敏感性**　该菌对抗假单胞菌青霉素类、氨基糖苷类、环丙沙星、头孢吡肟、头孢他啶、美罗培能、亚胺培南敏感。医院获得性铜绿假单胞菌较社区分离株有较高的耐药性，常显示多重耐药。

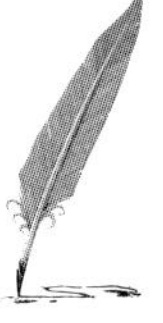

**知识链接**

铜绿假单胞菌性角膜炎是一种极为严重的急性化脓性角膜溃疡。发病急，潜伏期短（6~24小时），病情发展快，角膜溃疡形成迅速，带有黄绿色的黏脓性分泌物常在极短时间内席卷整个角膜而导致毁灭性的破坏，大部分角膜坏死、脱落，导致穿孔，进一步引起眼内炎，甚至全眼球炎。即使溃疡治愈，也可形成粘连性角膜白斑或角膜葡萄肿而导致失明。由于后果极其严重，该病一经发生，必须立即抢救。

#### （三）微生物学检验

**1. 标本采集** 根据疾病及检查目的分别采集不同的临床标本，如血液、痰液、脑脊液、胸（腹）水、尿液、脓液、分泌液、粪便等。医院环境检测从空气、水、物体表面等处采样。

**2. 检验方法**

（1）显微镜检查 脑脊液、胸腹水离心后取沉淀物涂片，绿色脓液、分泌物直接涂片革兰染色镜检。为革兰阴性杆菌，有鞭毛。

（2）分离培养 血液和体液标本可先增菌后再转种血琼脂平板和麦康凯平板；脓液、分泌物、中段尿等可直接接种上述培养基。铜绿假单胞菌在普通琼脂平板上生长良好，经18~24小时培养可形成伸展和扁平、大小不一、边缘不整齐、光滑、湿润且常呈融合状态的菌落，产生的水溶性色素使培养基着色，常为蓝绿色或荧光色。还可出现多种形态的菌落，如黏液形菌落等。在血琼脂平板上经18~24小时培养，菌落周围有透明溶血环。在麦康凯琼脂平板上经18~24小时培养可形成微小、无光泽、半透明菌落，48小时后菌落中心常呈棕绿色。有特殊的生姜气味。

（3）生化反应 氧化酶试验阳性，氧化分解葡萄糖产酸不产气，不分解乳糖，动力、枸橼酸盐、精氨酸双水解酶和硝酸盐还原酶试验阳性，吲哚、赖氨酸、鸟氨酸脱羧酶试验阴性。

**3. 鉴定** 通过蓝绿色或荧光色菌落，有生姜味，动力和氧化酶试验阳性，4℃不生长而42℃生长可初步鉴定为铜绿假单胞菌。若不具备以上特征，需进一步生化鉴定。

### 二、其他假单胞菌

以下几种假单胞菌可从患者标本（血液、尿液、痰液等）中及医院环境中分离出来。

#### （一）荧光假单胞菌

**1. 生物学特性** 与铜绿假单胞菌相似，菌体一端有从鞭毛（3根以上），运动活泼，可在4~30℃温度范围内生长，最适生长温度为25~30℃，42℃不能生长。由于可在4℃生长，低温培养是临床常用方法。生长过程中产生荧光素，不产生绿脓素，可以与铜绿假单胞菌区别。荧光素在紫外光下呈黄绿色荧光。

**2. 临床意义** 外环境中普遍存在，可从痰液、血液、尿液及脓肿穿刺液标本中分离出来。也可在冰箱贮存的血及血液制品中生长繁殖。故输血科应予以重视，避免该菌污染引起的医源性感染。

**3. 微生物学检验** 采集标本后在20~30℃（即室温）增菌后再接种血平板，不能在35℃

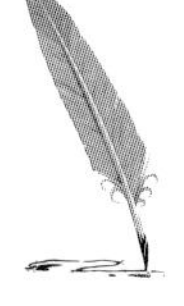

孵育，以免产生假阴性结果。依据动力阳性，4℃生长，42℃不能生长，产生荧光素进行鉴定。

#### （二）恶臭假单胞菌

**1. 生物学特性**　革兰阴性杆菌，菌体为卵圆形，一端有丛鞭毛（3根以上），运动活泼，最适生长温度为20~30℃，4℃及42℃均不能生长，产生荧光素。

**2. 临床意义**　恶臭假单胞菌临床分离率较低，可引起泌尿道感染、皮肤感染及骨髓炎，分泌物有腥臭味。

**3. 微生物学检验**　该菌产生荧光素而不产生绿脓素及42℃不生长，可与铜绿假单胞菌区别。不液化明胶、不产生卵磷脂酶、陈旧培养物可有腥臭味，可与荧光假单胞菌区别。

#### （三）斯氏假单胞菌

**1. 临床意义**　在土壤、水、粪便及人体上呼吸道中均有分布，能引起免疫力低下患者的伤口感染、泌尿道感染、肺炎、心内膜炎等。

**2. 微生物学检验**　革兰阴性杆菌，一端有单根鞭毛，动力阳性。营养要求不高，可在普通培养基和6.5%高盐培养基上生长。最适生长温度为35℃，4℃不生长，90%菌株42℃可生长。新分离菌株在琼脂培养基上形成粗糙有皱纹的菌落，也可形成光滑型或者介于两者之间的菌落。可产生黄色素，无荧光。

## 第二节　其他非发酵革兰阴性杆菌

近年来，在非发酵革兰阴性杆菌中除假单胞菌属外，临床常分离到的还有不动杆菌属、产碱杆菌属细菌等。其中鲍曼不动杆菌是仅次于铜绿假单胞菌为临床分离率第二位的非发酵革兰阴性杆菌。

### 一、不动杆菌属

不动杆菌属（Acinetobacter）为一群不发酵糖类、氧化酶阴性、动力阴性的革兰阴性杆菌。根据DNA-DNA杂交将不动杆菌属分成25个DNA同源组，仅有10种细菌被命名，临床标本中常能分离到的菌种有鲍曼不动杆菌、醋酸钙不动杆菌、溶血不动杆菌、洛菲不动杆菌、琼氏不动杆菌、约翰逊不动杆菌。

#### （一）生物学特性

**1. 形态与染色**　革兰阴性杆菌，菌体大小1.2μm×2.0μm，多为球杆状，有时可成丝状或链状（图11-2）。革兰染色不易脱色，无芽孢，无鞭毛，黏液型菌株有荚膜。

**考点提示**　不动杆菌的特征不发酵糖类、氧化酶阴性、动力阴性。

**2. 培养特性**　专性需氧菌，对营养要求不高，在普通培养基及麦康凯培养基上生长良好。最适生长温度为35℃。在血琼脂平板上形成灰白色、2~3mm大小、圆形凸起、光滑、边缘整齐的菌落，部分菌落呈黏液状；溶血不动杆菌可产生清晰的β-溶血环；洛菲不动杆菌菌落较小。一般不产色素。在麦康凯琼脂平板上形成粉红色菌落。

**3. 生化反应**　氧化酶试验阴性，触酶试验阳性，硝酸盐还原试验阴性，O/F试验为氧

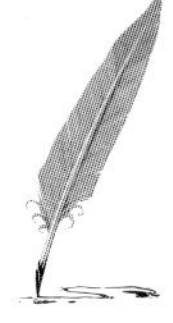

化型。动力、甲基红、V-P、$H_2S$和硝酸盐还原试验阴性。不同的菌种对糖的氧化分解能力不同，醋酸钙不动杆菌、鲍曼不动杆菌氧化分解葡萄糖和乳糖产酸，多数菌种能利用枸橼酸盐。

**4. 抗原构造** 抗原结构复杂，有菌体抗原、荚膜抗原和K抗原。应用血清学方法可将醋酸钙不动杆菌分为30个血清型，洛菲不动杆菌分为10个血清型，约翰逊不动杆菌分为26个血清型，鲍曼不动杆菌分为34个血清型。

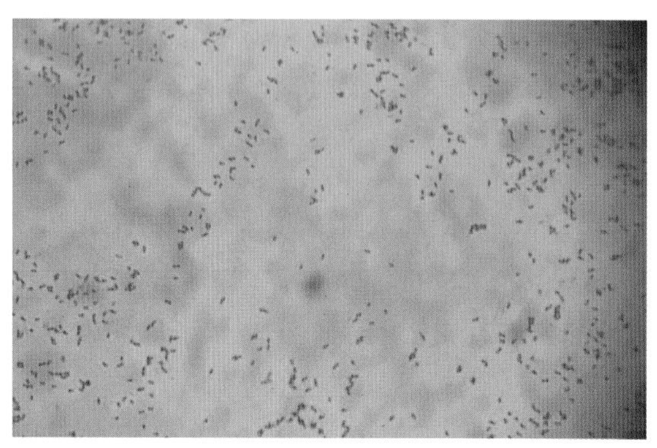

**图11-2 鲍曼不动杆菌（革兰染色，1000×）**

### （二）临床意义

**1. 主要致病物质** 不动杆菌感染的致病机制尚不完全清楚，未发现不动杆菌能分泌毒素或细胞溶解素，其致病力主要由荚膜、菌毛、产物酶、脂质及载体等组成。

**2. 所致疾病** 本属细菌为条件致病菌，在非发酵菌中本菌的分离率仅次于铜绿假单胞菌，也是医院感染的主要病原菌之一，常引起呼吸道、消化道及泌尿生殖道感染。

**3. 药物敏感性** 采用K-B法做药敏试验，药物的选择与假单胞菌的分组相同。不动杆菌均对青霉素、氨苄西林和头孢拉啶耐药，其中鲍曼不动杆菌，对全部氨基青霉素、第一代和第二代头孢菌素及第一代喹诺酮抗生素天然耐药。对复方新诺明、哌拉西林/他唑巴坦、多西环素和氟喹诺酮类较敏感。

### （三）微生物学检验

**1. 标本采集** 对呼吸道、泌尿道及化脓感染的患者可采集尿液、痰液及脓液等标本；对疑为菌血症和脑膜炎的患者可采集血液和脑脊液标本。

**2. 检验方法**

（1）显微镜检查 临床标本采集后先做涂片，革兰染色后镜检，为革兰阴性球杆菌，常成双排列，有荚膜，有菌毛。

（2）分离培养 尿液、痰液及脓液标本直接接种血琼脂平板和麦康凯琼脂平板进行培养；血液及脑脊液增菌后再分离培养。在血琼脂培养基上培养18~24小时，醋酸钙不动杆菌菌落较大，洛菲不动杆菌菌落较小，圆形、凸起、表面光滑、边缘整齐、灰白色、有黏性的β-溶血菌落。在麦康凯琼脂平板上培养18~24小时，醋酸钙不动杆菌形成粉红色的菌落，而洛菲不动杆菌形成黄色菌落。在肉汤培养基培养18~24小时，呈均匀混浊，有菌膜和少许沉淀。

（3）生化反应 一般不产生色素，少数菌株可产生色素，氧化酶试验阴性，动力试验阴性，硝酸盐还原试验阴性，触酶试验阳性。

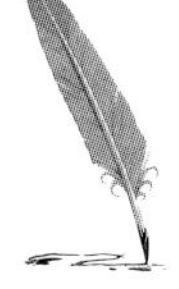

**3. 鉴别**　不动杆菌属主要菌种的鉴别要点见表11-3。

表11-3　不动杆菌主要菌种鉴别要点

| | 醋酸钙不动杆菌 | 洛菲不动杆菌 | 溶血不动杆菌 | 鲍曼不动杆菌 | 琼氏不动杆菌 | 约翰逊不动杆菌 |
|---|---|---|---|---|---|---|
| 44℃生长 | − | − | − | + | − | − |
| 葡萄糖氧化 | + | − | +/− | + | − | − |
| 乳糖氧化 | + | + | − | + | + | + |
| 木糖氧化 | − | − | +/− | + | − | − |
| 精氨酸双水解酶 | + | − | + | + | + | +/− |
| 鸟氨酸脱羧酶 | + | − | − | + | − | +/− |

注：−，全部菌株阴性；+，全部菌株阳性

## 二、产碱杆菌属

产碱杆菌属（Alcaligenes）是一群动力阳性，专性需氧，氧化酶阳性，不分解糖类的革兰阴性杆菌。与临床有关的有粪产碱杆菌、木糖氧化产碱杆菌和皮乔特产碱杆菌三种。其中木糖氧化产碱杆菌又分为木糖氧化产碱杆菌木糖氧化亚种和木糖氧化产碱杆菌脱硝亚种2个亚种。典型菌种为粪产碱杆菌。

### （一）生物学特性

**1. 形态与染色**　革兰阴性杆菌，大小为（0.5~1.0）μm×（0.5~2.6）μm，常成单、双或成链状排列，具有周鞭毛，无芽孢，多数菌株无荚膜。

**2. 培养特性**　专性需氧，最适生长温度25~35℃，营养要求不高，在普通培养基上生长良好，麦康凯和SS平板亦可生长。

**3. 生化反应**　氧化酶试验阳性，触酶试验阳性，不分解糖类，O/F试验为产碱型，利用枸橼酸盐，部分菌株能还原硝酸盐。

### （二）临床意义

本属中临床分离最常见的是粪产碱杆菌，主要来自潮湿环境，如雾化器、呼吸机和灌洗液等。血液、痰液、尿液、脑脊液等标本中常可检出该菌，是医院感染的病原菌之一。

**1. 主要致病物质**　其致病物质主要是菌体成分如内毒素等。

**2. 所致疾病**　可致抵抗力低下的患者发生菌血症，也可引起呼吸道、泌尿道及中枢神经系统感染。

**3. 药物敏感性**　药物敏感试验的药物选择与假单胞菌相同。临床治疗可用哌拉西林及替卡西林，其他根据药敏试验结果用药。

### （三）微生物学检验

**1. 标本采集**　根据临床疾病不同采集不同的标本，如血液、尿液、痰液、脓汁、脑脊液等。

**2. 检验方法**

（1）显微镜检查　脑脊液、尿液离心取沉淀涂片，脓液和痰液可直接涂片革兰染色镜

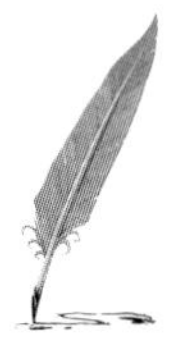

检，本菌为革兰阴性短杆菌，有周鞭毛。

（2）分离培养　血液、脑脊液标本需肉汤增菌后再转种固体培养基，脓液、分泌物、尿液可直接接种血平板和麦康凯平板。经18~24小时培养后，在血平板上可形成大小不等、灰白色、扁平、边缘稍薄的湿润菌落，粪产碱杆菌部分菌株有水果香味；在麦康凯和SS平板上形成无色透明菌落；在液体培养基中呈均匀混浊生长，表面形成菌膜，管底有黏性沉淀。在含有蛋白胨的肉汤培养基中产氨，使pH上升至8.6，为本菌的鉴别特征。

**考点提示**　产碱杆菌不分解任何糖类，O/F试验为产碱型。

（3）生化反应　不分解任何糖类，O/F培养基上不分解糖类呈碱性，氧化酶试验阳性，触酶试验阳性，分解胺类产碱。

**3. 鉴别**　临床常见4种产碱杆菌的特征见表11–4。

**表11–4　常见4种产碱杆菌的特征**

| | 粪产碱杆菌 | 粪产碱杆菌Ⅱ型 | 乔皮特产碱杆菌 | 木糖氧化产碱杆菌 |
|---|---|---|---|---|
| 42℃生长 | − | − | − | + |
| 硝酸盐还原 | − | + | − | + |
| 木糖 | − | − | − | + |
| 丙二酸盐 | + | + | − | + |

注：−，全部菌株阴性；+，全部菌株阳性

## 三、其他非发酵菌

### （一）黄杆菌属

黄杆菌属为一群氧化酶阳性、产黄色素、无动力的非发酵革兰阴性杆菌。

**1. 生物学特性**　本属细菌为革兰阴性杆菌或球杆菌，可呈多形性、无动力、无荚膜和芽孢。需氧生长，最适生长温度为30~35℃，营养要求不高，可在普通琼脂平板及麦康凯琼脂平板上生长，在血琼脂平板上经18~24小时的培养形成1.0~1.5mm、圆形、光滑、有光泽、边缘整齐的菌落。常产生脂溶性的黄色素，部分菌株可呈棕黄色。氧化分解葡萄糖，在O/F管中产酸量较少。氧化酶、触酶、磷酸酶试验均为阳性。

**2. 临床意义**　本属细菌为条件致病菌，广泛存在于水、土壤、植物中，是引起医院感染的常见细菌之一，常引起术后感染和败血症、亚急性心内膜炎、肺炎等，还可引起新生儿的化脓性脑膜炎，死亡率较高，应予重视。

**3. 微生物学检验**　除血液标本应先增菌外，其他标本可直接接种在血琼脂平板，30~35℃培养24小时，可挑淡黄色的菌落涂片染色，为无动力的革兰阴性杆菌，氧化酶试验阳性，即可初步判断为此菌，但还应做进一步的生化反应鉴定，尤其应注意与假单胞菌区别。

### （二）莫拉菌属

《伯杰系统细菌学手册》原核生物分类概要（2004）将莫拉菌属（Moraxella）归于假单胞菌目的莫拉菌科，该属含有18种细菌，医学上中重要的莫拉菌是卡他莫拉菌。

**1. 生物学特性**　革兰阴性球杆菌，成双或短链状排列，与奈瑟菌相似。革兰染色不易

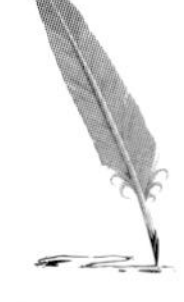

脱色。本菌营养要求较高，最适生长温度32~35℃，在血琼脂平板和巧克力琼脂平板上生长良好。血琼脂平板经24小时培养形成0.1~0.5mm的圆形凸起、光滑、透明或半透明的无色不溶血的菌落。氧化酶试验阳性，触酶试验阳性，无动力，吲哚试验阴性，不分解任何糖类。

**2. 临床意义** 本菌属是人和动物的正常菌群，常定植于鼻、喉部黏膜表面。条件致病菌，可引起眼结膜炎、气管炎、肺炎、脑膜炎、心包炎、心内膜炎以及泌尿系统炎症。近年来，卡他莫拉菌以成为导致中耳炎、鼻窦炎、支气管炎和肺炎的主要病原体之一，并呈逐年上升趋势。

**3. 微生物学检验** 本菌注意与奈瑟菌相鉴别，形态学鉴定为革兰阴性球杆菌、呈双或短链状排列后，依据氧化酶试验阳性、触酶试验阳性，不能分解任何糖类的生化特征可鉴定。

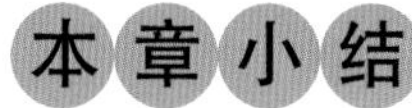

## 本章小结

非发酵革兰阴性杆菌是一大类不能以发酵形式利用糖类的需氧革兰阴性杆菌的统称。广泛存在于自然界的水、土壤和空气中，有的是人体皮肤黏膜表面的正常菌群组成成分，一般是条件致病菌。近10年来，非发酵革兰阴性菌在临床标本中检出率逐年增多，尤其是在医院感染患者标本中大量出现，引起了临床和微生物学检验人员的广泛重视。临床检出以铜绿假单胞菌和鲍曼不动杆菌为主；其次是嗜麦芽窄食单胞菌、产碱假单胞菌、洛菲不动杆菌。粪产碱杆菌、芳香黄杆菌、木糖氧化产碱杆菌、莫拉菌的检出有增加趋势。金氏杆菌、土壤杆菌和艾肯菌少见。

非发酵革兰阴性杆菌对多种抗菌药物耐药，这也是它作为院内感染主要病原菌的重要特征之一。其耐药性有天然固有的，也有获得性的，与临床大量使用该种抗菌药物密切相关。非发酵菌的耐药原因主要是：①细菌主动外排系的存在，②灭活抗菌药物酶类的产生，如广谱β-内酰胺酶、超广谱β-内酰胺酶、金属酶等，③外膜蛋白的改变，使抗生素进入细菌的通道减少或缺如等；④生物膜的存在使抗菌药物不能进入细菌细胞内。各地区由于抗菌药物应用的种类有别，因此临床非发酵菌分离株的耐药率也有差异。

非发酵革兰阴性杆菌在医院感染中举足轻重，近10年来已得到国内外的广泛重视，今后尚需进一步加强对非发酵菌株的鉴定和耐药性监测，进一步研究其传播途径、致病机制及耐药机制，同时研制开发合适的消毒剂，严格落实医院感染控制制度，以降低非发酵革兰阴性杆菌的医院感染率。

## 习 题

扫码“练一练”

**一、单项选择题**

1. 下列细菌中，哪种能产生水溶性绿色素和生姜气味

A. 变形杆菌　　B. 铜绿假单胞菌

C. 大肠埃希菌　　D. 金黄色葡萄球菌

E. 粪产碱杆菌

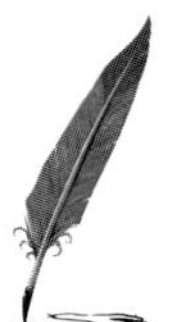

2. 下列关于铜绿假单胞菌的生化反应的描述，正确的是
A. 不分解葡萄糖 B. 产生吲哚
C. 产生$H_2S$ D. 氧化酶试验阳性
E. 不分解尿素
3. 粪产碱杆菌不具备下列哪项特征
A. O/F试验为O型 B. 无芽孢，有鞭毛
C. 肉汤培养基中呈菌膜生长 D. 革兰阴性杆菌
E. 血琼脂平板上，菌落扁平边缘不整齐
4. 不动杆菌应具有下列哪项特征
A. 革兰阴性球杆菌
B. 染色时不易被乙醇脱色
C. 专性需氧菌
D. 血琼脂平板培养，醋酸钙不动杆菌的菌落大于洛菲不动杆菌
E. 以上均是
5. 容易脱色不均染色错误的是下列哪种细菌
A. 铜绿假单胞菌 B. 嗜麦芽窄食单胞菌
C. 霍乱弧菌 D. 变形杆菌
E. 不动杆菌
6. 下列细菌除哪个菌外均为非发酵菌
A. 铜绿假单胞菌 B. 枸橼酸杆菌
C. 醋酸钙不动杆菌 D. 粪产碱杆菌
E. 莫拉杆菌
7. 下列特性与铜绿假单胞菌有关的是
A. 生姜味 B. 革兰阴性杆菌
C. 氧化酶阳性 D. 尿素阳性
E. 以上均是
8. 常引起继发感染的细菌为
A. 莫拉菌属 B. 流感嗜血杆菌
C. 铜绿假单胞菌 D. 百日咳鲍特菌
E. 以上均是
9. 下列最易引起烧伤患者严重感染的细菌为
A. 空肠弯曲菌 B. 铜绿假单胞菌
C. 流感嗜血杆菌 D. 百日咳鲍特杆菌
E. 炭疽芽孢杆菌
10. 下列关于嗜麦芽窄食单胞菌描述，正确的是
A. 氧化酶阳性 B. 分解七叶苷 C. 不分解麦芽糖
D. 不液化明胶 E. 赖氨酸脱羧酶阴性
11. 非发酵菌感染中排名第二的是
A. 铜绿假单胞菌 B. 嗜麦芽窄食单胞菌

C. 霍乱弧菌　　D. 变形杆菌
E. 不动杆菌

12. 临床最常见的引起感染的不动杆菌是
A. 鲍曼不动杆菌　　B. 洛菲不动杆菌
C. 琼氏不动杆菌　　D. 溶血不动杆菌
E. 醋酸钙不动杆菌

13. 非发酵菌中临床分离率排第三的是
A. 铜绿假单胞菌　　B. 嗜麦芽窄食单胞菌
C. 霍乱弧菌　　D. 变形杆菌
E. 不动杆菌

14. 下列细菌中氧化酶阳性，产黄色素，硝酸盐试验阴性的是
A. 铜绿假单胞菌　　B. 不动杆菌属
C. 产碱杆菌属　　D. 莫拉菌属
E. 黄杆菌属

15. 下列细菌中典型的菌落产水溶性绿色素的是
A. 铜绿假单胞菌　　B. 不动杆菌属
C. 产碱杆菌属　　D. 莫拉菌属
E. 黄杆菌属

16. 下列细菌中生物学特性为“三阴”的是
A. 铜绿假单胞菌　　B. 不动杆菌属
C. 产碱杆菌属　　D. 莫拉菌属
E. 黄杆菌属

17. 下列细菌中麦康凯上不生长的是
A. 无色杆菌属　　B. 不动杆菌属
C. 产碱杆菌属　　D. 莫拉菌属
E. 土壤杆菌属

18. 下列细菌中麦康凯上生长且无鞭毛的是
A. 无色杆菌属　　B. 不动杆菌属
C. 产碱杆菌属　　D. 莫拉菌属
E. 土壤杆菌属

19. 下列菌属中绝大多数O/F试验阴性的是
A. 铜绿假单胞菌　　B. 不动杆菌属
C. 产碱杆菌属　　D. 莫拉菌属
E. 黄杆菌属

20. 下列菌属中氧化酶试验阴性的是
A. 铜绿假单胞菌　　B. 不动杆菌属
C. 产碱杆菌属　　D. 莫拉菌属
E. 黄杆菌属

## 二、简答题

患者，女性，发热三日伴咳嗽咳痰，外周血象总数升高，中性粒细胞增多。痰培养在血平板上白色中等大小菌落，麦康凯平板上浅粉红透明中等大小菌落，涂片为革兰阴阳不定的球杆菌，成双或单个排列，氧化酶试验阴性，对常用抗生素多耐药。

请问：

1. 该患者可能感染了哪种病原微生物？
2. 如何对该疾病进行病原学诊断？

（杨钦雅）

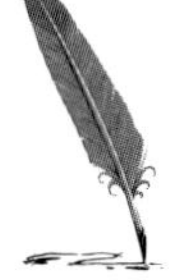

# 第十二章

# 弧菌科细菌鉴定

扫码"学一学"

**学习目标**

1. **掌握** 弧菌科的特征；霍乱弧菌的生物学特性、致病性和微生物学检验。
2. **熟悉** 副溶血性弧菌的生物学特性和微生物检验；
3. **了解** 气单胞菌属和邻单胞菌属的生物学特征及微生物检验。
4. 具备从形态学鉴定霍乱弧菌的能力

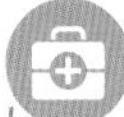

**案例讨论**

**【案例】**

患者，男性，20岁，因饮用不洁河水，突发剧烈腹泻，继而呕吐，腹泻物呈"米泔水"样，无腹痛，查体：36.8℃，BP 90/50mmHg，腹部无压痛，心、肺无异常。

**【讨论】**

1. 该患者可能被哪种病原性细菌感染？
2. 需要做哪些检测进行病原菌鉴定？

弧菌科（Vibrionaceae）细菌是一类氧化酶阳性、菌体短小、弯曲成弧形或直杆状、具有单端鞭毛、运动活泼的革兰阴性细菌。弧菌科细菌广泛分布于自然界，以水中最多见，包括弧菌属（Vibrio）、气单胞菌属（Aeromonas）、邻单胞菌属（Plesiomonas）和发光杆菌属（Photobacterium）4个菌属，其中发光杆菌属主要存在于海水中，对人类不致病，本节主要叙述弧菌属、气单胞菌属和邻单胞菌属，其主要特性见表12-1。

**表12-1 弧菌属、气单胞菌属、邻单胞菌属的特性**

| | 弧菌属 | 气单胞菌属 | 邻单胞菌属 |
|---|---|---|---|
| O/129 敏感 | + | − | + |
| TCBS 生长 | + | − | − |
| 嗜盐性 | +/− | − | − |
| 甘露醇 | +/− | + | − |

## 第一节 弧菌属

弧菌属细菌广泛分布于自然界，以淡水及海水最多。本属细菌共有36种，多数为非致

病菌，其中12种已被证明能引起人类感染或可从临床标本中分离得到，其中以霍乱弧菌和副溶血性弧菌最为重要，分别引起霍乱和食物中毒。

## 一、霍乱弧菌

霍乱弧菌（V.cholera）是引起烈性肠道传染病－霍乱的病原体，有古典生物型和埃尔托（El–Tor）生物型两个生物型。自1817年以来，已发生过7次世界性霍乱大流行，前6次均由古典生物型引起，第7次大流行由El–Tor生物型引起。1992年在印度、孟加拉等国发现一个霍乱弧菌新流行株$O_{139}$群。

### （一）生物学特性

**1. 形态与染色** 从患者标本中新分离的霍乱弧菌形态典型，呈弧形、月牙形或逗点状（图12–1），无芽孢，有菌毛，有单端鞭毛，运动活泼。取患者米泔水样粪便做悬滴观察，可见该菌呈穿梭样或流星状运动。液体培养物涂片染色镜检，可见排列如“鱼群状”革兰阴性弧菌。

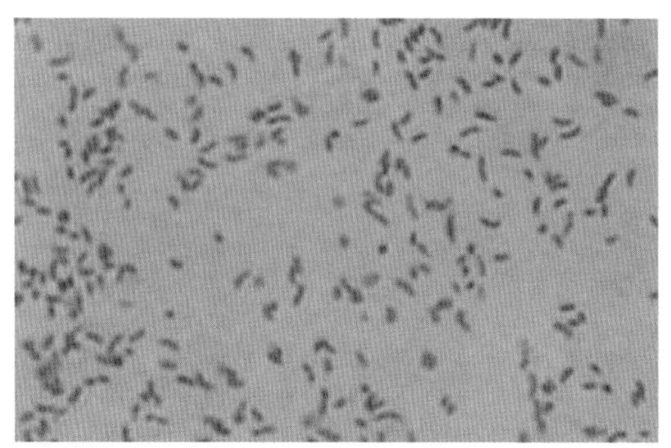

**图12–1 霍乱弧菌（革兰染色，1000×）**

**2. 培养特性** 本菌营养要求不高，兼性厌氧，在普通培养基上生长良好。耐碱不耐酸，在pH 6.8~10.2范围均可生长，尤其在pH 8.4~9.2碱性蛋白胨水或碱性琼脂平板上生长迅速。在碱性蛋白胨水中经35℃培养6~9小时形成菌膜。在碱性琼脂平板上，经35℃ 18~24小时培养，形成较大、圆形、扁平、无色透明或半透明似水滴状菌落。在硫代硫酸盐－枸橼酸盐－胆盐－蔗糖琼脂平板（TCBS）上，因发酵蔗糖产酸而形成黄色菌落。在含亚碲酸钾琼脂平板上，因还原亚碲酸钾盐生成金属碲而使菌落中心呈灰褐色。能在无盐培养基上生长，在血琼脂平板上菌落较大，El–Tor生物型可形成β－溶血环。

**考点提示** 霍乱弧菌耐碱，最适pH 8.4~9.2，TCBS上为黄色菌落。

**3. 生化反应** 本菌动力阳性，赖氨酸、鸟氨酸脱羧酶试验阳性，精氨酸双水解酶试验阴性。能分解甘露醇、葡萄糖、蔗糖、麦芽糖，产酸不产气，迟缓发酵乳糖，不分解阿拉伯糖。氧化酶、明胶酶试验和ONPG试验均阳性。能产生靛基质，霍乱红反应（即亚硝基靛基质试验）阳性。

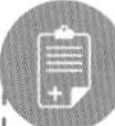

**知识拓展**

霍乱弧菌具有分解色氨酸和还原硝酸盐能力。将霍乱弧菌培养于含硝酸盐的蛋白胨水中时，分解培养基中的色氨酸产生吲哚。同时还原硝酸盐成为亚硝酸盐，两种产物结合形成亚硝酸吲哚，滴加浓硫酸后呈现蔷薇色，视为霍乱红试验阳性。

**4. 抗原结构与分型**　霍乱弧菌有耐热的O抗原和不耐热的H抗原。H抗原为弧菌属所共有，无特异性。O抗原特异性高，具有群特异性和型特异性，是分群和分型的基础。根据O抗原的不同将霍乱弧菌分为155个血清群，其中$O_1$群、$O_{139}$群引起霍乱，$O_2$~$O_{138}$群只引起人类胃肠炎，不引起霍乱流行，称之非$O_1$群霍乱弧菌。$O_1$群霍乱弧菌根据菌体抗原含有A、B、C三种抗原因子的不同，又可将其分为小川型（AB）、稻叶型（AC）和彦岛型（ABC）3个血清型

根据霍乱弧菌在生物学特性上的差异，分为古典生物型和El-Tor生物型两个生物型（表12-2），两个生物型的抗原均属$O_1$群霍乱弧菌。

**5. 抵抗力**　霍乱弧菌可在河水、井水及海水中存活20天左右。对热、干燥和光敏感，100℃ 1~2分钟即死亡。怕酸、耐碱，在正常的胃酸中仅能生存4分钟。对常用消毒剂敏感，0.5ppm $Cl^-$ 15分钟能被杀死。对庆大霉素耐药。

**表12-2　古典生物型和El-Tor生物型鉴别要点**

| | 古典生物型 | El-Tor 生物型 |
|---|---|---|
| 羊红细胞溶血 | − | + |
| 鸡红细胞凝集 | − | + |
| V-P | − | + |
| 多黏菌素B敏感试验 | + | − |
| Ⅳ组噬菌体裂解 | + | − |
| Ⅴ组噬菌体裂解 | − | + |

## （二）临床意义

霍乱弧菌是霍乱的病原体，霍乱是我国法定的甲类传染病。人类是该菌唯一易感者，传染源为患者和带菌者，主要通过污染的水源或饮食经消化道感染。该菌通过鞭毛运动穿过肠黏膜表面的黏液层，由菌毛定植于肠黏膜上皮细胞表面繁殖，产生对热不稳定的霍乱肠毒素，是主要的致病物质。霍乱肠毒素引起小肠分泌功能亢进，表现为剧烈的呕吐和腹泻，粪便为米泔水样，如治疗不及时，患者常因严重脱水、电解质紊乱和代谢性酸中毒致肾衰竭和休克而死亡。

霍乱病后可获得牢固的免疫力，发病数日后，血液和肠腔中出现保护性抗体，同时小肠内出现sIgA，保护肠黏膜免受霍乱弧菌及肠毒素的侵袭。

## （三）微生物学检验

**1. 检验程序**　见图12-2。

**2. 标本采集和运送**　在发病早期，尽量在抗菌药物使用之前采集标本。可取患者“米泔水”样便，亦可采取呕吐物或尸体肠内容物，或采取肛门拭子。标本应避免接触消毒液。采取的标本最好就地接种于碱性胨水中增菌。不能及时接种者可用棉签挑取标本或将肛门拭子直接插入卡-布运送培养基中。送检标本应装在密封、不易破碎的容器中，置室温由专人输送。

**3. 鉴定**

（1）标本的直接检查

1）涂片染色镜检　取标本直接涂片2张并用甲醇或乙醇固定，复红染色，油镜下观察

有无“鱼群样”排列的革兰阴性弧菌。

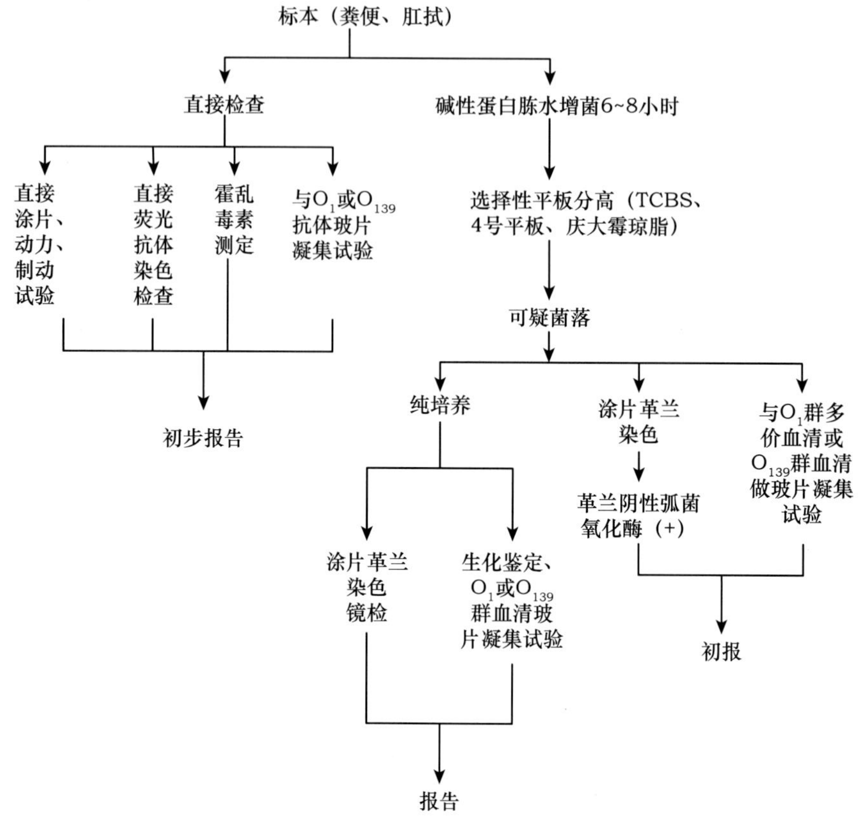


图12-2　霍乱弧菌的鉴定程序

2）动力和制动试验　直接将“米泔水样”便制成悬滴（或压滴）标本后，在暗视野或相差显微镜下直接观察呈样运动的细菌。同法重新制备另一张标本涂片，在悬滴中加入一滴不含防腐剂的霍乱多价诊断血清（效价≥1：64），可见最初呈“穿梭样”运动的细菌停止运动并发生凝集，则为制动试验阳性。可推定为霍乱弧菌存在。

3）快速诊断　通过直接荧光抗体染色和抗$O_1$群抗原的单克隆抗体凝集试验，能够快速诊断是否被霍乱弧菌感染。

（2）分离、培养与鉴定　将标本直接接种于碱性胨水，或将运送培养基的表层接种于碱性胨水中35℃培养6~8小时后，转种TCBS琼脂平板、4号琼脂平板或庆大霉素琼脂平板，35℃ 12~18小时观察菌落形态。在TCBS上形成黄色的菌落，4号琼脂平板或庆大霉素琼脂平板上呈灰褐色中心的菌落，均为可疑的菌落。挑取可疑菌落用$O_1$群和$O_{139}$群霍乱弧菌多价和单价抗血清进行凝集试验。再结合菌落的特征和菌体形态，做出初步报告。

将血清凝集确定的菌落进一步纯培养，根据全面生化反应，血清学分群及分型进行最后鉴定。符合霍乱弧菌的菌株尚需区分古典生物型和El-Tor生物型。

## 二、副溶血性弧菌

### （一）生物学特性

**1. 形态与染色**　革兰阴性杆菌，有鞭毛，无荚膜，无芽孢。

**2. 培养特性**　本菌营养要求不高，需氧或兼性厌氧，具有嗜盐性，在无盐培养基中不

生长，最适生长温度35℃，生长所需最适NaCl浓度为3.5%，最适pH为7.7~8.0，pH 9.5时仍能生长。在碱性蛋白胨水中经6~9小时增菌形成菌膜。在3.5% NaCl琼脂平板上呈蔓延生长，菌落边缘不整齐，凸起、光滑湿润，不透明；在羊血琼脂平板上，形成2~3mm、圆形、隆起、湿润、灰白色菌落，某些菌株可形成β-溶血；在SS平板上不生长或长出1~2mm扁平无色半透明的菌落，不易挑起，挑起时呈黏丝状；在TCBS琼脂上形成1~2mm、不发酵蔗糖而呈蓝绿色的菌落，与霍乱弧菌相鉴别。

**考点提示**　副溶血性弧菌在TCBS琼脂上呈不发酵蔗糖的蓝绿色菌落。

**3. 生化反应**　本菌在3.5% NaCl培养基中生长，在无盐和10% NaCl培养基中不生长。神奈川现象（Kanagawa phenomenon，KP）阳性。副溶血性弧菌的主要生化特性见表12-3。

**4. 抵抗力**　弱，不耐热，90℃ 1分钟即被杀死。在淡水中生存不超过2天，但在海水中能存活47天以上。耐碱、怕酸，在1%醋酸或50%食醋中1分钟死亡。

**表12-3　副溶血性弧菌的生化特征**

| 生化反应 | 结果 | 生化反应 | 结果 |
|---|---|---|---|
| 氧化酶试验 | + | 0% Nacl | − |
| 吲哚试验 | + | 1% Nacl | + |
| 枸橼酸盐试验 | d | 7% Nacl | + |
| 尿素酶试验 | − | 10% Nacl | − |
| 赖氨酸脱羧酶试验 | + | 葡萄糖产酸 | + |
| 鸟氨酸脱羧酶试验 | + | 乳糖产酸 | − |
| 精氨酸脱羧酶试验 | − | 蔗糖产酸 | − |
| V-P 试验 | − | 甘露醇 | + |
| 硫化氢试验 | − | 阿拉伯糖 | − |
| | | 水杨苷 | − |

注：+，90%阳性；−，90%阴性；d，10%~89%阳性

### （二）临床意义

副溶血性弧菌具有嗜盐性，存在于近海的海水、海产品及盐渍加工的食物中，主要引起食物中毒。是我国沿海地区及海岛食物中毒的最常见病原菌。

### （三）微生物学检验

**1. 检验程序**　见图12-3。

**2. 标本采集**　根据临床不同症状采集不同标本，可采集患者的粪便、肛门拭子和可疑食物。应及时接种，或置碱性胨水或卡-布运送培养基中送检。

**3. 分离培养与鉴定**

（1）增菌与分离培养　将标本接种于含1% NaCl的碱性胨水或4% NaCl的蛋白胨水中进行选择性增菌后接种TCBS平板或嗜盐菌选择平板。也可直接将标本接种TCBS平板或嗜盐菌选择平板。

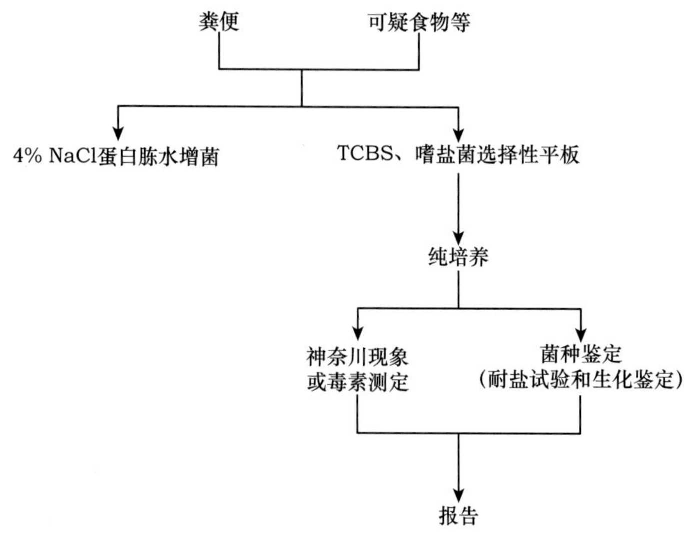


**图12-3　副溶血性弧菌鉴定程序**

（2）鉴定　根据其形态、染色性、运动活泼等特点，以及在选择培养基上的菌落特征，取可疑菌落通过生化试验进行鉴定。

**知识拓展**

创伤弧菌（V. vulnificus）1976年首次被认识。在致病性弧菌中，该菌引起的疾病最为严重，引起的菌血症和伤口感染病程进展非常快而且致命。该菌主要的生化反应为发酵水杨酸和ONPG阳性。

# 第二节　气单胞菌属和邻单胞菌属

气单胞菌属（Aeromonas）和邻单胞菌属（Plesiomonas）是氧化酶阳性，具有端鞭毛的革兰阴性杆菌。为兼性厌氧菌。根据表型特征，在伯杰系统细菌学手册第一次编辑的版本中将它们归类为弧菌科。最近根据基因特征MacDonell和Colwell建议设立气单胞菌科，而邻单胞菌则归属肠杆菌科。本章仍将它们归属于弧菌科细菌来论述。

## 一、气单胞菌属

气单胞菌属有亲水气单胞菌、温和气单胞菌、豚鼠气单胞菌和杀鲑气单胞菌四种，其中杀鲑气单胞菌包括杀鲑亚种、不产色亚种和杀日本鲑亚种。当机体抵抗力下降时，可引起腹泻和肠道外感染。

### 1. 生物学特征

（1）形态与染色　本菌为革兰阴性直杆菌，有时呈球杆状，大小为（0.3~1.0）μm×（1.0~3.5）μm。除杀鲑气单胞菌外均有动力。

（2）培养特性　营养需求不高，在普通培养基上可以生长。在TCBS培养基上不生长。在0~45℃范围内均可以生长，根据生长温度的不同可分为：①嗜冷菌群，35℃以下生长，

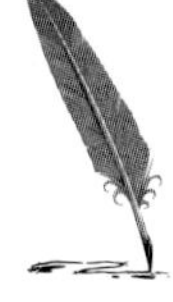

37℃不生长。②嗜中温菌群，10~42℃之间生长。

（3）生化特性 氧化酶试验阳性，触酶试验阳性，发酵葡萄糖和其他碳水化合物，产酸或产酸产气，硝酸盐还原试验阳性。气单胞菌属各菌种的生化特性见表12-4。

**表12-4 气单胞菌属的生化特征**

| | 嗜水气单胞菌 | 豚鼠气单胞菌 | 维氏气单胞菌温和生物型 | 维氏气单胞菌维氏生物型 | 简氏气单胞菌 | 舒氏气单胞菌 | 脆弱气单胞菌 |
|---|---|---|---|---|---|---|---|
| DNA酶 | + | + | + | + | ND | + | ND |
| 尿素酶试验 | − | − | − | − | − | − | ND |
| 吲哚试验 | + | + | + | + | + | − | + |
| V-P试验 | + | − | + | + | + | − | − |
| 赖氨酸脱羧酶试验 | + | − | + | + | + | + | + |
| 鸟氨酸脱羧酶试验 | − | − | − | + | − | − | − |
| 精氨酸双水解酶试验 | + | + | + | − | + | + | + |
| 葡萄糖产气试验 | + | − | + | + | + | − | + |
| 阿拉伯糖 | + | + | − | − | − | − | − |
| 乳糖 | | + | − | − | ND | − | ND |
| 蔗糖 | + | + | + | + | − | − | − |
| 肌醇 | − | − | − | − | − | − | − |
| 甘露醇 | + | + | + | + | + | − | + |
| 水杨苷 | + | + | − | + | − | − | − |
| 七叶苷水解 | + | + | − | + | − | − | − |
| β-溶血 | + | − | + | + | + | V | V |
| 头孢噻吩 | R | R | S | S | R | S | R |
| 氨苄西林 | R | R | R | R | R | R | S |

注：+，>90%阳性；−，<10%阳性；ND，未定；S，敏感；R，耐药

**2. 临床意义** 气单胞菌主要致病物质为溶血毒素和细胞毒素，主要引起人类肠道内和肠道外感染，肠道内感染主要引起腹泻；肠道外感染主要为皮肤及软组织感染，机体免疫力低下时，也可引起眼部感染、脑膜炎、肺炎、骨髓炎、胸膜炎、腹膜炎、关节炎、血栓性静脉炎和胆囊炎等。

**3. 微生物学检验**

（1）标本采集 腹泻患者采集粪便或肛门拭子，肠道外感染采集血液、脓液、脑脊液或尿液标本。

（2）分离培养 血液标本经肉浸液或胰化酪蛋白大豆肉汤增菌后转种血琼脂平板；脓液、分泌物等直接接种血琼脂平板；粪便标本接种肠道选择培养基；另一部分标本可接种于PBS，置4℃冷增菌后，分别于1、3、5、7、14天移种分离平板上，经35℃培养24~48小时，观察菌落。

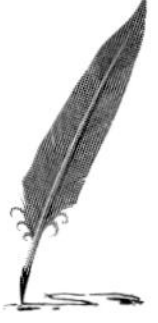

（3）鉴定　根据形态、染色性、动力等特点，以及在培养基上的菌落特征，取可疑菌落做氧化酶试验、吲哚试验、硝酸盐还原试验及O/F试验等生化试验进行鉴定。

本菌属注意首先与肠杆菌科细菌以及非发酵菌区别，然后与弧菌科的其他菌属相鉴别。

1）与肠杆菌科及非发酵菌相鉴别　本属细菌氧化酶试验阳性，能发酵葡萄糖，据此可与氧化酶阴性的肠杆菌科及不发酵葡萄糖的非发酵菌相鉴别。

2）与弧菌属其他菌属相鉴别　本属细菌对O/129耐药，TCBS平板上不生长、无盐培养基上生长，可与弧菌属和邻单胞菌属相鉴别。

## 二、邻单胞菌属

邻单胞菌属只有一个菌种，即类志贺邻单胞菌（P.shigelloides）。该菌可引起肠胃炎。机体抵抗力低下患者，可引起菌血症、脑膜炎。在伤口分泌液、胆液、关节液等标本中偶有分离。

**1. 生物学特征**

（1）形态与染色　类志贺邻单胞菌为革兰阴性直杆菌，成双或短链状排列，有1~5根极端鞭毛，运动活泼。

（2）培养特性　兼性厌氧，最适生长温度为35℃，在血平板上35℃培养18~24小时，可形成不溶血的灰白色菌落。在营养肉汤及营养琼脂培养基上生长良好。在肠道选择培养基上不发酵乳糖，形成无色菌落。

（3）生化特性　该菌氧化酶、触酶和靛基质试验均为阳性，还原硝酸盐，发酵葡萄糖和其他碳水化合物产酸不产气，O/129敏感，赖氨酸脱羧酶、鸟氨酸脱羧酶和精氨酸双水解酶试验均为阳性。在TCBS平板和6% NaCl肉汤中不生长。

**2. 鉴别**　本菌氧化酶阳性和发酵葡萄糖可与肠杆菌科和非发酵菌相鉴别；根据嗜盐性、精氨酸、甘露醇试验可与弧菌属及气单胞菌属相鉴别。

## 本章小结

弧菌科细菌广泛分布于自然界。是一群菌体短小、弯曲成弧形或直杆状的革兰阴性细菌。氧化酶试验阳性，具有一端单一鞭毛。包括弧菌属、气单胞菌属、邻单胞菌属和发光杆菌属四个菌属。

弧菌属共有36个种。其中以霍乱弧菌和副溶血弧菌最为重要，分别引起霍乱和食物中毒；霍乱弧菌$O_1$群和$O_{139}$群是霍乱的病原体。其中$O_1$群有古典和El-Tor两种生物型。

霍乱是烈性传染病，凡在流行季节和地区有腹泻症状的患者均应快速准确做出病原学诊断。标本直接检查有助于快速诊断。将标本直接接种于碱性胨水后，转种TCBS等平板观察菌落形态。对可疑菌落应使用$O_1$群和$O_{139}$群霍乱弧菌多价和单价抗血清进行凝集。结合菌落特征和菌体形态，做出初步报告。进一步培养，依据全面生化反应、血清学分群及分型进行最后鉴定。符合霍乱弧菌的菌株尚需区分古典生物型和El-Tor生物型。

副溶血性弧菌具有嗜盐性。生长所需氯化钠的最适浓度为3.5%。主要引起食物中毒和急性腹泻，从临床腹泻患者中分离到的菌株95%以上在羊血琼脂上产生β-溶血现象，称为神奈川现象。

气单胞菌属和邻单胞菌属是氧化酶阳性，具有端鞭毛的革兰阴性杆菌。气单胞菌属分类比较复杂，引起腹泻和菌血症等。

邻单胞菌属只有一个菌种，即类志贺邻单胞菌，导致腹泻。

扫码"练一练"

## 习　题

### 一、单项选择题

1. 分离霍乱弧菌最常用的培养基是

A. 普通琼脂平板　　B. 碱性蛋白胨水

C. SS琼脂平板　　D. 血液琼脂平板

E. 以上均不是

2. 霍乱弧菌与副溶血性弧菌的不同点为

A. 形态　　B. 氧化酶和动力

C. O/F试验　　D. TCBS平板上的菌落特点

E. 以上均不是

3. 分离副溶血性弧菌最常用的培养基是

A. 普通琼脂平板　　B. 3.5% NaCl琼脂平板

C. SS琼脂平板　　D. 碱性琼脂平板

E. 以上均不是

4. 霍乱弧菌感染的首发病例，其病原学初步诊断主要依靠

A. 形态和动力

B. 玻片凝集试验

C. 形态、动力、菌落特点、玻片凝集试验

D. 形态、动力、菌落特点、玻片凝集试验、生化反应

E. 形态、动力、菌落特点、玻片凝集试验、试管定量凝集试验

5. 鉴别霍乱弧菌古典生物型和El-Tor生物型的试验有

A. 第Ⅳ组噬菌体裂解试验　　B. V-P试验

C. 溶血试验　　D. 多黏菌素B敏感试验

E. 以上均是

6. 关于副溶血性弧菌的正确说法为

A. 嗜盐不耐碱　　B. 是El-Tor生物型弧菌的一个型

C. 无鞭毛，不能运动　　D. 致病性的副溶血性弧菌神奈川现象为阳性

E. 以上均是

7. 关于霍乱弧菌的正确说法为

A. 革兰阴性短小的弧菌，排列成鱼群状　　B. 运动非常活泼

C. 在碱性蛋白陈水上上形成菌膜　　D. 兼性厌氧，具有嗜碱性

E. 以上均是

8. TCBS琼脂中所含的鉴别用糖为

A. 乳糖　B. 葡萄糖　C. 蔗糖　D. 麦芽糖　E. 以上均否

9. 霍乱弧菌在TCBS培养基上菌落颜色为

A. 无色　B. 黑色　C. 红色　D. 黄色　E. 蓝色

10. 关于霍乱弧菌菌落特点，下列叙述错误的是

A. 在亚硝酸钾平板上菌落中心的呈灰褐色

B. 在血琼脂平板上，El-Tor生物型产生β-溶血环

C. 在SS琼脂平板上通常为红色菌落

D. 在麦康凯琼脂平板上多可生长

E. 在TCBS培养基上为黄色菌落

11. 下述防治霍乱的措施，不正确的是

A. 加强水源管理

B. 隔离患者

C. 治疗的关键是及时补充液体和电解质

D. 加强国境检疫

E. 冲洗干净患者的排泄物

12. 有关副溶血性弧菌的描述，错误的是

A. 在无盐环境中不生长

B. 食入未煮熟的海产品或污染本菌的盐腌食物而感染

C. 引起食物中毒

D. 嗜盐耐碱

E. 在TCBS平板上菌落为黄色

13. 下列环境副溶血性弧菌不生长的是

A. 0%NaCl　B. 1% NaCl　C. 3.5% NaCl　D. 4.5% NaCl　E. 7% NaCl

14. 霍乱弧菌生长最适pH为

A. 6.5~6.8　B. 7.0~7.2　C. 7.2~7.6　D. 7.6~8.0　E. 8.8~9.0

**二、简答题**

患者，男性，25岁。自诉全身不适，腹痛，腹泻，呈水样便，并伴恶心、呕吐，经询问后得知患者曾于发病前2小时进食新鲜盐渍海带凉拌菜。

请问：

1. 该患者可能感染了哪种病原微生物？

2. 如何对该疾病进行病原学诊断？

（杨钦雅）

# 第十三章

# 其他革兰阴性杆菌鉴定

扫码"学一学"

**学习目标**

1. **掌握** 弯曲菌属、螺杆菌属、嗜血杆菌属、鲍特菌属、军团菌属和布鲁菌属的主要生物学性状。

2. **熟悉** 弯曲菌属、螺杆菌属、嗜血杆菌属、鲍特菌属、军团菌属和布鲁菌属的微生物学检验方法和鉴定依据。

3. **了解** 弯曲菌属、螺杆菌属、嗜血杆菌属、鲍特菌属、军团菌属和布鲁菌属的临床意义。

4. 能正确选择试验项目对弯曲菌属、螺杆菌属、嗜血杆菌属、鲍特菌属、军团菌属和布鲁菌属中常见致病菌进行检验。

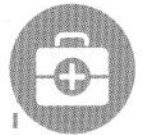
**案例讨论**

**【案例】**

患者李某，男性，62岁，因慢性支气管哮喘住院治疗。住院期间经雾化吸入治疗约十天后出现乏力不适、头痛，继之出现高热，体温39.8℃，呈稽留热。咳嗽有脓痰伴胸痛、恶心、腹泻，相对缓脉，肺部有实变体征。实验室检查：白细胞升高至$15 \times 10^9$/L，痰涂片见革兰阴性小杆菌。经红霉素口服三天后体温降至正常。

**【讨论】**

1. 该患者可能被哪种革兰阴性杆菌感染？
2. 临床上常见苛养阴性杆菌有哪些？
3. 如何进行微生物学检验？

此类革兰阴性杆菌对生长环境要求较高、营养条件苛刻，在普通培养条件下不生长或难以生长，体外培养需添加特殊因子或其他营养成分方能生长的一大类细菌。其主要分布在自然环境、人类和动物的腔道内，在特定的条件下可引起严重的感染。临床高度重视的菌属有弯曲菌属、螺杆菌属、嗜血杆菌属、鲍特菌属、军团菌属和布鲁菌属。

## 一、弯曲菌属

弯曲菌属（*Campylobacter*）是一类呈S形或逗点状的革兰阴性螺形菌，常寄居于家禽及野鸟等温血动物的肠道内。对人致病的有空肠弯曲菌、大肠弯曲菌、胎儿弯曲菌等，其中空肠弯曲菌是引起人类腹泻的常见致病菌。弯曲菌属归于弯曲菌科，至少有30个种和

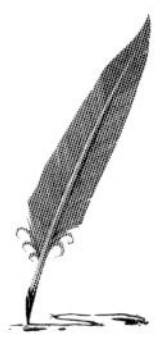

亚种。

**考点提示** 弯曲菌为微需氧菌、营养要求高，常用改良Campy-BAP或Skirrow培养基培养，抵抗力较弱，其中空肠弯曲菌是引起人类腹泻的常见致病菌。

### （一）生物学性状

**1. 形态与染色** 革兰染色阴性，菌体弯曲呈逗点、弧形、螺旋形、S型或典型的海鸥展翅型。陈旧培养物可呈球形或长丝状。细菌的大小长为0.5~8μm，宽为0.2~0.5μm。无芽孢，无荚膜，有鞭毛。通常空肠和大肠弯曲菌的鞭毛较细且紧密盘绕的两端单毛菌；胎儿弯曲菌胎儿亚种的鞭毛为波浪状的一端单鞭毛。弯曲菌的运动非常活泼，呈投镖样或螺旋样前进特征。

**2. 培养特性** 弯曲菌为微需氧，其生长可被大气浓度（21%）的氧所抑制。大多数弯曲菌生长时所需要的氧浓度为5%~10%（V/V），在3%~10% $CO_2$存在时即可生长。最佳气体环境为含5% $O_2$、10% $CO_2$及85% $N_2$，有些还需要10% $H_2$。弯曲菌营养要求高，在普通培养基上很难生长，需要营养丰富的布氏肉汤作基础，加血液或血清，根据需要可加抗生素。

**3. 生化反应** 氧化酶和触酶试验阳性，能还原硝酸盐，不分解糖类，不液化明胶，脲素酶、V-P、甲基红试验均阴性。

**4. 抗原构造** 抗原成分有菌体（O）抗原、热不稳定抗原（HL系统）和鞭毛（H）抗原。根据O抗原不同，可将空肠弯曲菌和大肠弯曲菌分为65个血清型；根据HL系统抗原不同，可将空肠弯曲菌和大肠弯曲菌分为160个血清型.

**5. 抵抗力** 对外界环境抵抗力不强，在潮湿的环境4℃可存活数周，在室温下迅速死亡。对干燥、日光、消毒剂敏感。

### （二）临床意义

空肠弯曲菌是引起腹泻的病原菌之一，经口摄入被本菌污染的食物和水是主要传播方式。未经处理的水及生牛乳是人类感染的主要来源。空肠弯曲菌对胃酸敏感，经口食入至少$10^4$个细菌才有可能致病。该菌借助鞭毛和特异性外膜蛋白与空肠、回肠上皮细胞结合，然后侵入上皮细胞生长繁殖，产生产肠毒素、细胞毒素、内毒素等物质，引起肠炎和肠道外感染。临床表现为痉挛性腹痛、腹泻、血便或果酱样便，头痛、不适、发热等症状。该病通常为自限性，病程5~8天。

胎儿弯曲菌主要引起肠道外感染，其中胎儿亚种是主要的人类致病菌，可引起菌血症、心内膜炎、活动性关节炎、胸膜炎、脑膜炎、胆囊炎等。

空肠/大肠弯曲菌对大环内酯类、喹诺酮类、氨基糖苷类、四环素类抗菌药物敏感。胎儿弯曲菌对红霉素、阿莫西林、氯霉素和氨基糖苷类抗菌药物敏感。

### （三）微生物学检验

**1. 标本采集** 取新鲜粪便或肛拭子、血液、脑脊液等立即送检。若不能及时送检，粪便和肛拭子标本应放入Cary-Blair培养基，置于4℃冰箱保存。

**2. 检验程序** 见图13-1。

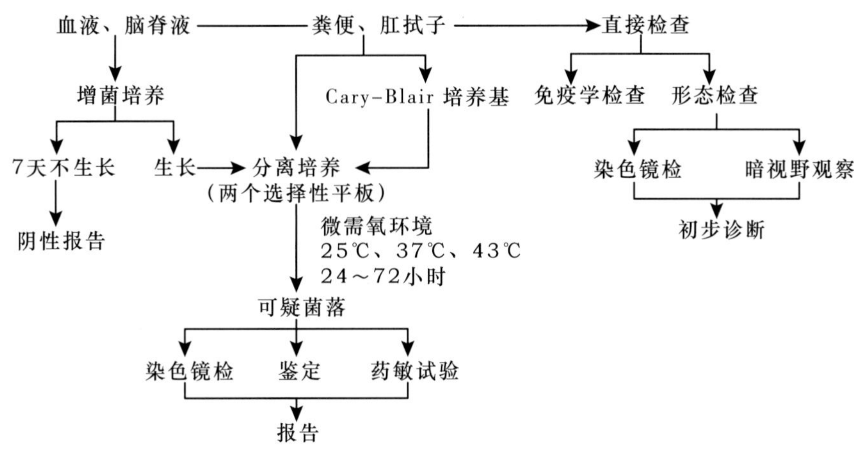


**图13-1　弯曲菌检验程序**

### 3. 检验方法

（1）形态检查　粪便和肛拭子标本可直接涂片，革兰染色镜检，查找革兰阴性呈逗点状，螺旋形、S型或典型的海鸥展翅样的小细菌。用暗视野显微镜观察，找到有投镖样或螺旋样运动的细菌可初步诊断。

（2）分离培养与鉴定

1）分离培养　粪便和肛拭子标本可直接接种于改良Campy-BAP选择平板；血液、脑脊液先接种于布氏肉汤37℃增菌，而后转种分离培养基。接种后的平板置微需氧环境培养，24~72小时观察菌落形态。因空肠/大肠弯曲菌最适上至温度为42~43℃生长，胎儿弯曲菌25℃和37℃均可生长，所以临床标本需要置于37℃和42℃中培养，才不至于漏检。48小时培养形成的菌落在同一平板上可形成两种：一种为灰白色、湿润、扁平边缘不整、蔓延生长的菌落；另一种是半透明、圆形、凸起、有光泽的小菌落。

2）鉴定　①革兰阴性细小杆菌，菌体弯曲呈S形或逗点状，生长温度（25℃、37℃、42℃）鉴别试验阳性。②悬滴法观察动力呈投镖样或螺旋状运动。③空肠弯曲菌对萘啶酸敏感、对头孢噻吩耐药；胎儿弯曲菌对萘啶酸耐药、对头孢噻吩敏感。④氧化酶试验阳性、触酶试验阳性。⑤醋酸吲哚水解试验：空肠弯曲菌阳性，胎儿弯曲菌为阴性。⑥凡镜检形态符合弯曲菌特征，氧化酶阳性、马尿酸盐水解试验阳性、42℃条件下生长者，可报告为空肠弯曲菌空肠亚种。

3）鉴别　弯曲菌属主要致病菌种间的鉴别要点见表13-1。

**表13-1　弯曲菌属主要致病菌种间的鉴别要点**

| 菌种 | 触酶 | 还原硝酸盐 | 还原亚硝酸盐 | 生长需要氢气 | 脲酶 | 产生硫化氢 | 马尿酸水解 | 醋酸吲哚酚水解 | 25℃生长 | 42℃生长 | 3.5%氯化钠生长 | 1%甘氨酸生长 | 0.1%盐酸三甲胺生长 | 敏感性（30μg） | |
|---|---|---|---|---|---|---|---|---|---|---|---|---|---|---|---|
| | | | | | | | | | | | | | | 萘啶酸 | 头孢唑林 |
| 胎儿弯曲菌胎儿亚种 | + | + | – | – | – | – | – | – | + | v | – | + | – | v | S |
| 胎儿弯曲菌性病亚种 | v | + | – | – | – | – | – | – | + | – | – | – | – | v | S |
| 空肠弯曲菌空肠亚种 | + | + | – | – | – | – | + | + | – | + | – | + | – | v | R |
| 大肠弯曲菌 | + | + | – | – | – | v | – | + | – | + | – | + | – | v | R |

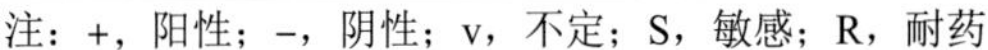
注：+，阳性；–，阴性；v，不定；S，敏感；R，耐药

（3）免疫学检查　用特异性抗体包被的乳胶颗粒细菌乳胶凝集试验，可鉴定空肠弯曲菌和大肠弯曲菌。也可应用酶联免疫方法测定粪便中弯曲菌抗原进行诊断。血清中抗体的测定主要应用于流行病学调查。

## 二、螺杆菌属

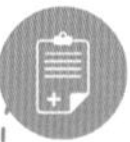

**知识链接**

**幽门螺杆菌的发现**

1983年Marshall和Warren首先用微需氧技术从慢性胃炎、消化性溃疡患者的胃黏膜分离出弯曲状的细菌，打破了人们对细菌不能在胃部（强酸性环境）生长的认识，后证实该细菌感染胃部会导致胃炎、胃溃疡和十二指肠溃疡，该发现被誉为现代医学最伟大的发现之一，由此获得了2005年诺贝尔生理学和医学奖。

幽门螺杆菌是迄今为止全球感染人数最多、传染能力最强，潜在致癌危险最大的细菌。世界卫生组织报告：截至2017年，中国人群幽门螺杆菌感染率达到了60%，应引起高度重视。

螺杆菌属（Helicobacter）的细菌有23个种，其中9个种可从人体分离到，能引起人类疾病的有3种，代表菌种是幽门螺杆菌（Helicobacter pylori，Hp）。幽门螺杆菌与萎缩性胃炎、胃及十二指肠溃疡和胃癌等疾病的发生密切相关。

**考点提示**　幽门螺杆菌产大量脲酶是该菌显著特征。快速检测试验有快速脲酶试验、$^{13}C$或$^{14}C$标记尿素呼吸试验、免疫学检查等。

### （一）生物学特性

**1. 形态与染色**　革兰阴性，菌体细长弯曲呈螺形、S形或海鸥状，传代培养后可变成杆状或球形，长为2.5~4.0μm、宽为0.2~0.5μm。菌体一端或两端可有2~6根带鞘鞭毛，运动极其活泼。在胃黏膜黏液层中，常呈鱼群样排列。

**2. 培养特性**　微需氧菌，在含5% $O_2$、10% $CO_2$、85% $N_2$气体环境生长良好，在大气中或厌氧环境不生长。最适生长温度为37℃，需一定湿度（相对湿度98%）。营养要求较高，一般需含有血液或血清才能生长，常用的培养基有哥伦比亚血琼脂、心脑浸液血琼脂、布氏血琼脂等。细菌生长较慢，培养3天可见细小、针尖状、圆形、光滑、无色透明、边缘整齐、突起的菌落。在血琼脂平板上有轻度β－溶血。

**3. 生化反应**　不活跃，氧化酶及触酶试验阳性，脲酶试验强阳性，不利用糖类。产生的脲酶是普通变形杆菌的20~70倍，产大量脲酶是该菌显著特征。

**4. 抵抗力**　抵抗力弱，在空气中3小时死亡。生理浓度的胆盐可抑制Hp的生长。

### （二）临床意义

人类对Hp普遍易感染，主要通过粪－口传播，带菌者为传染源。Hp只能寄生于人类胃黏膜黏液内层，胃窦是其最佳的定植部位。现已证明，Hp感染与慢性浅表性或萎缩性胃炎之间的发生成正相关。流行病学调查表明，Hp感染与胃癌发生有一定相关性，WHO已把Hp定为Ⅰ类致癌原。

幽门螺杆菌确切的致病机制尚未完全阐明，可能是多种因子的协同作用。Hp特殊的螺旋状及端鞭毛有助于该菌穿过黏膜表面的黏液层，与胃黏膜上皮细胞接触，并利用菌体表面菌毛样结构稳固地定居在胃黏膜上皮细胞表面，引起局部炎症；Hp能产生大量高活性胞外脲酶，分解尿素产生大量的氨，中和菌体周围的胃酸，保护菌体不被胃酸杀死，有助于该菌定植；空泡毒素在体外能诱导多种哺乳动物细胞质发生空泡变性，引起黏膜细胞损伤形成溃疡；细胞毒素相关蛋白的存在与消化道溃疡以及胃癌的发生密切相关。

### （三）微生物学检验

**1. 标本采集**　使用胃镜活检钳于近幽门部、胃窦部或病变部位采集多点胃黏膜样品。立即床头接种或放入20%葡萄糖运送液0.5ml内，4℃环境保存不超过5小时。受检者术前应停服铋剂及抗菌药物1周。采集患者血液、胃液检查相关抗体。

**2. 检验程序**　见图13-2。

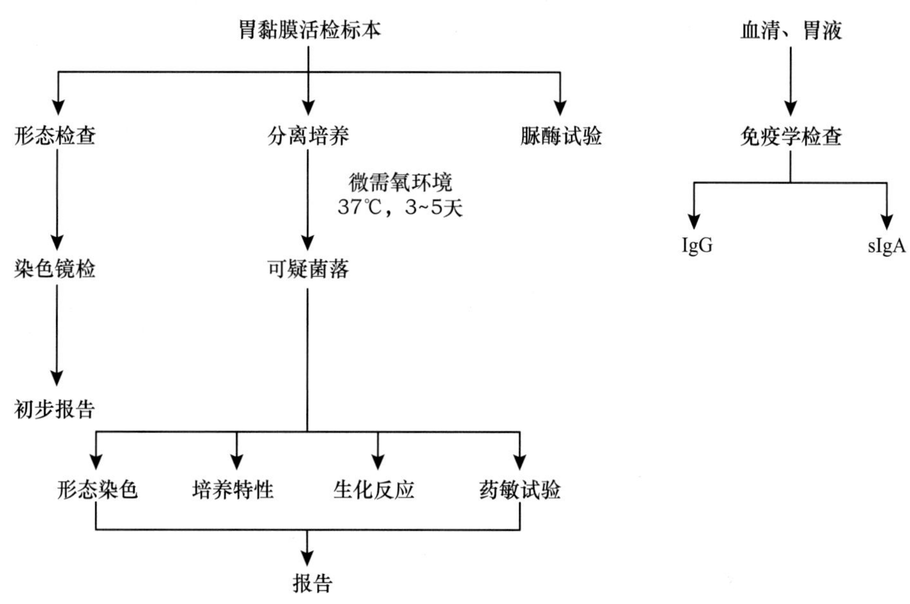


**图13-2　幽门螺杆菌检验程序**

**3. 检验方法**

（1）形态检查　将活检黏膜组织涂片，革兰染色镜检，如发现典型形态，可报告“疑似幽门螺杆菌”。

（2）分离培养与鉴定

1）分离培养　将活检标本的黏膜面在改良Skirrow血琼脂平板上反复涂抹，或将标本研磨后用研磨棒蘸取适量匀浆接种。将接种后的平板在微需氧、98%以上湿润环境下，孵育5天，观察菌落形态，如长出细小、透明或半透明、不溶血的菌落，应继续鉴定。

2）鉴定　菌落特征、形态和染色性；氧化酶试验阳性、触酶试验阳性、脲酶试验强阳性；对萘啶酸耐药、对头孢噻吩敏感；37℃生长良好。

3）鉴别　螺杆菌属主要菌种间的鉴别要点见表13-2。

表13-2 螺杆菌属主要菌种间的鉴别要点

| 菌种 | 触酶 | 硝酸盐还原 | 碱性磷酸酶 | 脲酶 | 醋酸吲哚酚 | GGT | 42℃生长 | 1%甘氨酸生长 | 耐药性 | | 鞭毛 |
|---|---|---|---|---|---|---|---|---|---|---|---|
| | | | | | | | | | 萘啶酸 | 头孢噻吩 | |
| 毕氏螺杆菌 | + | – | + | + | + | + | + | – | R | S | 两端 |
| 犬螺杆菌 | – | + | + | – | + | + | + | – | S | I | 两端 |
| 加拿大螺杆菌 | + | +/– | – | – | + | – | + | + | R | R | 一端 / 两端 |
| 同性恋螺杆菌 | + | + | – | – | – | – | – | + | S | I | 两端 |
| 菲氏螺杆菌 | + | – | + | – | + | – | – | + | S | S | 两端 |
| 幼禽螺杆菌 | + | + | – | – | – | ND | + | – | R | S | 一端 |
| 幽门螺杆菌 | + | – | + | + | – | + | – | – | R | S | 一端 |
| 温哈门螺杆菌 | – | – | – | + | + | ND | – | + | R | R | 两端 |

注：+，阳性；–，阴性；ND，未测定；S，敏感（抑菌环>20mm）；R，耐药（完全没有抑菌环）；I，中介（抑菌环<15mm）；GGY，γ-谷氨酰转移酶

（3）快速脲酶试验　将活检标本种入尿素培养基，Hp产生高活性的脲酶将培养基内尿素分解，培养基由黄变红即判断为Hp阳性。

（4）$^{13}C$或$^{14}C$标记尿素呼吸试验　给患者进食$^{13}C$或$^{14}C$标记的尿素，Hp产生的脲酶分解尿素释放带有同位素的$CO_2$。测定患者呼气中释放含有同位素的$CO_2$量，可提示有Hp的存在。

（5）免疫学检查　用补体结合试验、乳胶凝集试验及ELISA等免疫学方法检测患者血清中的菌体抗体或脲酶抗体可帮助临床诊断或流行病学调查。

## 三、嗜血杆菌属

嗜血杆菌属（Haemophilus）归属巴斯德菌科，是一群无动力、无芽孢的革兰阴性小杆菌，在人工培养时需新鲜血液才能生长，故称“嗜血杆菌”。本属包括21个菌种，其中与人类感染较密切的菌种有：流感嗜血杆菌、副流感嗜血杆菌、溶血嗜血杆菌、副溶血嗜血杆菌、杜克蕾嗜血杆菌、埃及嗜血杆菌、嗜沫嗜血杆菌、副嗜沫嗜血杆菌、惰性嗜血杆菌。代表菌种为流感嗜血杆菌。

### （一）生物学性状

**1. 形态与染色**　革兰阴性短小杆菌，可呈球形、短丝状或多形性，大小为1.5μm×（0.3~0.4）μm，无芽孢和鞭毛，多数菌株有荚膜，有荚膜的菌株毒力较强。

**2. 培养特性**　需氧或兼性厌氧，最适生长温度35~37℃，最适pH为7.6~7.8，在5%~10% $CO_2$环境中生长良好。营养要求特殊，必须在培养基中加入含有Ⅴ、Ⅹ因子的新鲜血液才能生长。初次分离培养需加5% ~10% $CO_2$促进其生长。在巧克力琼脂平板上培养18~24小时后，形成直径为0.5~0.8mm的圆形、光滑湿润、露滴状菌落，48小时后形成直径为1~1.5mm的灰白色菌落。在血琼脂平板上，当流感嗜血杆菌和金黄色葡萄球菌一起培养时，金黄色葡萄球菌能合成Ⅴ因子渗入培养基中促进流感嗜血杆菌的生长，所以靠近葡萄球菌菌落的流感嗜血杆菌菌落较大，而远离葡萄球菌菌落的流感嗜血杆菌菌落较小，这种现象称为“卫星现象”。

**3. 生化反应**　分解葡萄糖产酸不产气，不分解乳糖和甘露醇，还原硝酸盐为亚硝酸盐，有荚膜菌株能产生吲哚。

**4. 抗原构造**　流感嗜血杆菌主要有荚膜多糖抗原和菌体抗原。荚膜多糖抗原具有型特异性，根据荚膜多糖抗原的不同分为a、b、c、d、e、f 6个血清型，其中b型致病力最强，f型次之。

**5. 抵抗力**　较弱，对干燥和一般消毒剂均敏感。50℃加热30分钟可被杀死。

**考点提示**　流感嗜血杆菌的生长需要V和X因子。在血平板上，与金黄色葡萄球菌一起培养时会出现“卫星现象”。b型致病力最强，可引起原发化脓性感染及继发性感染。杜克蕾嗜血杆菌是性传播疾病软性下疳的病原菌。

### （二）临床意义

嗜血杆菌属细菌常常存在于正常人的上呼吸道，定植率高达正常人群的50%。有荚膜b型嗜血杆菌定植较少，在健康儿童中占3%~5%。该菌属细菌可以引起上呼吸道、泌尿生殖道等部位感染。临床常见嗜血杆菌所引起的感染见表13-4。

流感嗜血杆菌需常规检测β-内酰胺酶。对β-内酰胺酶阴性的流感嗜血杆菌，治疗首选氨苄西林、阿莫西林，次选磺胺及增效剂（TMP-SMZ）、第二或三代头孢菌素、红霉素及氨曲南等。

**表13-4　常见嗜血杆菌的所致疾病**

| 菌种 | 所致疾病 |
|---|---|
| 流感嗜血杆菌 | 原发化脓性感染及继发性感染，包括鼻咽炎、肺炎、中耳炎、鼻窦炎、脑膜炎、关节炎、心包炎等 |
| 副流感嗜血杆菌 | 正常菌群，偶尔引起呼吸道感染、亚急性细菌性心内膜炎等 |
| 溶血嗜血杆菌 | 正常菌群，引起儿童上呼吸道感染、心内膜炎 |
| 副溶血嗜血杆菌 | 正常菌群，偶可引起咽炎、喉炎、心内膜炎、化脓性口腔炎 |
| 嗜沫嗜血杆菌 | 正常菌群，牙菌斑中常见菌，偶可引起心内膜炎、脑脓肿、脑膜炎、继发性菌血症 |
| 副嗜沫嗜血杆菌 | 正常菌群，偶可引起亚急性细菌性心内膜炎、菌血症、脑脓肿、脑膜炎、甲沟炎 |
| 杜克雷嗜血杆菌 | 软性下疳，为性传播疾病 |
| 埃及嗜血杆菌 | 急性亚急性结膜炎、儿童巴西紫癜热 |

### （三）微生物学检验

**1. 标本采集**　根据感染部位不同采集不同标本，可采集鼻咽拭子、痰液、脑脊液、脓液、血液等标本。标本采集后应立即送检，防止干燥。

**2. 检验程序**　见图13-3。

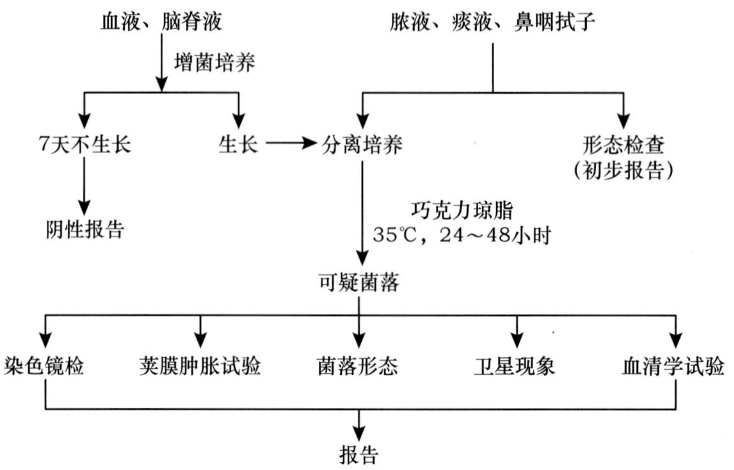


图13-3　流感嗜血杆菌检验程序

**3. 检验方法**

（1）形态检查　痰液、脓液、鼻咽分泌物等可直接涂片，脑脊液离心取沉淀物涂片，进行革兰染色镜检。如查到革兰阴性短小球杆菌或多形性杆菌，结合临床症状可做初步诊断。同时做荚膜肿胀试验达到快速鉴定的目的。

（2）分离培养与鉴定

1）血液、脑脊液标本　需增菌后再分离培养，其他标本可直接接种于巧克力琼脂平板。为提高分离阳性率，有杂菌的标本接种于含万古霉素、杆菌肽、克林霉素等抗生素的巧克力琼脂平板。经35℃培养24~48小时，根据菌落特征、菌体形态、卫星现象、V和X因子需求试验定种，再通过生化试验和荚膜肿胀试验分型。

因子需求试验：又称为纸片法卫星现象，取0.5麦氏单位比浊度的被检菌菌液，均匀涂抹于心脑浸液琼脂平板上，贴X、V和X+V因子纸片，纸片间距大于5cm，置5%~10% $CO_2$环境中35℃孵育18~24小时观察结果，根据细菌生长情况判定对X、V因子的需求。

2）鉴定　根据菌落形态、卫星现象及对X、V因子需求综合分析鉴定。

3）鉴别　嗜血杆菌属主要菌种间的鉴别要点见表13-4。

表13-4　嗜血杆菌属主要菌种间的鉴别要点

| 菌种 | 因子 | | β-溶血 | 发酵 | | | | | 触酶 | $CO_2$促进生长 | ONPG | $H_2S$ |
|---|---|---|---|---|---|---|---|---|---|---|---|---|
| | X | V | | 葡萄糖 | 蔗糖 | 乳糖 | 甘露醇 | 木糖 | | | | |
| 流感嗜血杆菌 | + | + | − | + | − | − | − | + | + | − | − | − |
| 埃及嗜血杆菌 | + | + | − | + | − | − | − | − | + | − | − | − |
| 溶血嗜血杆菌 | + | + | + | + | − | − | − | + | + | − | − | + |
| 杜克雷嗜血杆菌 | + | − | − | − | − | − | − | − | − | − | − | − |

续表

| 菌种 | 因子 | | β-溶血 | 发酵 | | | | | 触酶 | $CO_2$促进生长 | ONPG | $H_2S$ |
|---|---|---|---|---|---|---|---|---|---|---|---|---|
| | X | V | | 葡萄糖 | 蔗糖 | 乳糖 | 甘露醇 | 木糖 | | | | |
| 副流感嗜血杆菌 | - | + | - | + | + | - | + | - | v | - | v | + |
| 嗜沫嗜血杆菌 | w | - | - | + | + | + | + | - | + | + | + | + |

注：v，不同结果；w，弱发酵反应；ONPG，邻-硝基酚-β-D半乳糖苷

（3）免疫学检查　标本或培养物可用直接荧光抗体法、荚膜肿胀试验等血清学试验进行早期诊断和菌型鉴定。

## 四、鲍特菌属

鲍特菌属（Bordetella）是一类革兰阴性小杆菌，包括百日咳鲍特菌、副百日咳鲍特菌、支气管败血鲍特菌、鸟鲍特菌、欣氏鲍特菌和霍氏鲍特菌。其中百日咳鲍特菌、副百日咳鲍特菌和支气管败血鲍特菌是临床常见致病菌。

**考点提示**　百日咳鲍特菌是百日咳的病原菌，经呼吸道传播，培养常用鲍-金培养基，标本采集常用咳碟法。

### （一）生物学性状

**1. 形态与染色**　革兰阴性小杆菌，菌体大小为（0.5~1.5）μm×（0.2~0.5）μm，无芽孢、有荚膜。支气管炎鲍特菌和鸟鲍特菌有鞭毛。

**2. 培养特性**　专性需氧，最适生长温度为35~37℃，最适pH 6.8~7.0，营养要求高，初次分离培养常用含甘油、马铃薯、血液的鲍-金培养基。生长缓慢，在鲍-金培养基上生长2~5天后形成细小、光滑、银灰色不透明水银滴状菌落，周围有不明显溶血环。在CCBA琼脂平板上形成细小、光滑、灰白色不透明的露滴样菌落（图13-6）；在液体培养基中呈均匀混浊生长。

**3. 生化反应**　不分解任何糖类，不利用枸橼酸盐，不还原硝酸盐，吲哚试验阴性，脲酶试验阴性，氧化酶试验阳性。

**4. 抗原构造**　新分离的百日咳鲍特菌有荚膜，毒力强，菌落光滑，称Ⅰ相菌，具有耐热的菌体（O）抗原和不耐热的荚膜表面（K）抗原。O抗原是本菌属的共同抗原。K抗原又称凝集原，包括凝集因子1~7，其中因子7为百日咳鲍特菌、副百日咳鲍特菌和支气管败血鲍特菌的共同因子，而因子1~6仅在百日咳鲍特菌中查到。三种常见鲍特菌的抗原因子见表13-5。根据凝集因子的分布不同，Ⅰ相菌分为1、2、3，1、2和1、3三个血清型。经多次传代培养的百日咳鲍特菌最易发生S-R变异，荚膜消失，毒力减弱或丧失，菌落粗糙，称Ⅳ相菌。Ⅱ、Ⅲ相菌为过渡型，介于Ⅰ、Ⅳ相菌之间。

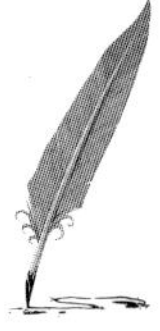

表13-5 三种常见鲍特菌的抗原因子

| 菌种 | 种特异因子 | 其他因子 |
| --- | --- | --- |
| 百日咳鲍特菌 | 1 | 2、3、4、5、6、7 |
| 副百日咳鲍特菌 | 14 | 8、9、11、7 |
| 支气管败血鲍特菌 | 12 | 8、9、10、11、7 |

**5. 抵抗力** 较弱，56℃加热30分钟、日光照射60分钟可死亡，但在低温（0~10℃）下能生存。

### （二）临床意义

百日咳鲍特菌是百日咳的病原菌，儿童易感，冬春季多发，小儿患者比成人多见，患者是唯一的传染源，通过飞沫传播。本菌经呼吸道侵入易感儿童机体后，以菌毛黏附在气管和支气管上皮细胞上，在局部生长繁殖产生毒素，引起局部的炎症、坏死，因上皮细胞纤毛的运动受到抑制，影响黏稠分泌物排出，进而刺激支气管黏膜感觉神经末梢反射性引起剧烈的咳嗽。病程分为3期。①卡他期：12周，明显的卡他症状，传染性强，感染标本阳性率高。②痉挛期：14周，出现阵发性剧烈咳嗽，直至咳出黏稠的黏液为止。③恢复期：阵咳开始减轻，逐渐停止。

副百日咳鲍特菌也可引起百日咳及急性呼吸道感染，但症状较轻，病程持续时间短。支气管鲍特菌主要引起动物的呼吸道感染，对人亦能引起百日咳。

百日咳鲍特菌临床治疗首选红霉素，次选氨曲南和磺胺及增效剂（TMP-SMZ）对青霉素不敏感。该菌感染控制以预防接种为主。

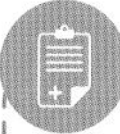

**知识拓展**

**百白破三联疫苗**

百白破三联疫苗指百日咳（P）、白喉（D）、新生儿破伤风（T）三种疫苗的联合制剂，简称DPT。它是由百日咳疫苗、精制白喉和破伤风类毒素按适量比例配制而成，用于预防百日咳、白喉和破伤风三种疾病，是国家计划免疫程序中的疫苗之一。

### （三）微生物学检验

**1. 标本采集** 为提高百日咳鲍特菌的分离阳性率，常在发病一周内用咳碟法或鼻咽拭子法采集标本。

**2. 检验程序** 见图13-4。

**3. 检验方法**

（1）形态检查 分泌物和痰液标本直接涂片革兰染色镜检的阳性率较低，仅供参考。

（2）分离培养与鉴定

1）分离培养 初次分离对营养要求较高，生长时需要半胱氨酸和组氨酸等，加入血的含量为15%~25%才生长良好。接种在鲍-金培养基35℃培养，大多数百日咳鲍特菌3~5天可见生长菌落，副百日咳鲍特菌2~4天可见生长菌落；如无菌落生长，至少需培养7天才能报告阴性。其他鲍特菌可在普通血平板或麦康凯培养基上生长。

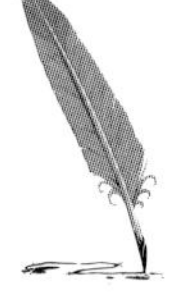

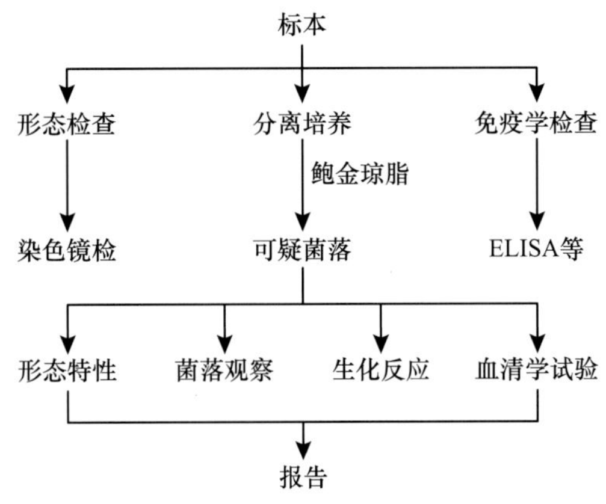


图13-4　鲍特菌检验程序

2）鉴定　百日咳鲍特菌的生化反应不活跃，但氧化酶试验阳性，70%菌株触酶试验阳性。

3）鉴别　鲍特菌属主要菌种间的鉴别要点见表13-5。

表13-5　鲍特菌属主要菌种间的鉴别要点

| 菌种 | 触酶试验 | 氧化酶试验 | 硝酸盐还原试验 | 脲酶试验 | 动力试验 | 血琼脂生长 | 麦康凯生长 |
|---|---|---|---|---|---|---|---|
| 百日咳鲍特菌 | + | + | – | – | – | – | – |
| 副百日咳鲍特菌 | + | – | – | + | – | + | v |
| 支气管败血鲍特菌 | + | + | + | + | + | + | + |

注：+，阳性；–，阴性；v，不定

（3）免疫学检查　多采用ELISA检测患者血清中所含该菌的丝状血细胞凝集素（FHA）和百日咳毒素（PT）的抗体（IgM及IgA），其中在感染早期出现，不受接种疫苗的干扰，有利于早期诊断。

## 五、军团菌属

军团菌属（Legionella）归属于军团菌科（Legionellaceae），有45个种，61个血清型，超过一半的细菌与人类疾病有关。军团菌感染在世界各国都有发生，我国也有报道。代表菌种为嗜肺军团菌。

**考点提示**　嗜肺军团属胞内寄生菌，生长需要L-半胱氨酸和铁离子存在，常用培养基有F-G和BCYE培养基。抵抗力较强，在水中可存活数月，在下水道污水中可存活1年。治疗首选红霉素。

### （一）生物学性状

**1. 形态与染色**　革兰阴性杆菌，一般大小为（2~3）μm×（0.3~0.4）μm，因培养条件不同有明显多形性，呈杆状、纺锤状、丝状等。无芽孢，无荚膜，有端鞭毛和侧鞭毛。革兰染色不易着色，用Gimenez染色，菌体呈红色。

**2. 培养特性**　专性需氧，初次分离培养时需加入2.5%~5% $CO_2$促进生长。最适生长

温度35℃，最适pH为6.8~7.0。营养要求苛刻，只有在含有L-半胱氨酸和铁离子的培养基上才能生长。常用培养基有费-高培养基（F-G培养基）、活性炭-酵母浸液琼脂培养基（buffered charcoal-yeast extract agar，BCYE）等。生长缓慢，在F-G培养基上培养3~4天后，紫外线照射下有黄色荧光，4~5天后可出现单个针尖大小的菌落。在BCYE或CYE培养基中培养3~5天后形成直径1~2mm的灰白色、湿润有光泽的圆形菌落。

**3. 生化反应** 触酶试验阳性，部分菌株氧化酶试验阳性，可液化明胶，不分解糖类，不分解尿素，不还原硝酸盐。

**4. 抗原构造** 具有O、H抗原。H抗原无特异性，根据O抗原可将本菌分为15个血清型。我国分离较多的嗜肺军团菌是1型和6型。

**5. 抵抗力** 在自然界中抵抗力较强，在水中可存活数月，在下水道污水中可存活1年；医院空调冷却水中常存在此菌。对热和常用化学消毒剂敏感，但对含氯消毒剂抵抗力较强。

### （二）临床意义

军团菌存在于水和土壤中，常经供水系统、浴室或雾化吸入等途径通过呼吸道侵入机体，黏附于肺泡和细支气管，被巨噬细胞吞噬，在其内生长繁殖导致细胞死亡裂解而致病。军团菌病临床上有肺炎型和非肺炎型两种。非肺炎型又称庞地亚克热，潜伏期短，症状较轻，临床表现为发热、头痛、肌肉痛等，预后良好。肺炎型主要由嗜肺军团菌（血清1型和6型）及米克戴德军团菌引起，多发于夏季，起病急骤，症状较重，表现为以肺部感染为主的多器官损害，不及时治疗可致死亡。军团菌也是医院感染的病原菌之一。

军团菌属胞内寄生菌，能在巨噬细胞内生长繁殖，其免疫主要是细胞免疫。其发病机制可能与内毒素和细胞产生的多种酶、裂解红细胞作用及消化卵黄囊能力等有关。

治疗首选红霉素，对治疗效果不佳者可联合使用利福平和其他抗菌药物。

### （三）微生物学检验

**1. 标本采集** 临床标本主要是痰、气管分泌物、血液和胸水。病理组织标本有尸体或活检及实验动物的肝、脾等。环境污染标本有水和土壤等。

**2. 检验程序** 见图13-5。

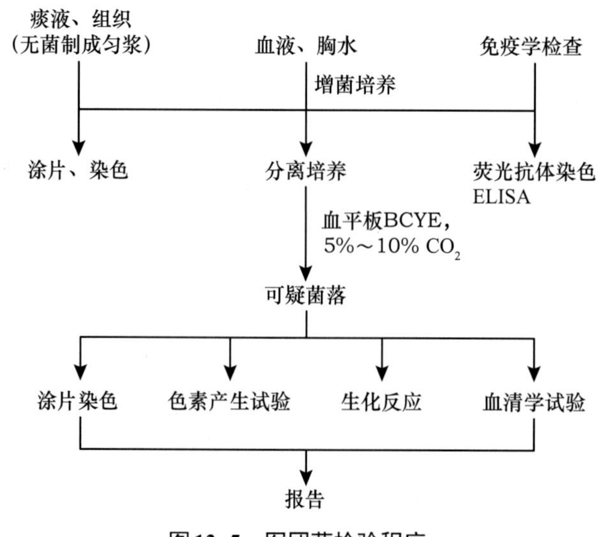


图13-5 军团菌检验程序

**3. 检验方法**

（1）涂片检查　涂片染色镜检意义不大。

（2）分离培养与鉴定

1）分离培养　各类标本采集后或处理后立即接种于血琼脂平板、巧克力琼脂平板和BCYE琼脂平板（或F–G培养基），置35℃ 2.5%~5% $CO_2$环境中培养。

2）鉴定　24小时内培养基有细菌生长者，可排除军团菌；在BCYE琼脂平板上48小时后生长，而血琼脂平板、巧克力琼脂平板不生长，此菌可能为军团菌。色素产生试验可用于军团菌鉴定。产生的色素分为：在MH–LH琼脂上产生褐色素；细胞外荧光（用长波紫外线照射可出现黄色或黄绿色荧光）；细胞内荧光（紫外线照射时，菌落呈蓝白色或暗黄色荧光）。

3）鉴别　军团菌属主要菌种间的鉴别要点见表13–6。

**表13–6　军团菌属主要菌种间的鉴别要点**

| 菌种 | 嗜肺军团菌 | 米克戴德军团菌 | 长滩军团菌 | 瓦兹俄斯军团菌 | 佐丹军团菌 | 博杰曼军团菌 | 杜莫夫军团菌 | 高曼军团菌 | 安绥军团菌 |
|---|---|---|---|---|---|---|---|---|---|
| 氧化酶试验 | + | + | + | – | + | +/– | – | – | – |
| 触酶试验 | + | + | + | + | + | + | + | + | + |
| 明胶酶试验 | + | + | + | + | + | + | + | + | + |
| 血琼脂生长 | – | – | – | – | – | – | – | – | – |
| BCYE生长 | + | + | + | + | + | + | + | + | + |
| 半胱氨酸需要 | + | + | + | + | + | + | + | + | + |
| 马尿酸水解 | + | – | – | – | – | – | – | – | – |
| β–内酰胺酶 | + | – | +/– | + | + | +/– | + | + | + |
| 自发荧光 | – | – | – | – | – | + | + | + | + |

（3）免疫学检查　抗体检测是军团菌感染临床诊断常用手段，检测患者血清标本中的抗军团菌抗体IgM、IgG可做出特异性诊断。常用方法有间接免疫荧光法、微量凝集试验、试管凝集试验、ELISA法等。

## 六、布鲁菌属

布鲁菌属（Brucella）是人畜共患感染性疾病的病原菌，有6个生物种，对人致病的有羊布鲁菌、牛布鲁菌、猪布鲁菌和犬布鲁菌。我国以羊布鲁菌最常见。

**考点提示**　布鲁菌属是人畜共患感染性疾病的病原菌，传染性极强。布鲁菌病的热型为波浪热，治疗首选利福平和多西环素联合使用。用于临床诊断的抗原主要有M抗原和A抗原，临床常检测患者血清中的特异性抗体来诊断布鲁菌病。

### （一）生物学特性

**1. 形态与染色**　革兰阴性短小球杆菌，两端钝圆，无鞭毛，无芽孢，光滑型菌株有微

荚膜。常用科兹洛夫斯基染色法染色，布鲁菌呈鲜红色，背景呈绿色。

**2. 培养特性** 专性需氧，最适pH 6.7，最适生长温度为35~37℃，营养要求高，培养基中需添加维生素$B_1$、烟酸、生物素等物质促进生长。生长缓慢，在血琼脂平板上经37℃培养5~7天形成微小、灰色、凸起、不溶血的菌落。牛布鲁菌在初次分离培养时需要加入5%~10% $CO_2$。

**3. 生化反应** 利用葡萄糖产酸，硝酸盐还原试验阳性，尿素酶试验阳性，多数菌株氧化酶试验阳性、触酶试验阳性。

**4. 抗原构造** 布鲁菌的抗原构造复杂，目前用于临床诊断的主要有M抗原和A抗原。这两种抗原在各种布鲁菌中所占比例不同，可用于菌种鉴别。如羊布鲁菌M ∶ A约20 ∶ 1，牛布鲁菌M ∶ A约1 ∶ 20，猪布鲁菌M ∶ A约1 ∶ 2。

**5. 抵抗力** 较强，在土壤、毛皮、病畜的脏器和分泌物、肉和乳制品中可存活数周至数月，但对光、热和常用消毒剂敏感。

### （二）临床意义

布鲁菌为人畜共患性疾病的病原菌，好发于夏秋季节，发病年龄以青壮年为主，从事畜牧、兽医、皮毛加工、屠宰的工人发病率较高。致病物质有毒力较强的内毒素、透明质酸酶和过氧化氢酶。家畜感染布鲁菌可引起母畜传染性流产，其他症状不明显。人因接触病畜或食用病畜肉、乳或乳制品而感染，甚至通过完整的皮肤也可感染。布鲁菌进入机体后，寄生于肝、脾、肾、骨髓内，繁殖后释放入血流，形成间歇性菌血症。患者以长期发热、多汗、关节痛、全身乏力和疼痛为主要特征，其发热规律为波浪式反复发作，故称波浪热。感染易转为慢性，在全身各处引起迁徙性病变，伴随发热、关节病和全身乏力等症状。

布鲁菌感染人体后，被中性粒细胞和巨噬细胞吞噬成为细胞内寄生菌，以细胞免疫为主，但特异性IgM和IgG也可发挥免疫调节作用。

临床治疗首选利福平和多西环素联合使用，或利福平和四环素联合使用。累及神经系统患者可四环素联合链霉素治疗，同时采取支持疗法和对症处理。

### （三）微生物学检验

**1. 标本采集** 可采集患者的血液、骨髓、尿液、关节液等标本；也可采集流产动物的淋巴结、肝、脾、肺组织，病畜的羊水、乳汁、尿液、骨髓等标本进行检验。

**2. 检验程序** 见图13-6。

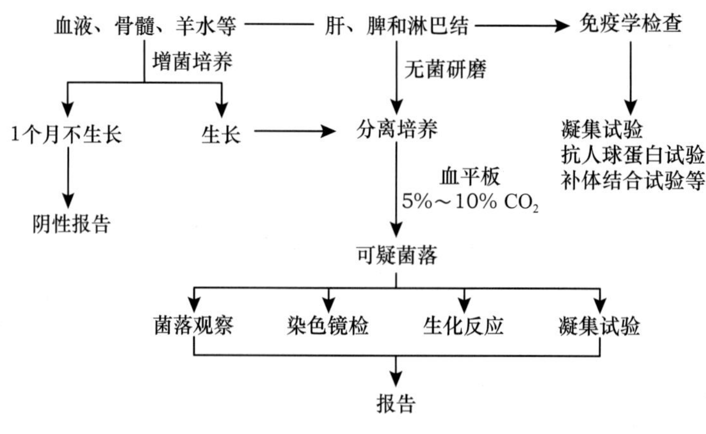


图13-6 布鲁菌检验程序

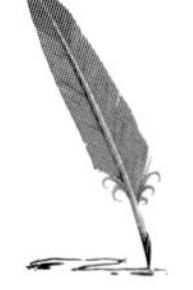

**3. 检验方法**

（1）涂片检查　临床标本直接涂片染色镜检的意义不大。

（2）分离培养与鉴定

1）分离培养　血液、骨髓、羊水等体液标本接种到2个肝浸液肉汤培养瓶中，其中一瓶预先充入5%~10% $CO_2$，置35℃增菌培养。若培养瓶出现轻度混浊或血培养仪报警，应及时做涂片染色镜检，并转种于2份肝浸液平板或血平板，分别置于5%~10% $CO_2$环境及普通环境中35℃培养；肝、脾和淋巴结等组织标本应无菌研磨成匀浆后，接种于肝浸液平板或血平板35℃培养。如菌落、形态特征典型，再做布鲁菌血清凝集试验，如阳性，可报告“分离出××布鲁杆菌”。如未有细菌生长，应延长培养时间≥30天才能报告。

2）鉴定　革兰阴性短小杆菌，分解葡萄糖产酸，硝酸盐还原试验阳性，尿素酶试验阳性，布鲁菌血清凝集试验阳性。

3）鉴别　布鲁菌属主要菌种间的鉴别要点见表13-7。

**表13-7　布鲁菌属主要菌种间的鉴别要点**

| 菌种 | 触酶试验 | 氧化酶试验 | 葡糖糖试验 | 半乳糖试验 | 阿拉伯糖试验 | 精氨酸脱羧酶试验 | 硝酸盐还原试验 | 脲酶试验 | $H_2S$耐受试验 | 硫堇耐受试验 | 复红耐受试验 |
|---|---|---|---|---|---|---|---|---|---|---|---|
| 羊布鲁菌 | + | + | + | – | – | – | + | v | – | + | + |
| 牛布鲁菌 | + | + | + | + | + | – | + | + | + | – | + |
| 猪布鲁菌 | + | + | + | + | + | + | + | + | (–) | + | – |
| 森林鼠布鲁菌 | + | – | + | + | + | – | + | + | + | – | – |
| 绵阳布鲁菌 | + | – | – | – | – | – | – | – | – | + | (–) |
| 犬布鲁菌 | + | + | + | – | – | + | + | + | – | + | – |

注：+，阳性；–，阴性；v，不定；(–)，大部分菌株阴性

（3）免疫学检查　临床常用免疫学方法检测患者血清中的特异性抗体来诊断布鲁菌病。人感染布鲁菌2周后血液中出现不规则抗体，且抗体浓度随病程进展不断升高，但需用抗人球蛋白试验检测。发病3周后出现IgG抗体，可用补体结合试验、ELISA和荧光免疫技术检测抗布鲁菌IgG抗体，且特异性较高。

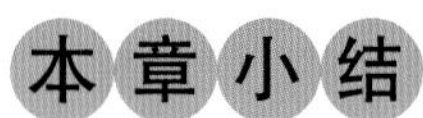


本章细菌对生长环境要求较高、营养条件苛刻，在普通培养条件下不生长或难以生长，体外培养需添加特殊因子或其他营养成分才能生长。

弯曲菌能引起动物和人类的腹泻、胃肠炎及肠道外感染等疾病，对人致病的主要有空肠弯曲菌、大肠弯曲菌、胎儿弯曲菌。弯曲菌营养要求较高，分离培养需要在微氧环境下，鉴定可根据生长温度、生化反应进行。

幽门螺杆菌与人类慢性胃炎、胃及十二指肠溃疡、胃癌的发生密切相关。营养要求较高，分离培养需要在微氧环境下，产生大量脲酶是本菌的特征。通过快速测定脲酶的活性

或代谢产物可帮助诊断幽门螺杆菌感染。

流感嗜血杆菌是呼吸道感染、肺炎和细菌性脑膜炎的病原菌，其培养鉴定需要较高的营养、V因子和X因子，与金黄色葡萄球菌一起培养时，可出现“卫星现象”。

百日咳鲍特菌是百日咳的病原菌，好发于儿童，常用鲍–金培养基进行分离培养，且生长速度较慢。临床常用免疫学方法进行鉴定。

嗜肺军团菌是医院内感染的病原菌之一，常存在于医院中央空调冷却塔的循环水中，经呼吸道侵入机体。营养要求苛刻，生长缓慢，根据色素产生试验和生化反应结果进行鉴定。

布鲁菌属是人畜共患病原菌，其感染与密切接触患病动物有关。该菌为革兰阴性、无鞭毛、无芽孢、需氧短小杆菌，营养要求高，生长缓慢。

## 习 题

扫码“练一练”

**一、单项选择题**

1. 培养弯曲菌常选用的培养基是

A. 血琼脂平板　　B. 改良Campy–BAP平板

C. 麦康凯平板　　D. 活性炭–酵母浸液琼脂平板

E. 巧克力琼脂平板

2. 快速诊断幽门螺杆菌感染的试验是

A. 血浆凝固酶试验　　B. 硫化氢试验

C. 脲酶试验　　D. 靛基质试验

E. 液化明胶试验

3. 下列哪种细菌与金黄色葡萄球菌一起培养时，会出现卫星现象

A. 幽门螺杆菌　　B. 流感嗜血杆菌

C. 百日咳鲍特菌　　D. 嗜肺军团菌

E. 羊布鲁菌

4. 分离培养百日咳鲍特菌应选用的培养基是

A. EMB培养基　　B. 巧克力培养基

C. 血琼脂培养基　　D. 鲍–金培养基

E. 罗琴培养基

5. 军团菌的主要传播途径是

A. 皮肤黏膜　　B. 呼吸道

C. 泌尿生殖道　　D. 消化道

E. 血液

6. 以下哪项不是布鲁菌的特点

A. 专性需氧　　B. 营养要求高

C. 抵抗力弱　　D. 人畜共患病原菌

E. 氧化酶阳性

7. 患者，张某，男，52岁，有20年慢性胃病史，近期胃部疼痛加重来院就诊。胃镜检查见胃大弯部弥漫性溃疡。胃内容物涂片染色镜检：发现革兰阴性弯曲菌，呈S形、海鸥翅

形或螺旋状。此菌应考虑为

A. 大肠弯曲菌　　B. 空肠弯曲菌

C. 大肠埃希菌　　D. 嗜肺军团菌

E. 幽门螺杆菌

8. 布鲁菌感染的发热类型是

A. 回归热　　B. 稽留热　　C. 破浪热

D. 弛张热　　E. 间日热

（9~11题共用题干）

患儿，5岁，咳嗽1月余。初起有发热、喷嚏、轻咳等症状。现已不发热，但咳嗽日渐加重，尤其以夜间为重，为阵发性痉咳伴呕吐。实验室检查：白细胞总数升高达$30\times10^9/L$。经红霉素治疗三天后症状减轻。

9. 患儿最可能感染的病原体是

A. 肺炎链球菌　　B. 呼吸道合胞病毒

C. 腺病毒　　D. 百日咳鲍特菌

E. 流感嗜血杆菌

10. 欲对患儿进行病原性诊断，应采集何种临床标本

A. 血液　　B. 脑脊液

C. 鼻咽拭子　　D. 创面分泌物

E. 尿液

11. 采集的临床标本应接种至何种培养基

A. EMB培养基　　B. 巧克力培养基

C. 血琼脂培养基　　D. 鲍－金培养基

E. 罗琴培养基

**二、简答题**

患者，男，35岁，牧民。约3周前，出现发热、多汗、肌肉和关节酸痛，乏力。查体：体温39.5℃。血象：白细胞$5.2\times10^9/L$，中性粒细胞$0.65\times10^9/L$。布鲁菌素试验阳性。

请问：

1. 该患者可能感染了哪种病原微生物？

2. 如何对该疾病进行病原学诊断？

（谷存国）

# 第十四章

# 常见革兰阳性需氧或兼性厌氧杆菌鉴定

**学习目标**

1. **掌握** 白喉棒状杆菌、产单核李斯特菌、红斑丹毒丝菌、阴道加特纳菌、炭疽芽孢杆菌、蜡样芽孢杆菌的主要生物学特性。

2. **熟悉** 白喉棒状杆菌、产单核李斯特菌、红斑丹毒丝菌、阴道加特纳菌、炭疽芽孢杆菌、蜡样芽孢杆菌的微生物学检验方法、鉴定依据。

3. **了解** 白喉棒状杆菌、产单核李斯特菌、红斑丹毒丝菌、阴道加特纳菌、炭疽芽孢杆菌、蜡样芽孢杆菌的临床意义。

4. 能正确选择试验项目对白喉棒状杆菌、产单核李斯特菌、红斑丹毒丝菌、阴道加特纳菌、炭疽芽孢杆菌、蜡样芽孢杆菌进行检验。

**案例讨论**

**【案例】**

患儿，5岁，因“发烧、咽痛、咳嗽5天”急诊入院。免疫接种史不祥。查体：咽后壁、腭弓和悬雍垂等处发现灰白色膜状物，用灭菌棉拭子不易擦掉。

**【讨论】**

1. 该患儿可能感染哪种病原菌？
2. 如何进行微生物学检验？
3. 临床常见致病菌中，与该菌染色性质相同的需氧或兼性厌氧杆菌有哪些？

革兰阳性需氧杆菌种类繁多，广泛分布于自然界的水和泥土中，多为人或动物黏膜上的正常菌群，少数具有高度的致病性。本章主要阐述棒状杆菌属中的白喉棒状杆菌、李斯特菌属中的产单核李斯特菌、丹毒丝菌属中的红斑丹毒丝菌、加特纳菌属中的阴道加特纳菌，芽孢杆菌属中的炭疽芽孢杆菌和蜡样芽孢杆菌。

扫码“学一学”

## 第一节　革兰阳性无芽孢杆菌

棒状杆菌属（Corynebacterium）是一群革兰阳性杆菌，其菌体一端或两端膨大，呈棒状，故称棒状杆菌属。本属细菌种类较多，有白喉棒状杆菌、假白喉棒状杆菌、化脓棒状

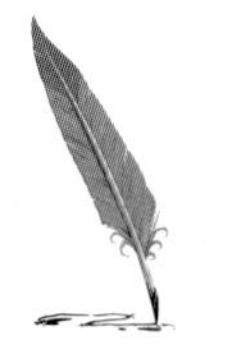

杆菌、假结核棒状杆菌等。其中对人致病的主要是白喉棒状杆菌，其他大多数为条件致病菌。

## 一、白喉棒状杆菌

白喉棒状杆菌（C.diphtheriae）是白喉的病原菌。白喉是一种急性呼吸道传染性疾病，患者喉咽部可出现灰白色假膜，故称白喉。

**考点提示**　白喉棒状杆菌在亚碲酸钾血琼脂培养基上呈黑色或灰黑色菌落。

### （一）生物学特性

**1. 形态与染色**　革兰阳性杆菌，无鞭毛、荚膜，不形成芽孢。菌体大小、长短不一，细长弯曲，一端或两端膨大呈棒状，排列不规则，常呈栅栏状或散在的V、L、X等字形。用美蓝、Neisser或Albert等法染色时，菌体一端或两端或中央有明显的着色较深的颗粒，此颗粒与菌体着色不同，称为异染颗粒，是白喉棒状杆菌的重要鉴别特征。

**2. 培养特性**　需氧或兼性厌氧，最适生长温度35~37℃，最适pH 7.2~7.8。营养要求高，在普通培养基上生长不良，加入血液、血清和鸡蛋后可促进其生长。在吕氏血清斜面上生长迅速，培养10~18小时后形成细小、灰白色、有光泽、凸起、光滑的菌落，涂片染色形态典型，异染颗粒明显。在血琼脂平板上培养24小时后，形成直径为1~2mm的灰白色、不透明的光滑型菌落，轻型菌株有狭窄的透明溶血环。在含亚碲酸钾的血琼脂平板上，其他细菌生长受亚碲酸钾的抑制，而白喉棒状杆菌能吸收亚碲酸钾使其还原为元素碲，形成黑色或灰黑色菌落，故此培养基常用于白喉棒状杆菌的分离鉴定。根据白喉棒状杆菌在此培养基上的菌落特征和生化反应，可将本菌分为轻型、中间型和重型，三型白喉棒状杆菌的区别见表14–1。三型的产毒株均使人致病，我国以轻型为主。

**表14–1　重型、中间型、轻型白喉棒状杆菌的区别**

| 特性 | 重型 | 中间型 | 轻型 |
|---|---|---|---|
| 亚碲酸钾血平板上菌落形态 | 灰黑色，表面有条纹，边缘不整齐，无光泽 | 灰黑色，表面光滑或细颗粒状，边缘较整齐 | 黑色，表面光滑，边缘整齐，菌落较小，有光泽 |
| 液体培养 | 有菌膜及粗大颗粒沉淀，液体澄清 | 微细颗粒状，混浊，沉淀少或无 | 均匀混浊，有沉淀 |
| 溶血情况 | 不溶血 | 不溶血 | 有狭窄溶血环 |
| 淀粉及糖原发酵 | + | – | – |
| 血清型 | ≥13型 | 4型 | ≥40型 |

**3. 生化反应**　发酵葡萄糖、麦芽糖产酸不产气，不分解乳糖和蔗糖。触酶试验阳性，硝酸盐还原试验阳性，氧化酶试验阴性，尿素酶试验阴性，不产生吲哚，不液化明胶。

**4. 抵抗力**　白喉棒状杆菌对湿热和一般消毒剂较敏感，煮沸1分钟、3%来苏儿10分钟即可被杀死。但对干燥、寒冷、日光的抵抗力较其他细菌强，在患者接触过的物品上能存活数日至数周，在干燥的假膜中可生存3个月。

### （二）临床意义

白喉棒状杆菌存在于白喉患者和带菌者的鼻咽部及气管黏膜处，偶见于皮肤、结膜、

阴道等部位的创伤感染。白喉患者、带菌者是白喉重要传染源，细菌随飞沫或污染的物品传播，人类对白喉棒状杆菌普遍易感，尤以2~4岁儿童发病率最高。致病物质主要是白喉外毒素。当无毒株白喉棒状杆菌携带β-棒状杆菌噬菌体时，便成为能产生白喉外毒素的产毒株，其性状并能随细菌分裂遗传下去。

病原菌侵入易感者的上呼吸道后，在鼻咽部黏膜处繁殖并产生白喉外毒素，引起局部炎症及全身中毒症状。细菌和毒素可使局部病变上皮细胞产生炎症、渗出和坏死，渗出液中的纤维蛋白将炎症细胞、黏膜坏死组织和病原菌凝结在一起，形成灰白色膜状物，称为假膜。若假膜覆盖在咽喉部或脱落后进入气管内，可造成患者呼吸道阻塞、呼吸困难，甚至窒息而死亡。白喉棒状杆菌一般不侵入血流，但其产生的外毒素可被吸收入血，造成毒血症，引起心肌炎、软腭肌麻痹及肝、肾、肾上腺组织等严重病变。

白喉病愈后可获得牢固的免疫，以体液免疫为主。一旦确诊为白喉，应立即使用白喉抗毒素治疗，其次应用β-内酰胺类抗菌药物。

### （三）微生物学检验

**1. 标本采集** 用无菌长棉拭子，采集白喉假膜边缘处的分泌物，疑似患者或带菌者可采集鼻咽部或扁桃体黏膜上的分泌物。标本应取2份，置无菌试管内立即送检。不能立即送检者，应将标本浸入无菌生理盐水或15%甘油盐水中暂时保存。

**2. 检验程序** 见图14-1。

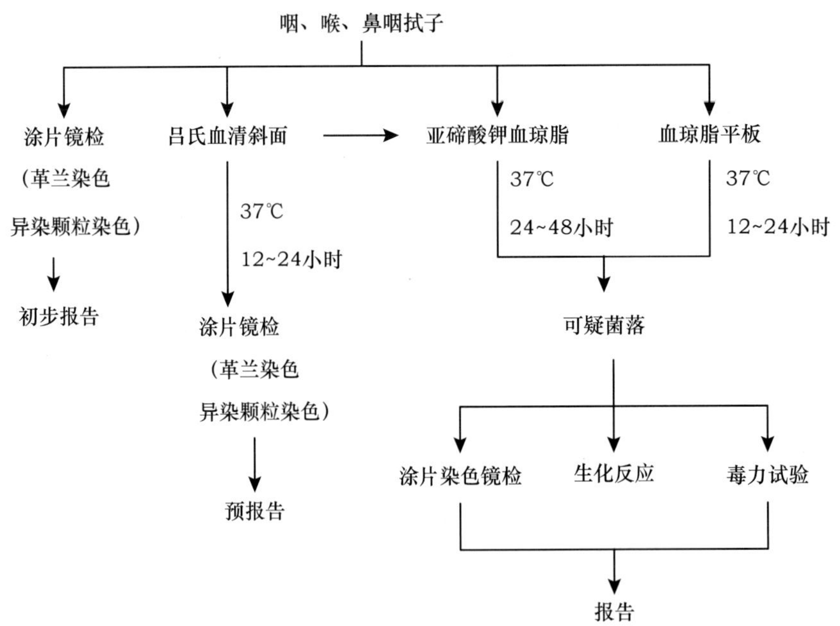


图14-1 白喉棒状杆菌检验程序

**3. 检验方法**

（1）形态检查 将标本制成2张涂片，分别做革兰染色和异染颗粒染色。若发现形态典型的革兰阳性杆菌，一端或两端膨大呈棒状，且有明显异染颗粒，可初步报告为"检出革兰阳性杆菌，形似白喉棒状杆菌"。

（2）分离培养与鉴定

1）分离培养 将标本同时接种吕氏血清斜面、血琼脂平板和亚碲酸钾血琼脂平板，置

35℃培养。

2）鉴定　对吕氏血清斜面培养4~12小时的菌落进行涂片染色镜检，若菌落特征，染色结果和菌体形态典型，可据此做出快速诊断；亚碲酸钾琼脂平板经35℃培养48小时后，白喉棒状杆菌能还原碲盐为有色元素碲，呈现黑色或灰黑色特征的典型菌落；血平板上的菌落应注意与溶血性链球菌相鉴别，白喉棒状杆菌菌落为白色、湿润、一般不溶血。

鉴定要点：①革兰阳性根据，菌体细长微弯曲，具有异染颗粒；②氧化酶试验阴性、触酶试验阳性、无动力；③吕氏血清斜面为灰白色小菌落，亚碲酸钾血平板为黑色或灰黑色菌落。

3）毒力试验　检出的白喉棒状杆菌并非都能产生毒素，只有携带β－棒状杆菌噬菌体的菌株才能产生毒素。因此，在实验室诊断报告之前，必须进行毒力试验以确定检出菌是否产生毒素。试验方法有属于体外法的Elek平板毒力试验、SPA协同凝集试验、对流电泳和体内法的豚鼠毒素中和试验。

（3）免疫力检查　锡克试验（schick test）是用于调查人群对白喉棒状杆菌是否具有免疫力的皮肤试验，可作为流行病学调查及疫苗接种后免疫效果的观察。皮内注射少量白喉毒素，24~48小时后观察：如无红肿反应，则为阴性，说明体内有白喉抗毒素，能中和毒素作用，机体对白喉毒素有免疫力；反之，则为阴性，体内无抗毒素，无免疫力。

## 二、产单核细胞李斯特菌

产单核细胞李斯特菌（L. monocytogenes）隶属于李斯特菌属，属内有6个菌种，只有产单核细胞李斯特菌对人和动物有致病性。

**考点提示**　产单核李斯特菌在半固体培养基上呈倒伞状生长，能水解七叶苷，甲基红和VP试验均阳性。

### （一）生物学特性

**1. 形态与染色**　为革兰阳性短小杆菌或球杆菌，菌体长1~2μm、宽0.4~0.5μm，常呈V字形或成双排列。有鞭毛，25℃动力强，37℃动力缓慢。无芽孢，一般不形成荚膜。幼龄培养物染色为革兰阳性，陈旧性培养物可转为革兰阴性，两端浓染，易误认为双球菌。

**2. 培养特性**　兼性厌氧菌，最适生长温度30~37℃，但4℃仍能生长，故可进行冷增菌以提高该菌的检出率。营养要求不高，普通培养基上可生长，在血琼脂平板上形成有圆形、光滑、有狭窄β－溶血环的灰白色小菌落。在半固体培养基（20~25℃培养）中，细菌沿穿刺线向外蔓延生长，呈倒伞形生长。在肉汤中均匀混浊生长，表面有菌膜形成。

**3. 生化反应**　分解多种糖类，如葡萄糖、麦芽糖、果糖等，产酸不产气。氧化酶试验阴性，触酶试验阳性，甲基红试验阳性，VP试验阳性，CAMP试验阳性，能水解精氨酸产氨，能水解七叶苷，硝酸盐还原试验、尿素酶试验均阴性。某些菌株能产生硫化氢。

**4. 抵抗力**　在土壤、粪便、青储饲料和干草中能长期存活。耐盐（200g/L NaCl溶液中长期存活），耐碱（25g/L NaOH溶液中20分钟才能杀死），不耐酸，不耐热（60~70℃加热5~20分钟可杀死）。对一般消毒剂菌敏感，如70%乙醇5分钟即可杀死该菌。

### （二）临床意义

产单核细胞李斯特菌为胞内寄生菌，其致病物质主要是溶血素和菌体表面成分。健康

带菌者是本病的重要传染源，传播途径是粪–口途径，也可通过胎盘或产道感染新生儿，此为本菌的重要特点。常引起新生儿、老年人的脑膜炎、败血症等，死亡率甚高。亦常伴随EB病毒感染，引起传染性单核细胞增多症，还可引起食物中毒、局部脓肿、皮肤损害、尿道炎等。该菌在4℃条件下能生长繁殖，容易污染速冻食品，引起肠道内感染。

对多种抗生素敏感。大量临床研究证实，氨基糖苷类抗菌药物能增强青霉素对产单核李斯特菌的抗菌（杀菌）活性，但用头孢菌素治疗由李斯特菌引起的感染常常是无效的。

### （三）微生物学检验

**1. 标本采集** 根据感染部位的不同，可采取血液、脑脊液、咽喉拭子、脓液、尿液、粪便、新生儿脐带残端等标本。

**2. 检验程序** 见图14–2。

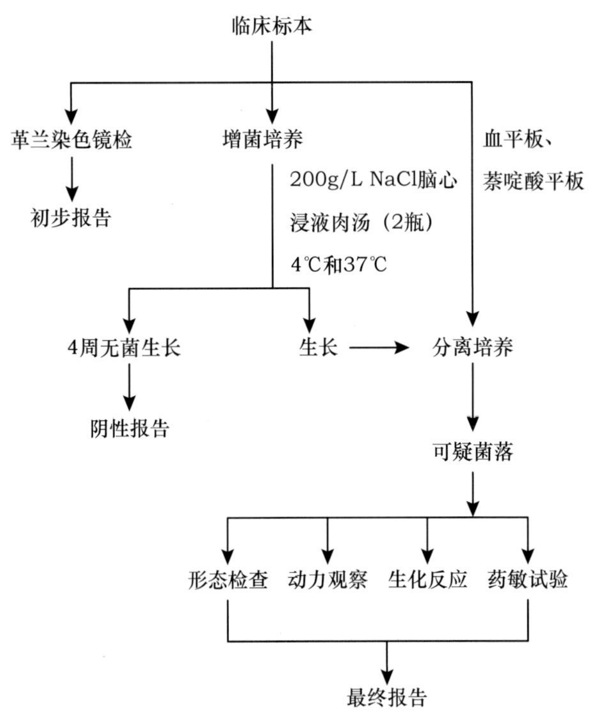


图14–2 产单核李斯特菌的检验程序

**3. 检验方法**

（1）形态检查 革兰阳性小杆菌，菌体一端膨大呈棒状，微弯曲，呈V字形排列；暗视野悬滴法检查，20~25℃培养时有动力，37℃培养时动力缓慢或无。据此可做出初步诊断。

（2）分离培养与鉴定

1）分离培养 血液或脑脊液标本取离心沉淀物接种2支脑心浸液培养基。其中一支置37℃、10% $CO_2$环境中培养，24、48小时各接种一次血平板分离；另一支置4℃培养，每24小时做一次血平板分离，连续4次，以后每周1次至第4周。咽喉拭子、组织悬液、粪便等接种肉汤培养基，置4℃进行冷增菌后再分离培养。

2）鉴定 取可疑菌落按其生物学特性进行鉴定。

鉴定要点：①革兰阳性小杆菌，菌落较小，有狭窄的β溶血环；②25℃有动力，37℃动力缓慢或无；③触酶试验阳性，甲基红试验阳性，VP试验阳性，CAMP试验阳性，能水

解精氨酸产氨，能水解七叶苷。

3）鉴别　与红斑丹毒丝菌菌、棒状杆菌的鉴别要点见表14–2；本菌属内种间细菌的鉴别要点见表14–3；此外，产单核李斯特菌与B群链球菌、肠球菌的某些生物学性状极其类似，鉴别时可用触酶试验加以鉴别。

表14–2　产单核李斯特菌与红斑丹毒丝菌菌、棒状杆菌的鉴别要点

| 菌种 | 触酶 | 动力 | 葡萄糖产酸 | 胆汁七叶苷 | TSI 琼脂产 H2S | 溶血 |
|---|---|---|---|---|---|---|
| 产单核李斯特菌 | + | + | + | + | – | β |
| 红斑丹毒丝菌 | – | – | – | – | + | 无 / α |
| 棒状杆菌 | + | – | V | V | – | V |

注："+" 为90%以上菌株阳性，"–" 为90%以上菌株为阴性，"V" 为11%~89%菌株阳性

表14–3　李斯特菌属内各菌种的鉴别要点

| 生化反应 | CAMP 试验 | | 甘露醇 | 木糖 | 鼠李糖 | ONPG | 硝酸盐 |
|---|---|---|---|---|---|---|---|
| | 金黄色葡萄球菌 | 马红球菌 | | | | | |
| 产单核李斯特菌 | + | – | – | – | + | + | – |
| 伊氏利斯特菌 | – | + | – | + | – | – | – |
| 威氏李斯特菌 | – | – | – | + | – | + | – |
| 斯氏李斯特菌 | + | – | – | + | – | + | – |
| 格氏李斯特菌 | – | – | + | – | V | NA | NA |
| 无害李斯特菌 | – | – | – | – | + | + | – |

注："+" 为90%以上菌株阳性，"–" 为90%以上菌株为阴性，"V" 为11%~89%菌株阳性，"NA" 为无资料

## 三、红斑丹毒丝菌

红斑丹毒丝菌（E.rhusiopathiae）隶属于丹毒丝菌属，是一种人畜共患病原菌，能引起人类红丹毒丝菌病。

**考点提示**　红斑丹毒丝菌在亚碲酸钾血平板上出现黑色菌落，明胶穿刺22℃孵育出现"试管刷"状生长。

### （一）生物学特性

**1. 形态与染色**　革兰阳性杆菌，无芽孢，无荚膜，无鞭毛。菌体短小（0.2~0.5）μm×（0.8~2.5）μm，单个或短链存在，有时可呈长丝状。

**2. 培养特性**　厌氧或微需氧，最适生长温度30~35℃。初次分离要求厌氧环境，传代后在需氧环境中也能生长。在含有葡萄糖或血清的培养基内生长良好。在血琼脂平板上35℃培养24小时，形成光滑型（S）（毒力强）和粗糙型（R）（毒力弱）两种菌落：光滑型菌落细小、圆形、凸起、有光泽；粗糙型菌落较大，表面粗糙呈颗粒状，边缘不整齐。在亚碲酸钾血平板上出现黑色菌落。在葡萄糖肉汤中培养24小时后，呈微混浊生长，不形成菌膜。

**3. 生化反应**　氧化酶和触酶试验均阴性，MR、V–P、靛基质、脲酶试验均为阴性，发酵葡萄糖产酸不产气。三糖铁（TSI）培养基中，高层及斜面均产酸，多数产$H_2S$。明胶穿

刺培养，22℃孵育，出现“试管刷”状生长。不水解七叶苷，不分解木糖、甘露醇及蔗糖。

### （二）临床意义

红丹毒丝菌病是一种急性传染病，其病原菌为红斑丹毒丝菌，主要发生在鱼类、家畜、家禽和兔类，人类可因接触患病的鱼、病兽经损伤的皮肤而获得感染。病灶以局部感染为主，全身感染者少见。潜伏期1~2天，感染局部的皮肤发红、肿胀、疼痛或有痒感，体温升高可达39℃以上；继而可发展成淋巴管炎，可1~2周逐渐消退。若2周内未痊愈，则可转变成局部的关节炎。也可引起败血症和心内膜炎。近年来，发达国家常因本菌污染奶制品而引起人类食物中毒。细菌学检查是诊断该病的重要依据。该细菌对青霉素、头孢菌素、红霉素和四环素等抗菌药物均敏感。

### （三）微生物学检验

**1. 标本采集** 无菌采集败血症或心内膜炎患者的血液；取感染病灶处的脓液或分泌物；死亡动物的心血和内脏等。

**2. 检验程序** 见图14–3。

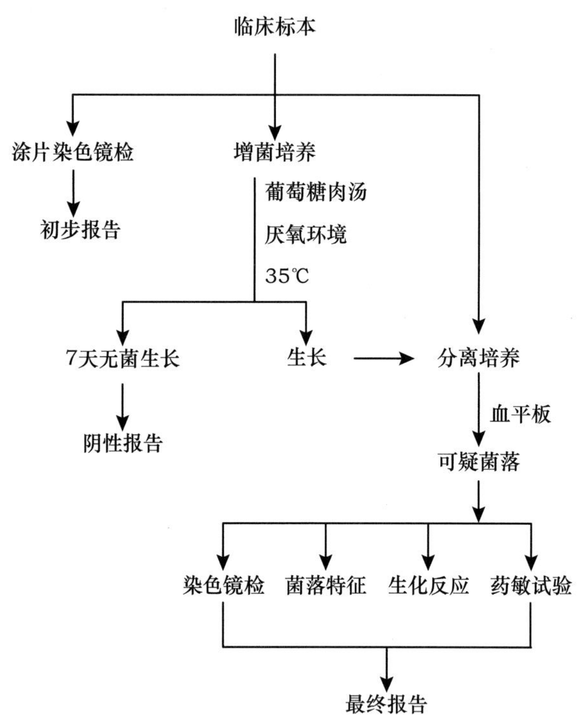


**图14–3 红斑丹毒丝菌的检验程序**

**3. 检验方法**

（1）形态检查 革兰阳性杆菌，菌体细长、长短不一，粗糙型菌落革兰染色镜检菌体呈长丝状，且有分枝状及断裂现象，极易与放线菌形态混淆。结合典型菌落特征，可做出初步诊断。

（2）分离培养与鉴定

1）分离培养 来源于患者感染灶的临床标本，可直接接种在血平板上，同时将标本接种于含1%葡萄糖肉汤中增菌培养，初次培养时最好置厌氧或$CO_2$环境中，35℃进行培养24~48小时，增菌后的肉汤用含5%兔血的心浸液琼脂平板进行分离培养。

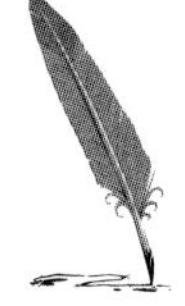

2）鉴定 革兰阳性细长杆菌，但易脱色呈阴性，菌体呈颗粒结节状或串珠状；在血平板上形成两种菌落，S型菌落细小、有光泽，R型菌落较大，表面呈颗粒状；无动力，TSI上产生$H_2S$（本菌的显著特点），醋酸铅培养基中不产$H_2S$；可初步鉴定是红斑丹毒丝菌。结合生化反应可对本菌进一步鉴定。

3）鉴别 与产单核李斯特菌的鉴别参见表14–2。

## 四、阴道加特纳菌

阴道加特纳菌（Gardnerella vaginalis，GV）隶属于加特纳菌属，是属中仅有的一个菌种。

### （一）生物学特性

**1. 形态与染色** 革兰阳性小杆菌，单个或成双排列，常具有多形性。革兰染色视菌株和菌龄不同而异，新鲜标本分离株趋向革兰染色阳性，实验室保存菌株趋向革兰染色阴性。无芽孢、荚膜和鞭毛。

**2. 培养特性** 兼性厌氧。营养要求高，在一般培养基上不生长，最适pH 6.0~6.5，最适生长温度为35~37℃。在5%人血琼脂平板上，置3%~5% $CO_2$环境中培养48小时后，形成针尖大小、圆形、光滑、不透明、有β–溶血环的菌落。但在含羊血的血平板上不产生溶血环。

**3. 生化反应** 氧化酶、触酶试验均阴性，V–P试验阴性，分解葡萄糖、麦芽糖产酸不产气，不分解甘露醇，能水解马尿酸和淀粉。

### （二）临床意义

阴道加特纳菌和厌氧菌在阴道内过度增殖，造成阴道内微生态平衡被打破，就可引起细菌性阴道病（Bacterial vaginosis，BV）。该病是阴道内乳酸杆菌大量减少，同时阴道加特纳菌、类杆菌、消化球菌及支原体等大量增殖而引起的混合感染。健康成年女性阴道微生态系统和生理状态随着体内雌激素的变化而改变，雌激素是调控阴道细菌种类和数量的重要因素。虽然BV与GV有一定关系，但并非GV阳性者都发生BV。20%~40%的健康成年女性阴道中可检出GV。故BV诊断不需做GV的分离培养。

**知识链接**

BV的诊断标准为：①阴道分泌物增多，稀薄均质灰白色，有恶臭味；②镜检有线索细胞；③分泌物胺试验阳性；④分泌物pH>4.5。

GV可导致妇科多种炎症（如子宫全切术后感染、绒毛膜炎、产后子宫内膜炎等），也可引起新生儿败血症和软组织感染。

本菌对青霉素、氨苄西林、苯唑西林、羧苄西林和甲硝唑敏感，对萘啶酸、新霉素、磺胺嘧啶耐药。

### （三）微生物学检验

**1. 标本采集** 根据疾病及感染部位不同采集适当标本。疑为BV患者可收集阴道分泌物。

**2. 检验程序** 见图14–4。

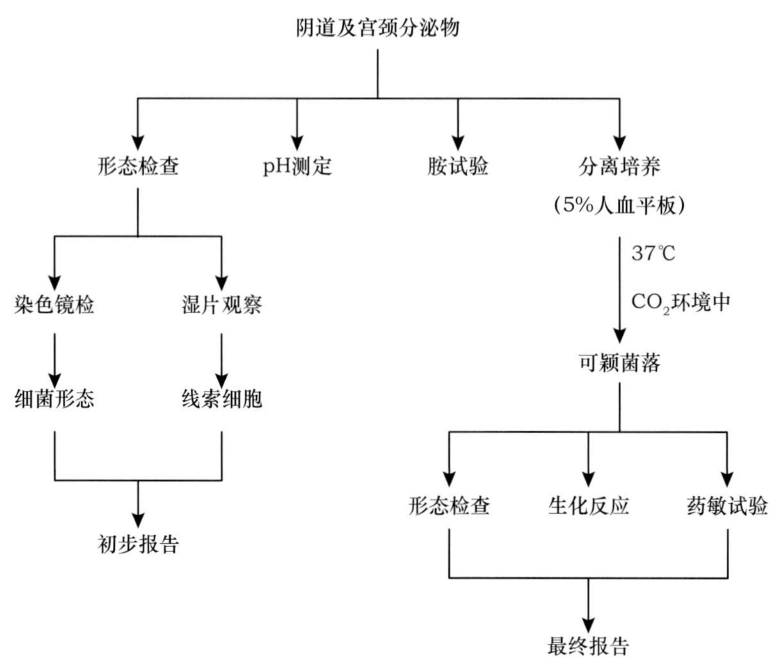


图14-4 阴道加特纳菌的检验程序

**3. 检验方法**

（1）形态检查 取阴道分泌物涂片、干燥、固定后行革兰染色镜检，若只有革兰阳性大杆菌（乳酸杆菌形态）而短小阳性杆菌较少，则为非BV患者；若有革兰染色不定小杆菌（GV形态），也有其他革兰阳性菌、革兰阴性菌等，而乳酸杆菌缺乏或15/每视野，可提示为BV患者。取阴道分泌物加适量生理盐水制成湿片，用高倍镜观察，若见大量阴道上皮细胞、少量脓细胞，无数成簇的小杆菌黏附或吸附于上皮细胞表面，而细胞边缘晦暗呈锯齿形，即找到线索细胞。

（2）分离培养与鉴定

1）分离培养 将阴道分泌物接种到含5%人血琼脂的平板上，置烛缸内37℃培养48小时后观察、鉴定。若不能及时鉴定，可将分离菌株置于兔血清或10%脱脂牛奶中低温冰箱保存，或每隔3天血平板传代培养。

2）鉴定 根据形态学检查、pH测定及胺试验一般可做出鉴定，必要时做分离培养和生化试验。

①PH测定 用精密pH试纸（pH 3.8~5.4）直接浸入阴道分泌物中数秒，取出与标准pH比色板对比，若pH >4.5为可疑。

②胺试验 将100g/L KOH 1~2滴在阴道分泌物玻片上，若发出腐败鱼样胺臭味，即为胺试验阳性。

扫码“学一学”

## 第二节 革兰阳性需氧芽孢杆菌属

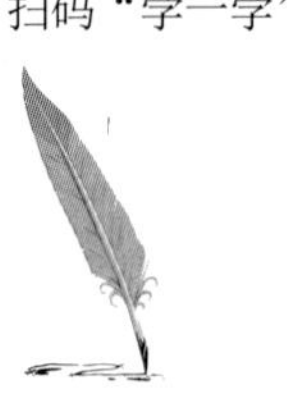

革兰阳性芽孢杆菌属（Bacillus）是一群需氧或兼性厌氧、能形成芽孢的革兰阳性大杆菌。其广泛分布于空气、土壤、水及尘埃中，一般情况下不引起人和动物致病，只有少数才对人和动物致病。与医学相关的有炭疽芽孢杆菌（B.anthracis）、蜡样芽孢杆菌

（B.cereus）、蕈状芽孢杆菌（B.mycoides）、巨大芽孢杆菌（B.megaterium）和苏云金芽孢杆菌（B.thuringiensis）5种。

## 一、炭疽芽孢杆菌

炭疽芽孢杆菌（B.anthracis）俗称炭疽杆菌，是需氧芽孢杆菌属中致病力最强的革兰阳性大杆菌，是炭疽病的病原菌。炭疽病是人畜共患急性传染病，常常在牧区暴发流行。

**考点提示** 炭疽芽孢杆菌卷发状菌落，串珠试验、青霉素抑制试验阳性。

### （一）生物学特性

**1. 形态与染色** 炭疽芽孢杆菌是致病菌中最大的革兰阳性杆菌，菌体大小为（5~10）μm×（1~3）μm，两端平齐呈矩形。在新鲜标本中常单个或短链状排列，人工培养后可形成长链，呈竹节状排列。在有氧条件下可形成椭圆形的芽孢，位于菌体中央，其直径小于菌体宽度。有毒菌株在机体内或含血清的培养基中可形成荚膜。无鞭毛。

**2. 培养特性** 需氧或兼性厌氧，营养要求不高，最适生长温度30~35℃，但14~44℃均可生长。无毒菌株在普通琼脂平板上培养18~24小时后，形成直径2~4mm的扁平、灰白色、不透明、无光泽、边缘不整齐的粗糙型（R）菌落，低倍镜下观察菌落边缘呈卷发状，此为炭疽芽孢杆菌的重要特征。在血琼脂平板上培养24小时后出现轻度溶血。在普通肉汤中呈絮状沉淀生长。在明胶培养基中培养18~24小时后，细菌沿穿刺线向四周扩散生长，使明胶表面液化呈漏斗状。有毒菌株在$NaHCO_3$血平板上置5%~10% $CO_2$环境中37℃培养24~48小时可产生荚膜，变为黏液型（M）菌落。菌落用接种环挑取时呈黏液丝状。

**3. 生化反应** 触酶试验阳性，卵磷脂酶试验弱阳性，能还原硝酸盐，分解葡萄糖、麦芽糖、蔗糖产酸不产气，不分解乳糖、鼠李糖和甘露醇，不分解尿素，不利用枸橼酸盐，不产生吲哚和$H_2S$。

**4. 抗原构造** 炭疽杆菌的抗原分为细菌性抗原和炭疽毒素两类。细菌性抗原包括菌体多糖抗原、荚膜多肽抗原和芽孢抗原，其中荚膜多肽抗原和芽孢抗原具有免疫原性和血清学诊断价值。炭疽毒素是由保护性抗原（PA）、致死因子（LF）和水肿因子（EF）三种蛋白质形成的毒素复合物，具有抗吞噬作用和免疫原性，单独任何一种均无致病性。

**5. 抵抗力** 繁殖体的抵抗力与一般细菌差别不大，易被一般消毒剂杀灭。但芽孢抵抗力甚强，煮沸10分钟、干热140℃ 3小时或高压蒸汽灭菌121.3℃ 15分钟才能被杀死。在干燥土壤或皮毛中，自然条件下芽孢可存活数十年，故一旦牧场受到污染，传染性可维持数十年之久。芽孢对碘及氧化剂较敏感，1∶2500碘液、0.5%过氧乙酸10分钟均可杀死本菌芽孢。

### （二）临床意义

炭疽是人畜共患的急性传染病，主要感染马、牛、羊等食草动物，人可通过接触病畜组织器官及排泄物中的繁殖体而感染，也可通过接触污染土壤、皮毛和气溶胶中的芽孢而感染；在生物恐怖事件中，也有因吸入干燥菌粉末或气溶胶而感染的报道。根据感染途径不同，可将人类炭疽分为皮肤炭疽、肠炭疽和肺炭疽，三者均可并发败血症和脑膜炎，病死率为2.96%~12.97%。

炭疽芽孢杆菌的主要致病物质是荚膜和炭疽毒素。荚膜具有抗吞噬作用，有助于该菌在机体内定居、繁殖和扩散。炭疽毒素是造成感染者致病和死亡的主要原因。

炭疽是一种死亡率较高的烈性传染病，做好相关人员和家畜的疾病预防至关重要。①做好动物检疫，发现病畜立即隔离治疗；②严禁食用病畜，病畜尸体应焚烧或深埋于2m以下；③对从事兽医、放牧、屠宰等有关人员接种炭疽减毒活疫苗等。本菌对青霉素、红霉素、氯霉素、链霉素、庆大霉素、环丙沙星等多种药物敏感，但对头孢菌素类药物耐药。

**知识链接**

炭疽杆菌的芽孢作为生化武器在历史上易被多次使用，第二次世界大战时，日本"731"部队在我国哈尔滨平房地区以活人做实验，培养了大量炭疽芽孢杆菌，并在重庆等地使用。美国在20世纪40年代生产了越5000枚炭疽芽孢杆菌炸弹，在朝鲜战场上，是宽甸、辽东和辽西地区投放了携带炭疽芽孢的羽毛等，导致肺炭疽的发生。1990~1993年，奥姆真理教信徒在日本四度释放炭疽芽孢杆菌。给我们敲响了个人和组织均能进行生物恐怖的警钟。

美国"9·11"恐怖事件后，炭疽芽孢恐怖首先在美国成为现实，证实的皮肤炭疽患者7人、吸入炭疽患者11人（5人死亡），而后加拿大、法国、德国等先后发生炭疽芽孢杆菌疑案，造成炭疽恐慌在世界各地蔓延。

### （三）微生物学检验

**1. 标本采集** 根据病变部位不同而采集不同的临床标本。皮肤炭疽患者取病灶分泌物；肠炭疽患者取粪便或呕吐物；肺炭疽患者取痰液；炭疽脑膜炎取脑脊液；各型炭疽均可取血液。病畜严禁宰杀、解剖，可无菌操作割取耳朵、舌尖，采集少量血液，局限性病灶可取病变组织或附近淋巴结。疑似炭疽芽孢杆菌污染的物品，如皮革、兽毛、谷物、土壤、污水等，固体标本取10~20g，液体标本取50~100ml。

**2. 检验程序** 见图14-5。

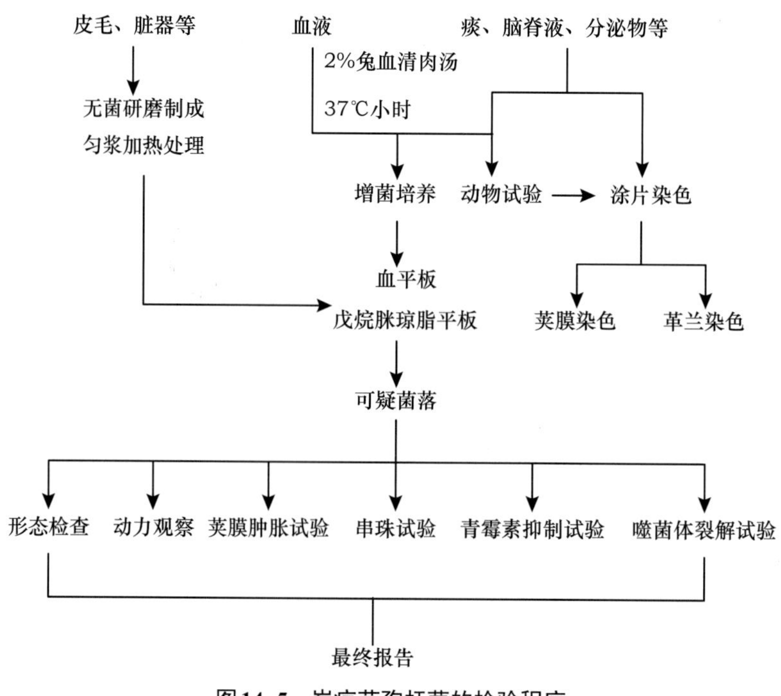


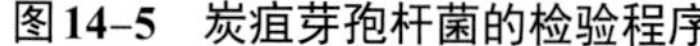
图14-5 炭疽芽孢杆菌的检验程序

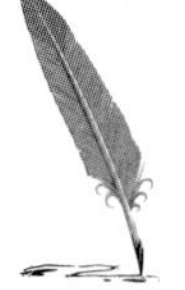

**3. 检验方法**

（1）形态检查　将可疑材料制成涂片，组织脏器可作压印片，干燥后固定，做革兰染色、荚膜染色和芽孢染色。若新鲜标本镜检发现革兰阳性大杆菌，两端平截呈竹节状排列，有明显荚膜，结合临床症状可做初步报告。菌落涂片染色镜检可见芽孢，芽孢位于菌体中央，不大于菌体，卵圆形。

（2）分离培养与鉴定

1）分离培养　血液标本先用2%兔血清肉汤培养基增菌培养后再分离培养。其他处理过的标本接种血琼脂平板做分离培养，35℃培养18~24小时后可观察到灰白色、边缘不整齐、有轻微溶血的较大菌落。污染严重的标本经处理后接种喷他脒多黏菌素B选择培养基，培养时间稍长，菌落特征与血平板大致相同（菌落稍小）。

2）鉴定　依据细菌形态、菌落特性、生化反应（表14–4）、噬菌体裂解试验、串珠试验、重碳酸盐毒力试验、青霉素抑制试验、动物实验等，如基本符合炭疽芽孢杆菌的鉴定依据，则可报告“检出炭疽芽孢杆菌”。

①噬菌体裂解试验　炭疽芽孢杆菌噬菌体能裂解涂布在普通琼脂平板上的炭疽芽孢杆菌，经35℃培养18小时后可见噬菌斑或噬菌带。

②串珠试验　炭疽芽孢杆菌在含0.05~0.5U/ml青霉素的肉汤培养基中培养6小时后，可发生形态变异，形成大而均匀的圆球形菌体并相连如串珠状，而类炭疽芽孢杆菌无此现象。

③重碳酸盐毒力试验　有毒力的炭疽芽孢杆菌在含0.5% $NaHCO_3$和10%马血清的琼脂平板上，置10% $CO_2$环境中培养24~48小时后可形成荚膜，菌落为黏液型。而无毒力芽孢杆菌不形成荚膜，菌落为粗糙型。

④青霉素抑制试验　炭疽芽孢杆菌一般在含5U/ml青霉素的普通琼脂平板上能生长，在含10、100U/ml青霉素的平板上受抑制而不生长。

⑤动物实验　取标本纯培养物0.1ml皮下注射小白鼠，72~96小时后小白鼠因败血症死亡。取其心血、肝、脾等涂片染色镜检并做分离培养，可检出炭疽芽孢杆菌。

（3）鉴别　炭疽芽孢杆菌与本属常见菌种的鉴别，见表14–4。

**表14–4　炭疽芽孢杆菌与本属常见菌种的鉴别**

| 生化试验 | 炭疽芽孢杆菌 | 蜡样芽孢杆菌 | 苏云金芽孢杆菌 | 蕈状芽孢杆菌 | 巨大芽孢杆菌 |
|---|---|---|---|---|---|
| 荚膜试验 | + | – | – | – | – |
| 动力试验 | – | + | + | – | – |
| 硝酸盐还原试验 | + | + | + | + | V |
| 卵磷脂酶试验 | + | + | + | + | – |
| V–P试验 | + | + | + | + | – |
| 甘露醇 | – | – | – | – | + |
| 溶血反应 |  | + | + | + | – |
| 青霉素抑菌 | + | – | – | – | – |
| 噬菌体裂解 | + | – | – | – | – |
| 串珠试验 | + | – | – | – | – |

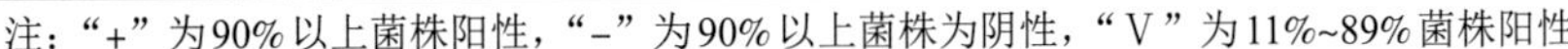

注：“+”为90%以上菌株阳性，“–”为90%以上菌株为阴性，“V”为11%~89%菌株阳性

## 二、蜡样芽孢杆菌

蜡样芽孢杆菌（B.cereus）广泛分布于土壤、尘埃、水、乳及乳制品中，为条件致病菌，主要引起食物中毒。因其在普通琼脂平板上菌落表面粗糙似白蜡状，能形成芽孢，故称为蜡样芽孢杆菌。

### （一）生物学特性

**1. 形态与染色** 革兰阳性大杆菌，大小（3~5）μm×（1.0~1.2）μm，菌体两端钝圆，呈链状排列。引起食物中毒的菌株有周鞭毛，有动力，无荚膜。芽孢椭圆形，位于菌体中心或次极端，不大于菌体宽度。

**2. 培养特性** 专性需氧，营养要求不高，在普通琼脂平板上可形成直径4~6mm的圆形、凸起、灰白色、不透明、边缘不整齐、表面粗糙似毛玻璃样或白蜡状的大菌落。在血琼脂平板上菌落浅灰色，形成明显的透明溶血环。在卵黄培养基上生长3小时后，能看到卵磷脂分解而形成的白色混浊环，称为乳光反应。在液体培养基中均匀混浊生长，形成菌膜，管底有散在沉淀。

**3. 生化反应** 能利用枸橼酸盐，分解葡萄糖、麦芽糖、蔗糖产酸不产气，不分解乳糖和甘露醇，不产生吲哚和$H_2S$，VP试验阳性，淀粉酶和卵磷脂酶试验阳性。

**4. 抵抗力** 芽孢能耐受100℃ 30分钟，干热120℃经60分钟才能杀死芽孢。

**考点提示** 蜡样芽孢杆菌形成似毛玻璃样或白蜡状的大菌落，在卵黄培养基上形成乳光反应。

### （二）临床意义

蜡样芽孢杆菌广泛分布于自然界，常常污染米饭、乳及乳制品、肉类、蔬菜、水果等食物，并大量繁殖产生肠毒素，引起人类食物中毒，好发于夏秋季节。污染食品中蜡样芽孢杆菌的含量只有大于$10^5$/g（ml）才能引起食物中毒，故不能分离出本菌就认为是引起食物中毒的病原菌，要严格检测食物中细菌的数量。食物中毒可分为呕吐型与腹泻型两种，呕吐型由耐热的肠毒素（ST）引起，主要临床表现为恶心、呕吐，仅部分有腹泻，病程不超过24小时，与葡萄球菌食物中毒相似。腹泻型是由不耐热的肠毒素（LT）引起，临床表现为腹痛、腹泻和里急后重，偶有呕吐或发热，通常在24小时恢复正常，与产气荚膜梭菌引起的食物中毒类似。

本菌对红霉素、氯霉素、四环素、庆大霉素等抗菌药物敏感，对青霉素、头孢菌素、磺胺类和呋喃类药物耐药。

### （三）微生物学检验

**1. 标本采集** 常采集患者的剩余食物、呕吐物、粪便等作标本。

**2. 检验程序** 见图14-6。

**3. 检验方法**

（1）形态检查 涂片染色镜检，发现革兰阳性大杆菌、两端钝圆、呈链状排列，芽孢圆形、位于菌体中央或次极端，小于菌体，可怀疑为蜡样芽孢杆菌。

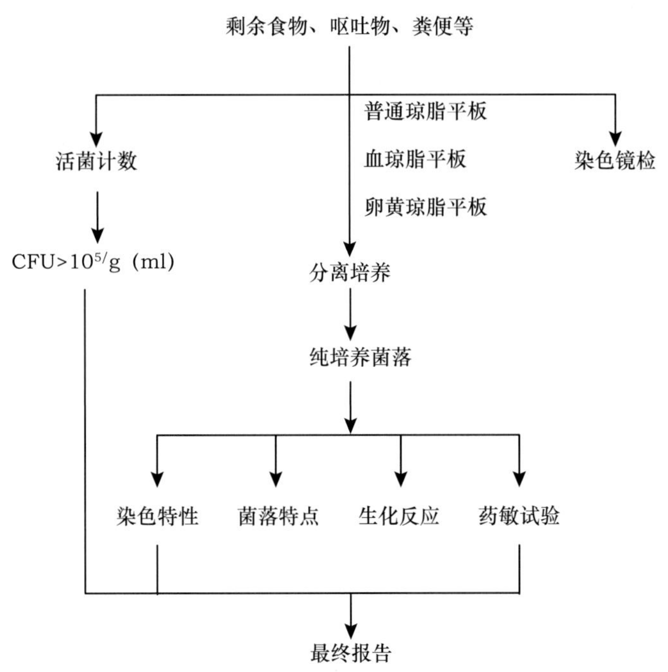


图14-6　蜡样芽孢杆菌的检验程序

2）活菌计数　先将残留食物用无菌生理盐水稀释10~1000倍，然后取各稀释液100μl，采用涂布法或倾注平板法分别接种于卵黄琼脂或营养琼脂平板上，置35℃培养18~24小时后，计数细菌菌落数量。每个稀释度最好做两个平板。

计数时选择菌落数在50~300个之间的平板为最佳，将两个平板所计菌落平均数乘以稀释倍数，即为每毫升样品中所含细菌数。一般认为蜡样芽孢杆菌大于$10^5$/g（ml）时，才有引起食物中毒的可能。

3）鉴定　根据形态特征、菌落外观、生化反应等特点做出初步鉴定。本菌基本特征：革兰阳性大杆菌；芽孢位于菌体中心或次极端，菌体不膨大；菌落表面粗糙似白蜡状，血平板上呈β-溶血；DNA酶试验阳性。

（3）鉴别　与类似菌的鉴别参见表14-4。

## 本章小结

白喉棒状杆菌是急性呼吸道传染病——白喉的病原菌，其主要致病物质是白喉外毒素，只有携带β-棒状杆菌噬菌体的溶原菌株才能产生白喉外毒素。白喉棒状杆菌营养要求较高，常用吕氏血清斜面、血平板及亚碲酸钾血平板进行培养，在亚碲酸钾血平板上形成黑色或灰黑色菌落是该菌的重要特征。镜检发现革兰阳性杆菌，一端或两端膨大呈棒状、菌体内有异染颗粒者，有诊断价值。

产单核李斯特菌是人类单核细胞增多症等多种疾病的病原菌，4℃能较好生长，是冰箱内的“隐性杀手”。该菌系革兰阳性球杆菌，25℃有动力、37℃无动力或动力缓慢，甲基红、V-P和CAMP试验阳性。

红斑丹毒丝菌是红丹毒丝菌病的病原菌，细菌学检查是诊断该病的重要依据。红斑丹毒丝菌系革兰阳性杆菌，血平板上形成光滑型（S）和粗糙型（R）两种菌落，三糖铁培养

基上产硫化氢，甲基红、V-P和胆汁七叶苷试验阳性。

阴道加特纳菌为阴道内正常菌群，在菌群失调时可引起非特异性阴道炎。根据形态学检查、pH测定及胺试验一般可做出鉴定，必要时做分离培养和生化试验。

炭疽芽孢杆菌可引起人及动物的炭疽病，也是恐怖分子常使用的“生物武器”。在对炭疽病进行微生物学检验时，标本采集、细菌培养、鉴定、感染标本处理中均应严格按照烈性传染病防疫原则进行。

蜡样芽孢杆菌主要引起食物中毒。只有污染食品中蜡样芽孢杆菌的含量大于$10^5$/g（ml）才具有临床意义。

## 习　题

扫码“练一练”

### 一、单项选择题

1. 下列有关白喉棒状杆菌的形态特征的叙述，不正确的是

A. 革兰染色阳性　B. 排列呈V、L文字形
C. 特殊染色后可见鞭毛　D. 排列呈歪斜的栅栏状
E. 胞质中有嗜碱性的颗粒

2. 从可疑白喉患者鼻咽部分离出一株白喉杆菌，要确诊病原，还必须

A. 涂片染色镜检　B. 接种吕氏血清斜面
C. 接种亚碲酸钾血平板　D. 接种到Elek平板
E. 进行锡克试验

3. 产单核李斯特菌在半固体培养基中培养可出现

A. 沉淀生长　B. 浑浊生长　C. 产生色素
D. 倒伞形生长　E. 水溶性色素

4. 对炭疽病动物采集标本要特别禁止

A. 取舌尖　B. 取耳尖　C. 局部病灶的病变组织
D. 宰杀后解剖　E. 取心脏血液

5. 在含有一定浓度青霉素培养基中生长时，炭疽杆菌菌体变圆，由原来的竹节状转变为

A. 团块状　B. 串珠状　C. 羽毛状　D. 网球拍状　E. 丝状

6. 下列能引起食物中毒的细菌中，属革兰阳性需氧芽孢杆菌是

A. 变形杆菌　B. 金黄色葡萄球菌
C. 蜡样芽孢杆菌　D. 肉毒梭菌
E. 产气荚膜梭菌

7. 疑似白喉棒状杆菌感染的患者，临床标本的最佳采集部位是

A. 血液　B. 假膜表面　C. 淋巴液
D. 假膜深处　E. 假膜边缘

8. 下列哪种细菌可进行“冷增菌”

A. 白喉棒状杆菌　B. 产单核李斯特菌
C. 红斑丹毒丝菌　D. 炭疽芽孢杆菌
E. 蜡样芽孢杆菌

9. 红斑丹毒丝菌最显著的特点是三糖铁培养基上产生

A. 酸性物质　　B. 气体　　C. 靛基质

D. 硫化氢　　E. 发酵葡萄糖

10. 下列叙述中，不属于BV诊断标准的是

A. 阴道分泌物增多，稀薄均质灰白色，有恶臭味

B. 镜检有线索细胞

C. 分泌物胺试验阳性

D. 分泌物pH>4.5

E. 阴道分泌物中找到淋球菌

11. 以下哪项不是炭疽芽孢杆菌的生物学特性

A. 革兰阳性　　B. 菌体呈竹节状

C. 专性需氧　　D. 感染后病死率不高

E. 液化明胶呈漏斗状

12. 在血琼脂平板上呈浅灰色似毛玻璃样菌落并有β或α溶血环的细菌最可能是

A. 白喉棒状杆菌　　B. 蜡样芽孢杆菌

C. 枯草芽孢杆菌　　D. 产单核李斯特菌

E. 星形奴卡菌

（13~14题共用题干）

小芳，女，3岁，随母由农村迁来城市（计划免疫执行情况未详），近日突然发热，喉痛，疲乏。体检：T 38.2℃，P 100次/分，鼻咽部灰白色物，拭之不易除去。

13. 患儿最可能感染的病原菌是

A. 脑膜炎球菌　　B. 杜克嗜血杆菌　　C. 白喉棒状杆菌

D. 嗜肺军团菌　　E. 百日咳鲍特菌

14. 该菌接种到吕氏血清斜面培养基上，培养6~8小时后，涂片染色镜检，在菌体内可找到

A. 中毒颗粒　　B. 异染颗粒　　C. 酸性颗粒

D. 中性颗粒　　E. 硫磺颗粒

15. 该菌接种到亚碲酸钾血琼脂平板上，培养18~24小时后，典型菌落的颜色呈

A. 金黄色　　B. 绿色　　C. 红色

D. 黑色或灰黑色　　E. 黄绿色

## 二、简答题

某男，38岁，以“腹痛、腹泻和里急后重等症状”入院。生病前食入大量剩余3天的冷米饭。临床初步诊断为食物中毒，取呕吐物染色镜检：找到两端钝圆、呈链状排列的革兰阳性大杆菌。

请问：

1. 该患者可能感染了哪种病原微生物？

2. 为明确诊断应做哪些微生物学检查？

（谷存国）

扫码“学一学”

# 第十五章

# 分枝杆菌属、放线菌属与诺卡菌属细菌鉴定

**学习目标**

1. **掌握** 结核分枝杆菌生物学特征、微生物学检验及结果报告。

2. **熟悉** 结核菌素试验的原理、结果判断及意义；结核分枝杆菌的临床意义；麻风分枝杆菌和星形诺卡菌的生物学特性及微生物检验。

3. **了解** 麻风分枝杆菌和星形诺卡菌的临床意义。

4. 具备对结核分枝杆菌的形态学鉴定能力。

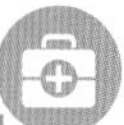

**案例讨论**

**【案例】**

患者，男，40岁。近3月来午后发烧，咳嗽，痰中带血。2周前受凉后病情加重。体温最高38.5℃，不伴畏寒，夜间出汗明显，食欲下降，睡眠差。乏力，消瘦，应用抗菌药物及止咳化痰药物效果不明显。

查体：体温38℃，心腹检查未见异常，右上肺叩诊稍浊，可闻及湿性啰音。实验室检查：血常规、大小便常规均正常。血沉未见增快，痰中找到抗酸杆菌。胸部X片：右上肺云絮状阴影，密度不均，边缘不清。

**【讨论】**

1. 该患者可能是什么病？依据是什么？

2. 要明确诊断，应做哪些微生物学检查？

## 第一节　分枝杆菌属

分枝杆菌属（Mycobacterium）是一类细长略带弯曲的杆菌，有分枝生长趋势。本属细菌的主要特点是细胞壁含有大量脂质，与其染色性、生长特性、致病性、抵抗力等密切相关。一般不易着色，若经加温或延长染色时间而着色后，能抵抗盐酸乙醇的脱色，故又称抗酸杆菌（acid-fast bacilli）。该菌属无鞭毛、无芽孢、不产生内毒素和外毒素，其致病性与菌体成分有关。引起的疾病病程长，并伴有肉芽肿。分枝杆菌种类多，引起人类疾病的主要有结核分枝杆菌、麻风分枝杆菌及牛分枝杆菌等。

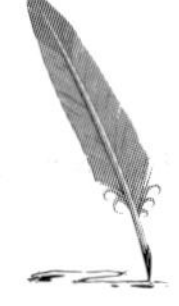

## 一、结核分枝杆菌

结核分枝杆菌（Mycobacterium tuberculosis）简称结核杆菌，是引起人和动物结核病的病原体。其种类多，对人类致病的有人型结核分枝杆菌、牛型结核分枝杆菌和非洲型结核分枝杆菌，其中人型结核分枝杆菌感染的发病率最高。

### （一）生物学特性

**1. 形态与染色**　典型的结核分枝杆菌为细长略带弯曲的杆菌，直径约0.4μm，长1~4μm，呈单个或分枝状排列，常聚集成团。无芽孢、无鞭毛、有荚膜。因细胞壁脂质含量较高，一般染色方法不易着色。革兰染色阳性。结核分枝杆菌常用齐尼（Ziehl–Neelsen，ZN）抗酸染色法。经抗酸染色后该菌呈红色，而其他细菌和背景呈蓝色（图15–1）。这是分枝杆菌与其他细菌的重要区别。

**考点提示**　结核分枝杆菌抗酸染色阳性，呈红色。

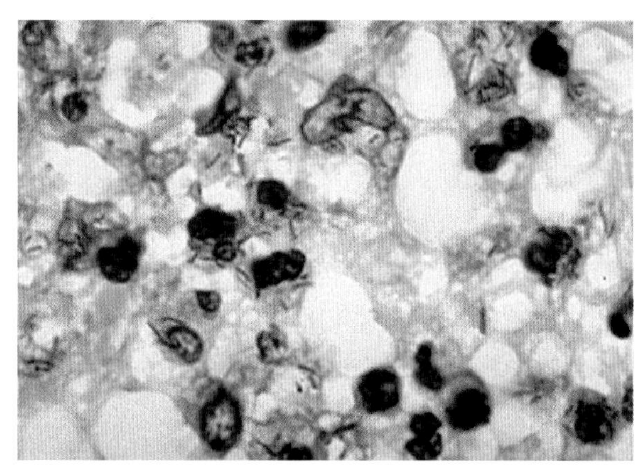

图15–1　结核分枝杆菌（Ziehl–Neelsen 抗酸染色，1000×）

**2. 培养特性**　结核分枝杆菌为专性需氧菌，3%~5% $CO_2$能促进其生长。营养要求高，生长缓慢，在人工固体培养基内繁殖一代需15~20小时。最适生长温度37℃，最适pH 6.5~6.8。生长时尚需一定湿度，固体培养基需要适量的凝固水，以保证其湿度。初次分离培养需要营养丰富的培养基。常用罗氏（Lowenstein–Jensen）培养基，内含蛋黄、甘油、马铃薯、无机盐和孔雀绿等。孔雀绿可抑制杂菌生长，便于分离和长期培养。蛋黄含脂质生长因子，能刺激生长。一般需培养2~4周可见菌落生长。菌落粗糙、呈颗粒、结节或菜花状，乳白色或米黄色，边缘薄且不规则，不透明（图15–2）。在液体培养基中，由于结核分枝杆菌含脂质量多，具有疏水性，加上需氧要求，故易形成皱褶状菌膜生长。若加Tween–80，则细菌分散，呈均匀生长。有毒菌株在液体培养基呈索状生长。

**考点提示**　结核分枝杆菌生长缓慢，为粗糙型菌落。

**3. 生化反应**　结核分枝杆菌不发酵糖类。与牛分枝杆菌的区别在于结核分枝杆菌可合成烟酸和还原硝酸盐，而牛分枝杆菌不能。热触酶试验对区别结核分枝杆菌与非结核分枝杆菌有重要意义。结核分枝杆菌大多数试验阴性，而非结核分枝杆菌则呈阳性。

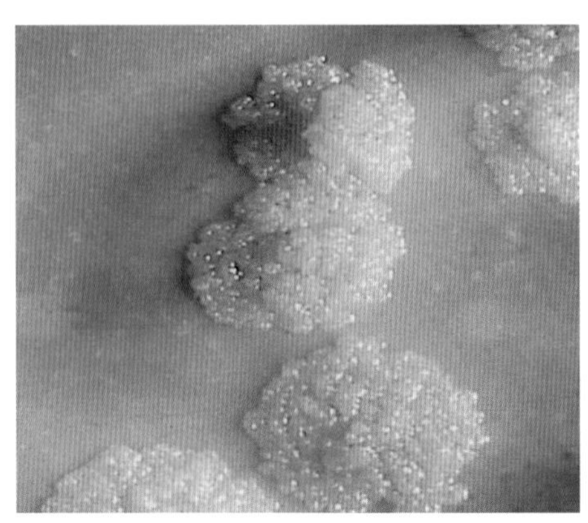

图15-2 结核分枝杆菌菜花样菌落（Lowenstein-Jensen培养基）

**4. 抵抗力** 结核分枝杆菌细胞壁中含有的大量脂质，对某些理化因素有较强的抵抗力。抗干燥，在干燥痰内可存活6~8个月，黏附在尘埃上的结核分枝杆菌8~10天还具有传染性；抗酸碱，在3% HCl、6% $H_2SO_4$或4% NaOH溶液中15分钟不受影响，故常用酸碱处理标本可杀死杂菌和消化其黏稠物质；抗染料，结核分枝杆菌对一定浓度的结晶紫或孔雀绿有抵抗力，将染料加在培养基中可抑制杂菌生长。但是结核分枝杆菌对湿热、紫外线及脂溶剂抵抗力弱，如在液体中加热62~63℃ 15分钟、直接日光照射数小时、75%乙醇内2分钟均可被杀死。

结核分枝杆菌对链霉素、异烟肼、利福平、环丝氨酸、乙胺丁醇、卡那霉素、对氨基水杨酸等敏感，但长期用药容易出现耐药性。其主要的耐药机制包括：编码药物靶基因或药物活性有关的酶基因突变，如rpoB基因突变导致对利福平耐药；细胞壁结构与组成变化，使细胞壁通透性改变，药物通透性降低；耐药质粒或转座子介导的耐药。目前，临床上已出现对多种抗结核药物同时耐药的多耐药菌株（MDR株），对结核病的治疗带来严峻的挑战。

**考点提示** 结核分枝杆菌对弱酸、弱碱有较强的抵抗力。

**5. 变异性** 结核分枝杆菌可发生形态、菌落、毒力、免疫原性和耐药性等变异。在不良环境中菌落可由粗糙型变为光滑型。2/3以上结核分枝杆菌对异烟肼、链霉素、利福平等较易形成耐药性，耐药菌株毒力减弱，但对人仍有一定的致病力。卡介苗（Bacille Calmette-Guerin，BCG）就是牛型结核分枝杆菌毒力变异株，是Calmette与Guerin两人将有毒的牛型结核分枝杆菌接种于含有甘油、胆汁、马铃薯的培养基中经13年传种230代，获得的减毒活菌苗，现已广泛用于结核病的预防接种。

**知识链接**

结核病又称为痨病或“白色瘟疫”，是一种古老的传染病，自有人类以来就有结核病。在历史上，它曾在全世界广泛流行，曾经是危害人类的主要杀手，夺去了数亿人的生命。20世纪70年代，很多科学家认为，结核病已被彻底打败，将不再危害人类。20世纪90年代以来，由于艾滋病流行、结核分枝杆菌耐药菌株的出现等因素，导致结核病死灰复燃，成为重要的再发传染病，其发病率和死亡率呈不断上升趋势。据WHO报道统计，全世界每年有800~1000万人新感染结核病，至少300万人死于结核病。

我国是全球22个结核病高负担国家之一，每年发病患者数位居全球第二。

## （二）微生物学检验

结核病的症状和体征往往不典型，特别是肺外结核感染的诊断较难，一般可借助X线摄片诊断，但确诊结核分枝杆菌感染仍有赖于细菌学检查。近年来随着结核分枝杆菌耐药株的不断增加，抗结核治疗更依赖于结核分枝杆菌药敏试验。

**1. 标本采集**　根据感染部位的不同采集不同标本。

（1）痰　采用世界卫生组织推荐的国际通用螺旋盖痰瓶，或用密封塑料盒、蜡纸盒（参考规格：高度2cm，直径4cm）收集痰标本。

1）采集方法　根据采集的时间，可将痰标本分为3类。①晨痰：患者晨起后立即用清水漱口，收集咳出的第2口、第3口痰液；②即时痰：就诊时深吸气后咳出的痰液；③夜间痰：送痰前一日，患者晚间咳出的痰液。

2）痰的性状　合格的痰标本应是患者深吸气后，由肺部深处咳出的分泌物：①干酪痰；②血痰；③黏液痰。

（2）其他标本　①尿液收集应取清晨全部尿量或24小时尿沉淀10~15ml送检，必要时做无菌导尿送检；②无菌抽取脑脊液、胸腔积液、腹水、关节液、鞘膜液等置无菌试管送检；③采集脓液应直接从溃疡处取脓液或分泌物，深部脓肿用无菌注射器抽取置无菌试管送检；④采集胃液可于空腹时抽取胃液或洗胃液置无菌瓶中送检。

**2. 检验程序**　见图15-3。

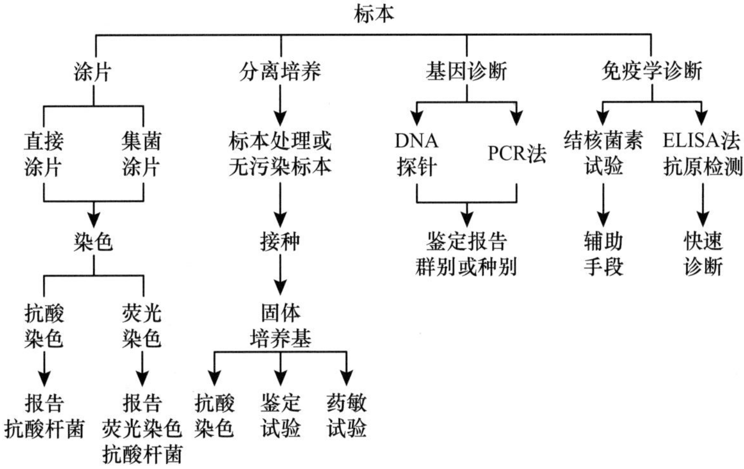


**图15-3　结核分枝杆菌的检验程序**

**3. 标本直接镜检**

（1）抗酸染色镜检　详见实验指导部分。

1）涂片　可采用直接涂片、离心浓缩集菌涂片和漂浮集菌涂片3种方法。

2）染色　①涂片自然干燥后，火焰固定；②滴加苯酚复红染液初染，加热媒染；③滴加3%盐酸乙醇脱色剂脱色；④滴加亚甲蓝复染液复染。

3）镜检　在油镜下观察，淡蓝色的背景下，抗酸菌呈红色，其他细菌和细胞呈蓝色。

4）报告　齐-尼染色镜检结果分级报告标准：仔细查遍整张涂片或连续观察约300个（至少100个）视野，时间不少于4分钟，根据检查出的细菌数量来报告。检出抗酸杆菌（+~++++），具体标准见表15-1。

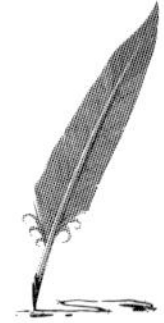

（2）荧光染色法

1）涂片　参照齐－尼抗酸染色法。

2）染色　①涂片经火焰固定后加金胺“O”染色剂，避光染色10~15分钟，用流动水自玻片一端轻缓冲洗去除染色液；②加0.5%盐酸乙醇脱色剂脱色1~3分钟，流动水自玻片一端轻缓冲洗去除脱色液；③加0.5%高锰酸钾复染剂复染1~2分钟，流动水自玻片一端轻缓冲洗去除复染液后自然干燥，准备镜检。

3）镜检　经过染色后在荧光显微镜下以40×物镜、10×目镜进行镜检；在暗背景下，抗酸杆菌呈黄绿色或橙色荧光，细菌呈杆状稍微弯曲。

4）报告　判定方式与抗酸染色类似。具体标准见表15–1。

（荧光染色镜检应在染色后24小时内进行；如需放置较长时间后镜检，应将染片放置于4℃保存）。

**表15–1　齐－尼抗酸染色和荧光染色镜检结果分级报告标准**

| 报告方式 | 镜检结果 | |
|---|---|---|
| | 齐－尼抗酸染色镜检结果（1000×） | 荧光染色镜检结果（400×） |
| – | 300个视野未发现抗酸杆菌 | 50个视野未发现荧光染色抗酸杆菌 |
| ±* | 300个视野内发现1~2条抗酸杆菌 | 50个视野内发现1~9条荧光染色抗酸杆菌 |
| + | 100个视野内发现1~9条抗酸杆菌 | 50个视野内发现10~99条荧光染色抗酸杆菌 |
| ++ | 10个视野内发现1~9条抗酸杆菌 | 每个视野内发现1~9条荧光染色抗酸杆菌 |
| +++ | 每个视野内发现1~9条抗酸杆菌 | 每个视野内发现10~99条荧光染色抗酸杆菌 |
| ++++ | 每个视野内发现9条以上抗酸杆菌 | 每个视野内发现100条以上荧光染色抗酸杆菌 |

注：*报告可疑，或重新涂片复查

**考点提示**　结核分枝杆菌染色镜检分级报告标准。

（3）质量控制　为保证痰涂片检查质量，应建立和健全室内、室间痰涂片检查质量控制制度。室内质控应包括痰标本收集、涂片、染色、镜检和结果审核等，室内质控应每日进行，绘制质控图。室间质控由上一级实验室定期进行。痰涂片镜检结果质量要求，痰涂片阴性符合率在95%以上，涂片阳性符合率在98%以上，总符合率在96.5%以上。“1+”以上的阳性痰片不允许出现假阴性。

**4. 分离培养**

（1）改良罗氏培养基培养法　改良罗氏培养基由国际防痨和肺部联合会推荐，是长期以来广泛使用的传统分枝杆菌固体培养基。该培养基含有甘油能促进结核分枝杆菌生长。

1）标本前处理　进行分枝杆菌罗氏培养的临床标本通常需要进行标本前处理。在标本中加入等体积的4% NaOH，使其最终浓度为2%，震荡混匀，反应15分钟。其目的一是除去分枝杆菌以外的杂菌（去污染），二是液化标本。在前处理过程中，同时也应尽可能地减少对分枝杆菌的损害，要严格掌握前处理时氢氧化钠的浓度和时间。

2）接种、培养与观察　取前处理后的标本0.1ml，无菌操作接种于培养基斜面上，每份标本同时接种2支。同时接种一支丙酮酸钠罗氏培养基（以利于牛分枝杆菌生长）。接种后的培养管在37℃温箱孵育。如临床怀疑非结核分枝杆菌感染致病，相应标本经前处理接种后，应同时于28℃温箱孵育2支培养管。

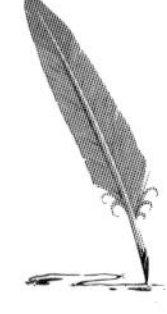

3）结果　①3天内有菌落，可报告非分枝杆菌生长。②7天内发现菌落生长者，经抗酸染色证实后可报告快速生长的分枝杆菌。7天以后发现菌落生长者，经抗酸染色证实后，可报告分枝杆菌生长。③满8周后仍未见菌落生长者，报告培养阴性。观察时要注意菌落的外观和色素产生情况。

4）报告　按表15-2进行报告。

**表15-2　结核分枝杆菌培养分级报告标准**

| 报　告 | 培养结果 |
|---|---|
| 分枝杆菌培养阴性 | 斜面无菌落生长 |
| 分枝杆菌培养阳性（+） | 菌落生长占斜面面积的 1/4 |
| 分枝杆菌培养阳性（++） | 菌落生长占斜面面积的 1/2 |
| 分枝杆菌培养阳性（+++） | 菌落生长占斜面面积的 3/4 |
| 分枝杆菌培养阳性（++++） | 菌落生长布满整个斜面 |
| 培养基斜面上菌落数 <20 | 报告菌落数 |

5）注意事项　①所有标本瓶、接种物品及培养管等应尽量采用一次性物品，使用后高压灭菌，方可处置；②对非分枝杆菌生长的标本，进行革兰染色并报告，以供临床参考。

（2）分枝杆菌快速培养法　目前分枝杆菌快速培养检查系统除提供相应仪器、试剂以外，均根据系统制定了相应的临床标本前处理方法、接种、检测和报告结果的检查规程，故在进行相应的检查时，结果的重复性和可比性均能得到认可。

在进行分枝杆菌快速培养检查时，标本接种前的去污染处理，必须严格按照系统说明书中给定的方法进行。孵育检测过程中系统报告阳性时，相应标本的培养液必须首先进行抗酸染色镜检，发现抗酸菌后方可发出阳性报告。

**5. 其他诊断技术**　用ELISA法在血清中直接检测并定量分析结核分枝杆菌外分泌特异性抗原浓度，可快速得知是否感染结核分枝杆菌，准确度达90%以上。DNA探针、PCR法等可快速诊断结核分枝杆菌感染。

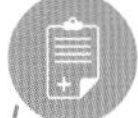

## 知识拓展

新兴的免疫诊断技术在结核病的诊断和筛查中取得了良好的效果，如基于IFN-γ的酶联免疫斑点技术（ELISPOT）能发现早期的结核感染，不受BCG的影响，比TST有更好的特异性和敏感性；全血IFN-γ释放检测方法，通过干扰素酶联免疫法检测全血特异性T淋巴细胞释放的IFN-γ，在结核病检测诊断中具有较高的敏感性和特异性。

此外，一些分子生物学方法在结核病的诊断中具有良好应用前景，如环介导等恒温扩增（LAMP）技术是继PCR技术后发展起来的一种新型的体外核酸扩增技术，具有特异、敏感、简便、快捷的优势。基因芯片耐多药检测方法是一种可以快速检测结核分枝杆菌对利福平耐药基因rpoB及异烟肼耐药基因inhA和katG的技术，整个过程只需要6小时，便可以同时获得利福平和异烟肼的药敏结果，对耐多药患者的规范治疗和早期治愈提供保障。

### （三）临床意义

**1. 致病物质及作用** 结核分枝杆菌无内毒素，亦不产生外毒素和侵袭性酶类，致病物质主要是其菌体成分，特别是细胞壁中所含的大量脂质与细菌毒力密切相关。

（1）脂质 是结核分枝杆菌细胞壁的主要成分，亦是主要毒力因子，与细菌的致病性密切相关。脂质主要成分有：①磷脂，能刺激单核细胞增生，形成结核结节和干酪样坏死；②索状因子，是有毒菌株产生的6,6'-双分枝菌酸海藻糖，因能使结核分枝杆菌在液体培养基中成索状生长而得名，可以破坏细胞线粒体膜，抑制白细胞游走和引起慢性肉芽肿；③蜡质D，是细胞壁脂质的主要成分，是肽糖脂和分枝菌酸的复合物，可引起迟发型超敏反应，并具有佐剂作用；④硫酸脑苷脂（sulfatides），存在于有毒株细胞壁上，可抑制吞噬细胞中吞噬体与溶酶体的融合，使结核分枝杆菌能在吞噬细胞中长期存活。

（2）蛋白质 结核分枝杆菌菌体内含有多种蛋白成分，其中重要的是结核菌素。结核菌素本身无毒，但与蜡质D结合，注入体内能诱导较强的迟发型超敏反应。

（3）多糖 包括半乳糖、甘露糖及阿拉伯糖等，常与细胞壁脂质结合，引起局部病灶炎性细胞浸润。

（4）荚膜 近年来研究发现结核分枝杆菌有荚膜，主要成分是多糖、脂质和蛋白质。其作用包括：①与巨噬细胞表面的补体受体3结合，有助细菌的黏附与侵入；②防止宿主的有害物质进入菌体内；③降解宿主组织中的大分子物质，提供细菌生长繁殖所需营养。

**2. 所致疾病** 结核分枝杆菌可通过呼吸道、消化道或破损皮肤黏膜等多种途径侵入机体，引起多种组织器官的结核病，以肺结核最为常见。

（1）肺结核 结核分枝杆菌通过飞沫或尘埃，经呼吸道进入肺泡，导致肺部感染。肺结核可分为原发感染和原发后感染两大类。

1）原发感染 指机体初次感染结核分枝杆菌，多发生于儿童。结核分枝杆菌侵入肺泡后被巨噬细胞吞噬，在巨噬细胞内大量增殖，使巨噬细胞裂解破坏，释放出的大量细菌，引起渗出性炎症，称为原发灶。初次感染时，因机体缺乏特异性免疫，结核分枝杆菌常从原发病灶经淋巴管扩散至肺门淋巴结，引起淋巴管炎和肺门淋巴结肿大，X胸片显示哑铃状阴影。若机体免疫力强，原发病灶因纤维化或钙化而自愈。但原发灶内常有一定量的结核分枝杆菌长期潜伏，成为日后内源性感染的来源。原发感染后约5%可发展为活动性肺结核。

2）原发后感染 指经历过初次感染后再发生的感染，多见于成人，是潜伏于原发病灶内或外界再次入侵而引起的再发或反复感染。由于机体已形成对结核分枝杆菌的特异性细胞免疫，所以病灶仅限于局部，其特征是出现慢性肉芽肿炎症，即病变中央呈干酪样坏死，周围包绕上皮样细胞、淋巴细胞、巨噬细胞和成纤维细胞，形成结核结节。若机体免疫应答能力低，干酪样坏死灶液化，细菌大量繁殖，导致结核结节破溃，排入支气管，形成空洞并伴有大量结核分枝杆菌随痰排出体外，称为开放性肺结核，传染性强。

（2）肺外感染 部分肺结核患者，体内结核分枝杆菌可经血液或淋巴液扩散侵入肺外组织器官，引起相应器官结核。如肾结核、骨关节结核、结核性睾丸炎和结核性脑膜炎等。肺结核患者痰液被吞入消化道可引起肠结核、结核性腹膜炎等。通过破损皮肤感染结核分枝杆菌可导致皮肤结核。

**3. 免疫性** 结核分枝杆菌在人群中感染率高，但患病率并不高，表明人体对结核分枝杆菌有较强的免疫力。结核的免疫性具有以下特点。

（1）以细胞免疫为主 结核分枝杆菌是胞内寄生菌，抗结核免疫主要是细胞免疫，包括致敏的T淋巴细胞和激活的巨噬细胞。致敏的T淋巴细胞可直接杀死带有结核分枝杆菌的靶细胞，同时释放多种细胞因子，如IFN-γ、TNF-α、IL-2、IL-6等，吸引巨噬细胞、NK细胞等聚集到炎症部位，增强这些细胞的杀菌活性。被激活的巨噬细胞能增强对结核分枝杆菌吞噬消化、杀伤能力。

**考点提示** 结核分枝杆菌为胞内寄生菌，以细胞免疫为主。

（2）有菌免疫或感染免疫 结核分枝杆菌感染后，体内有结核分枝杆菌存活时就有抗结核免疫力，一旦体内结核分枝杆菌消失，抗结核免疫力也随之消失，这种免疫称为有菌免疫或感染免疫。

（3）细胞免疫与超敏反应 结核分枝杆菌感染后，机体获得对结核分枝杆菌免疫力，同时结核分枝杆菌的菌体蛋白质与蜡质D共同刺激T细胞，形成迟发型超敏反应状态，当致敏T细胞再次接触结核分枝杆菌时，引起强烈的迟发型超敏反应。结核分枝杆菌感染、免疫、超敏反应三者同时存在。

研究表明，结核分枝杆菌诱导机体产生细胞免疫与超敏反应的抗原物质不同。保护性细胞免疫应答主要由结核分枝杆菌核糖体RNA引起，而迟发型超敏反应主要由结核菌素蛋白与蜡质D共同引起。两种不同的抗原分别激活不同的T细胞亚群，产生不同的效应。在感染过程中，由于是完整的结核分枝杆菌侵入人体，上述抗原同时存在，所以可同时诱导保护性细胞免疫应答和迟发型超敏反应。

**4. 结核菌素试验** 用结核菌素来测定机体对结核分枝杆菌是否具有免疫力的一种皮肤试验。

（1）原理 根据结核分枝杆菌感染、免疫、超敏反应三者共存，将一定量结核菌素注入皮内，测定机体对结核分枝杆菌的菌体成分是否有迟发型超敏反应，推测机体是否感染过结核分枝杆菌，判定有无免疫力。

（2）试剂和方法 ①试剂：结核菌素制剂有两种，一是旧结核菌素（OT），为含有结核分枝杆菌的甘油肉汤培养物经加热后的过滤液，稀释2000倍，每0.1ml含5U，主要成分是结核分枝杆菌的菌体蛋白；另一种是纯蛋白衍生物（PPD），是OT经三氯醋酸沉淀后的纯化物，每0.1ml含5U。目前多用PPT进行结核菌素试验。②方法：取5U PPT或5U OT注射于前臂掌侧皮下，48~72小时后，检查注射部位的变化。注意局部皮肤出现红肿硬结，红肿硬结小于5mm为阴性，大于5mm为阳性，15mm以上为强阳性。

（3）结果判断及意义 ①阴性：注射部位有针眼大的红点或稍有红肿硬结，直径<5mm，表明机体未感染过结核分枝杆菌，无免疫力。但应考虑以下情况：感染初期，超敏反应未建立；严重结核病患者，机体无反应能力；细胞免疫功能低下，如伴有麻疹等其他传染病、艾滋病、肿瘤或使用免疫抑制剂患者等，致免疫功能受抑制时，可呈阴性反应。②阳性：注射部位红肿硬结直径在5~15mm之间。表明机体已感染过结核分枝杆菌，对结核分枝杆菌有迟发型超敏反应，并有特异性免疫力。但不表示正患结核。③强阳性：红肿硬结直径≥15mm，表明可能有活动性结核，特别是婴幼儿，应进一步检查。

（4）应用 结核菌素试验可用于：①辅助婴幼儿结核病的诊断。②筛选BCG接种对象，检测BCG接种的效果。反应阴性者应接种BCG。③间接检测肿瘤患者细胞免疫功能。④在

未接种BCG的人群作结核分枝杆菌感染的流行病学调查。

**考点提示** 结核菌素试验的结果判断、意义及应用。

## 二、麻风分枝杆菌

麻风分枝杆菌（M.leprae）是麻风病的病原菌。麻风分枝杆菌主要侵犯皮肤、黏膜及外周神经组织，晚期病变可累及深部组织和脏器，形成肉芽肿。麻风病是一种慢性传染病，在世界各地均有流行，以往该病在我国流行广泛，现经积极开展防治工作后，发病率已大幅度下降。

### （一）生物学特性

**1. 形态与染色** 麻风分枝杆菌的形态、染色与结核分枝杆菌相似。细长、略带弯曲，常呈束状排列。革兰染色与抗酸染色均为阳性。经治疗后的麻风分枝杆菌呈多形性，如颗粒状、短杆状或念珠状。麻风分枝杆菌是典型的胞内寄生菌，患者渗出物标本涂片中可见大量麻风分枝杆菌存在于细胞内，这种细胞的胞质呈泡沫状，称为泡沫细胞或麻风细胞（图15-4），这是区别结核分枝杆菌和麻风分枝杆菌感染的重要特征。该菌无荚膜、无鞭毛、无芽孢。

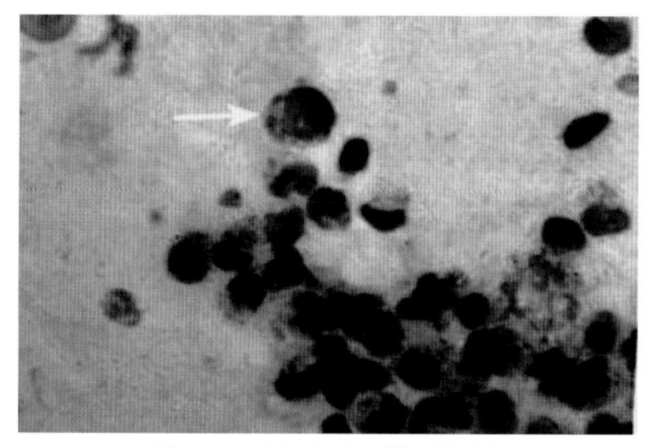

图15-4 麻风细胞（抗酸染色）

**2. 培养特性** 麻风分枝杆菌在体外人工培养至今尚未成功。可将麻风分枝杆菌感染小鼠足垫或犰狳等建立动物模型，用于药物筛选和麻风病的防治研究等。

### （二）微生物学检验

麻风分枝杆菌因不能体外人工培养，微生物学检查主要是标本涂片染色镜检或病理组织切片检查。

**1. 标本** 从患者眶上、额下、下颌、耳廓及鼻黏膜等处采取活体组织或组织液标本。

**2. 涂片染色镜检** 涂片检查仍是目前主要的诊断方法。步骤为消毒后切开表皮，深达真皮，用刀刮取组织液涂片，火焰固定，抗酸染色镜检，麻风分枝杆菌呈红色，细胞呈蓝色。金胺“O”染色，荧光显微镜检查，可提高阳性率。瘤型、界线类多为麻风杆菌阳性。在镜检时应注意与结核分枝杆菌形态相鉴别。

麻风分枝杆菌与结核分枝杆菌的鉴别：麻风分枝杆菌多呈束状或成团聚集，结核分枝杆菌多散在，偶有聚集；麻风分枝杆菌菌体粗直，两端尖细，而结核分枝杆菌则细长略带

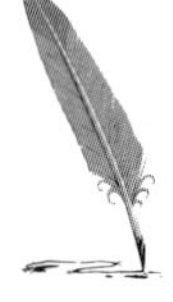

弯曲，且有分枝现象；在镜下可见大量的麻风分枝杆菌存在于细胞内。

**3. 病理学检查**　活体组织切片经抗酸染色及病理学检查。

**4. 麻风菌素试验**　是一种用麻风菌素测定机体对麻风分枝杆菌是否存在迟发型超敏反应的皮肤试验。因其抗原与结核分枝杆菌有共同抗原，可发生交叉反应，故对诊断麻风病意义不大，但可用于麻风的分型和评价患者细胞免疫状态。

### （三）临床意义

自然状态下，麻风分枝杆菌主要侵犯人类，近年来也有报道野生犰狳和猩猩感染麻风分枝杆菌的病例。麻风分枝杆菌主要存在于患者鼻咽部分泌物、汗液、乳汁、精液或阴道分泌液中，传播途径主要通过呼吸道、破损的皮肤黏膜和密切接触等方式传播。麻风病潜伏期长，一般6个月至5年，长者可达数十年。发病缓慢，病程长，迁延不愈。根据机体的免疫状态、病理变化和临床表现，麻风病分型如下。

**1. 瘤型**　为严重临床类型，传染性强，占麻风病例的20%~30%。病变主要侵犯皮肤、黏膜，严重时累及神经、脏器，若无有效治疗，可至死亡。患者鼻黏膜涂片可见大量抗酸性细菌，病理镜检可见麻风细胞和肉芽肿。患者血清中的自身抗体，与受损组织释放的抗原结合，形成免疫复合物，沉积在皮肤或黏膜组织，形成红斑和结节，称为麻风结节，面部结节融合可呈“狮面”状，是麻风的典型病征。本型患者细胞免疫功能受损，巨噬细胞功能低下，故麻风菌素试验阴性。

**2. 结核样型**　占本病的60%~70%。病变早期在小血管周围可见淋巴细胞浸润，随后可出现上皮样细胞与单核–巨噬细胞浸润，也可累及神经。病情稳定，只需对症治疗或不治疗，靠自身免疫其病理损伤可以自行消退。细胞内很少有麻风分枝杆菌，传染性小。本型患者细胞免疫正常，麻风菌素试验阳性。

**3. 界线类**　约占麻风病例的5%，具有上述两个型的特点，可向两型转化。病变部位可检出麻风分枝杆菌。大多数患者麻风菌素试验阴性。病变部位可找到含菌的麻风细胞。

**4. 未定类**　占麻风病例的5%~10%，此型是麻风病的早期病变，病灶中很少能找到麻风分枝杆菌。大多数病例最后转变为结核样型，麻风菌素试验阳性。

## 三、非典型分枝杆菌

非典型分枝杆菌亦称非结核分枝杆菌，是指分枝杆菌属中除结核分枝杆菌、牛分枝杆菌和麻风分枝杆菌以外的分枝杆菌总称。此类分枝杆菌广泛分布于自然界、水及土壤等环境中，故亦称环境分枝杆菌。此类细菌菌种较多，染色性和结核分枝杆菌相似，但毒力低，多为机会致病菌，其中有些菌种偶尔可引起结核样病变。

Runyon根据产生色素、生长速度和生化反应等特征将非典型分枝杆菌分为4组。

第Ⅰ组：光产色菌。本组细菌生长缓慢，菌落光滑，在暗处菌落为奶油色，接触光线1小时后菌落呈橘黄色。对人致病的有海分枝杆菌，在水中可通过破损皮肤黏膜侵入，引起鼻黏膜及手指、脚趾等感染，呈结节及溃疡病变；堪萨斯分枝杆菌可引起人类肺结核样病变，常有空洞形成。

第Ⅱ组：暗产色菌。此类细菌生长缓慢，菌落光滑，在暗处培养时菌落呈橘黄色，长时间曝光培养菌落呈赤橙色。对人致病的有瘰疬分枝杆菌，可引起儿童淋巴结炎。

第Ⅲ组：不产色菌。一般不产生色素，对人致病的有鸟分枝杆菌，可引起结核样病变，

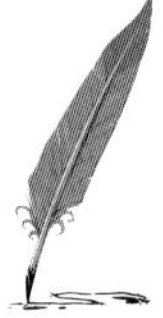

也是艾滋病患者常见的机会致病菌。

第Ⅳ组：迅速生长菌。此类细菌生长迅速，液体培养基2~3天可见生长，固体培养基5~7天 可见粗糙型菌落。对人致病的有龟分枝杆菌，可引起皮肤创伤后化脓性感染；溃疡分枝杆菌可引起无痛性溃疡；耻垢分枝杆菌一般不致病，常存在于阴部，查粪或尿标本中结核分枝杆菌时应加以区别。由于耻垢分枝杆菌有和结核分枝杆菌相同的属特异性抗原成分，但毒力很低甚至无毒，同时生长快等特点，故近年来有用耻垢分枝杆菌代替结核分枝杆菌或BCG研究结核病的疫苗等，取得良好效果的报道。

非结核分枝杆菌是否有致病性可用抗煮沸试验加以区别。非致病株煮沸1分钟即失去抗酸性，而致病株能耐10分钟，甚至高压灭菌亦不失去抗酸性。

非结核分枝杆菌与结核分枝杆菌比较，非典型分枝杆菌主要特点有：①对人类致病力低，一般不致病；②一般发生于抵抗力低下人群，常为继发性感染或并发症；③对生长温度要求不严格，对酸碱比较敏感；④对现有抗结核药物大多耐药。

非典型分枝杆菌与结核分枝杆菌的主要鉴别要点见表15-3。

**表15-3　非典型分枝杆菌与结核分枝杆菌的鉴别要点**

| 特点 | 结核分枝杆菌 | 非典型分枝杆菌 |
|---|---|---|
| 菌落色泽 | 乳酪色 | 黄色或橘红色 |
| 菌落形态 | 粗糙、颗粒或结节状 | 光滑或粗糙 |
| 索状因子 | + | ± |
| 中性红试验 | + | ± |
| 耐热触酶试验 | - | + |
| 豚鼠致病性 | + | - |

# 第二节　放线菌属与诺卡菌属

## 一、放线菌属

放线菌是一群在生物学特性上与细菌同类的呈丝状或分枝生长的原核细胞型微生物。放线菌广泛分布于自然界，种类繁多，多数不致病，对人体致病的主要有放线菌属和诺卡菌属，其中放线菌属是引起人放线菌病的病原菌，属于内源性感染。此外，放线菌属是抗生素的主要产生菌，医学上许多重要的抗生素，如氨基糖苷类、蒽环类、β-内酰胺类、大环内酯类等都是由放线菌产生的。

放线菌属（Actinomyces）正常寄居在人和动物口腔、上呼吸道、胃肠道和泌尿生殖道。致病的有衣氏放线菌（A.israelii）、牛放线菌（A.bovis）、内氏放线菌（A.naeslundii）、黏液放线菌（A.viscous）和龋齿放线菌（A.odontolyticus）等。其中对人致病性较强的主要为衣氏放线菌。牛放线菌主要引起牛（或猪）的放线菌病。

### （一）生物学性状

**1. 形态与染色**　为革兰阳性、非抗酸性丝状菌，菌丝细长无隔，直径0.5~0.8μm，有

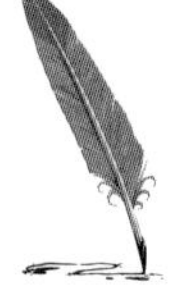

分枝，菌丝24小时后断裂成链球或链杆状，不形成气生菌丝，有的很像类白喉杆菌。无荚膜、芽孢和鞭毛。

**2. 培养特性**　放线菌培养比较困难，厌氧或微需氧，生长缓慢，初次分离培养加5% $CO_2$能促进生长。在葡萄糖肉汤中，经37℃ 3~6天培养，可见培养基底部形成灰白色球形小颗粒沉淀物。在硫乙醇酸钠肉汤中培养可在下层形成白色或灰白色雪花样生长。在血琼脂平板上培养4~6天可形成灰白色或淡黄色微小圆形菌落，直径<1mm，不溶血。经人工多次传代培养后，可形成光滑、白色、有光泽菌落。在牛心脑浸液琼脂培养基上，经37℃厌氧培养18~24小时的微菌落有助于鉴定放线菌（图15-5）。

本菌因生长条件的不同可呈现多种形态。在患者病灶组织和脓样物质中可找到肉眼可见的黄色小颗粒，称为硫磺颗粒（sulfur granule）（图15-6），是放线菌在组织中形成的菌落。将硫磺颗粒制成压片或取组织制成切片，在显微镜下可见颗粒呈菊花状排列，核心部分由分枝的菌丝交织组成，周围部分长丝排列成放射状。

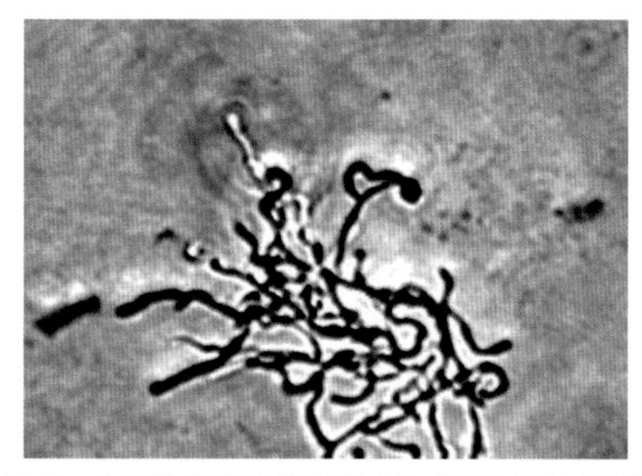

**图15-5　衣氏放线菌培养后形成的"菊花状"微菌落**

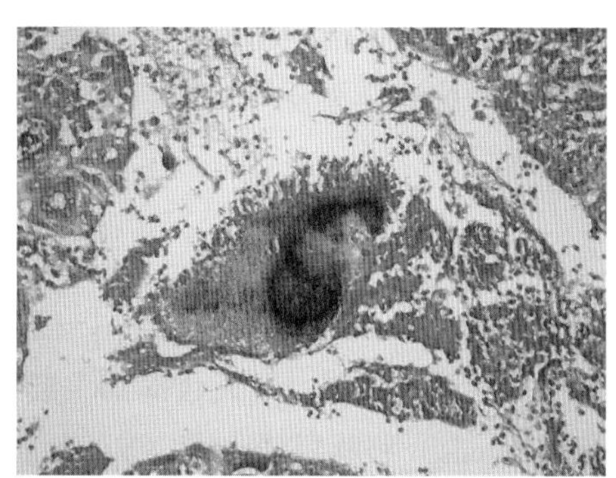

**图15-6　病灶中的硫磺颗粒**

**3. 生化反应**　放线菌能分解葡萄糖、木糖、棉子糖、甘露糖和甘露醇，产酸不产气。不水解淀粉，能将硝酸盐还原成亚硝酸盐（80%阳性）。不形成吲哚，无尿素酶。除黏液放线菌外，其余放线菌过氧化氢酶试验均为阴性。放线菌生化反应缓慢，故不常用于菌种鉴别。

**4. 抵抗力**　各种放线菌对干燥、热的抵抗力较弱。80℃ 5分钟即可杀死，对一般消毒剂抵抗力较弱。对青霉素、四环素和磺胺类药物均敏感，但药物不易渗透脓疡灶中，较难起到杀菌的目的。

### （二）微生物学检验

**1. 标本**　感染患者局部病灶组织、窦腔、瘘管的脓汁、痰液或活检组织等标本。

**2. 标本直接涂片染色镜检**　最主要和最简单的方法是在脓液、痰液和组织切片中寻找硫磺颗粒。见有可疑颗粒制成压片并革兰染色，在显微镜下可见颗粒呈菊花状，核心部分由分枝的菌丝交织组成；周围部分长丝排列成放线状，菌丝末端有胶质样物质组成鞘包围，且膨大成棒状体。部分呈革兰阴性。病理标本经苏木精-伊红染色，中央部为紫色，末端膨大部红色。

**3. 分离培养**　将标本（硫磺样颗粒）以无菌操作捣碎，接种于葡萄糖肉汤，5% $CO_2$厌氧环境中，37℃ 4~6天观察生长特点。同时也可接种硫乙醇酸钠肉汤增菌培养，观察在液体培养基中生长特征和菌体形态特征。也可转种于血液琼脂平板，1~2周后观察其菌落特征。

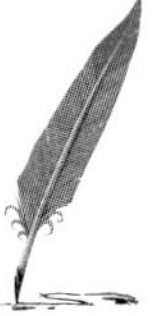

标本若接种牛心脑浸液琼脂经24小时厌氧培养，即可镜检微型菌落生长特点。

**4. 鉴定要点** 革兰阳性丝状菌，无抗酸性；硫磺样颗粒；微小粗糙菌落（蛛网状菌丝）；分解葡萄糖，产酸不产气，衣氏放线菌能还原硝酸盐和分解木糖。

### （三）临床意义

放线菌大多存在于正常人口腔、上呼吸道、胃肠道和泌尿生殖道等与外界相通的腔道中，属正常菌群。当机体抵抗力降低或全身免疫力受抑制而又有局部损伤时，易引起内源性感染，诱发以软组织慢性脓肿和多发性瘘管为特征的放线菌病，可排出硫磺颗粒。

根据感染途径和涉及的器官，临床可分为面颈部、胸部、腹部、盆腔和中枢神经系统感染等。最常见的为面颈部感染，约占患者的60%。多见于口腔卫生不良者，特别是拔牙、龋齿或牙根管感染，或者是下颌骨骨折后面颈部肿胀、感染，多发性脓肿和瘘管形成。病菌可沿导管进入唾液腺和泪腺，或直接蔓延至眼眶和其他部位。若累及颅骨可引起脑膜炎和脑脓肿。

放线菌病患者血清中可检测到凝集素、沉淀素和补体结合抗体等多种抗体，可与分枝杆菌、棒状杆菌有交叉反应，诊断意义不大，对机体也无保护作用。机体对放线菌的免疫主要依靠细胞免疫。

## 二、诺卡菌属

诺卡菌属（Nocardia）广泛分布于土壤中，多数为非致病的腐生菌，不属于人体正常菌群，故不呈内源性感染。对人致病的主要有3种：星形诺卡菌（N. asteroides）、巴西诺卡菌（N. brasiliensis）和豚鼠诺卡菌（N. caviae）。在我国最常见的为星形诺卡菌，发病率近年来有上升趋势。诺卡菌属与放线菌属主要特征的比较见表15-4。

**表15-4 诺卡菌属与放线菌属主要特征比较**

| 特征 | 放线菌属 | 诺卡菌属 |
|---|---|---|
| 培养特性 | 厌氧或微需氧 | 专性需氧 |
| | 35~37℃生长，20~25℃不生长 | 37℃或20~25℃均可生长 |
| 抗酸性 | 非抗酸性 | 弱抗酸性 |
| 分布 | 寄居于人和动物的口腔、上呼吸道、胃肠道和泌尿生殖道等，属正常菌群 | 存在于土壤等自然环境中，不属于人体正常菌群 |
| 感染性 | 内源性感染 | 外源性感染 |
| 代表菌种 | 衣氏放线菌 | 星形诺卡菌 |

### （一）生物学特性

**1. 形态与染色** 革兰阳性，菌体为丝状，称为菌丝或菌丝体；也可以杆状或球状存在。丝状体呈粗细不等的串珠状，形态与放线菌相似，但菌丝末端不膨大。革兰染色时着色不均匀，若将色素颗粒压碎，则镜下可见菌团中心部位为革兰阳性，边缘的流苏样棒状体为阴性。抗酸染色为弱阳性。不形成芽孢。

**2. 培养特性** 专性需氧菌，需氧培养在沙保琼脂、营养琼脂培养基上，室温或37℃均能缓慢生长。菌落表面有皱褶，颗粒状。初代分离时，平板须持续孵育1周。不同种类的诺

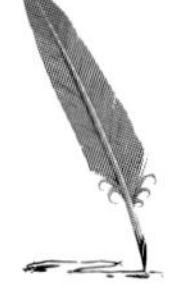

卡菌可产生不同色素，如星形诺卡菌菌落呈黄色或深橙色，表面无白色菌丝；巴西诺卡菌菌落表面有白色菌丝生长。在液体培养基中常在表面生长形成菌膜，下部液体澄清。该菌入肺后容易发生L型变异，需要反复检验才能证实。

**3. 生化反应**　星形诺卡菌触酶试验阳性，可分解糖类。巴西诺卡菌七叶苷、黄嘌呤、肌醇、甘露醇试验均阳性，可与星形诺卡菌相鉴别。

### （二）微生物学检验

**1. 标本**　痰液、渗出物或脑脊液等。

**2. 直接涂片染色镜检**　将病灶组织或渗出液标本置平皿内仔细检查带色素小颗粒，并置玻片上压碎染色镜检，可见色素颗粒呈菊花状，菌丝末端不膨大，革兰染色阳性。抗酸染色呈弱阳性，应注意与结核分枝杆菌相鉴别。

**3. 分离培养**　标本可直接接种不含抗菌药物的沙保培养基斜面2~3支，分别置于30℃、37℃和45℃环境下培养。因星形诺卡菌可在45℃时生长，故可有初步鉴别意义。血液等液体标本应先接种于肉汤或脑心浸液中增菌培养，然后转种平板分离鉴定。

结果：培养24~48小时后，可有小菌落缓慢出现，可见淡黄色粗颗粒样边缘陷入培养基中，表面干燥、白色或淡黄色。时间延长则菌落皱褶、堆叠如皮革样，坚硬不易乳化于生理盐水中，有泥土气味。有的菌落呈橘黄色、黄褐色或红色。涂片染色镜检，可见革兰阳性纤细分枝菌丝，陈旧培养物菌丝可部分断裂成链杆状或球杆状，可呈T形或V形排列。

**4. 鉴定**　革兰阳性，菌体为丝状，弱抗酸性，生长缓慢，菌落较小，分解葡萄糖，不分解酪蛋白、酪氨酸和黄嘌呤。

**5. 鉴别**　①与分枝杆菌的鉴别：星形诺卡菌革兰染色性强，抗酸染色弱阳性，盐酸乙醇易脱色，菌体呈丝状；分枝杆菌抗酸性强，不易脱色，革兰染色弱。②与红球菌属的鉴别：星形诺卡菌对青霉素耐药，红球菌则敏感。③与棒状杆菌的鉴别：星形诺卡菌菌体呈丝状，而棒状杆菌属菌体一端或两端膨大呈棒状。

### （三）临床意义

星形诺卡菌广泛分布于土壤中。主要通过呼吸道侵入，引起人的原发性化脓性肺部感染，症状与肺结核相似。肺部病灶可转移至皮下组织，形成脓肿、溃疡和多发性瘘管，也可以通过血行扩散到其他器官，约1/3患者可引起脑膜炎和脑脓肿，通常可有严重头痛和局灶性神经系统异常。此外，在皮肤创伤，特别在刺伤后可引起感染，感染也是以化脓和坏死为特征，可形成结节、脓肿、慢性瘘管。组织病理变化主要表现为化脓性肉芽肿样改变，在感染的组织内及脓液内也有类似“硫磺样颗粒”，呈淡黄色、红色或黑色，称色素颗粒。

巴西诺卡菌可侵入皮下组织，引起慢性化脓性肉芽肿，表现为肿胀、脓肿及多发性瘘管，可有颗粒排出，好发于脚和腿部，称为足分枝菌病，一般很少播散。

## 本章小结

对结核患者的实验室诊断主要是采集痰液等标本涂片、抗酸染色直接镜检，找到抗酸杆菌。金胺“O”荧光染色可提高阳性检出率。结核分枝杆菌菌体细长，抗酸染色阳性，用罗氏培养基培养，生长缓慢，菌落粗糙、凸起、呈颗粒状，形似菜花状。结核分枝杆菌的

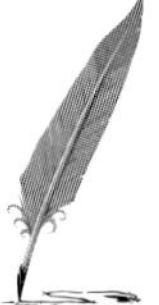

致病物质主要是其菌体成分。结核以细胞免疫为主；结核的免疫属于有菌免疫；感染、免疫、超敏反应三者同时存在。

麻风分枝杆菌人工尚不能培养。该菌主要引起人类麻风病，损害皮肤、黏膜和外周神经等。标本涂片染色镜检和活体组织切片病理学检查是目前主要的实验诊断方法。

放线菌属正常菌群，易引起内源性感染，诱发以软组织慢性脓肿和多发性瘘管为特征的放线菌病，可排出硫磺颗粒。实验诊断最简单的方法是标本中寻找硫磺颗粒，镜下检查颗粒形态特征。

星形诺卡菌主要通过呼吸道入侵肺部，引起化脓性炎症与坏死，出现类似结核的症状；本菌革兰阳性，菌体为丝状，抗酸染色弱阳性，生长缓慢，菌落较小，分解葡萄糖。

## 习　题

扫码“练一练”

### 一、单项选择题

1. 下列有关结核分枝杆菌生物学特性的叙述，错误的是

A. 能抵抗盐酸乙醇的脱色，故称抗酸杆菌

B. 专性需氧菌，营养要求高

C. 生长缓慢，繁殖一代约18小时

D. 抗干燥，在干燥痰内7个月还具有传染性

E. 抗原性稳定，不容易发生变异

2. 下列细菌中，细胞壁含脂量最多的是

A. 结核分枝杆菌　　B. 白喉棒状杆菌

C. 衣氏放线菌　　D. 星形诺卡菌

E. 幽门螺杆菌

3. 目前，在体外不能进行人工培养的细菌是

A. 牛型结核分枝杆菌　　B. 麻风分枝杆菌

C. 黏液放线菌　　D. 非典型分枝杆菌

E. 星形诺卡菌

4. 与结核分枝杆菌的染色性、致病性、抵抗力密切相关的菌体成分是

A. 荚膜　　B. 脂质　　C. 蛋白质　　D. 肽聚糖　　E. 脂多糖

5. 经抗酸染色后，镜检到结核分枝杆菌“2+”时，细菌数量为

A. 每个视野1~9条　　B. 10个视野1~9条

C. 10个视野10~99条　　D. 每个视野10~99条

E. 100个视野1~9条

6. 结核分枝杆菌的哪种变异可用于制备疫苗

A. 形态　　B. 结构　　C. 毒力　　D. 耐药性　　E. 菌落

7. 感染后获得传染免疫的细菌是

A. 白喉棒状杆菌　　B. 伤寒沙门菌

C. 霍乱弧菌　　D. 结核分枝杆菌

E. 甲型副伤寒沙门菌

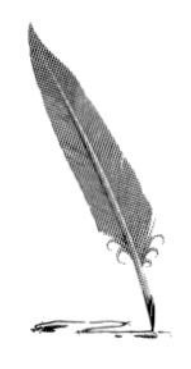
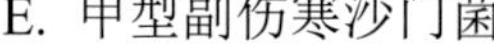

8. 结核分枝杆菌所致疾病，最常见的是

A. 肾结核　　B. 肠结核

C. 肺结核　　D. 结核性胸膜炎

E. 结核性脑膜炎

9. 下列有关结核菌素试验的叙述，错误的是

A. 试验阳性说明已感染过结核菌

B. 检测机体细胞免疫和体液免疫状况

C. 作为婴幼儿结核病的辅助诊断

D. 红肿硬结直径大于0.5cm为阳性

E. 可用来选择卡介苗接种对象

10. 区别结核分枝杆菌与非结核分枝杆菌有重要意义的试验是

A. 耐热触酶试验　　B. 合成烟酸

C. 发酵葡萄糖　　D. 还原硝酸盐

E. 发酵乳糖

11. 疑为结核患者，标本进行分离培养至少应观察多少天才可弃去

A. 2天　　B. 5天　　C. 15天　　D. 30天　　E. 56天

12. 下列哪项指标可以考虑为放线菌病

A. 慢性皮肤感染　　B. 病灶分泌物找到“硫磺样颗粒”

C. 菌丝末端膨大成棒状体　　D. 菌体无抗酸性

E. 分解葡萄糖，产酸产气

13. 下列哪项符合星形诺卡菌的特点

A. 营养要求高　　B. 生长迅速

C. 45℃可以生长　　D. 专性厌氧菌

E. 以上都是

14. 麻风分枝杆菌与结核分枝杆菌感染的一个主要区别是

A. 形态　　B. 抗酸染色性

C. 菌落特征　　D. 形成泡沫细胞

E. 生化反应

15. 男性，12岁，近一个月来低热，咳嗽、咳痰，痰中带血丝，手心潮热，盗汗。家庭成员有患肺结核，接触亲密。体格检查：T 38℃，右上肺闻及少量湿啰音。该患者感染的病原体可能是

A. 麻风分枝杆菌　　B. 衣氏放线菌

C. 星形诺卡菌　　D. 非典型分枝杆菌

E. 结核分枝杆菌

（16~17题共用题干）

女性，59岁，间断咳嗽、咳痰5年，加重伴咯血2个月。患者5年前受凉后低热、咳嗽，体重逐渐下降，X胸片诊断为肺结核，用利福平、异烟肼等药物治疗3个月，症状减轻，遂自行停药。此后一直咳嗽，少量白痰。2个月前咳嗽加重，痰中带血，午后低热、夜间盗汗、全身无力来就诊。查体：消瘦，体温37.4℃，心率94次/分。

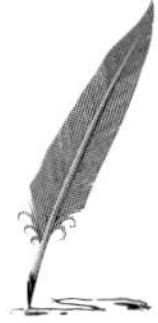

16. 患者可能感染的病原体是

A. 伤寒沙门菌
B. 衣氏放线菌
C. 结核分枝杆菌
D. 麻风分枝杆菌
E. 星形诺卡菌

17. 要明确病原学诊断，还需做什么实验

A. 直接涂片染色镜检，观察形态染色
B. 分离培养，观察菌落特征
C. 生化反应，观察糖发酵与热触酶反应.
D. 结核菌素试验，观察患者是否感染过该病原体
E. 以上都正确

**二、简答题**

男性，37岁，于半个月前受凉后出现低热，下午明显，体温最高不超过38℃。咳嗽，咳少量白色黏痰，无咯血和胸痛，逐渐乏力，有时伴夜间盗汗。既往体健，有肺结核接触史。

查体：T 37.5℃，心腹检查未见异常，右上肺叩诊稍浊，可闻及支气管肺泡呼吸音和少量湿性啰音。实验室检查：血常规、尿常规、大便常规均正常；结核菌素试验强阳性。胸部X片：右上肺云絮状阴影，密度不均，边缘不清。

请问：

1. 该患者可能是什么病？依据是什么？应做哪些微生物学检查进行实验室诊断？
2. 如何特异性预防结核分枝杆菌的感染？

（汪晓艳）

# 第十六章

# 厌氧菌鉴定

## 学习目标

1. **掌握** 厌氧菌的概念、种类；厌氧菌培养标本的运送方法；临床常见厌氧芽孢菌的主要生物学特性及鉴定要点。

2. **熟悉** 厌氧芽孢梭菌的临床意义；厌氧菌感染的条件和临床特征。

3. **了解** 无芽孢厌氧菌的生物学特性、临床意义。

4. 能运用本章知识对临床常见厌氧菌正确地进行微生物学检验。

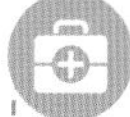

## 案例讨论

**【案例】**

某建筑工人，施工时不慎从2楼跌落，造成下肢股骨、腔骨多处开放性骨折，仅经过复位包扎固定处理。第3天，突然高烧（40℃），神志淡漠，面色苍白，局部肢体高度水肿，坏死组织呈灰黑色，血性渗出物有气泡、奇臭，伤口边缘有捻发音，患者立即被送入院。

**【讨论】**

1. 该患者可能被哪种病原性球菌感染?

2. 如何进行微生物学检验?

3. 有哪些因素造成该菌在患者体内大量生长繁殖?

厌氧菌（anaerobic bacteria）是一群在有氧环境中不生长，必须在无氧条件下才生长繁殖的细菌。根据是否能形成芽孢，分为无芽孢厌氧菌和有芽孢厌氧菌两大类。目前，无芽孢厌氧菌有40多个菌属，300多个菌种和亚种；而有芽孢厌氧菌只有一个菌属，即梭状芽孢杆菌属，共130个种。

厌氧菌广泛存在于自然界、人和动物的口腔、上呼吸道、肠道、泌尿生殖道等部位，在特定的条件下，既可引起外源性感染，又能引起内源性感染。当局部组织血液供给障碍（血管损伤、肿瘤压迫、组织水肿等）、大面积外伤和深刺伤、各种原因造成的机体免疫力下降（使用免疫抑制剂、放疗化疗、糖尿病等）、正常菌群失调（长期大量使用抗菌药物）等情况下，极易导致或诱发厌氧菌感染。凡出现下列情况者，应高度怀疑有厌氧菌感染：①感染组织局部有大量气体产生；②感染部位大多发生在黏膜附近；③外伤局部较深；④分泌物有恶臭味或为暗血红色；⑤长期使用氨基糖苷类抗生素治疗无效的病例、新近有流产

史者，以及腹腔手术后发生的感染；⑥染色镜检发现有细菌而常规培养阴性者，或在液体及半固体培养基深部有细菌生长。

厌氧菌标本的采集与运送要遵循不被正常菌群污染，尽量避免接触空气的原则。标本采集后应立即送检，避免标本干燥，尽量隔绝空气。运送厌氧菌感染标本的常用方法有针筒运送法、无氧小瓶运送法、标本充盈运送法、组织块运送法和厌氧袋运送法等。标本送到实验室后，应在20~30分钟内处理完毕，最迟不超过2小时，以防止标本中兼性厌氧菌过度生长而抑制目的厌氧菌生长。如果不能及时接种，可将标本置室温保存，勿冷藏。临床标本厌氧菌检验程序见图16-1。

**考点提示** 局部组织缺氧或氧化还原电势降低均是引起厌氧菌感染的条件，厌氧标本的采集和运送应避免接触空气。

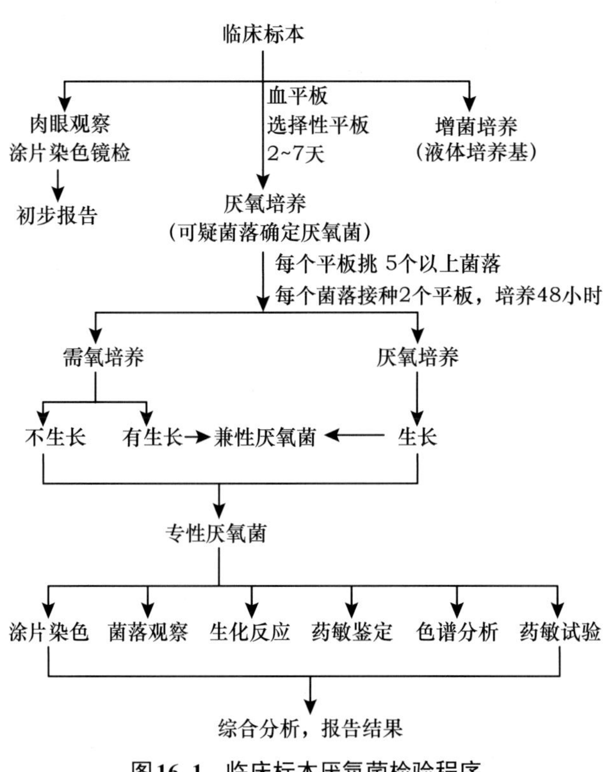


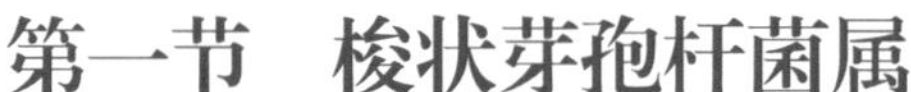
图16-1　临床标本厌氧菌检验程序

扫码“学一学”

## 第一节　梭状芽孢杆菌属

梭状芽孢杆菌属是一群厌氧或微需氧、能形成芽孢的革兰阳性杆菌，芽孢直径大于菌体，使菌体膨大呈梭状，故而得名。本属细菌广泛分布于土壤、人和动物肠道中，多数为腐生菌，少数是致病菌。能引起人类疾病的主要有破伤风梭菌、产气荚膜梭菌、肉毒梭菌和艰难梭菌。

### 一、破伤风梭菌

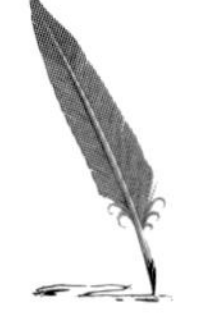

破伤风梭菌（C. tetani）大量存在于人和动物的肠道，随粪便排出而污染土壤，形成芽

孢并长期存活。当伤口被污染或分娩时使用不洁器械剪断脐带时，本菌可侵入伤口生长繁殖，产生外毒素，导致机体痉挛性收缩，称为破伤风。

**考点提示** 破伤风梭菌芽孢呈鼓槌状，致病物质包括破伤风痉挛毒素和破伤风溶血毒素。

### （一）生物学特性

**1. 形态与染色** 革兰阳性细长杆菌，菌体大小为（2.1~18.1）μm×（0.5~1.7）μm，无荚膜，有周鞭毛。芽孢正圆形，比菌体宽，位于菌体顶端，使细菌呈鼓槌状，此为本菌特征。

**2. 培养特性** 专性厌氧菌，在普通培养基上不易生长。在血琼脂平板上呈扩散生长，不易获得单个菌落。提高培养基中的琼脂浓度或在培养基中加入相应抗毒素，可抑制其扩散生长，形成半透明、灰白色、边缘疏松呈羽毛状并伴有β-溶血的菌落。在庖肉培养基中，肉汤均匀混浊，肉渣部分消化，微变黑，产生少量气体，有腐败性恶臭味。

**3. 生化反应** 一般不发酵糖类，能液化明胶，产生$H_2S$，大多数吲哚阳性，不还原硝酸盐，不分解蛋白质。

**4. 抵抗力** 繁殖体的抵抗力与一般细菌相似，但芽孢抵抗力很强。在干燥土壤中可存活数十年，耐干热150℃ 1小时，煮沸100℃ 1小时方可杀死。

### （二）临床意义

破伤风梭菌是破伤风的病原菌，主要通过伤口侵入机体引起感染。引起感染的条件：①伤口局部形成厌氧微环境，如烧伤、大面积创伤等坏死组织多，局部组织缺血；②伤口窄而深，或伴有需氧菌混合感染，均易形成厌氧微环境，利于破伤风梭菌繁殖。致病物质包括破伤风痉挛毒素和破伤风溶血毒素。破伤风梭菌侵入伤口后只在局部生长繁殖，细菌不侵入血流，但其产生的破伤风痉挛毒素可以入血，作用于神经组织细胞，破坏正常的抑制性调节功能，引起骨骼肌痉挛性收缩。临床典型症状是张口困难、牙关紧闭呈苦笑面容，而后颈部、躯干及四肢发生强直性痉挛，患者出现角弓反张，严重者呼吸困难，因窒息而死亡。

机体对破伤风的免疫主要是抗毒素免疫，属体液免疫。一般预防应注射破伤风类毒素或百白破三联疫苗，紧急预防或治疗应注射破伤风抗毒素，抗毒素能中和游离的外毒素，但不能中和与易感细胞结合的外毒素，故对患者应早期足量使用抗毒素治疗。

**知识拓展**

民间说的“七日生、八日扔”指的就是新生儿破伤风。多因分娩时，剪断或结扎脐带、包裹脐带断端所使用的物品被破伤风梭菌或其芽孢污染，病原菌从脐部侵入，脐带残端的坏死组织和无氧条件有利于该菌生长繁殖，产生毒素。潜伏期一般为4~7天，俗称“七日风”。患儿早期仅有哭闹、吸乳困难，此时用压舌板检查时愈用力张口愈困难，称为“锁口”。随后出现牙关紧闭、苦笑面容、颈项强直、角弓反张等。发展中国家新生儿破伤风的死亡率高达95%。

### （三）微生物学检验

根据破伤风的典型临床表现和病史即可做出诊断，故一般不做细菌学检查。如临床有

特殊要求时，可按下列方法进行检验。

**1. 形态检查** 从病灶处取脓汁或坏死组织涂片染色镜检，若观察到革兰阳性细杆菌，菌体顶端有正圆形芽孢，呈鼓槌状，可初步报告结果。

**2. 分离培养** 将可疑材料接种庖肉培养基，置35~37℃厌氧培养2~4天后转种血琼脂平板，厌氧培养18~24小时，观察菌落有无薄膜状迁徙生长，进一步鉴定。

**3. 动物实验** 用培养物滤液给小白鼠做毒力试验和保护性试验，以测定毒素的有无及其性质。若毒力试验和保护性试验阳性，则证明培养滤液中有破伤风痉挛毒素存在。

## 二、产气荚膜梭菌

产气荚膜梭菌（C.perfringens）是气性坏疽的主要病原菌。因能分解结缔组织中的糖，产生大量气体，导致组织严重气肿而大面积坏死，加之在体内能形成荚膜，故名产气荚膜梭菌。

### （一）生物学特性

**1. 形态与染色** 革兰阳性粗短杆菌，大小为（3~5）μm×（1~1.5）μm，两端钝圆，单个或成双排列。只有在无糖培养基中培养时易形成芽孢，芽孢呈椭圆形，直径不大于菌体，位于菌体中央或次极端。在机体内可产生明显的荚膜，无鞭毛。

**2. 培养特性** 厌氧或微需氧，营养要求不高，生长繁殖速度迅速。在庖肉培养基中培养12~16小时，产生大量气体，肉渣不消化，但变为粉红色。在血琼脂平板上培养24小时，多数菌株菌落周围有双层溶血环，内环是θ毒素引起的完全溶血，外环是α毒素导致的不完全溶血，此型溶血是本菌的特征之一。在牛乳培养基中，能分解乳糖产酸，使酪蛋白凝固，同时产生大量气体，将凝固的酪蛋白冲成蜂窝状，并将液面上的凡士林层向上推挤，甚至冲开管口的棉塞，气势凶猛，称为“汹涌发酵”，也是本菌的特征之一。在卵黄琼脂平板上，菌落周围出现乳白色浑浊圈，这是卵磷脂酶（α毒素）分解蛋黄中的卵磷脂所致，若在培养基中加入α毒素的抗血清则不出现浑浊圈，此现象称为Nagler现象。

**3. 生化反应** 分解糖类的能力强，能发酵葡萄糖、乳糖、麦芽糖、蔗糖产酸产气；液化明胶，产生$H_2S$，吲哚阴性。

**考点提示** 产气荚膜梭菌引起气性坏疽、食物中毒、急性坏死性肠炎。在牛乳培养基上出现“汹涌发酵”现象。

### （二）临床意义

产气荚膜梭菌既能产生多种外毒素及侵袭性酶，又有荚膜，具有强大的侵袭力。这些毒素和酶与组织溶解、坏死、产气、水肿以及病变的快速扩散蔓延和全身中毒症状均有密切的关系。根据产气荚膜梭菌产生外毒素种类的不同，分为A、B、C、D、E五个毒素型，对人致病的主要是A型和C型。A型最常见，引起气性坏疽和胃肠炎型食物中毒，C型引起急性坏死性肠炎。气性坏疽是严重的急性创伤性感染，主要表现为组织坏死、水肿、胀气、有捻发音、分泌物恶臭、全身剧痛和毒素中毒等特征，创口常为两种以上细菌混合感染。食物中毒表现为腹痛、腹泻、恶心、呕吐等消化道症状，1~2天后常自愈。坏死性肠炎发病急，有腹痛、腹泻、血便，应与细菌性菌痢、出血性肠炎相鉴别。

防治气性坏疽应及时对伤口清创和扩创处理，以消除局部厌氧微环境。感染早期可使用多价抗毒素血清，高压氧舱治疗可使血液和组织的含氧量提高15倍，能部分抑制本菌的生长和毒素的产生。治疗以切除局部坏死组织为主，并大量使用青霉素杀灭病原菌。

### （三）微生物学检验

**1. 标本采集**　气性坏疽患者一般采取创伤深部的分泌物、穿刺物、坏死组织块等；食物中毒患者采取可疑食物、粪便等。

**2. 检验程序**　见图16-2。

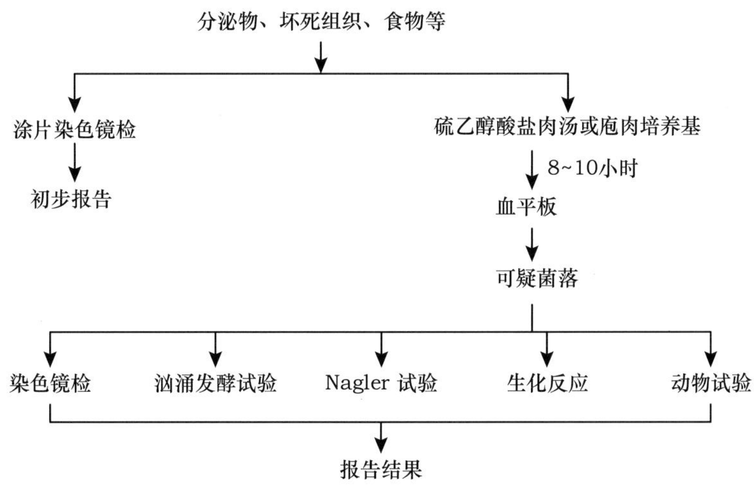


**图16-2　产气荚膜梭菌的检验程序**

**3. 检验方法**

（1）形态检查　若查到革兰阳性杆菌，有荚膜，看不到芽孢，并伴有其他杂菌，同时白细胞少且形态不典型，即可做出初步诊断。

（2）分离培养　将可疑标本接种于庖肉培养基，厌氧培养8~10小时后转种于血琼脂平板和卵黄琼脂平板，厌氧培养18小时后挑取可疑菌落进行鉴定。

（3）鉴定　根据形态、菌落特征、汹涌发酵现象、Nagler试验及动物实验即可鉴定。

动物实验：取24小时庖肉培养物1ml，接种于豚鼠右后腿肌肉中，使其产生实验性气性坏疽。接种数小时后，局部有明显肿胀、出现捻发音，24~48小时后动物死亡。尸体解剖可见血性水肿，组织中有气味。取内脏或心血涂片染色镜检，可见革兰阳性大杆菌，并有明显荚膜。

## 三、肉毒梭菌

肉毒梭菌（C.botulinum）主要存在于土壤及动物粪便中，在厌氧条件下能产生毒性极强的肉毒毒素，引起以肌肉弛缓性麻痹为主要表现的肉毒中毒，故名肉毒梭菌。

### （一）生物学特性

**1. 形态与染色**　革兰阳性粗短杆菌，为（4~6）μm×1μm，单个或成双排列。芽孢卵圆形，宽于菌体，位于菌体次极端，使细菌呈汤匙状或网球拍状。无荚膜，有周鞭毛。

**考点提示**　肉毒梭菌芽孢呈汤匙状或网球拍状，其致病物质是肉毒毒素（属嗜神经毒素）。

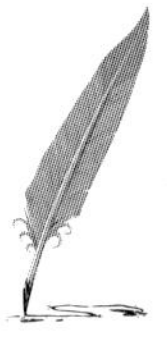

**2. 培养特性** 专性厌氧（对氧极为敏感），营养要求不高。在普通琼脂平板上形成直径3~5mm的灰白色、半透明、不规则的菌落。血琼脂平板上有β-溶血，卵黄琼脂平板上菌落周围出现浑浊圈和珠光层。在庖肉培养基中，肉渣被消化变黑，产生少量气体，有腐败性恶臭气味。

**3. 生化反应** 肉毒梭菌毒素型不同，其生化特性也不同。A、B、E和F型发酵葡萄糖、麦芽糖和蔗糖；C和D型发酵葡萄糖和麦芽糖，不发酵蔗糖；G型不发酵糖类。各型均液化明胶，产生$H_2S$，脂肪酶阳性，吲哚阴性，卵磷脂酶阴性。

**4. 抵抗力** 芽孢的抵抗力很强，可耐热100℃ 1小时以上。肉毒毒素不耐热，经56℃ 30分钟或100℃ 1分钟即可灭活，但耐酸，正常胃液24小时不被破坏。

### （二）临床意义

肉毒梭菌广泛存在于自然界，可污染罐头、腊肠、火腿、发酵豆制品等食物，在厌氧条件下生长繁殖并产生大量的肉毒毒素而致病。肉毒毒素是目前已知的毒性最强的生物毒素，具有嗜神经性，可作用于脑神经、运动神经、自主神经末梢突触，抑制乙酰胆碱的释放，影响神经冲动传递，导致肌肉弛缓性麻痹。主要临床表现是复视、斜视、眼睑下垂、瞳孔放大、咽肌麻痹、吞咽困难，进而膈肌麻痹，呼吸困难直至死亡。婴幼儿可因食入被肉毒梭菌芽孢污染的食品（奶粉、蜂蜜等），芽孢生长繁殖产生毒素，被吸收而致病。患儿常表现为便闭、全身软弱不能抬头、吸乳和啼哭无力、脑神经麻痹现象，严重者可出现呼吸衰竭。

防治原则：加强食品卫生监督管理，食品应充分加热后食用。对肉毒毒素中毒的患者尽早注射A、B、E三型多价抗毒素血清治疗。

### （三）微生物学检验

肉毒梭菌本身不致病，故检出本菌并无诊断价值，食物中毒的诊断主要依据肉毒毒素的检出。一般在检查毒素的同时做细菌分离培养，检测分离细菌产生毒素的能力和性质。

**1. 标本采集** 及时采集患者血液，从中检出肉毒毒素是最直接、最有效的方法。其次，可采集采集患者的呕吐物、胃液、粪便、残存的食物等。

**2. 检验程序** 见图16-3。

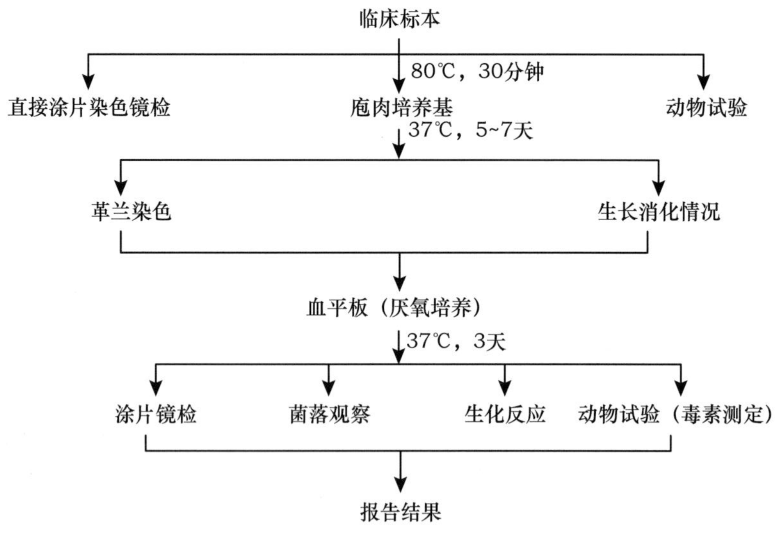


图16-3 肉毒梭菌的检验程序

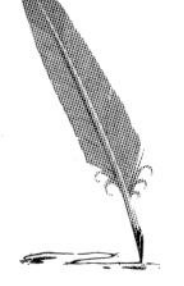

**3. 检验方法**

（1）形态检查　镜下可见革兰阳性粗短杆菌，单个或成双排列。

（2）分离培养与鉴定　将标本直接接种血琼脂平板和庖肉培养基，厌氧培养2~3天后，挑取血平板上的可疑菌落做增菌产毒纯培养，庖肉培养基培养后做形态检查或毒素试验。

（3）毒素检验　肉毒毒素的检验包括毒素的定性和型别鉴定。标本有可疑剩余食物、呕吐物或胃肠冲洗液、粪便、血清及庖肉培养液上清等，凡有悬浮固体物的待检标本均应低温离心沉淀，用其上清液。

## 四、艰难梭菌

艰难梭菌（C.difficile）是人和动物肠道中的正常菌群，对氧极其敏感，很难分离培养，故得名。本菌是医院感染的重要病原菌之一，已日益受到人们的重视。

**考点提示**　艰难梭菌引起伪膜性结肠炎。常选用CCFA培养基进行培养。

### （一）生物学特性

**1. 形态与染色**　革兰阳性粗长杆菌，大小为（3.6~6.4）μm×（1.3~1.6）μm，无荚膜，部分菌株有周鞭毛。芽孢卵圆形，位于菌体的次极端或极端。

**2. 培养特性**　严格厌氧，用常规的厌氧培养法不易生长。在血琼脂、牛心脑浸液琼脂及CCFA选择培养基上，培养48小时后形成直径3~5mm的圆形、白色或淡黄色、不透明、边缘不齐、表面粗糙、不溶血的菌落。卵黄琼脂平板上不形成乳浊环。在CCFA平板上形成黄色、粗糙的菌落，紫外线照射下可见黄绿色荧光。

**3. 生化反应**　发酵葡萄糖、果糖、甘露醇产酸，不分解麦芽糖、乳糖和蔗糖。水解七叶苷，不分解蛋白质，不产生吲哚和$H_2S$，不产生卵磷脂酶和脂肪酶，不还原硝酸盐，不凝固牛乳。挥发性代谢产物有少量的乙酸、异丁酸、异戊酸、丁酸、戊酸和异己酸。

### （二）临床意义

艰难梭菌是人和动物肠道中的正常菌群，在幼儿的粪便中最常见。当长期不规范使用抗菌药物治疗感染时，容易造成机体菌群失调，使艰难梭菌大量繁殖产生肠毒素和细胞毒素，引起伪膜性结肠炎。临床表现为腹泻、腹痛，伴有全身中毒症状，严重者可致死亡。艰难梭菌也是医院感染的重要病原菌之一，尚可引起患者肾盂肾炎、脑膜炎、菌血症、腹腔及阴道感染、气性坏疽等。本菌对氨苄西林、头孢菌素、林可霉素、克林霉素、红霉素和四环素等均耐药，对万古霉素和甲硝唑敏感。

### （三）微生物学检验

除涂片染色检查和分离培养外，同时要测定其毒素。

**1. 标本采集**　采集患者新鲜粪便标本，厌氧环境立即送检。

**2. 检验程序**　见图16-4。

**3. 检验方法**

（1）形态检查　革兰染色镜检，依据菌体形态及优势菌，进一步进行检查。

（2）分离培养与鉴定

1）分离培养　将粪便标本接种CCFA选择培养基，挑取典型菌落，转种庖肉培养基进

行纯培养，进一步做鉴定试验及毒素测定。

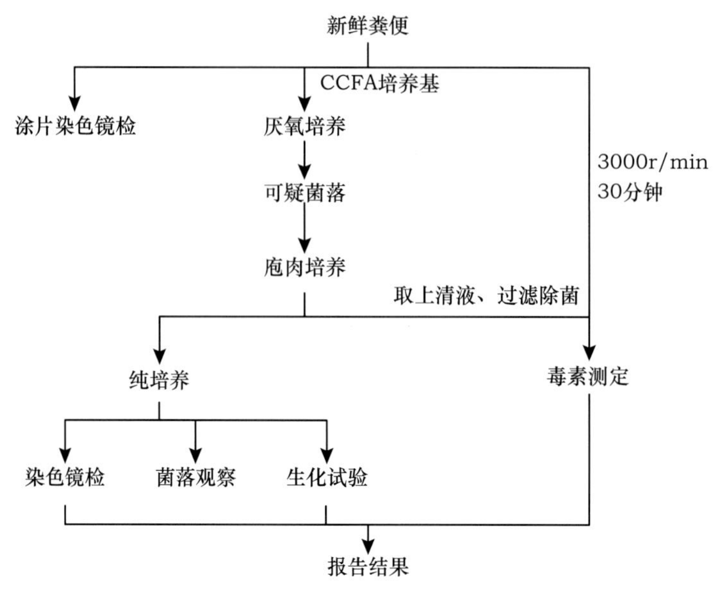


图16-4　艰难梭菌的检验程序

2）鉴定　革兰阳性粗大杆菌，芽孢卵圆形，位于菌体次级端；在CCFA培养基上形成黄绿色荧光、粗糙型菌落，卵磷脂酶试验阴性、脂肪酶试验阴性；发酵果糖，液化明胶，不发酵乳糖，不产生吲哚和硫化氢；挥发性产物。

3）毒素检测　取腹泻者粪便标本，3000r/min离心30分钟后，取上清液过滤除菌；庖肉培养基37℃ 4天的培养液，离心后取上清液过滤除菌，进行细胞毒性试验、家兔肠袢试验及动物致死试验。尚可应用ELISA、对流免疫电泳等方法直接测定粪便中的肠毒素。

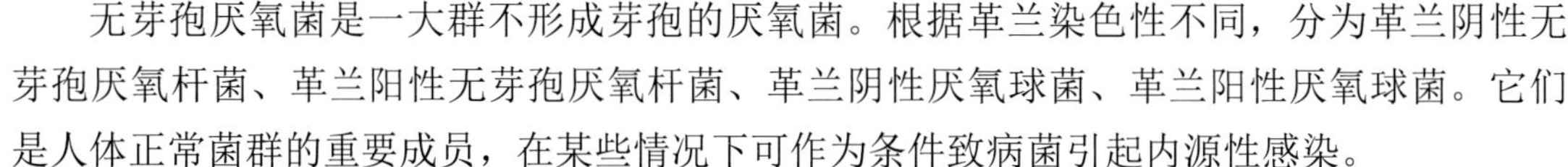

## 第二节　无芽孢厌氧菌

扫码“学一学”

无芽孢厌氧菌是一大群不形成芽孢的厌氧菌。根据革兰染色性不同，分为革兰阴性无芽孢厌氧杆菌、革兰阳性无芽孢厌氧杆菌、革兰阴性厌氧球菌、革兰阳性厌氧球菌。它们是人体正常菌群的重要成员，在某些情况下可作为条件致病菌引起内源性感染。

### 一、革兰阴性无芽孢厌氧杆菌

革兰阴性无芽孢厌氧杆菌包括8个菌属，主要菌属为类杆菌属、普雷沃菌属、紫单胞菌属和梭杆菌属。

#### （一）类杆菌属

类杆菌属（Bacteroides）是临床上最重要的革兰阴性无芽孢厌氧杆菌，现有18种，其中耐20%胆汁的有11种，不产色素和不分解糖或弱分解糖的有7种。脆弱类杆菌（B.fragilis）是临床标本中检出率最高的致病菌，也是本属的代表菌种。

**1. 生物学特性**

（1）形态与染色　革兰阴性小杆菌，呈多形性，两端钝圆有浓染，中间不着色或染色较浅。无鞭毛、无芽孢、多数有荚膜。

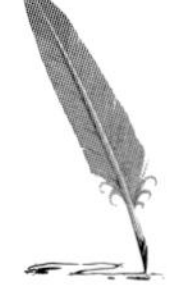

（2）培养特性 专性厌氧菌，在厌氧血琼脂平板上培养24~48小时后，形成直径1~3mm的灰白色、半透明、圆形凸起、边缘整齐的光滑菌落，多数菌株不溶血，少数菌株有微溶血。在胆汁七叶苷培养基中生长旺盛，菌落较大，因分解胆汁七叶苷使培养基呈黑色，菌落周围有黑晕。胆汁七叶苷琼脂平板可作为脆弱类杆菌的选择性鉴别培养基。

（3）生化反应 发酵葡萄糖、麦芽糖和蔗糖，能水解七叶苷，耐20%胆汁，触酶试验阳性，不还原硝酸盐，尿素酶试验阴性。主要代谢产物是乙酸、丙酸和琥珀酸。

**2. 临床意义** 类杆菌常寄生于人的口腔、肠道及女性生殖道，是人体的正常菌群，可引起内源性感染。其中脆弱类杆菌占临床厌氧菌分离株的25%，占类杆菌属分离株的50%，居临床厌氧菌分离株的首位。脆弱类杆菌可引起菌血症或败血症、女性生殖系统感染、胸腔和颅内感染等，是临床最常见的厌氧菌感染病原菌。

**3. 微生物学检验**

（1）标本采集 根据临床疾病、感染部位不同，采集适宜的标本。

（2）检验程序 见图16-1。

（3）检验方法

1）形态检查 涂片染色镜检，若发现革兰阴性杆菌，染色不均匀，呈多形性，可做初步诊断。

2）分离培养与鉴定 将标本接种到胆汁七叶苷琼脂平板和血平板上，置厌氧环境中，37℃培养24~48小时后观察菌落特征。再根据发酵葡萄糖、麦芽糖和蔗糖，水解七叶苷，耐20%胆汁等生化反应进行鉴定。

### （二）普雷沃菌属

普雷沃菌属（Prevotella）包括20个种的细菌，其中产黑色素的有8种，不产色素的有12种。代表菌种是产黑色素普雷沃菌（P.melaninogenica）。

**1. 生物学特性**

（1）形态与染色 革兰阴性球杆菌，长1.0~3.5μm，宽0.8~1.5μm。呈多形性，两端钝圆有浓染，菌体中间有空泡。无芽孢、荚膜和鞭毛。

（2）培养特性 在厌氧血琼脂平板上培养2~3天后，形成直径0.5~3mm的圆形凸起、不透明的菌落，多数有β-溶血。产黑色素菌株菌落初为灰白色，后呈黄色并逐渐变成浅棕色，5~7天后变为黑色。黑色素是一种血红素衍生物，在色素产生之前，用波长366nm紫外线照射菌落可见橘红色荧光，一旦色素出现，荧光即消失，这是本菌的重要特点。

（3）生化反应 多数菌株能发酵葡萄糖、乳糖和蔗糖，不耐20%胆汁，触酶试验阴性，脂酶试验阴性，脲酶试验阴性。

**2. 临床意义** 产黑色素普雷沃菌主要寄生于人体口腔、女性生殖道等部位，组成人体的正常菌群，在特定条件下可引起内源性感染。可单独引起感染，但更常见的是与其他厌氧菌、需氧菌或兼性厌氧菌共同引起混合感染。

**3. 微生物学检验**

（1）标本采集 在感染部位采集临床标本，厌氧运送。

（2）检验程序 见图16-1。

（3）检验方法

1）形态检查 涂片染色镜检，若发现革兰阴性球杆菌，两端钝圆，着色不均，中间似

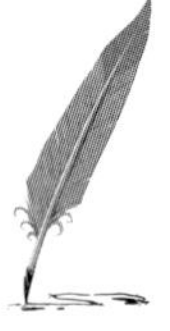

有空泡，可做初步报告。

2）分离培养与鉴定　接种血琼脂平板，置厌氧环境培养2~7天，观察菌落特征。根据形态特性、菌落特性、生化反应三者综合分析，做出最终报告。

### （三）紫单胞菌属

紫单胞菌属（porphyromonas）由12种紫单胞菌组成，与人类有关的主要有3种。不解糖紫单胞菌（P.asaccharolytica）是代表菌种。

**1. 生物学性状**

（1）形态与染色　革兰阴性杆菌或球杆菌，长1.0~3.5μm，宽0.8~1.5μm，两端钝圆，着色不均匀。

（2）培养特性　在厌氧血平板上，厌氧环境下35~37℃培养3~5天可形成1~2mm圆形、表面光滑、边缘整齐、凸起、棕色或黑色菌落。维生素$K_1$和氯化血红素可促进细菌生长和黑色素的产生，冻溶血比非冻溶血更有利于早期产生黑色素。在黑色素未出现之前，用波长366nm的紫外线灯照射，可出现红色荧光。

（3）生化反应　能液化明胶，产生色素，不分解或弱分解糖，触酶试验大多阴性，吲哚大多阳性，胆汁七叶苷和酯酶试验阴性。代谢产物为乙酸、丙酸和异戊酸等。

**2. 临床意义**　紫单胞菌广泛定植于人类口腔、肠道和泌尿生殖道，属人体正常菌群。在一定条件下，可引起人类牙周炎、牙髓炎、根尖炎，也可引起胸膜炎、阑尾炎和细菌性阴道炎，尚可引起头、颈、和下呼吸道感染。本菌对万古霉素、头孢菌素、氯霉素、克林霉素、青霉素、阿莫西林等敏感，对卡那霉素、多黏菌素E耐药。

**3. 微生物学检验**

（1）标本采集　在病变部位采集标本，保温、保湿、厌氧送检。

（2）检验程序　见图16–1。

（3）检验方法

1）形态检查　涂片染色镜检，发现革兰阴性杆菌或球杆菌，两端钝圆，着色不均匀，可初步报告。

2）分离培养与鉴定　将标本厌氧接种血平板上，置厌氧环境下35~37℃培养3~5天后观察菌落。根据产生色素、染色结果、生化反应进行鉴定，有条件可应用气液相色谱检测其代谢物。

注意与产黑色素普鲁沃菌相鉴别，可发酵葡萄糖、麦芽糖和蔗糖，而与人类有关的紫单胞菌均不发酵糖类。

### （四）梭杆菌属

梭杆菌属（fusobacterium）是临床常见革兰阴性杆菌，其形态细长，两端尖细如梭。具核梭杆菌为其代表菌种。

**1. 生物学性状**

（1）形态与染色　革兰阴性梭形杆菌，长5~10μm，宽1.0μm，菌体呈梭形、两端尖细、中间膨大，无鞭毛，不能运动。

（2）培养特性　严格的专性厌氧，在血琼脂平板上培养48小时后，形成直径1~2mm的不规则圆形、凸起、灰色、发光、透明菌落。用透视光观察，菌落常显示珠光斑点。陈旧

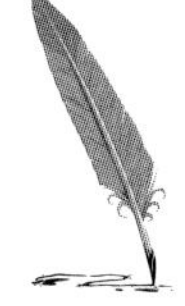

菌落的外周常见一扩散圈，菌落多变粗糙、似面包屑样。

（3）生化反应　不活泼，多数菌株不发酵糖类，不耐20%胆汁，不分解胆汁七叶苷，触酶试验阴性，吲哚试验和DNA酶试验阳性。

**2. 临床意义**　梭杆菌属是寄居在人和动物的口腔、上呼吸道、肠道及泌尿生殖道的正常菌群，以口腔牙垢中最为多见，是口腔感染、肺脓肿及胸腔等感染的常见病原菌，尤以具核梭杆菌最常见。本菌对青霉素、利福平、多黏菌素E、卡那霉素敏感，对万古霉素耐药，可被胆汁或牛磺胆酸钠所抑制。

**3. 微生物学检验**

（1）标本采集　在感染部位采集分泌物或浓汁，菌血症患者取血液。

（2）检验程序　见图16-1。

（3）检验方法

1）形态检查　涂片染色镜检发现革兰阴性梭杆菌，两端尖细、中间膨大，可初步报告。

2）分离培养与鉴定　将标本厌氧接种到血平板，置厌氧环境37℃培养48小时后观察菌落特性。可疑菌落进行葡萄糖、甘露醇发酵试验，胆汁七叶苷水解试验，吲哚和DNA酶试验等进行鉴别。

## 二、革兰阳性无芽孢厌氧杆菌

革兰阳性无芽孢厌氧杆菌有6个属，在临床厌氧菌的分离中约占22%，其中57%是丙酸杆菌，23%是优杆菌。本部分细菌鉴定比较困难，可应用气液相色谱分析法，根据其代谢产物不同，对菌属做出初步判定（表16-1）。

**表16-1　常见革兰阳性无芽孢厌氧杆菌和放线菌属间鉴别**

| 菌属 | 代谢产物 | （G+C）mol% |
|---|---|---|
| 丙酸杆菌属 | 主要代谢产物：丙酸 | 53~67 |
| 优杆菌属 | 主要代谢产物：甲酸、乙酸、丁酸 | 30~40 |
| 双歧杆菌属 | 代谢产物：乙酸、乳酸 | 57~69 |
| 乳杆菌属 | 唯一代谢产物：乳酸 | 55~67 |
| 放线菌属 | 代谢产物：琥珀酸、乳酸、少量甲酸和乙酸 | 32~53 |

### （一）丙酸杆菌属

丙酸杆菌属（propioni bacterum）因发酵葡萄糖产生丙酸而得名，共有8个菌种。其中，痤疮丙酸杆菌、贪婪丙酸杆菌和颗粒丙酸杆菌与临床关系密切。

**1. 生物学性状**　革兰阳性杆菌，染色不均，常呈X、Y和V形排列，无芽孢、鞭毛和荚膜。厌氧或兼性厌氧。初次分离为厌氧菌株，经过数次转种后变为兼性厌氧。在血平板上培养48小时，形成直径0.2~0.5mm的圆形凸起、白或灰白色、不透明的光滑菌落，多数菌株不溶血。在葡萄糖肉汤中呈混浊生长并有颗粒沉淀。

**2. 临床意义**　痤疮丙酸杆菌存在于正常皮肤的毛囊与汗腺中，与痤疮和酒渣鼻有关，可从人的鼻腔、口腔、肠道和泌尿生殖道中分离出。在做血液、腰穿液及骨髓穿刺液培养时，本菌是最常见的污染菌。贪婪丙酸杆菌曾从血液、脓汁、粪便、伤口及软组织溃疡灶

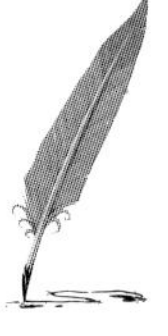

分泌物中分离出，颗粒丙酸杆菌曾从脓汁及肠道中分离出。本菌对卡那霉素和万古霉素敏感，对多黏菌素耐药。

**3. 微生物学检验** 革兰阳性棒状杆菌。在厌氧环境中数次传代后可变成兼性厌氧菌，吐温-80可刺激其生长。大多数菌株能液化明胶，发酵葡萄糖产生丙酸，触酶试验阳性。常见丙酸杆菌的生化反应特性见表16-2。

**表16-2 常见丙酸杆菌生化反应特性**

| 菌种 | 触酶 | 吲哚 | 七叶苷 | 乳糖 | 麦芽糖 | 蔗糖 | 明胶 | 硝酸盐 |
|---|---|---|---|---|---|---|---|---|
| 痤疮丙酸杆菌 | + | +/- | - | - | - | - | + | + |
| 贪婪丙酸杆菌 | + | - | + | +/- | + | + | + | - |
| 颗粒丙酸杆菌 | + | - | - | - | +/- | + | - | - |

## （二）优杆菌属

优杆菌属（Eubacterium）是口腔和肠道的正常菌群，包括45种细菌。

**1. 生物学特性** 革兰阳性杆菌，有多形性，单个或成双排列，无芽孢和荚膜，少数有鞭毛。在厌氧血平板上37℃培养48小时形成圆形、不透明、不溶血的小菌落，20%胆汁可促进其生长。多数菌种生化反应活跃，能发酵葡萄糖、阿拉伯糖，凝固牛乳，水解七叶苷；少数菌种则不发酵任何糖类，不液化明胶，不凝固牛乳，水解七叶苷，也不产生吲哚。

**2. 临床意义** 优杆菌是人和动物口腔、肠道正常菌群，对机体有营养、生物拮抗、维持肠道微生态平衡的功能。临床上最常见的是迟钝优杆菌和黏液优杆菌，它们常与其他厌氧菌或兼性厌氧菌共存造成混合感染，引起心内膜炎等疾病。

**3. 微生物学检验** 本菌为革兰阳性无芽孢杆菌，多形性，单个或成双排列，20%胆汁可促进其生长，根据生化反应不同可把分为水解糖优杆菌和不水解糖优杆菌两大类。临床常见的两种优杆菌的鉴别：迟钝优杆菌不发酵糖类，不水解七叶苷，不凝固牛乳；黏液优杆菌可发酵糖类，水解七叶苷，凝固牛乳。

## （三）双歧杆菌属

本属细菌达30多种，两歧双歧杆菌是代表性菌株。

**1. 生物学性状** 革兰阳性杆菌，呈多形性，无芽孢、鞭毛和荚膜。严格厌氧，在血平板上培养48小时后形成圆形、微凸、边缘整齐、表面光滑、不透明、不溶血的较小菌落。发酵葡萄糖产生乙酸和乳酸，还产生少数的甲酸和琥珀酸，不产生丙酸和丁酸。多数菌株触酶试验阴性，不产生吲哚，不还原硝酸盐。

**2. 临床意义** 双歧杆菌（Bifidobacterium）是人和动物肠道内的重要菌群，在口腔和阴道中也有定植。在机体内起着调节和维护人体微生态平衡、合成人体所必须的营养物质、拮抗病原微生物的入侵、增强人体免疫力、抗感染、抗肿瘤、抗衰老等重要生理机能。主要寄居于人和动物的大肠及小肠下部，尤其在婴儿肠道菌群中占很高比例，除齿双歧杆菌外均不致病。

**3. 微生物学检验** 革兰阳性无芽孢厌氧杆菌，有高度多形性，染色不均一。菌落较小，圆形、微凸，边缘整齐、表面光滑，不透明，不溶血。发酵葡萄糖产酸乙酸和乳酸，触酶试验阴性，不产生吲哚。

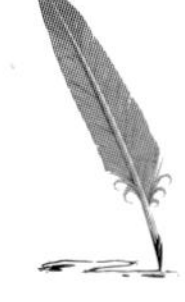

### （四）乳杆菌属

乳杆菌属（Lactobacillus）因发酵糖类产生大量乳酸而得名。

**1. 生物学性状** 革兰阳性细长杆菌，呈单、双、短链或栅栏状排列，无芽孢、鞭毛和荚膜。本菌在5%~10% $CO_2$环境中能生长，在厌氧环境中生长良好。最适生长温度为30~40℃，最适pH 5.5~6.2，pH 3.5仍能生长。在血平板上形成圆形、凸起，边缘不整齐、表面粗糙的小菌落。能发酵多种糖类，产生乳酸，不分解蛋白质。

**2. 临床意义** 乳杆菌是脊椎动物消化道、阴道的正常菌群，对致病菌的繁殖有抑制作用。在肠道中可分解糖类产生乳酸，增加肠道酸度，从而抑制肠道致病菌的生长繁殖，防止蛋白质分解，也可用于治疗消化不良和婴幼儿腹泻等；在阴道内可分解分泌物中的多种糖类，使阴道微环境呈酸性，以抑制某些致病菌的生长。乳杆菌与龋齿的形成有密切的关系，某些菌种也可引起人类疾病的发生。

**3. 微生物学检验** 从感染部位采集临床标本厌氧送检。本菌鉴定要点：革兰阳性细长杆菌；菌落较小，粗糙、边缘不整齐；发酵葡萄糖、乳糖、麦芽糖和蔗糖，产生乳酸；不发酵甘露醇、鼠李糖和阿拉伯糖等，触酶、硝酸盐还原和吲哚等试验均阴性。

## 三、厌氧球菌

厌氧球菌是临床厌氧菌感染的重要病原菌，约占临床厌氧菌分离株的25%，主要包括革兰阳性的消化球菌属、消化链球菌属和革兰阴性的韦荣球菌属。

### （一）消化球菌属

消化球菌属（Peptococcus）只有一个菌种，即黑色消化球菌。

**1. 生物学性状** 革兰阳性球菌，菌体大小为0.3~1.3μm，单个、成双、短链或成堆排列，无芽孢和荚膜。专性厌氧，生长缓慢，在厌氧血琼脂平板上培养2~4天才形成黑色不溶血的小菌落，接触空气后颜色变浅，传代后黑色消失，通过庖肉培养后又可产生黑色素。不发酵糖类、触酶试验阳性是其特点。

**2. 临床意义** 黑色消化球菌通常寄居在人的体表及与外界相通的腔道中，是人体正常菌群成员之一，常与其他细菌一起引起人体各部位组织和器官的混合感染。本菌对青霉素、红霉素、氯霉素、林可霉素、四环素及甲硝唑敏感。

**3. 微生物学检验** 从感染部位采集临床标本，进行涂片染色镜检和细菌分离培养。将标本接种厌氧血平板上，同时接种含血清的硫乙醇酸盐培养基或庖肉培养基中增菌培养，置厌氧环境中培养2~4天后，观察菌落形态、染色镜检，做出初步报告。根据生化反应、药敏试验和色谱分析做出最终报告。

### （二）消化链球菌属

消化链球菌属（Peptostreptococcus）包括9个菌种，代表菌为厌氧消化链球菌。

**1. 生物学性状** 革兰阳性球菌，易变为阴性，球形或卵圆形，大小不等，常成双或短链状排列，无芽孢、鞭毛和荚膜。专性厌氧，营养要求较高，在血琼脂平板上形成灰白色、不透明、凸起、不溶血的恶臭味小菌落。在硫乙醇酸盐液体培养基中呈颗粒状沉淀生长。生化反应不活泼，发酵葡萄糖，不发酵乳糖，不水解胆汁七叶苷，触酶、脲酶、吲哚、硝酸盐还原试验均为阴性，但对聚茴香脑磺酸钠特别敏感。

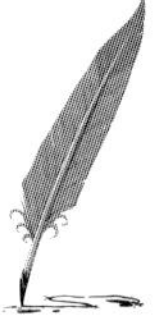

**2. 临床意义** 本属细菌在临床厌氧菌分离株中占20%~35%，仅次于脆弱类杆菌，可单独或与其他细菌混合引起细菌性心内膜炎、厌氧链球菌肌炎、腹腔感染、阴道及盆腔感染等。

**3. 微生物学检验** 检验方法与消化球菌基本相同。本属细菌的培养物常有恶臭气味，菌落较小、不溶血。可通过染色镜检结果、培养特性、生化反应等与消化球菌相鉴别。

### （三）韦荣球菌属

韦荣球菌属（Veillonella）是口腔、咽部、胃肠道及女性生殖道的正常菌群，包括7个菌种。

**1. 生物学性状** 革兰阴性球菌，多成双、短链状、不规则排列，无芽孢、鞭毛和荚膜。专性厌氧，在血琼脂平板上培养48小时后，形成直径1~2mm的圆形、凸起、不溶血、灰白色至黄色混浊菌落。在硫乙醇酸盐液体培养基中浑浊生长，并产生小气泡。生化反应不活泼，不分解糖类，可还原硝酸盐，触酶试验阴性（产碱韦荣球菌除外）。

**2. 临床意义** 韦荣球菌是口腔、胃肠道和女性生殖道的正常菌群，致病力不强，为条件致病菌，引起的感染多为混合感染，致病物质为内毒素。在厌氧菌感染标本中常见的是小韦荣球菌和产碱韦荣球菌，前者常见于上呼吸道感染，后者多见于肠道感染。

**3. 微生物学检验** 从感染部位采集软组织脓肿和血液，进行涂片染色镜检和细菌分离培养。镜检发现革兰阴性小球菌，成双、短链状、不规则排列，可做出初步报告。将标本接种厌氧血平板上，同时接种含血清的硫乙醇酸盐培养基或庖肉培养基中增菌培养，置厌氧环境中培养2~4天后，观察菌落形态、染色镜检，并做生化反应进行鉴定，做出最终报告。

## 本章小结

厌氧菌是一群在有氧环境中不生长，必须在无氧条件下才生长繁殖的细菌。根据是否能形成芽孢，分为无芽孢厌氧菌和有芽孢厌氧菌两大类。

厌氧菌广泛存在于自然界及人和动物的口腔、上呼吸道、肠道、泌尿生殖道等部位，在特定的条件下，既可引起外源性感染，又能引起内源性感染。当局部组织缺氧或氧化还原电势降低均可形成厌氧菌生长繁殖的适宜环境，造成厌氧菌感染。

厌氧菌标本的采集与运送应遵循：不被正常菌群污染，尽量避免接触空气；采集后应立即送检，避免标本干燥，尽量隔绝空气。运送标本常用的方法有针筒运送法、无氧小瓶运送法、标本充盈运送法、组织块运送法和厌氧袋运送法等。

梭状芽孢杆菌是一大群厌氧或微需氧的粗大芽孢杆菌，临床有致病性的梭状芽孢杆菌主要有破伤风梭菌、产气荚膜梭菌、肉毒梭菌和艰难梭菌等，分别引起破伤风、气性坏疽、食物中毒和伪膜性结肠炎等疾病。梭状芽孢杆菌主要根据涂片染色镜检、分离培养和毒素检测进行鉴定。无芽孢厌氧菌是一大群不形成芽孢的厌氧菌，种类较多，是人体正常菌群的重要组成成员，部分菌株可作为条件致病菌引起厌氧菌感染。无芽孢厌氧菌根据涂片染色镜检、分离培养和生化反应和气液相色谱分析进行鉴定。

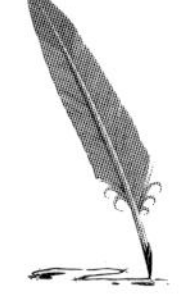

## 习 题

### 一、单项选择题

1. 厌氧芽孢梭菌能耐受恶劣环境的原因是
A. 释放毒素量少于动物体内　B. 产生多种侵袭性酶
C. 以芽孢形式存在　D. 以具有感染性的繁殖体形式存在
E. 致病性强

2. 无芽孢厌氧菌的感染不包括
A. 脓肿　B. 败血症　C. 组织坏死
D. 局部炎症　E. 食物中毒

3. 厌氧菌感染的危险因素不包括
A. 机体免疫力下降　B. 长期使用抗菌药物
C. 深部需氧菌感染　D. 紫外线长期照射
E. 组织缺氧或氧化还原电势降低

4. 在无芽孢厌氧菌感染中，临床标本阳性分离率最高的是
A. 梭状杆菌　B. 脆弱类杆菌　C. 丙酸杆菌
D. 双歧杆菌　E. 消化链球菌

5. 有关破伤风梭菌的生物学特性，下列叙述正确的是
A. 抗酸染色阳性
B. 革兰阳性菌，芽孢位于菌体中央
C. 革兰阳性菌，顶端芽孢，周身鞭毛，无荚膜
D. 对青霉素易产生耐药性
E. 芽孢椭圆形位于菌体顶端

6. 血平皿上能产生双层溶血环、牛乳培养基中出现“汹涌发酵”现象的细菌是
A. 产气荚膜梭菌　B. 肉毒梭菌
C. 炭疽杆菌　D. 白喉杆菌
E. 鼠疫杆菌

7. 下列哪种细菌引起食物中毒，但临床不表现为急性胃肠炎症状
A. 葡萄球菌　B. 肠炎沙门菌　C. 肉毒梭菌
D. 副溶血性弧菌　E. 霍乱弧菌

8. 能引起假膜性结肠炎的病原菌是
A. 消化链球菌　B. 双歧杆菌　C. 大肠埃希菌
D. 艰难梭菌　E. 产气荚膜梭菌

9. 下列细菌中，芽孢呈网球拍状的是
A. 炭疽芽孢杆菌　B. 蜡样芽孢杆菌
C. 破伤风梭菌　D. 产气荚膜梭菌
E. 肉毒梭菌

10. 下列对气性坏疽的叙述，不正确的是
A. 常由多菌混合感染，以产气荚膜梭菌最常见

B. 其致病菌接种于牛乳培养基中产生“汹涌发酵”现象

C. 病原菌侵入血流并繁殖，产生大量毒素致病

D. 手术切除感染部位坏死组织是主要治疗措施

E. 临床上以组织坏死、严重水肿、气肿及全身中毒症状为特点

11. 女，55岁。拔牙数日后伤口脓肿，且有恶臭味。在伤口部位取材，做厌氧菌培养48小时后，在厌氧血琼脂平板上有圆形、面包屑样菌落生长；镜检该菌纤细、有尖末端。引起患者感染的细菌是

A. 大肠埃希菌　　B. 铜绿假单胞菌　　C. 具核酸杆菌

D. 优杆菌　　E. 丙酸杆菌

12. 男，60岁。主诉食入肉类制品后，腹痛、腹胀、水样腹泻，无恶心、呕吐。粪便标本厌氧菌培养见血琼脂平板上出现双层溶血环，卵磷脂酶和Nagler试验阳性，该患者首先考虑的诊断是

A. 痢疾　　B. 伤寒　　C. 产气荚膜梭菌感染

D. 霍乱　　E. 病毒性肠炎

（13~14题共用题干）

患儿，男，系在家分娩接生，出生后第4天因全身肌肉抽动、头颈向后强直急症入院。体检免患儿呈苦笑面容，神志不清，角弓反张。脑脊液正常。立即注射破伤风抗毒素及抗生素。入院第2天仍反复抽搐，抢救无效死亡。

13. 该患儿死于何种病原菌感染

A. 脑膜炎奈瑟菌　　B. 破伤风梭菌　　C. 肉毒梭菌

D. 脆弱类杆菌　　E. 淋病奈瑟菌

14. 一般性预防应注射

A. 破伤风类毒素　　B. 破伤风抗毒素

C. 抗生素　　D. 灭活破伤风梭菌

E. 正常人丙种球蛋白

**二、简答题**

患者，女，有糖尿病史，因右小腿不慎被锈铁钉扎伤就医。医生对伤口进行了常规处置，但伤口经久不愈，并出现发黑、发臭、有黑色脓血渗出，随到三级医院急诊治疗。临床采集了坏死组织送微生物室检验。

请问：

1. 该患者可能感染了哪种病原微生物？

2. 如何对该疾病进行病原学诊断？如何防治？

（谷存国）

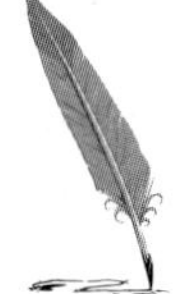

# 第十七章

# 其他原核细胞型微生物鉴定

**学习目标**

1. **掌握** 钩端螺旋体和梅毒螺旋体生物学特性及微生物学检验；支原体和衣原体的微生物学检验。

2. **熟悉** 支原体与细菌的L型的区别；立克次体的微生物学检验。

3. **了解** 螺旋体、支原体、衣原体、立克次体的临床意义。

4. 能运用本节知识进行支原体和衣原体的鉴定。

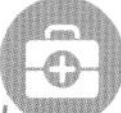

**案例讨论**

**【案例】**

男，25岁，包皮水肿2周前来就诊。查体包皮前端明显水肿，微痛；腹股沟淋巴结重大手掌出现领圈状脱屑红斑，不痛不痒。一个月前有过不洁性行为。化验：梅毒螺旋体抗体（TPPA）阳性，梅毒血清学实验（RPR）阳性1∶64。

**【讨论】**

1. 患者可能的诊断是什么？

2. 此病是如何传播的？

## 第一节　螺旋体

扫码“学一学”

螺旋体（Spirochete）是一类细长、柔软、弯曲呈螺旋状、运动活泼的原核细胞型微生物，在分类学上归于广义的细菌学范畴，其具有与细菌相似的基本结构和生物学性状。螺旋体在自然界广泛存在，种类繁多，常见于水、土壤及腐败的有机物中，亦存在于人和动物体内，有些为正常菌群，有些则对人和动物致病，与人类疾病有关的有钩端螺旋体属（Leptospira）、密螺旋体属（Treponema）和疏螺旋体属（Borrelia）。

### 一、钩端螺旋体

钩端螺旋体简称钩体，隶属钩端螺旋体科，常见的有问号钩端螺旋体、双曲钩端螺旋体等，其中代表性的致病菌种为问号钩端螺旋体，可引起人类和动物的钩端螺旋体病，简称钩体病。

### （一）生物学特性

**1. 形态与染色** 钩端螺旋体为柔软的螺旋形菌，长短不一，菌体大小一般为（0.1~0.2）μm ×（6~12）μm。螺旋盘绕细致而规则，一端或两端弯曲为钩状，常使菌体呈C形或S形。在暗视野显微镜下观察，似小珍珠样排列成的细链，运动活泼，因折光性强而成白色。电镜下钩端螺旋体为圆柱状结构，由外之内依次为鞘膜、胞壁和浆膜。鞘膜由脂多糖和蛋白质组成。胞壁与浆膜之间有一根由两条轴丝扭成的中轴，位于菌体一侧。钩端螺旋体是以整个圆柱形菌体缠绕中轴而成。其胞壁成分与革兰阴性杆菌相似，革兰染色为阴性，但不易被碱性染料着色，常用Fontana镀银染色法，背景为淡棕色，钩端螺旋体染成棕褐色，但因银粒堆积，其螺旋不能显示出来（图17–1）。

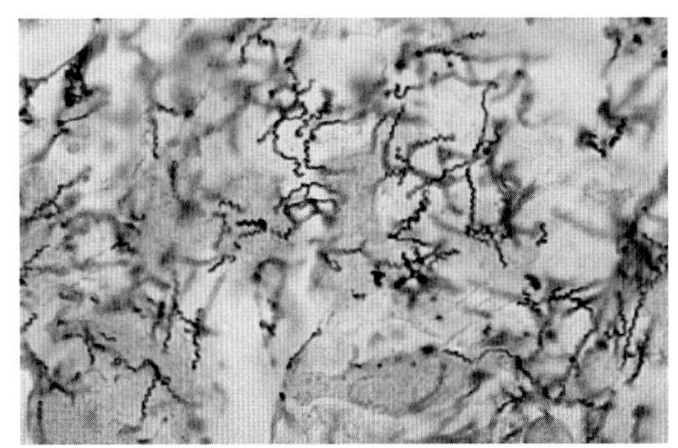

**图17–1 钩端螺旋体（镀银染色法）**

**2. 培养特性** 钩端螺旋体是唯一可进行人工培养的螺旋体，营养要求较高。本菌专性需氧，最适pH值为7.2~7.6，低于pH 6.5或高于pH 8.4时死亡，最适生长温度为28~30℃。钩状螺旋体在常用含有10%兔血清的科索夫（Korthof）培养基，兔血清不仅可促进钩状螺旋体生长，还有中和其代谢产物毒性的作用。钩端螺旋体在人工培养基中生长缓慢，在液体培养基中分裂一次需要8~10小时，28℃培养1周左右，液体培养基呈半透明云雾状生长，在固体培养基上培养2周左右，可形成透明、不规则的小扁平菌落，直径约2mm左右。

**3. 抗原构造** 钩端螺旋体主要有属特异性抗原、群特异性抗原和型特异性抗原。属特异性抗原只存在于钩端螺旋体属中，通常为糖蛋白或脂蛋白，用于钩端螺旋体病的血清学诊断及分类；群特异性抗原存在于螺旋体的内部，为脂多糖复合物；型特异性抗原存在于螺旋体表面，为蛋白多糖复合物，是钩端螺旋体分型的依据。

**4. 分类** 目前世界上已发现的致病性钩端螺旋体有20多个血清群，200多个血清型，其中我国至少存在19个血清群。

**5. 抵抗力** 钩端螺旋体的抵抗力比较弱，对酸、碱敏感，对热的抵抗力低，60℃ 1分钟或56℃ 10分钟即死亡。对常用消毒剂敏感，0.2%甲酚、1%苯酚经10~30分钟可被杀死。

### （二）临床意义

钩端螺旋体能够引起人类和动物钩端螺旋体病，是一种典型的人畜共患病及自然疫源性疾病，是我国重点防治的传染病之一。在自然界中，鼠和猪是钩端螺旋体最常见的储存宿主，它可在感染动物的肾脏中长期繁殖生存，随宿主尿液不断排出，污染水源和土壤。人类感染的主要途径是接触了疫水，钩端螺旋体通过人破损的皮肤伤口、黏膜等处侵入人体，在局部迅速繁殖。钩体可入血大量繁殖，引起钩体败血症，在此期间，由于钩端螺旋

体及其释放的毒性产物的作用，出现发热、恶寒、全身酸痛、头痛、结膜充血、腓肠肌痛等症状。钩端螺旋体经血流入组织器官，引起相关脏器和组织的损害。由于钩端螺旋体的菌型、数量、毒力以及机体免疫力强弱不同，病程发展和症状轻重差异很大。轻者仅出现发热，重者可出现黄疸、肺出血、休克甚至死亡。临床上常见类型：流感伤寒型、黄疸出血型和肺出血型等。

### （三）微生物学检验

**1. 标本采集**　可从临床标本、携带者和自然界的水中分离获得。临床标本的采集包括血液、尿液和脑脊液，发病早期（1周内）血液的阳性率高，1周后尿液和脑脊液的阳性率高。感染6~10天取患者外周血可检出抗体，病程在第3或4周抗体水平达到最高峰，此后抗体水平逐渐下降。血清学检查时，需要分别采集病程早期及恢复期的血清，做双份血清试验。

**2. 检验程序**　见图17–2。

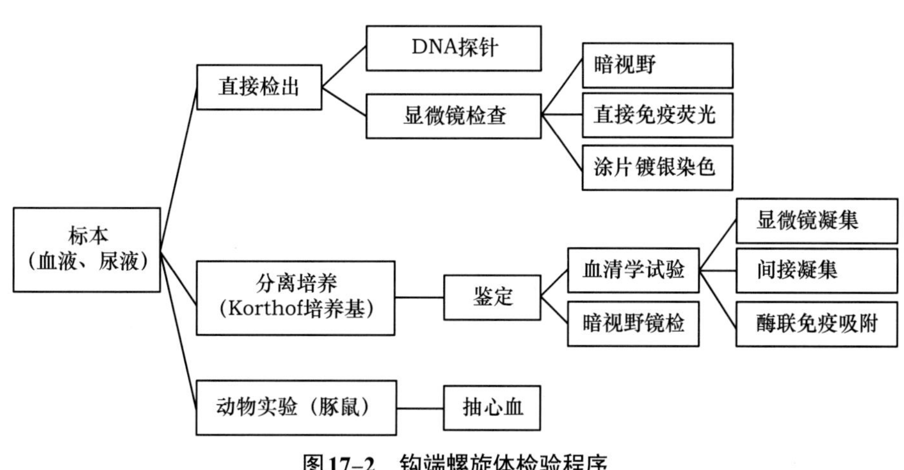


**图17–2　钩端螺旋体检验程序**

**3. 检验方法**

（1）形态检查　取标本离心后作暗视野检查，镜下可见一串发亮的微细珠粒，或经Fontana镀银染色法染色后用普通光学显微镜观察，亦可直接用免疫荧光法检查。

（2）分离培养与鉴定

1）分离培养　皿、尿标本直接接种于Korthof培养基，28℃孵育，每5~7天取培养物做暗视野检查有无螺旋体生长。连续培养观察30天未生长者，可判为阴性。

2）鉴定　大多数的钩体病是通过血清学进行诊断的，常用显微镜凝集试验、间接凝集试验、乳胶凝集及凝集抑制试验和ELISA等方法进行检测。

①显微镜凝集试验：是敏感性和特异性比较高的方法，用标准菌株或当地常见菌株作抗原，分别于患者不同倍比稀释的血清混合，28~30℃孵育2小时，做暗视野检查，若待检血清中有相应抗体存在，则在同型抗原孔中可见钩体凝集成团，形如小蜘蛛样，一般患者凝集效价在1∶400以上或恢复期比早期血清效价高4倍以上具有诊断意义。

②间接凝集试验：将钩端螺旋体特异性抗原吸附于载体上成为具有钩端螺旋体属特异性的颗粒抗原，用这些致敏颗粒与患者血清相互作用，若待检血清中有相应抗体，则载体出现肉眼可见的凝集。

## 二、梅毒螺旋体

梅毒螺旋体（T.pallidum，TP）属于密螺旋体属苍白密螺旋体中的苍白亚种，可引起人类梅毒。

### （一）生物学特性

**1. 形态与染色** 梅毒螺旋体菌体细长，长6~15μm，直径0.2μm，两端尖直，有8~14个细密螺旋，运动活泼。新鲜标本不用染色，可用暗视野显微镜观察其运动方式，包括旋转式、蛇行式和伸缩式；用Fontana镀银染色，呈棕褐色。

**2. 培养特性** 梅毒螺旋体不能在无生命人工培养基中生长繁殖。可在棉尾兔单层上皮细胞培养中有限生长并保持毒力，但繁殖缓慢。可接种在实验动物如兔的睾丸或眼前房，生长缓慢，多用来保存菌种。

**3. 抗原构造** 梅毒螺旋体主要有两种抗原：一种是密螺旋体抗原即梅毒表面的特异性抗原，能刺激机体产生特异的凝集抗体、制动抗体或溶解抗体，具有属特异性，无种特异性，与其他密螺旋体存在共同抗原，有交叉反应；另一种是非密螺旋体抗原，即磷脂类抗原，能刺激机体产生反应素。

**4. 抵抗力** 梅毒螺旋体抵抗力极弱，对干燥、热、冷尤为敏感。离体后在干燥环境下1~2小时即可死亡，或50℃ 5分钟即死亡；在血液中的梅毒螺旋体4℃放置3天可死亡。对常用消毒剂敏感，肥皂水能立即将其杀死，对青霉素、四环素、红霉素等光谱抗生素敏感。

**考点提示** 梅毒螺旋体的生物学性状及其两种抗原。

### （二）临床意义

梅毒螺旋体主要引起人类慢性性传播疾病梅毒，梅毒螺旋体有很强的侵袭力，致病因素可能与荚膜样物质、外膜蛋白和透明质酸酶等有关。获得性梅毒主要通过性接触传播，极少数患者通过接吻、哺乳、接触有传染性损害患者的日常用品而感染。病原体亦可通过胎盘垂直传播给胎儿，引起先天性梅毒。

获得性梅毒临床上分三期。

Ⅰ期梅毒：感染后约3周局部出现无痛性硬下疳，多见于外生殖器，其溃疡渗出液中含有大量梅毒螺旋体，感染性极强。硬下疳常在4~8周后自愈。

Ⅱ期梅毒：全身皮肤、黏膜出现梅毒疹，全身淋巴结肿大，亦可累及骨、关节、眼及其他器官。在梅毒疹和淋巴结中，存在大量梅毒螺旋体。梅毒疹可经过一定时间后自行消退，但隐伏一段时间后又重新出现新的皮疹。Ⅱ期梅毒可因治疗不及时，经过5年以上的反复发作，进入Ⅲ期梅毒。Ⅰ、Ⅱ期梅毒传染性强但破坏性小。

Ⅲ期梅毒：亦称为晚期梅毒，常发生在Ⅰ期梅毒10年后，病变累及全身组织和器官。主要表现为皮肤黏膜的慢性肉芽肿，局部因动脉内膜炎所引起的缺血而致组织坏死。Ⅲ期梅毒的损害也出现进展和消退交替进行。此期病灶中的螺旋体少，不易检查，传染性小，但破坏性大，严重者可危及生命。

梅毒的免疫属于感染性免疫，有梅毒螺旋体感染时才有免疫力，螺旋体被消灭后免疫力也随之消失。预防重点是加强宣传教育，确诊梅毒的患者应及时进行彻底治疗，治疗主要选用青霉素。

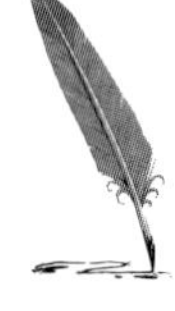

### （三）微生物学检验

由于梅毒螺旋体不能体外培养，故梅毒的诊断主要依赖于临床标本中病原体的直接检查和血清学诊断。检查方法的选择主要取决于临床表现和标本类型。

**1. 标本采集**　可取下疳分泌物及皮疹渗出液、淋巴穿刺洗涤液做直接检查。采集的标本应及时送检，若不能及时检查，应保存于-70℃或液氮内。血清或血浆等标本应保存于4℃或-20℃。

**2. 检验程序**　见图17-3。

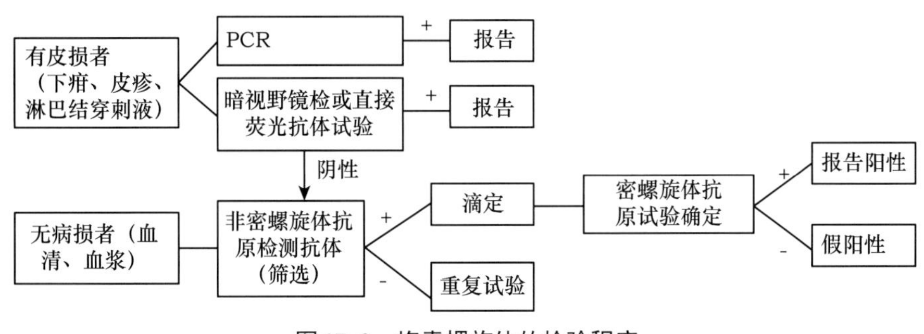


图17-3　梅毒螺旋体的检验程序

**3. 检验方法**

（1）形态检查　取患者病灶标本制成湿片，暗视野显微镜观察，如见有运动活泼，呈旋转、蛇形、前后伸缩等运动的螺旋体，即有诊断意义。

（2）抗体检测　当人体感染梅毒螺旋体4~10周，血清中可产生一定数量的抗类脂质抗原的非特异性反应素和抗梅毒螺旋体抗原的特异性抗体。根据检测所用抗原不同，分为两大类。

1）非梅毒螺旋体抗原　血清试验用正常牛心肌的心类脂作为抗原检测患者血清中的反应素（抗类脂质抗体）。初期梅毒病灶出现1~2周时，即可测出反应素。本试验所用抗原是非特异性的，检测抗体时应排除假阳性反应，结合病史、临床表现及多次的试验结果进行分析。

2）梅毒螺旋体抗原　血清试验用梅毒螺旋体抗原检测患者血清中的特异性抗体，该试验特异性高。常用下述两种方法：①荧光密螺旋体抗体吸收试验（FTA-ABS），荧光密螺旋体抗体为间接荧光抗体，其敏感性及特异性均高，常用于梅毒的早期诊断；②梅毒螺旋体明胶颗粒凝集试验（TPPA），该实验是梅毒螺旋体抗体微量血凝试验（MHA-TP）的改良，将提纯的梅毒螺旋体特异性抗原包被在明胶颗粒上减少非特异性交叉反应。

## 三、其他常见螺旋体

其他常见螺旋体，有伯氏疏螺旋体和回归热螺旋体等。

### （一）伯氏疏螺旋体

属于疏螺旋体属，是螺旋体属中最细长的螺旋体，有5~10个稀疏不规则的螺旋，两端稍尖。暗视野显微镜下可见滚动、扭曲、抖动的螺旋体。主要引起莱姆病，是一种以游走性红斑皮损为特征的自然疫源性疾病。由于莱姆病患者血液中的伯氏疏螺旋体数量低于镜检水平，故直接镜检比较困难。临床上常用血清学试验，多用免疫荧光和ELISA检测特异性抗体，也可用PCR、蛋白印迹法进行分析。

### （二）回归热螺旋体

属于疏螺旋体属，有3~10个稀疏不规则的螺旋，运动活泼。回归热疏螺旋体抗原结构最大的特点是极易变异，不同地区分离出的菌株甚至同一患者在两次发热期中所分离出的菌株其抗原性也有差异。主要以节肢动物为媒介引起人类回归热，症状为高热、头痛、恶心、恶寒、战栗，发热持续一周骤退，间隔1~2周发作，如此反复数次。检验回归热螺旋体主要依靠直接镜检。在患者急性发热期采集血液制成湿片用暗视野显微镜观察可初步诊断。

扫码“学一学”

# 第二节　支原体

支原体（Mycoplasma）是一类没有细胞壁，形态上呈高度多态性，能通过细菌滤器，在人工培养基上能生长繁殖的最小的原核细胞型微生物。由于它们能形成有分支的长丝，故称之为支原体。支原体在自然界分布广泛，从人体分离出的有至少16种，其中5种对人有致病性，分别是肺炎支原体、人型支原体、生殖器支原体、穿通支原体和解脲脲原体。

## 一、生物学特性

### （一）形态与染色

一般大小为0.2~0.3μm，很少超过1.0μm，因缺乏细胞壁，支原体呈高度多形性，可成球形、杆状或丝状。革兰染色阴性，但不易着色，常用吉姆萨染色，呈淡紫色。

### （二）培养特性

支原体的营养要求较一般细菌高，除基础营养物质外，培养基还需加入10%~20%的小牛或马的血清、新鲜的酵母浸液、青霉素G及pH指示剂。支原体对低渗透压敏感，最适pH为7.8~8.0（解脲脲原体最适pH为6.0~6.5），需氧或兼性厌氧，生长缓慢。在固体培养基上培养，人型支原体、解脲脲原体需培养2~4天，肺炎支原体需要21天或更久才能形成直径10~100μm的菌落，初次分离菌落细小，呈草莓状，反复穿戴呈典型的“油煎蛋”样菌落（图17-4）。

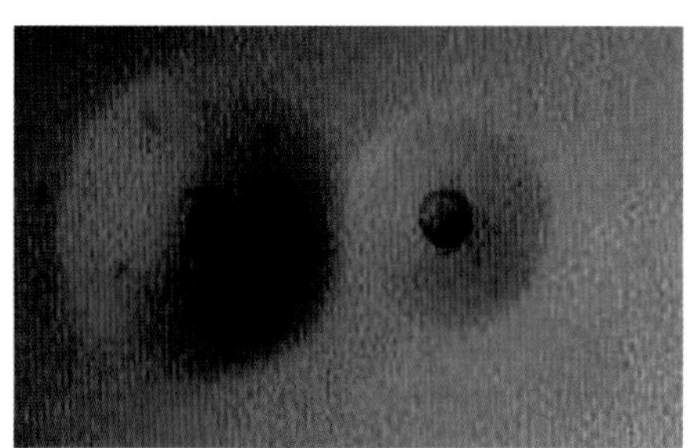

图17-4　支原体的油煎蛋样菌落

**考点提示**　支原体的形态及培养特性。

### （三）生化反应

根据能否分解葡萄糖、水解精氨酸和尿素可初步鉴定支原体（表17-1）。

表17-1　支原体生化反应鉴别

| 支原体种类 | 葡萄糖 | 精氨酸 | 尿素 |
| --- | --- | --- | --- |
| 肺炎支原体 | + | - | - |
| 人型支原体 | - | + | - |
| 生殖道支原体 | + | - | - |
| 解脲脲原体 | - | - | + |

### （四）抗原构造

肺炎支原体的抗原结构主要是细胞膜的糖脂抗原和蛋白质抗原，包膜外层蛋白质是支原体的主要型特异性抗原，其抗原性用生长抑制试验（growth inhibition test，GIT）与代谢抑制试验（metabolism inhibition test，MIT）鉴定。

### （五）抵抗力

支原体没有细胞壁，因此对抑制细胞壁合成的抗生素，如青霉素、环丝氨酸等不敏感，故常在分离培养基中加入青霉素（1000IU/ml）。对理化因素敏感，对热、干燥敏感，50℃ 30分钟可致死亡，干燥的标本很难分离出支原体。耐冷，液氮或-70℃能长期保存。

## 二、临床意义

肺炎支原体主要通过呼吸道飞沫传播，可引起约20%的社区获得性肺炎。典型的临床综合征为气管支气管炎，常伴有上呼吸道表现，约1/3感染者会发展为原发性非典型肺炎，潜伏期通常为2~3周。肺炎支原体感染引起的肺外并发症包括脑膜脑炎、上行性麻痹、横贯性脊髓炎、溶血性贫血、关节炎等。人型支原体、解脲脲原体和生殖道支原体可通过性接触传播，可引起人体泌尿生殖系统的感染，常见疾病为非淋菌性尿道炎、睾丸附睾炎、慢性前列腺炎、阴道炎、宫颈炎等。

## 三、微生物学检验

### （一）标本采集

一般可取患者的痰液、咽拭子、鼻咽洗液、支气管分泌物、尿道和子宫颈拭子及分泌物等。因支原体有黏附细胞作用，最好采用拭子标本。支原体对干燥敏感，取材后应立即接种或置于转运培养基中（蔗糖磷酸盐缓冲液），存4℃冰箱能保存72小时，液氮或-70℃能长期保存。

### （二）检验程序　见图17-5。

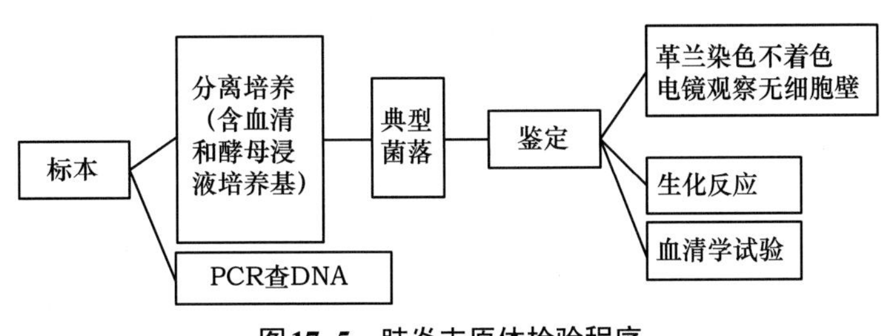


图17-5　肺炎支原体检验程序

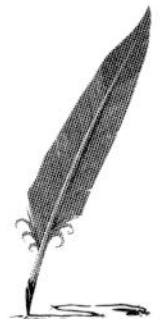

### （三）检验方法

**1. 形态检查**　革兰染色不易着色，电子显微镜观察无细胞壁，易于细菌鉴别。体液标本离心后荧光染色有助于支原体观察，但无特异性。

**2. 分离培养与鉴定**

（1）肺炎支原体的分离培养与鉴定

1）分离培养　常用的培养基是以牛心消化液为基础，另加入20%小牛血清以及新鲜酵母浸液制成的液体或固体培养基。液体培养基置于空气中37℃培养，固体培养基置于5%~10% $CO_2$环境下培养。初次分离生长缓慢，一般10天左右长出菌落，常呈致密圆形而不出现“油煎蛋”样，需经过数次传代后，才会出现典型菌落。肺炎支原体的分离培养阳性率不高，有时需要20天或更长时间，对临床快速诊断的意义不大，但对流行病学调查有重要意义。

2）鉴定　尽管形态染色、菌落特征、生化反应等不足以用于支原体鉴定，但可为其鉴定提供线索。用Diene染色支原体菌落中心为翠蓝色，边缘浅蓝色，且不易褪色，其他细菌菌落不着色。肺炎支原体分解葡萄糖，不分解精氨酸，在含葡萄糖的液体培养基中生长产酸，使酚红指示剂变黄，尿素试验阴性。

①溶血试验：在生长有疑似肺炎支原体的专用平板上，加一层8%豚鼠红细胞琼脂，37℃过夜，如在菌落周围出现溶血环者为阳性。

②生长抑制试验：将含有可疑肺炎支原体菌落的琼脂块切下，转种于专用液体培养基中，孵育一周后，吸取0.3ml培养液，涂布于专用固体培养基上，待稍干后，再贴上浸有肺炎支原体抗体滤纸片，37℃孵育下，平板上出现抑制生长环者为阳性，该试验特异性高于其他试验。

（2）解脲脲原体的分离培养与鉴定

1）分离培养　取0.1~0.2ml标本接种于pH 6.0 ± 0.5含有酚红指示剂和尿素的液体培养基中（应立即接种，如不能立即接种，应将标本放置在4℃冰箱保存，最多不超过12小时）37℃孵育，观察颜色变化，由黄变红者为阳性。

2）鉴定　解脲脲原体在液体中不出现菌膜、浑浊及沉淀生长现象，如培养基出现浑浊，说明有杂菌污染。解脲脲原体不能分解葡萄糖和精氨酸，但可分解尿素产氨释放氨气。

①代谢抑制试验：解脲脲原体可分解尿素，当加入特异性抗体后，可抑制相对应血清型菌株生长，培养基中酚红指示剂不显色。

②生长抑制试验：同肺炎支原体鉴定操作。

**3. 鉴别**　支原体应与细菌L型相鉴别（表17–2），细菌L型在去除诱因（如抗菌药物）后可返回原菌，染色后易褪色。

**表17–2　支原体与细菌L型的异同点**

| 生物性特性 | 支原体 | 细菌L型 |
|---|---|---|
| 菌落大小 | 小，0.1~0.3mm | 大，0.5~1.0mm |
| 培养特性 | 一般培养 | 高渗培养 |
| 形态 | 多形性，大小基本一致 | 多形性，大小悬殊 |
| 细胞壁 | 无 | 无 |
| 细胞膜 | 含有高浓缩胆固醇 | 不含有胆固醇 |

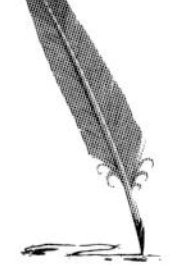

扫码"学一学"

# 第三节　衣原体

衣原体（Chlamydia）是一类体积较小，严格细胞内寄生，能通过细菌滤器，有独特发育周期的原核细胞型微生物。衣原体广泛寄生于人类、哺乳动物及禽类，这些生物成为衣原体的自然宿主，只有少数衣原体能够引起人类疾病，代表菌种为沙眼衣原体。

## 一、生物学特性

### （一）发育周期与形态、染色

衣原体在宿主细胞内生长繁殖时，有特定的发育周期，是双向生活周期，以两种发育类型存在：①原体（elementary body，EB），是衣原体细胞外存在形式，较小，卵圆形（直径0.25~0.25μm），中央有一致密的拟核，有较致密而坚韧的细胞壁，是发育成熟的衣原体。Geimsa染色呈紫色。无繁殖能力，新陈代谢缓慢，具有高度的感染性。②网状体（reticulate body，RB），又称始体，是大而疏松，圆形（直径0.5~1.0μm）或不规则形，中央成纤细的网状结构，无致密拟核，缺乏细胞壁。Geimsa染色呈蓝色。始体为宿主细胞内的繁殖体，代谢活泼，不能在细胞外存活，无感染性（图17-6）。

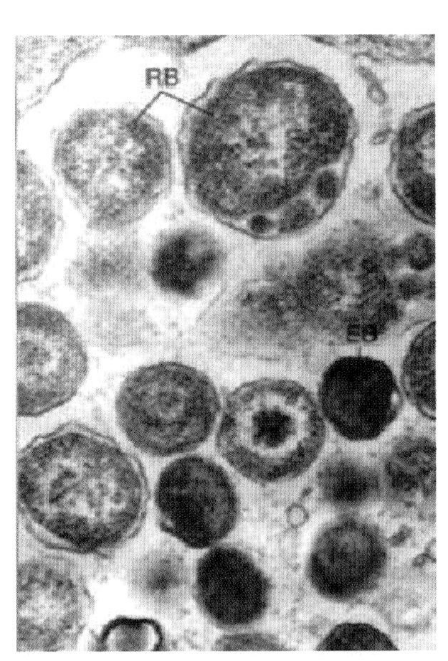

**图17-6　原体和始体（电镜）**

原体与易感宿主细胞表面的特异性受体吸附后，通过吞噬作用进入细胞内，形成细胞膜包裹的吞噬小泡，阻止吞噬溶酶体融合，原体在小泡内细胞壁变软、增大形成始体。经过6~8小时，始体二分裂增殖，在细胞膜包裹的空泡内聚集、扩增，即称为包涵体（inclusion bodies）。感染后18~24小时网状体浓缩成具有坚韧细胞壁的原体，最后细胞破裂释放原体，原体可再感染其他细胞，开始新的发育周期。每个发育周期需48~72小时，由于发育时期不同，包涵体的形态和大小都有差别。

**考点提示**　衣原体具有原体、始体两个发育阶段。

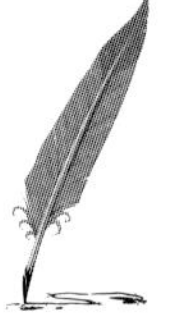

### （二）培养特性

衣原体的培养方法有细胞或组织培养、鸡胚培养和动物培养。大多数衣原体能在6~8天龄鸡胚或鸭胚卵黄囊中生长繁殖，并可在卵黄囊膜中找到包涵体及特异性抗原。目前最常用的方法是细胞培养法，是诊断衣原体的金标准，常用细胞株为Hela-299和McCoy等。沙眼衣原体可接种于经放线菌酮处理过的单层McCoy细胞，鹦鹉热衣原体和肺炎衣原体可用Hela-299细胞培养。

### （三）抗原构造

衣原体有属特异性抗原、种特异性抗原和型特异性抗原等三种。①属特异性抗原：主要存在于细胞壁中的脂多糖中，是所有衣原体都具有的共同的抗原；②种特异性抗原：位于主要外膜蛋白上；③型特异性抗原：根据主要外膜蛋白可变区氨基酸序列的变化，可将衣原体分为不同的血清型。

### （四）分类

根据抗原组成和DNA同源性等，将衣原体分为1属4种：沙眼衣原体、鹦鹉热衣原体、肺炎衣原体和兽类衣原体。其中沙眼衣原体有3个生物变种，即沙眼生物变种、性病淋巴肉芽肿生物变种和鼠生物变种。沙眼生物变种有14个血清型，性病淋巴肉芽变种有4个血清型。

### （五）抵抗力

衣原体抵抗力较弱，耐冷不耐热，56℃ 5~6分钟灭活，在-70℃可保存数年。对冷冻干燥有耐受性，此法保存30年以上仍可复苏。对常用消毒剂敏感，0.1%甲酚皂溶液30分钟，75%乙醇或2%甲酚5分钟均可灭活衣原体。对紫外线敏感，对大环内酯类和四环素等抗生素敏感。

## 二、临床意义

主要病原性衣原体为沙眼衣原体、肺炎衣原体和鹦鹉衣原体。

### （一）沙眼衣原体

沙眼衣原体不仅可致眼部感染，还可引起生殖泌尿系统感染、性病淋巴肉芽肿以及其他器官疾病。

**1. 沙眼** 沙眼亚种A、B、Ba和C血清型可引起人类沙眼。病原体在儿童之间或在密切接触的家庭成员间传播，主要通过眼-眼或眼-手-眼的途径进行直接或间接接触传播，如公用毛巾、衣物等。沙眼衣原体可感染眼结膜上皮细胞，引起局部炎症，早期症状为流泪、结膜充血、有黏液脓性分泌物等，后期转为慢性，出现结膜瘢痕、眼睑内翻、倒睫、角膜血管翳引起的角膜损害，影响视力，甚至失明。

**2. 包涵体结膜炎** 沙眼亚种B、Ba、D、Da、E、F、G、H、I、Ia、J及K血清型可引起人类包涵体结膜炎。病变类似沙眼，但不出现角膜血管翳，也无结膜瘢痕形成。新生儿包涵体结膜炎一般是由于婴儿通过产道时感染所引起，成人包涵体结膜炎多经眼-手-眼途径传播或接触污染的游泳池水而感染。

**3. 泌尿生殖道感染** 沙眼生物变种D-K血清型可引起人类泌尿生殖道感染，主要通过性接触传播。男性患者多表现为非淋菌性尿道炎，女性患者表现为尿道炎、宫颈炎、输卵管炎、盆腔炎等。在女性宫颈炎和男性尿道感染中，临床上常无症状，成为携带者。此外，

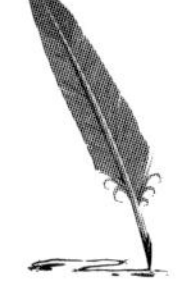

孕妇感染后可引起新生儿的感染。

### （二）肺炎衣原体

肺炎衣原体是人类呼吸道疾病的重要病原体。通过人与人之间飞沫传播，在家庭成员或人员密集处更易传播。肺炎衣原体主要引起青少年的急性呼吸道感染，可引起肺炎、支气管炎等。常以发热、全身不适咽痛及声音嘶哑起病，数日后出现咳嗽，此时体温多已正常。

### （三）鹦鹉热衣原体

主要感染动物，一般存在于动物肠道，随粪便污染环境，人接触被感染的动物可引起呼吸道疾病。

## 三、微生物学检验

### （一）标本采集

**1. 沙眼衣原体**　根据不同症状采取不同标本。沙眼和包涵体结膜炎患者，用拭子在结膜上穹隆或下穹隆用力涂擦取分泌物，或取眼结膜刮片。泌尿生殖道感染患者采用生殖道拭子、宫颈刮片、精液或尿液标本。性病淋巴肉芽肿患者取淋巴结脓汁、直肠拭子或活检材料。采集的标本应在含有抗菌药物的蔗糖-磷酸盐运送培养基中快速送检，或在加入蔗糖-磷酸盐-谷氨酸盐培养基置-70℃或液氮保存。标本供直接检查及分离培养，若在2小时内接种，阳性检出率较高。

**2. 鹦鹉热衣原体**　取患者痰液或血液，如为血块，加肉汤或组织培养营养液制成10%悬液。由于其培养分离物易受污染，应该在其培养基中加入适当抗菌药物以抑制其他杂菌的生长。

**3. 肺炎衣原体**　常取咽拭子标本或支气管肺泡灌洗液、耳或鼻咽部的吸取物、漱口水。标本置于转运培养基冷藏送检，24小时内接种或置-70℃保存。血液标本尤其是外周血单核细胞可做肺炎衣原体的核酸诊断。

### （二）检验程序　见图17-7。

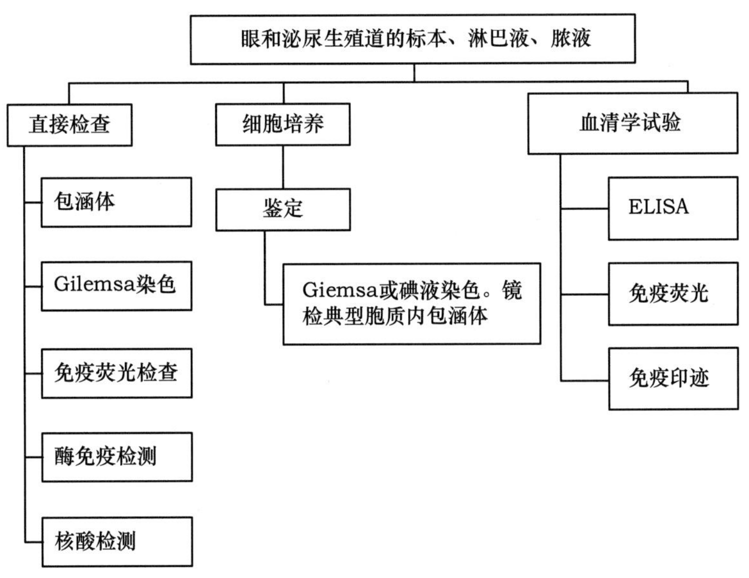


图17-7　衣原体检验程序

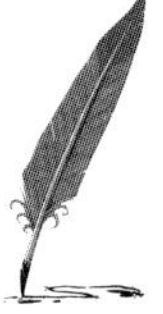

### （三）检验方法

**1. 直接检查** 方法简便、快速，但有假阳性反应且反应是非特异性，因此在疾病检查时，应有阳性和阴性对照，诊断时要非常慎重。

（1）显微镜检查 在标本中上皮细胞内发现典型包涵体对诊断有参考意义。可用Giemsa染色，原体染成紫红色，始体呈蓝色，但此法敏感性较低。

此外，用免疫荧光检查，用直接法荧光抗体（DFA）染色检测上皮细胞内的典型衣原体抗原。

（2）酶免疫检测 应用单克隆抗体或多克隆抗体检测衣原体中的脂多糖（LPS），此种方法能在数小时内完成检验，适用于同时检测大量标本。

（3）核酸检测

1）核酸杂交技术 应用特异性探针与模板中的特定序列进行杂交，显著增加了检测的敏感性，此方法检测只需1小时，且无放射性危害。可推荐用于宫颈拭子和尿道拭子标本检测诊断生殖道沙眼衣原体感染的方法；

2）PCR技术 具有高度敏感性和特异性。常用方法有：实时荧光定量PCR、连接酶链反应（ligase chain reaction，LCR）、RNA恒温扩增等。

**2. 分离培养与鉴定**

（1）分离培养 衣原体为严格细胞内寄生，不能在人工培养基上生长，分离培养方法有鸡胚、细胞学和动物三种。目前最常用的是细胞培养法，是衣原体感染诊断的金标准。常用细胞株为Hela-229和McCoy，一般培养48~72小时后经Giemsa或碘染色可在细胞内查到包涵体、原体和始体颗粒；也可用单克隆抗体做直接或间接荧光观察，并计算包涵体数目。细胞培养法操作烦琐、培养时间长、费用高昂且易受到标本采集、运输、保存和实验室技术的限制，临床实验室多采用非培养的诊断方法，以协助临床诊断。

（2）鉴定 衣原体培养48小时后，可用单克隆抗体作直接或间接免疫荧光染色观察，并计算包涵体数目。若第一代培养物包涵体阴性，则盲传至第二代，48小时后再取片，染色镜检。若第二代仍未见包涵体则盲传至第三代，接种48小时后取片、染色镜检。根据第三代的镜检结果，出现包涵体则为阳性，不出现则报告阴性。

抗体检测以微量免疫荧光试验（MIF）最为敏感，该试验阳性者50%以上可分离出肺炎衣原体，此方法检测特异性IgM和IgG抗体，有利于区别近期和既往感染，同时还能区别原发感染和再发感染。

**知识链接**

汤飞凡是中国第一代医学病毒学家，世界上发现重要病原体的第一个中国人。他分析了影响病毒分离的因素，选了链霉素和青霉素这两种抗生素，只作了8次试验就分离出了一株病毒。世界上第一株沙眼病毒被汤飞凡命名为TE8。1957年，他将TE8种进自己的一只眼睛，造成了典型的沙眼，并且为了观察全部病程，坚持了40多天才接受治疗，证明了TE8对人类的致病性，使沙眼的治疗和预防在短短几年里取得了前所未有的进展。

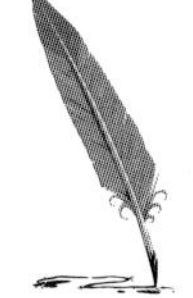

扫码“学一学”

# 第四节　立克次体

立克次体是一类与节肢动物关系密切的严格细胞内寄生的、革兰阴性的原核细胞型微生物。立克次体是为了纪念1909年研究斑疹伤寒时不幸献身的美国病理学家Howard T.Ricketts而命名。对人类治病的立克次体主要包括3个属，即立克次体科的立克次体属（Rickettsia）、东方体属（Orientia）、埃立克体属（Ehrlichia）。

## 一、普氏立克次体

普氏立克次体（R.prowazekii）隶属于立克次体属，是流行性斑疹伤寒（又称为虱传斑疹伤寒）的病原体。

### （一）生物学特性

普氏立克次体呈多形态性，以短杆形为主，大小为长0.6~2.0μm，宽0.3~0.8μm，在胞质内呈单个或短链状存在，革兰染色阴性，着色较淡。用Giménez染色法染色呈鲜红色，Giemsa法染色呈紫色或蓝色，Macchiavello法染色呈红色。常用染色效果较好的Giménez染色法（图17–8）。

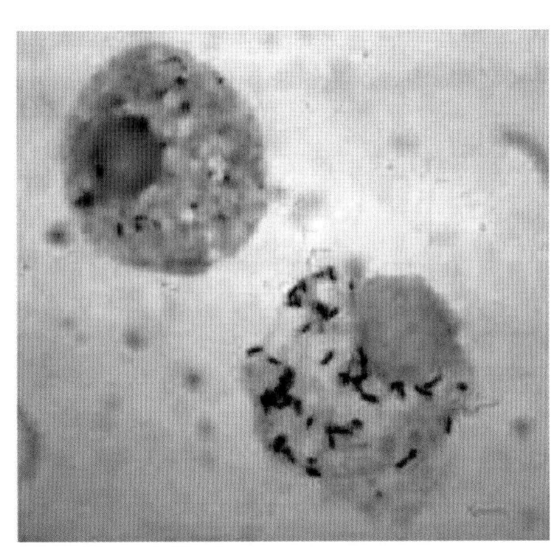

**图17–8　立克次体（Giemsa染色）**

普氏立克次体与其他绝大部分立克次体由于缺乏编码糖代谢、脂类生物合成、核酸合成及氨基酸合成的酶基因，必须寄生在活细胞体内，不能在无细胞的培养基上生长，不能独立地进行新陈代谢，必须借助宿主细胞的中间代谢物质转化成其本身所需要的物质和能量。以二分裂方式繁殖，生长缓慢，繁殖一代需要6~10小时。培养立克次体的方法有动物接种、鸡胚接种和细胞培养。最常用的方法是动物接种，可采用豚鼠和小鼠，多种病原性立克次体在豚鼠和小鼠体内生长繁殖良好。立克次体属可采用鸡胚成纤维细胞、L929细胞和Vero细胞进行分离培养与动物接种。鸡胚对病原体高度敏感，通常采用发育5~9日龄鸡胚作卵黄囊接种，于32~35℃孵育4~13天内死亡，鸡胚死亡时间与接种剂量大小直接相关。豚鼠常用作立克次体的初代分离，选择雄性豚鼠做腹腔接种，经一定潜伏期呈典型的热型曲线（40℃或以上），可维持数日。

普氏立克次体对理化因素的抵抗力较弱，对热敏感，56℃ 30分钟被即可被杀死，在

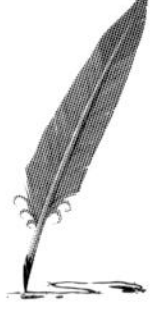

4℃的水溶液中24小时失去活性；耐低温和干燥，可在干虱粪中能保持活性两个月左右。对0.5%石炭酸和来苏敏感，5分钟可灭活；对四环素类和氯霉素类抗生素敏感。但磺胺可刺激其增殖。

### （二）临床意义

普氏立克次体是流行性斑疹伤寒的病原体，以患者为储存宿主，同时也是唯一的传染源，常以体虱为传播媒介在人群中进行传播，往往引起大流行。感染方式是虱—人—虱—人。体虱感染普氏立克次体后，在肠管上皮细胞内生长繁殖，并随粪便排出。体虱可因普氏立克次体感染而死亡，且不经卵感染子代，故仅是传染媒介而非储存宿主。当受感染的体虱叮咬人体时，立克次体随粪便排泄于人的皮肤上，人由于瘙痒而抓伤，粪中普氏立克次体从抓破的伤口进入人体。由于立克次的感染性在干燥的虱粪中能保持两个月左右，因此含有普氏立克次体的虱粪也可经空气侵入呼吸道或眼结膜使人感染（图17–9）。

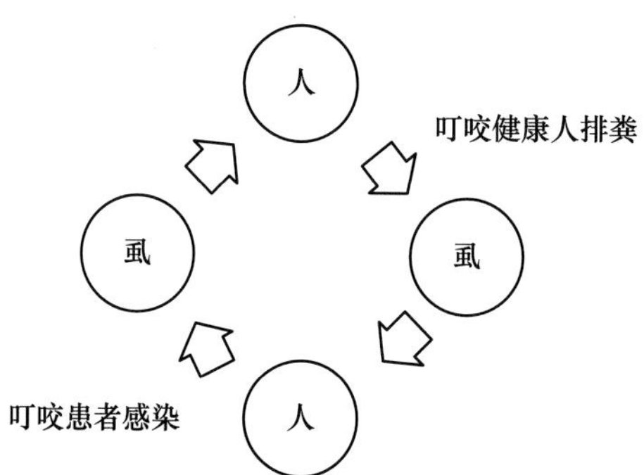


**图17–9　流行性斑疹伤寒的传播方式**

流行性斑疹伤寒的潜伏期为10~14天，起病急，患者多出现高热、剧烈头痛和周身疼痛，4~7天内出现皮疹。婴幼儿发病率低，多见于成年人感染，50岁以上的人发病率高，60岁以上的患者死亡率高。

### （三）微生物学检验

立克次体的共同特点：①大小介于细菌与病毒之间，光镜下呈多形性，主要为微小的杆状或球杆状，革兰染色阴性；②除少数外，全是专性活细胞内寄生；③菌体内同时含有DNA和RNA两类核酸物质；④以二分裂方式进行繁殖，立克次体在电子显微镜下可见细胞壁和细胞膜，细胞壁结构包含双层磷脂组成的外膜、肽聚糖以及由蛋白质、脂类和多糖组成的其他层次，不含磷壁酸，与革兰阴性菌的细胞壁相似，胞质内有核糖体和核质，无核膜与核仁，常用的染色方法有Giemsa法、Macchiavello法和Giménez染色法。

**1. 标本采集**

（1）血液标本　一般在发病急性期第一周内，尽量争取在使用抗生素之前才采血，采血后立即在患者床旁接种到培养基上。若在发病一周后采血，最好使血液凝固成块，将血块制成菌悬液接种，以免血清中可能存在的抗体或抗生素对病原体分离产生影响，同时留血清以供血清学诊断使用。做血清学诊断时，需在病程早期及病程恢复期分别采集患者血清，做双份血清试验。

（2）活检或尸检　可取肝、肺、脾、淋巴结、心瓣膜赘生物等标本，除制作印片供直接检查及一部分固定做病理检查外，分别研磨加稀释液制成10%~20%悬液，离心后取上清液接种。若考虑标本可能有细菌污染，可加青霉素室温作用半小时再制菌液。

**2. 检验方法**

（1）分离培养 由于标本中立克次体含量较低，直接镜检意义不大。常用来接种分离斑疹伤寒立克次体的实验动物为豚鼠，隔离饲养，以免交叉感染。将标本尽快接种在雄性豚鼠的腹腔内，每天同一时间测体温，接种后若体温>40℃或阴囊有红、肿，表示已发生感染。一半实验鼠在发热高峰时采血或解剖后取脏器制成悬液传代、接种至鸡胚卵黄囊，35℃孵育以培养立克次体；另一半实验鼠留至恢复期（一般在接种后28天）采血。

分离株常需要大量繁殖以制备抗原做进一步研究，或需要长期保存菌种，均采用鸡胚卵黄囊培养和细胞培养法。

（2）血清学检验 现在常用间接免疫荧光（IFA）试验，用已知立克次体抗原制片，以低稀释度的患者血清初筛，呈明亮颗粒的典型立克次体形态即为阳性。将患者病程早晚期各做双倍或四倍稀释测效价，如呈4~8倍增长者可明确诊断。

此外还可用外-斐反应和补体结合（CF）试验。外斐反应（变形杆菌$OX_{19}$抗原）的滴度≥1∶160或恢复期抗体滴度比早期增高≥4倍者可诊断为斑疹伤寒。但要结合临床症状慎重分析和判断，以排除假阳性。补体结合试验原来是立克次体病血清学诊断的经典试验，虽敏感性不如IFA，但特异性高。

ELISA间接法也是检测标本中特异性抗体的常用的方法，特别是检测IgM对早期诊断很有价值。

（3）分子生物学检测 可应用PCR检测或核酸探针检测。

## 二、斑疹伤寒立克次体

斑疹伤寒立克次体（R.typhi）隶属于立克次体属，是地方性斑疹伤寒（又称鼠型斑疹伤寒）的病原体。地方性斑疹伤寒可在世界各地散发，主要发生在非洲和南美洲。

### （一）生物学特性

斑疹伤寒立克次体比细菌小，呈多形态，可呈球状、球杆状、长杆状或长丝状，在感染细胞内大多聚集成团分布在胞质内。斑疹伤寒立克次体大小、形态同普氏立克次体，但少见链状排列。其染色性、结构、培养特性、抵抗力等也同普氏立克次体，但斑疹伤寒立克次体所致的豚鼠阴囊反应比普氏立克次体引起的要强。

### （二）临床意义

斑疹伤寒立克次体的主要储存宿主是鼠，主要传播媒介是鼠蚤和鼠虱，感染方式是鼠—蚤—人。立克次体长期寄生于鼠体使其隐性感染，鼠蚤吸疫鼠血后，立克次体进入鼠蚤消化道并在肠上皮细胞内繁殖，细胞破裂后将立克次体释出，混入蚤粪中，在鼠群间传播。鼠蚤只在鼠死亡后才离开鼠转向叮吮人血，而使人受感染。此外，带有立克次体的干燥蚤粪还可经口、鼻及眼结膜进入人体而致病。致病物质同普氏立克次体，所致疾病为地方性斑疹伤寒。地方性斑疹伤寒的临床症状与流行性斑疹伤寒相似，但发病缓慢，有8~12天的潜伏期，后出现发热和皮疹，病情较轻，很少累及中枢神经系统和心肌，病死率低于1%。

斑疹伤寒立克次体严格细胞内寄生，以细胞免疫为主，可出现二次立克次体血症。病愈后能获得牢固的免疫力，与普氏立克次体的感染有交叉免疫力。

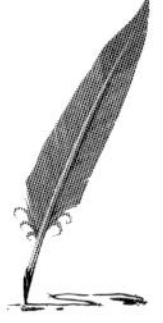

### （三）微生物学检验

同普氏立克次体。

## 三、恙虫病立克次体

恙虫病立克次体（R.tsutsugamushi）又名恙虫病东方体（O.tsutsugamushi）隶属于东方体属，是恙虫病的病原体，属于自然疫源性疾病。

### （一）生物学特性

恙虫病立克次体呈多形性，以球杆装或短杆状常见，大小为长0.5~1.5μm，宽0.2~0.6μm。革兰染色阴性，Giemsa染色呈紫红色，Macchiavello染色呈蓝色，Giménez染色呈暗红色。恙虫病立克次体是专性细胞内寄生的微生物，可采用小鼠腹腔接种、鸡胚卵黄囊接种和细胞接种。常用的原代细胞有地鼠肾细胞、睾丸细胞等，传代细胞有L929细胞和Vero细胞。

### （二）临床意义

恙虫病立克次体主要引起人类恙虫病，主要流行于东南亚、西南太平洋岛屿。近年来，我国东北、华北均发现有该病的流行。本病属于自然疫源性传染病，传染源为野鼠和家鼠，传播媒介为恙螨，同时恙螨的幼虫需要吸取一次人或动物的淋巴液或组织液才能继续发育，因此恙螨也是恙虫病立克次体的储存宿主。恙虫病立克次体寄居在恙螨体内，可经卵传播，患者被恙螨叮咬后，可感染恙虫病立克次体，经过7~10天潜伏期，突然发病，表现为高热、寒战、头痛、肌痛，被叮咬处出现红色丘疹，后形成水疱，破裂后发生溃疡，周围有红晕，上覆盖黑色痂皮，是恙虫病的特征之一。

### （三）微生物学检验

**1. 标本采集** 取急性期患者的血液接种于小鼠腹腔，濒死时取腹膜或脾脏作涂片，经姬姆萨染色或荧光抗体染色镜检。

**2. 检验程序** 见图17-10。

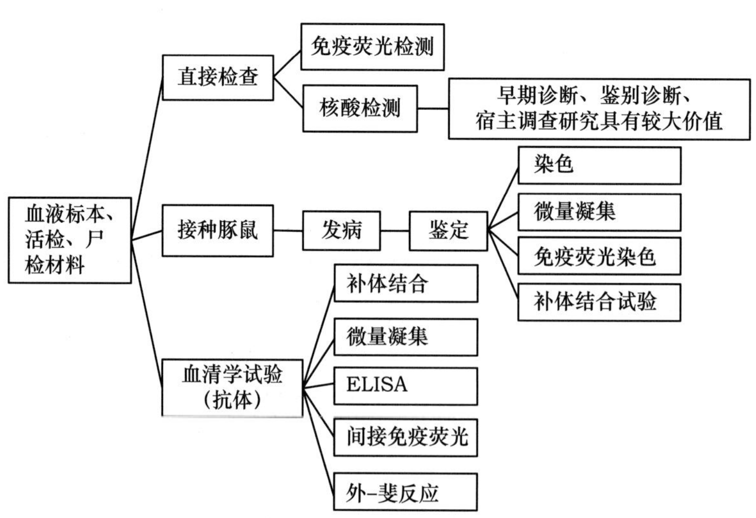


图17-10 斑疹伤寒立克次体检验程序

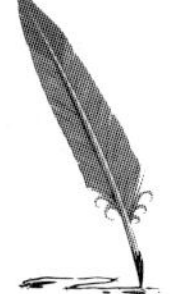

**3. 检验方法**

（1）外－斐反应　患者单份血清对变形杆菌$OX_k$凝集效价≥1∶160或恢复期抗体效价比早期增高4倍以上者有诊断意义。最早第4天出现阳性，3~4周达高峰，5周后下降。

（2）补体结合试验　应用当地代表株或多价抗原，特异性高，抗体持续时间长，可达5年左右。效价1∶10为阳性。

（3）间接免疫荧光试验　测定血清抗体，起病第1周末开始出现抗体，第2周末达高峰，阳性率高于外－斐反应，抗体可持续10年，对流行病学调查意义较大。

**考点提示**　双份血清试验，效价至少有4倍以上增长有诊断意义。

## 本章小结

钩端螺旋体导致钩端螺旋体病；梅毒螺旋体导致梅毒；伯氏疏螺旋体引起莱姆病；回归热疏螺旋体引起回归热。几种螺旋体鉴定主要靠镜检和血清学检查。梅毒螺旋体血清学诊断试验以非梅毒螺旋体抗原试验进行过筛试验，以梅毒螺旋体抗原试验做确认试验。

支原体是最小的可人工培养的原核微生物，鉴定主要靠形态、菌落、生化反应和生长试验。引起人类疾病的衣原体主要有沙眼衣原体、肺炎衣原体、鹦鹉热衣原体。鉴定包括直接细胞学检查、血清学检测和分子生物学检测。

立克次体可引起流行性斑疹伤寒、地方性斑疹伤寒和恙虫病。普氏立克次体和斑疹伤寒立克次体与变形杆菌$OX_{19}$和$OX_2$株有共同的耐热多糖抗原，恙虫病立克次体与普通变形杆菌$OX_K$有共同多糖抗原，可用外－斐反应诊断立克次体病。

## 习　题

扫码“练一练”

**一、单项选择题**

1. 下列能在无生命培养基上繁殖的最小微生物是

A. 病毒　B. 衣原体　C. 支原体　D. 立克次体　E. 螺旋体

2. 螺旋体属于

A. 细菌　B. 支原体　C. 衣原体　D. 病毒　E. 真菌

3. 下列不能通过性接触传播的病原体是

A. 淋球菌　B. 梅毒螺旋体　C. 沙眼衣原体

D. 溶脲衣原体　E. 钩端螺旋体

4. 显微镜凝集试验常用于检验的是

A. 回归热疏螺旋体　B. 奋森疏螺旋体　C. 雅司螺旋体

D. 梅素螺旋体　E. 钩端螺旋体

5. 衣原体的繁殖形式是

A. 中介体　B. 内基小体　C. 网状体

D. 原体　E. Dane颗粒

6. 立克次体与细菌的不同点是
A. 繁殖方式
B. 细胞结构
C. 培养方式
D. 核酸类型
E. 对抗生素敏感
7. 支原体与L型细菌的不同点是
A. 都能通过除菌滤器
B. 都缺乏细胞壁
C. 对青霉素都有耐受性
D. 需要胆固醇才能生长
E. 都有致病性
8. 一名怀疑为衣原体肺炎的儿童，进一步确诊的最佳方案是
A. PCR检查肺炎衣原体特异性核酸
B. 鸡胚接种分离肺炎衣原体
C. ELISA检查肺炎衣原体特异性抗体
D. 细胞培养分离衣原体
E. PCR和ELISA分别检查肺炎衣原体特异性核酸及特异性抗体
9. 原发性非典型肺炎的病原体是
A. 肺炎链球菌
B. 肺炎支原体
C. 结核分枝杆菌
D. 肺炎衣原体
E. 嗜血流感菌
10. 做血培养的采血时机是
A. 发热初期或高峰期
B. 使用抗生素后
C. 发热结束后
D. 发热前3小时
E. 发热前2小时
11. 能引起沙眼的病原体是
A. 沙眼衣原体沙眼亚种
B. 沙眼衣原体LGV亚种
C. 沙眼衣原体鼠亚种
D. 肺炎衣原体
E. 鹦鹉热衣原体
12. 关于螺旋体的特征，下列说法错误的是
A. 除钩体外，人工培养较为困难
B. 属于原核细胞型微生物
C. 通常用暗视野显微镜观察其形态
D. 细胞壁缺失后仍可存活
E. 以二分裂方式进行增殖
13. 衣原体感染的传播方式不包括
A. 呼吸道传播
B. 性接触传播
C. 垂直传播
D. 直接接触传播
E. 粪–口途径传播
14. 常用于螺旋体染色的方法是
A. 革兰染色
B. 抗酸染色
C. 瑞士染色
D. 镀银染色
E. 吉姆萨染色

15. 疑为立克次体感染的患者，有诊断意义的实验室检查是

A. X线检查

B. 变形杆菌$OX_{19}$凝集试验

C. 肥达反应

D. 血液培养

E. 检测血清中抗登革病毒的IgM抗体

## 二、简答题

如何区分梅毒血清学诊断试验的过筛试验和确认试验？

（丰秀妮）

# 第三篇

# 真菌检验

# 第十八章

# 真菌基本特性

扫码"学一学"

**学习目标**

1. **掌握** 真菌的形态与结构和培养特性。
2. **熟悉** 真菌的繁殖方式；真菌的变异性与抵抗力。
3. **了解** 真菌的致病性与免疫性；真菌的防治原则。
4. 能运用真菌培养特性知识进行真菌培养。

**案例讨论**

**【案例】**

患者，男，因手指机械斩伤入院，采集伤口分泌物做常规培养，第2天细菌室报告培养出真菌，涂片亦可见真菌孢子及菌丝。因患者无发热及感染症状，且伤口愈合良好，医生怀疑培养结果的可靠性，与细菌室联系后无菌采集标本复查，培养出同一种真菌。细菌室工作人员与临床医生沟通，从该病区拿回同一批次的两个试管到细菌室做革兰染色，结果有1个棉棒上发现真菌孢子及菌丝。

**【讨论】**

1. 该患者培养出的是污染菌还是致病菌？
2. 如何正确区分致病菌与污染菌？

真菌（*fungus*）是一类真核细胞型微生物，具有典型的细胞核，有核膜和核仁，胞质内有完整的细胞器，不含叶绿素，无根、茎、叶的分化，细胞壁含有几丁质和β-葡聚糖。真菌大多数为多细胞，少数为单细胞，以腐生或寄生方式摄取营养，分布广泛，种类繁多，有10余万种，其中大多对人有利，危害人类健康的真菌约300余种，分为病原性真菌、条件致病性真菌、产毒性真菌及致癌真菌四类。近年来，由于抗生素等的大量使用、介入性诊疗技术和器官移植等的开展，真菌感染的发生率急剧上升，受到医学界的广泛关注。

## 第一节　真菌的形态结构

真菌属于真菌界，最新的分类法把真菌界分为4个门，分别为子囊菌门（Ascomycota）、

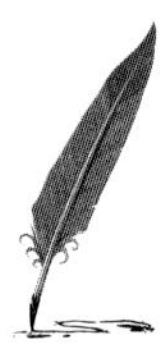

担子菌门（Basidiomycota）、壶菌门（Chytridiomycota）和接合菌门（Zygomycota）。此外，由于卡氏肺囊虫（Pneumocystiscarinii，PC）囊虫壁的超微结构类似真菌，大多数学者认为其属于真菌，称之为卡氏肺孢菌。

真菌比细菌大几倍至几十倍，可以用普通光学显微镜观察。由于细胞壁主要化学成分为几丁质和 β－葡聚糖，真菌通常对青霉素或头孢菌素不敏感，而对作用于葡聚糖的卡泊芬净敏感。此外，真菌细胞膜的主要成分是麦角固醇，因此真菌对两性霉素B和氟康唑、酮康唑等唑类药物敏感。

真菌按形态可分为单细胞真菌和多细胞真菌两类。单细胞真菌呈圆形或卵圆形，以出芽方式繁殖，如酵母菌或类酵母菌，对人致病的主要有新生隐球菌和白假丝酵母菌。多细胞真菌由菌丝和孢子组成，菌丝伸长分枝，交织成团，称丝状菌，又称霉菌，对人致病的有皮肤癣菌等。有些真菌，如球孢子菌、组织胞浆菌、芽生菌和孢子丝菌等，在不同的环境条件（营养、温度、氧气等）下，可发生单细胞真菌与多细胞真菌两种形态的相互转变，称为二相性真菌（dimorphic fungus）。二相性真菌在体内或在含有动物蛋白的培养基上37℃培养时呈酵母型菌落，在普通培养基25℃培养时则呈丝状菌落。

## 一、单细胞真菌

单细胞真菌本身即为一个真菌体，其菌体呈圆形或卵圆形，主要包括酵母菌（yeast）和酵母样真菌（yeast-like fungi），其形成的菌落为酵母型或类酵母型。

### （一）酵母菌

酵母菌不产生菌丝，由母细胞以出芽方式繁殖，其菌落与细菌菌落相似。

### （二）酵母样真菌

母细胞以出芽方式繁殖，产生的芽生孢子持续延长，但不与母细胞分离、不断裂，形成相互连接成藕节状较长的细胞链，可伸入培养基，称为假菌丝（pseudohypha）。酵母样真菌的菌落与酵母菌菌落相似，但在培养基内可见由假菌丝连接形成的假菌丝体。

## 二、多细胞真菌

多细胞真菌由菌丝（hypha）和孢子（spore）两大基本结构组成。其菌丝和孢子的形态和结构常因种类的不同而异，是鉴别真菌的重要依据。

### （一）菌丝

菌丝是由孢子出芽形成的。在环境适宜的条件下孢子长出芽管，逐渐延长呈丝状，称菌丝。菌丝在一定的间距形成横隔，称之为隔膜。根据隔膜的消长，菌丝可分为有隔菌丝和无隔菌丝。有隔菌丝有隔膜，菌丝由隔膜分成一连串的细胞，隔膜中央有孔，细胞质可自一个细胞流入另一个细胞，如曲霉、青霉和毛藓菌等大多数丝状真菌属于此类。无隔菌丝无隔膜，整条菌丝为单个细胞，细胞质内有多个细胞核，根霉和毛霉的菌丝属于此类。

菌丝可长出许多分支，交织成团称菌丝体。菌丝在培养基中生长，按其生长情况可分为营养菌丝和气生菌丝，伸入到培养基内获取营养的菌丝称为营养菌丝，露出培养基表面向空中生长的菌丝称为气生菌丝。部分气生菌丝可产生孢子，衍化为具有繁殖能力的繁殖

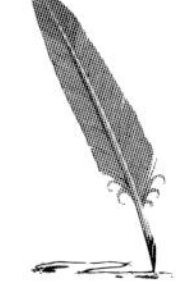

菌丝。菌丝可有多种不同的形态，如螺旋状、球拍状、结节状、鹿角状、梳状和关节状等，了解菌丝形态有助于真菌的鉴别（图18-1）。

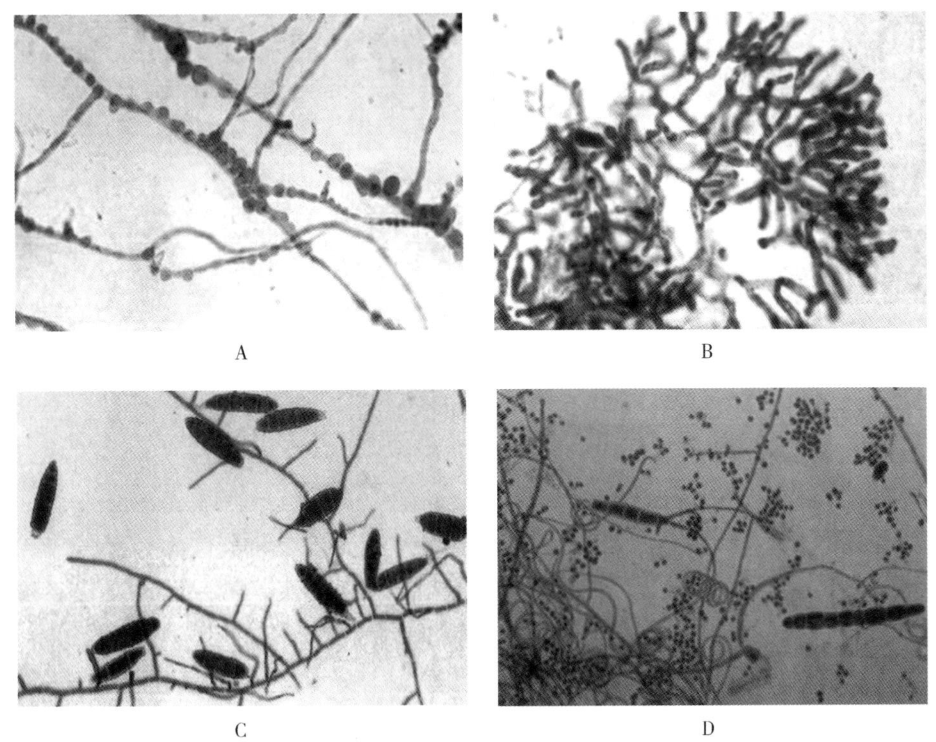

图18-1　真菌的各种菌丝

### （二）孢子

孢子是由菌丝产生的圆形或卵圆形结构，是真菌的繁殖结构，分为无性孢子与有性孢子。

**考点提示**　真菌的繁殖结构是孢子。

**1. 无性孢子**　是指不经两性细胞的配合而产生的孢子，由菌丝上的细胞直接分化生成或出芽形成。致病性真菌多为产生无性孢子，有分生孢子、叶状孢子和孢子囊孢子3种类型（图18-2）。①分生孢子：是真菌最常见的一种无性孢子。它首先在繁殖菌丝的末端分化形成分生孢子梗，然后在梗顶端或侧面产生分生孢子，根据孢子的大小和数量，可分为大分生孢子和小分生孢子。大分生孢子体积较大，多细胞性；小分生孢子体积小，单细胞性。②叶状孢子：是由菌丝细胞直接形成的。有芽生孢子、关节孢子和厚膜孢子3种类型。芽生孢子是以出芽方式形成的圆形或卵圆形孢子。芽生孢子长到一定大小即与母细胞脱离，若不脱离而相互连接成藕节状较长的细胞称为假菌丝，白假丝酵母菌、小球类酵母菌等均可产生芽生孢子；关节孢子由菌丝分化出现隔膜，且断裂成长方形的几个节段而成，多出现于陈旧培养物中；厚膜孢子也称厚壁孢子，由胞质浓缩，细胞壁增厚而形成，是真菌为躲避不利环境而形成的休眠细胞，当条件适宜时可再出芽繁殖。③孢子囊孢子：由菌丝末端膨大形成的一种囊状结构即孢子囊，内含许多孢子，毛霉、根霉及酵母菌样真菌等可产生孢子囊孢子。

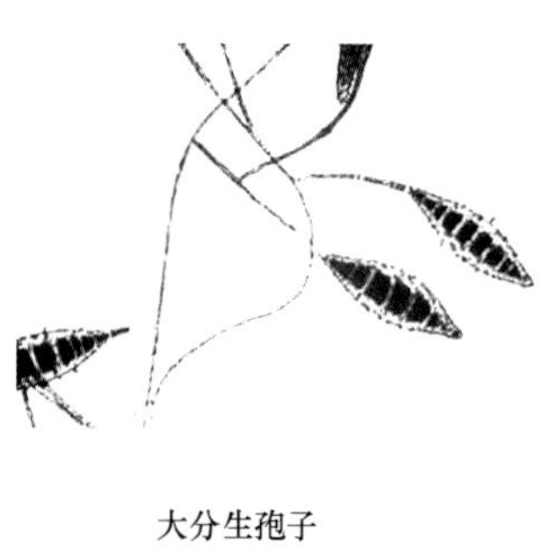
大分生孢子

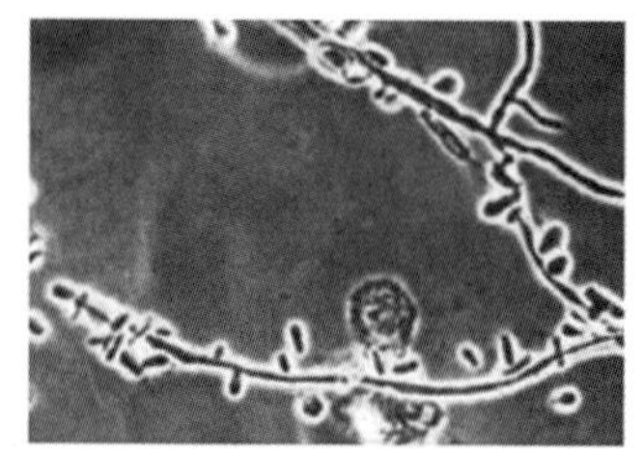
小分生孢子

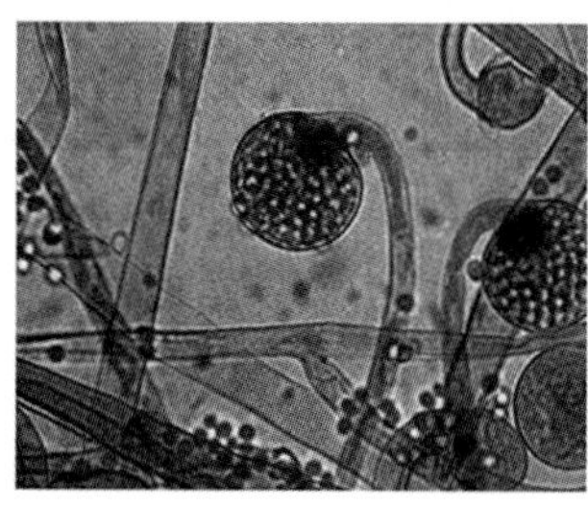
孢子囊孢子

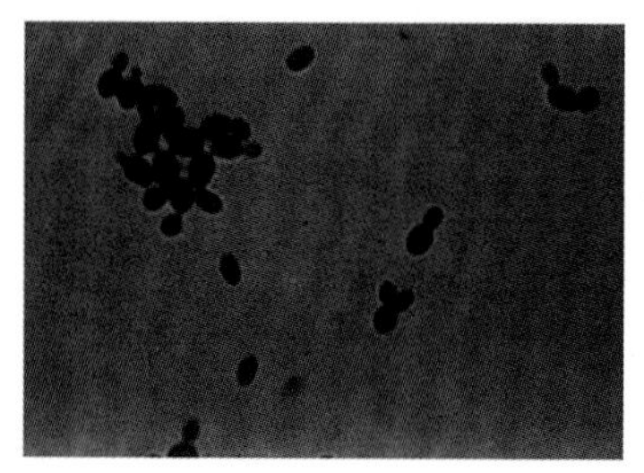
芽生孢子

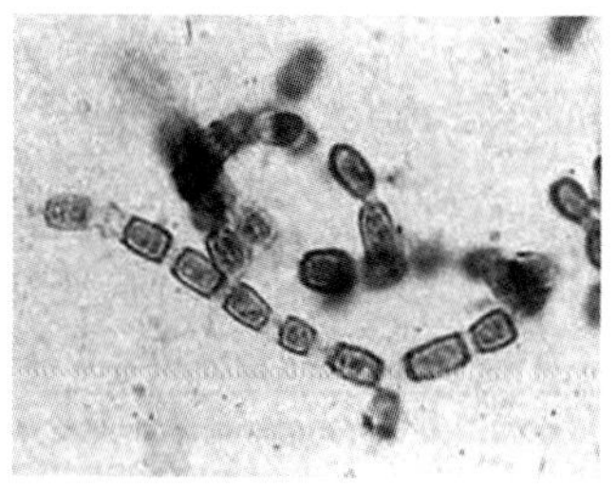
关节孢子

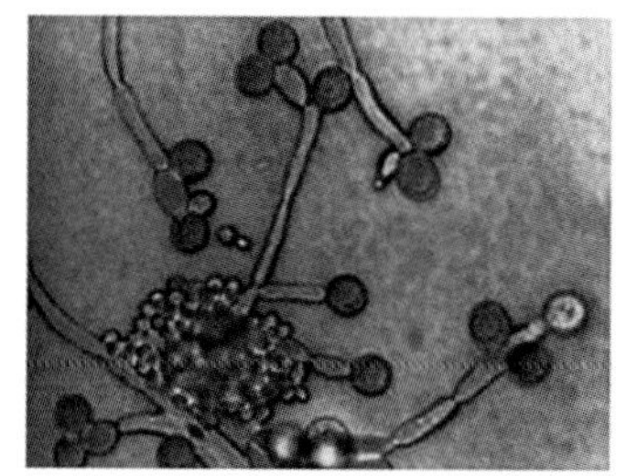
厚膜孢子

**图18-2　真菌的无性孢子**

**2. 有性孢子**　由同一菌体或不同菌体上的两个细胞融合（质配和核配）后形成，包括接合孢子、自囊孢子和担孢子。有性孢子绝大多数为非致病性真菌所有。

# 第二节　真菌的繁殖与培养

## 一、繁殖方式

真菌依靠孢子和菌丝进行繁殖，包括无性繁殖和有性繁殖两种方式，无性繁殖是主要的繁殖方式。

**1. 无性繁殖**　是指不经过两性细胞结合的繁殖方式，包括出芽繁殖、分裂繁殖、芽管繁殖和生隔繁殖4种形式。①出芽繁殖：单细胞真菌出芽，芽生的孢子脱离母细胞即完成繁殖，多见于酵母菌和酵母样真菌。②分裂繁殖：细胞分裂产生子细胞，此种繁殖类型不常见，有些二相性真菌体内繁殖属于此方式。③芽管繁殖：孢子出芽后产生芽管，芽管延长后形成菌丝。④生隔繁殖：分生孢子在分生孢子梗的某一段落形成隔膜，随后原生质浓缩

而形成一个新的孢子，此孢子可再独立繁殖。

**2. 有性繁殖**　是指经过两性细胞结合的繁殖方式，通常需经过质配、核配和减数分裂3个过程。质配指两个性细胞的细胞质与细胞核结合在同一个细胞中。核配指两个细胞的细胞核进行配合，形成二倍体细胞核。真菌从质配到核配之间的时间有长有短，这段时间称双核期，即每个细胞里有两个没有结合的细胞核，这是真菌特有的现象。核配后的二倍体细胞发生减数分裂，细胞核内染色体数目减半，恢复为原来的单倍体状态。

### 二、培养

真菌的营养要求不高，实验室常用沙保弱培养基进行培养，真菌的最适pH值为4.0~6.0，培养时需要较高的湿度和氧气。浅部真菌最适生长温度为22~28℃，某些深部感染真菌最适温度多为37℃。真菌生长缓慢，除酵母样真菌可在1~2天可长出菌落外，多数病原性真菌培养1~4周才出现典型菌落。真菌培养后可形成酵母型、酵母样型和丝状型3种菌落。

**考点提示**　培养真菌的常用培养基是沙保弱培养基。

**1. 酵母型菌落**　为单细胞真菌的菌落。形态与一般细菌菌落相似，但较大，为光滑、湿润、柔软、边缘整齐、乳白色的圆形菌落。显微镜下观察可见芽生孢子，无菌丝，如新型隐球菌的菌落。

**2. 酵母样型菌落**　也称类酵母型菌落，为单细胞真菌的菌落，外观同酵母型菌落。但在显微镜下可见呈藕节状的假菌丝，伸入培养基中，如白假丝酵母菌的菌落。

**3. 丝状菌落**　为多细胞真菌的菌落。菌落呈棉絮状、绒毛状或粉末状，并产生不同的色素，使菌落正背面示不同的颜色。丝状菌落的形态、结构和颜色是鉴别真菌的重要依据，见于大多数丝状真菌的菌落。

**知识拓展**

双相型真菌是指在不同的温度条件下可产生不同形态学特征的一类真菌，在35~37℃条件下孵育可形成酵母型菌落，在22~28℃条件下孵育则形成丝状菌落。常见的致病性双相型真菌有马尔尼菲青霉菌、申克孢子丝菌、皮炎芽生菌等。

## 第三节　真菌的感染与控制

与细菌和病毒相比，真菌的毒力较弱。但真菌侵入机体后可引起真菌感染、超敏反应和毒素中毒，有些真菌毒素甚至有致癌作用。

### 一、真菌的感染

根据感染部位，分为浅部真菌感染和深部真菌感染。浅部真菌感染主要由多细胞真菌引起，深部真菌感染多由单细胞真菌引起，真菌的致病形式主要有以下几种。

**1. 真菌感染**　目前已发现的致病性真菌和条件致病性真菌已有300多种。致病性真菌

感染多由外源性真菌引起，可导致浅部、皮下组织和深部真菌感染3类。条件致病性真菌感染多由内源性真菌引起，这类真菌毒力不强，感染多发生在机体免疫力下降时，如放化疗、肿瘤、AIDS和免疫缺陷患者等，在长期使用广谱抗生素、皮质激素和免疫抑制剂或应用导管、手术等过程中，易导致感染的发生。

**2. 超敏反应性疾病** 有些真菌如青霉菌、曲霉菌等，本身并不致病，但真菌孢子、菌丝、代谢产物及其他成分可作为变应原，经吸入、食入或接触可引起超敏反应。经消化道进入机体或经皮肤黏膜接触后，真菌的某些成分或代谢产物，可引起过敏性鼻炎、过敏性哮喘、荨麻疹、接触性皮炎等超敏反应。

**3. 毒素中毒** 某些真菌在粮食、油料作物和发酵食品等物体上生长，可产生毒素，目前已发现的真菌毒素达200多种。人类多因食入真菌污染的食物导致急性或慢性中毒。真菌毒素中毒极易引起肝、肾、神经系统功能障碍以及造血机能损伤。此外，某些真菌的毒素与致癌有关，其中以黄曲霉毒素最受关注，黄曲霉毒素的毒性很强，小剂量即可诱发肝癌。其他致癌的真菌毒素还有：灰黄霉素可诱发小鼠肝癌和甲状腺瘤，镰刀菌T-2毒素诱发大鼠胃癌、胰腺癌和脑肿瘤等。

## 二、真菌的控制

真菌对热的抵抗力不强，一般60℃经1小时即可杀死菌丝和孢子。真菌对干燥、日光、紫外线及一般消毒剂的抵抗力较强。但对1%苯酚溶液、2.5%碘酊、1%氧化汞及10%甲醛等较敏感。真菌对常用于抗细菌的抗生素不敏感。两性霉素B、灰黄霉素、制霉菌素、克霉唑、酮康唑等对多种病原性真菌有抑制作用。

在真菌感染，尤其是深部真菌感染过程中，人体对侵入的真菌有一定的天然免疫力，包括皮肤黏膜屏障、正常菌群拮抗作用、单核-巨噬细胞和中性粒细胞的吞噬作用，以及一些体液抗菌物质的作用。适应性免疫中，细胞免疫是机体除菌、杀菌及复原的关键，体液免疫对某些真菌感染也有一定保护作用。但一般来说，免疫力不强。

**1. 真菌感染的预防** 目前尚无特异性的预防方法。浅部感染真菌的预防主要是注意清洁卫生，避免直接或间接与患者接触。保持鞋袜干燥，防止皮肤癣菌滋生，预防足癣。深部感染真菌多为条件致病菌，预防主要是提高机体抵抗力，去除诱发因素，如：临床要合理选用抗生素，减少二重感染；在侵入性诊疗过程中要严格无菌操作，防止医源性感染；对应用免疫抑制剂、肿瘤及糖尿病、年老体弱的患者，更应该注意防止内源性感染。真菌性食物中毒的预防主要是加强市场管理和卫生宣传，严禁销售和食用发霉的食品。

**课堂互动** 真菌与实验室污染：绝大多数真菌对营养要求较低，室温条件下就能生长繁殖，因此很容易造成实验室污染，从而影响科研和医疗工作的正常进行。实验室污染真菌的主要原因：①不遵守微生物实验室规则或操作不慎引起污染，是造成实验室污染的主要原因；②在进行病原性真菌的研究和检验时，由于意外事故也可造成实验室污染；③空气中带有很多真菌孢子，可随气流进入实验室或操作对象引起污染。

**2. 真菌感染的治疗** 随着抗菌药物的不断应用及免疫缺陷患者的增加，真菌感染的发生率急剧上升。真菌易出现耐药，真菌感染的治疗应根据患者的基础状况、感染部位、真菌种类选择用药。临床常用抗真菌药物根据作用机制可分为：①作用于细胞壁的药物，如卡泊芬净、普拉米星及尼可霉素等；②作用于细胞膜的药物，如两性霉素B、制霉菌素、氟

康唑、酮康唑、克霉唑及伊曲康唑等；③作用于核酸、干扰DNA合成的药物，如5-氟胞嘧啶等；④其他，如大蒜新素及冰醋酸等。近年来，主要使用的氟康唑和伊曲康唑等抗真菌药物，对皮肤癣菌和深部感染真菌均有疗效。此外，研究发现灰黄霉素对小鼠具有致癌作用，使用时应注意。

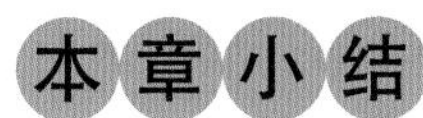

## 本章小结

真菌是一类不含叶绿素，无根、茎、叶的分化，具有典型细胞核和完整细胞器的真核细胞型微生物，包括单细胞真菌和多细胞真菌。对人致病的单细胞真菌主要有新型隐球菌和白色念珠菌，单细胞真菌主要以出芽方式进行繁殖。多细胞真菌由菌丝和孢子组成，如皮肤癣菌等。大多数真菌营养要求不高，在沙保弱培养基上生长良好，真菌生长缓慢，除酵母样真菌生长快以外，多数病原性真菌培养1~4周才出现典型菌落，真菌培养后可形成酵母型、酵母样型和丝状型3种菌落。致病性真菌和条件致病性真菌侵入人体后，可引起真菌感染、超敏反应性疾病和毒素中毒，某些真菌毒素还与致癌有关。细胞免疫是机体除菌、杀菌及复原的关键，体液免疫对某些真菌感染也有一定保护作用。预防皮肤癣菌主要是注意清洁卫生，治疗可局部使用特比萘芬、酮康唑等外用药。预防深部真菌病主要是提高机体免疫力，常用抗真菌药物包括唑类、多烯类、核苷类及棘白菌素类。

## 习　题

扫码“练一练”

### 一、单项选择题

1. 下列关于真菌生物学特性的描述中，错误的是
A. 常用沙保弱培养基分离　　B. 多细胞真菌和单细胞真菌都可引起致病
C. 只有菌丝具有繁殖能力　　D. 生长缓慢
E. 孢子分有性孢子和无性孢子

2. 鉴定多细胞真菌主要应用的检查方法是
A. 革兰染色镜检　　B. 真菌小培养检查
C. 墨汁负染色法　　D. 生化反应检查
E. 血清学检查

3. 真菌的选择性培养基中常添加以下哪些物质
A. 青霉素+庆大霉素　　B. 氯霉素+放线菌酮
C. 两性霉素B　　D. 放线菌素
E. 氟康唑或伊曲康唑

4. 下列能形成类酵母型菌落的是
A. 新生隐球菌　　B. 白假丝酵母　　C. 毛霉　　D. 烟曲霉　　E. 镰刀菌

5. 真菌孢子的主要作用是
A. 繁殖　　B. 抗吞噬　　C. 抵抗环境影响
D. 引起炎症反应　　E. 引起变态反应

6. 下列关于真菌致病性与免疫性的描述中，错误的是
A. 某些真菌可引起原发性感染
B. 真菌的孢子和菌丝可引起各种类型的超敏反应
C. 真菌在代谢过程中可产生毒素，引起中毒
D. 某些真菌产生的毒素具有致癌作用
E. 在抗真菌免疫中，体液免疫和细胞免疫均发挥主要作用
7. 下列关于真菌孢子的论述中，错误的是
A. 孢子对热和化学药品的抵抗力较低
B. 孢子产生后易散落于环境中
C. 孢子是真菌的休眠体，无繁殖作用
D. 孢子在环境中可存活很长时间
E. 分无性孢子和有性孢子两种类型
8. 关于真菌菌丝的特性，下列描述不正确的是
A. 菌丝本身无繁殖能力
B. 菌丝为管状，是真菌的结构成分
C. 菌丝可分为营养菌丝、气中菌丝和生殖菌丝
D. 许多菌丝交织在一起可形成菌丝体
E. 生殖菌丝可形成各种孢子
9. 预防皮肤癣菌感染的最好方法是
A. 接种真菌疫苗
B. 注射抗真菌抗体
C. 应用抗真菌淋巴细胞
D. 注射干扰素、胸腺素等细胞因子
E. 注意皮肤清洁卫生，避免与患者接触
10. 下列关于真菌的抵抗力的描述，错误的是
A. 对干燥、阳光和紫外线有较强的抵抗力
B. 对一般消毒剂比较敏感
C. 耐热，60℃ 1小时不能被杀死
D. 对抗细菌的抗生素均不敏感
E. 灰黄霉素、制霉菌素B可抑制真菌生长
11. 下列哪种孢子不是多细胞真菌产生的
A. 芽生孢子　　B. 厚膜孢子　　C. 关节孢子
D. 小分生孢子　　E. 大分生孢子

12. 一男患者，50岁，慢性肝炎、肝硬化病史30年。最近咳嗽、咳痰，来院就诊。血中AFP升高，临床诊断考虑肝癌。二次痰培养检出黄绿色菌落的真菌。镜检观察到有隔菌丝，分生孢子梗顶端膨大形成球形顶囊，小梗双层，顶端分生孢子表面粗糙。该患者可能感染的病原菌是
A. 烟曲霉　　B. 黄曲霉　　C. 白假丝酵母菌
D. 新生隐球菌　　E. 石膏样小孢子菌

13. 一男病患，75岁，有高血压、糖尿病病史。临床血常规和尿规检查确定为尿路感染，头孢他啶治疗无效。尿标本培养出白假丝酵母。可以选择的治疗药物是

A. 氨苄西林　B. 氧氟沙星　C. 氟康唑　D. 苯唑西林　E. 阿莫西林

14. 急性白血病患者，经化疗后合并肝肾真菌侵袭性感染。目前认为诊断真菌感染的准确方法是

A. 显微镜检查　B. 培养检查　C. 生化试验

D. 动物实验　E. 血清学实验

**二、简答题**

真菌对人类的致病性包括哪几方面？

（曾凡胜）

扫码“学一学”

# 第十九章

# 真菌感染的检验

**学习目标**

1. **掌握** 常见的真菌染色方法；真菌的分离培养方法及常见的鉴定试验；真菌药敏试验方法。

2. **熟悉** 真菌感染标本的采集方法。

3. **了解** 真菌的生长现象。

4. 能正确选择试验项目对真菌进行检验。

**案例讨论**

**【案例】**

患者，男，77岁，右上腹胀痛7天，加重1天，急诊B超提示胆囊结石。入院第5天行胆囊切除术，先后用哌拉西林/三唑巴坦、亚胺培南/西司他丁、去甲万古霉素、氟康唑等抗感染治疗。术后15天患者出现双肺感染，体温39.1℃，痰培养分离出铜绿假单胞菌和假丝酵母菌，痰涂片查见少量真菌孢子；中段尿培养3次均为近平滑假丝酵母菌，菌落计数>$10^5$/ml；血培养3天为近平滑假丝酵母菌。真菌药敏试验：氟康唑、伏立康唑耐药，伊曲康唑、两性霉素、氟胞嘧啶敏感，卡泊芬净MIC为8.0μg/ml。临床改用两性霉素治疗，患者体温呈下降趋势，术后第50天，患者生命体征平稳出院。

**【讨论】**

1. 临床治疗过程中如何避免选用真菌天然不敏感的药物？

2. 抗感染治疗时如何对真菌进行微生物学检查和药敏试验？

真菌孢子具有空气播散等特点，真菌的检验操作需特别注意生物安全防护。真菌的微生物学检验一般采用直接镜检和真菌培养两种方法，根据形态学特征进行诊断。必要时进行血清学检查和核酸检测。真菌药物敏感性试验是指导临床医生用药的重要手段，分为定性试验和定量试验。

## 第一节 真菌感染标本的采集与处理

标本采集正确与否与结果的阳性率关系密切，临床可根据病情采集标本。浅部感染可取病变部位的鳞屑、病发或指（趾）甲。深部感染真菌则取病变部位的痰、脓液、血液、

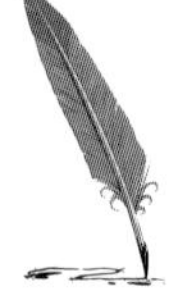

脑脊液、胸腔积液及分泌物等。标本采集时应注意：①标本应新鲜，并尽量在用药前采集，已用药者需停药一段时间后再采集标本，取材后立即送检，最长不得超过2小时。②取材部位要准确，标本量要足，血液、脑脊液不少于5ml，胸腔积液不少于20ml，鳞屑、病发尽可能多留。③采集标本要严格无菌操作，避免污染。对痰、便等标本应重复检测，以排除污染或正常菌群的可能。④资料应齐全，需标注患者姓名、性别、年龄、临床诊断等相关信息。

## 一、标本的采集运送

### （一）标本的采集

**1. 浅部真菌感染标本的采集**　如怀疑可能由浅部真菌感染引起皮肤、黏膜和皮下组织感染的患者，应采集可疑标本（如皮屑、病发、指或趾甲屑）送检。

（1）皮肤标本　皮肤感染真菌主要寄生或腐生于角蛋白组织（表皮角质层、毛发和甲板等），引起各种癣病，一般采集皮损边缘的鳞屑。采集前用70%乙醇消毒皮肤（不能使用乙醇的部位可用无菌蒸馏水清洗数次），待挥发后用无菌手术刀轻轻刮取感染皮肤边缘的皮屑，以不出血为度，刮取物放入无菌培养皿中送检。指（趾）间皮损时，应尽量刮除表面白色、大而厚、已浸软的表皮，采集贴近真皮表面或活动边缘的皮屑；若皮肤溃疡时采集病损边缘的脓液或组织等。

（2）指（趾）甲　当怀疑有甲癣或甲真菌感染时，应采集病甲下的甲屑。采集前用浸70%乙醇的纱布，消毒指（趾）甲表面部分，用消毒小刀刮去病甲上层，然后刮取正常甲与病甲交界处并贴近甲床部的甲屑，放入无菌容器送检。在刮取甲屑时要注意自身的安全防护，因为甲屑易飞扬引起环境污染和对人的感染。

（3）毛发　因为病发一般表现为毛干上有结节、有膜状物包被毛干形成菌鞘或毛发枯黄无光泽，易折断或松动易拔出，所以为提高检出率，取材时应用无菌镊子采集断发残根、有鞘膜的病发或拔取无光泽病发，采集病发至少5~6根放入无菌容器送检。

**2. 深部真菌感染标本的采集**　如怀疑侵犯深部组织或全身深部真菌感染的患者，应采集可疑标本（如组织、脓液、血液、脑脊液、体液等）送检。

（1）血液　视所用真菌培养方法确定，一般无菌操作采集8~10ml注入需氧血培养瓶中送检，或将采集的血标本注入脑心浸液肉汤（BHIB）培养基（血标本量为培养基量的1/5或1/10）中摇匀送检。如用溶解-离心法，成人则需抽血15ml加入2支7.5ml的Isolator管中，此法适用于细胞内寄生菌如荚膜组织胞浆菌和新型隐球菌的培养。

（2）骨髓　只有当高度怀疑播散性组织胞浆菌病、播散性马尔尼菲青霉菌病或其他播散性真菌感染时，才进行骨髓标本的真菌检查。无菌操作采集不少于0.5ml骨髓，床边直接接种血培养瓶中，立即送检。

（3）脑脊液　常规无菌操作腰椎穿刺，抽取3~5ml脑脊液，分别加入两支无菌试管（一管做真菌培养或墨汁染色及其他染色，另一管可用于隐球菌抗原检测或其他病原菌培养），立即送检。

（4）尿液　当临床长期使用广谱抗生素、免疫抑制剂、抗癌药物、器官移植以及患有重症消耗性疾病的患者有尿路感染症状时，应考虑有真菌感染的可能而需送检尿液做真菌培养。尿液真菌培养标本的采集、送检与细菌培养相同。

（5）粪便　当临床抗菌药物应用后，出现肠道菌群失调而继发腹泻时，应避免尿液

污染，采集稀水样便、蛋花样便、脓、血或黏液粪便，置于无菌容器中立即送检做真菌检查。

（6）痰液 痰标本中的真菌大多为条件致病性真菌，一般不致病，只有当患者有严重的慢性疾病，或长期应用广谱抗生素、激素或免疫抑制剂等致机体抵抗力降低时，条件致病性真菌（如白色念珠菌、烟曲霉等）会侵入支气管或肺引起感染，故本病多为继发性感染。痰液真菌培养的标本采集、送检与细菌学方法相同。

（7）其他深部真菌感染标本 ①体液标本：包括关节腔液、心包积液、腹水、胸腔积液、滑膜液等，以无菌方法穿刺抽取体液5~10ml，注入含枸橼酸钠抗凝剂的无菌容器中，抗凝剂与标本之比为1 ：10，立即送检；也可直接注入血培养瓶送检。②脓液标本：破溃的脓肿和瘘管、窦道标本，为尽量减少污染，取标本时病灶周围应先用70%乙醇消毒。对破溃的脓肿可刮取脓液，若窦道和瘘管，则应刮窦道和瘘管壁，尽量从较深部位获取标本，应包括部分管壁组织。未破溃的脓肿最好使用无菌注射器穿刺抽吸。采取的标本应置于无菌广口有盖的玻璃瓶中或无菌平皿中，立即送检。若脓液过少，可将脓液置于无菌试管中，加2ml无菌蒸水稀释以防止干燥。③组织标本：包括尸检和活检材料。若标本为溃疡，应采集包括溃疡的基底部和边缘；若皮肤损害，应采集溃疡或肉芽肿处；若标本为脓疱，应采集包括脓液及脓疱壁标本。组织标本采集后应置于无菌生理盐水湿润的纱布内，放置在无菌平皿或试管中立即送检

#### （二）标本的运送

立即送检，送检时间不超过2小时；如果延迟处理标本，可4℃保存，一般不能超过24小时，以避免标本中污染的细菌或快速生长真菌的繁殖而影响病原性真菌分离。

### 二、标本的验收与处理

皮屑标本用10% KOH液处理；甲屑用25% KOH或25% NaOH液含5%甘油处理后制成涂片；病发置载玻片上，加10% KOH液微加温溶解角质。直接镜检或乳酸－酚－棉蓝染色后镜检。检查时先用低倍镜观察孢子和菌丝的形态、特征、位置、大小和排列等。

血液、脑脊液等无菌体液及较大量（>2.0ml）标本，3000r/min离心5分钟浓缩，取沉淀进行镜检和培养，以增强真菌的检出率。如果标本存在膜状物或块状物，应分解后接种。血液标本可通过离心获得血清或血浆，用于血清学检验（抗原检查或抗体检查）或4℃保存。

### 三、结果报告

根据检验目的，报告检验结果，如标本不染色或染色后直接镜检，可报告检出真菌孢子和（或）菌丝。如直接镜检不能确定或需要鉴定真菌的种类时，需要进行直接镜检、分离培养，并辅以凝集试验、沉淀试验、免疫标记技术等免疫学方法和PCR技术以鉴定真菌，报告真菌培养及鉴定结果，如条件允许还应报告真菌药敏试验结果。

## 第二节 真菌形态学检验

由于真菌的形态结构等具有一定的特殊性，标本可不染色或染色后直接镜检，真菌形

态学检查快速简便，阳性即表示有真菌感染，但形态学检验一般不能确定真菌的种类。

## 一、直接标本镜检

直接标本镜检就是采集标本，制片，不经染色处理，置于显微镜下直接观察。直接镜检对真菌感染的诊断较细菌更为重要，若镜检发现真菌菌丝或孢子即可初步诊断为真菌感染。但直接镜检阴性，也不可轻易否定真菌感染的可能性，有时需反复检查或做其他方法检查才可确诊。

先将少量标本置于载玻片上，加一滴标本处理液，覆盖盖玻片，如为毛发或皮屑等标本，可加10% KOH液等稍加温溶解角质，压紧盖玻片，驱除气泡并吸去周围溢液后镜检。制片时应根据不同的标本，滴加不同的标本处理液，以便使真菌菌丝和孢子结构更加清晰地显示出来。常用的标本处理液有：①KOH溶液，适于致密、不透明标本的检查，如毛发、指（趾）甲及皮屑等。根据标本的质地不同，可选用10%~20%不同浓度。②生理盐水，若观察真菌的出芽现象，可标本置于载玻片上，加生理盐水和盖玻片，在盖玻片四周用凡士林封固，防止水分蒸发，35℃培养3~4小时后观察出芽现象。此外，脓液、尿液及粪便等标本，可滴加少量生理盐水后直接镜检。③水合氯醛－苯酚－乳酸封固液，此液消化力较强，只限于不透明标本的检查。显微镜检查时先用低倍镜（弱光）观察有无菌丝或孢子，再用高倍镜检查其特征。由于真菌的折光性强，观察时应注意收缩光圈，降低光线亮度，使镜检保持在暗视野下进行。

## 二、染色标本镜检

标本经染色后观察可以更清楚地观察到真菌的形态和结构，提高阳性检出率。检查真菌感染标本时，可根据菌种和检验要求的不同而选用不同的染色方法，常用的真菌染色法有以下几种。

**1. 乳酸－酚－棉蓝染色**　该法适用于各种真菌的直接检查、培养物涂片检查及小培养标本保存等。染色时，取标本少许置洁净载玻片上，滴加染液，加盖玻片后镜检，真菌被染成蓝色。如需保存，可用特种胶封固盖玻片周围。

**2. 墨汁染色**　用于有荚膜真菌的检查，如新生隐球菌，先将优质墨汁（如印度墨汁）滴于载玻片上，再加入待检标本，混合后加盖玻片镜检。黑色背景下可镜检到不着色的透亮菌体和宽厚荚膜。

**3. 革兰染色**　常用于酵母菌、假丝酵母菌、孢子丝菌及组织胞浆菌等染色，各种真菌均为革兰阳性，为深紫色。

**4. 荧光染色**　通常有三种染色方法：直接涂片染色、培养物涂片染色及组织切片染色。常用的染色液是0.1%吖啶橙溶液，20% KOH溶液，临用时将适量吖啶橙溶液缓慢滴于KOH溶液中，镜检置荧光显微镜下观察。

**5. 糖原染色又称过碘酸Schiff染色（简称PAS或PASH）**　为真菌染色最常用的方法之一，可用于标本直接涂片及组织病理切片染色检查。真菌细胞壁由纤维素和几丁质组成，含有多糖。过碘酸使糖氧化成醛，再与品红－亚硫酸结合，成为红色，故菌体均染成红色。染色后，真菌及组织内的多糖成分均为红色，核为蓝色，背景为淡绿色。

此外，还有瑞氏染色法，常用于组织或骨髓标本中组织胞浆菌和马尔尼菲青霉菌等真菌的检查。嗜银染色法（GMS法，其基本原理与PAS染色法相同，真菌被染呈黑色或黑褐

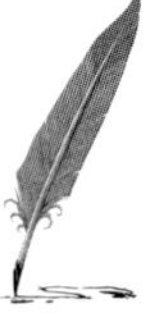

色，菌丝内部为灰紫色，糖原、黏蛋白为淡红色。黏蛋白-卡红（MCS）染色法，用于新生隐球菌的鉴别，隐球菌细胞壁和荚膜染成红色，细胞核黑色，背景黄色；孢子丝菌和鼻孢子菌的胞壁被染成红色。

## 第三节 真菌分离培养与鉴定

直接镜检不能确定或需要鉴定感染真菌的种类时需进行真菌培养。一般常用含抗生素和放线菌酮的沙氏葡萄糖琼脂（SDA）培养基，25℃（丝状真菌）或37℃（酵母菌和酵母样真菌）培养数天至数周，直接镜检或染色后镜检观察真菌形态、结构和排列等特征，结合菌落生长情况进行鉴定。

### 一、分离培养

#### （一）培养方法

**1. 试管培养法** 实验室中最常用的方法，一般用于菌种传代与保存。在试管中装入培养基制成斜面，再接种标本。此方法使用方便、不易污染，但展示面积不够，不能显示全部菌落。

**2. 大培养法** 将培养基装入培养皿或大型培养瓶，接种标本。培养后菌落较大，易于观察。该法培养基用量大，容易污染，只能用于培养生长繁殖较快的真菌。

**3. 小培养方法** 主要有玻片培养法、小型盖片直接培养法和琼脂方块培养法等，临床可根据需要适当选用。

**考点提示** 观察真菌结构及生长发育的培养方法是小培养法。

#### （二）生长现象

真菌经培养后，主要观察真菌的生长速度、菌落大小、菌落性质等方面的生长特性。

**1. 生长速度** 在7~10天内出现菌落者，为快速生长；3周只有少许生长者为慢速生长。菌落生长的快慢与菌种、培养条件有关。

**2. 菌落大小及表面形态** 以“mm”为单位记录菌落直径。菌落大小与菌种、生长速度、培养环境及培养时间长短有关。菌落表面形态可为平滑、凸起或凹陷、皱褶等，有的菌落表面可出现沟纹，如放射状、同心圆状等。

**3. 菌落性质** 可分为酵母型、酵母样型和丝状菌落。酵母型菌落表面光滑、质地柔软呈乳酪样，与细菌菌落相似，如新生隐球菌等。酵母样型菌落与酵母型菌落相似，但有假菌丝伸入培养基中，如假丝酵母菌等。丝状菌落是多细胞真菌的菌落，呈棉絮状、绒毛状或粉末状。

**4. 其他** 此外，真菌菌落随菌种不同可表现不同的菌落颜色。丝状菌落的表面和底层颜色不同。有些真菌菌落边缘整齐，有些呈羽毛状。

### 二、鉴定

真菌的鉴定除了观察菌落特点、菌丝及孢子的形态特点外，还要根据真菌的种类进行

生化反应试验（如糖或醇发酵试验等）、毛发穿孔试验、芽管形成试验、血清学检查及核酸检查等进行鉴定。

**1. 毛发穿孔试验**　某些皮肤癣菌通过特殊的穿孔器官而使毛发穿孔，而另一些菌种无穿孔器官，穿孔试验阳性可使毛发有裂口或凹陷，试验阴性则不能使毛发穿孔。如石膏样毛藓菌穿孔试验阳性，红色癣菌穿孔试验阴性。

**2. 芽管形成试验**　白假丝酵母菌接种在0.5~1.0ml人或动物血清中，35℃孵育2~3小时（不超过4小时，以免其他假丝酵母菌发芽），取一环血清置于载玻片上，镜检观察孢子是否延长形成芽管，形成者为阳性。本试验应设阳性对照（白假丝酵母菌）和阴性对照（热带假丝酵母菌）。

**3. 厚膜孢子形成试验**　将待检标本接种于Tween-80玉米琼脂培养基，25℃培养24~72小时可见有大量的菌丝和假菌丝生长，大部分菌株在菌丝顶端有1个或2个厚膜孢子。

**4. 糖同化或发酵试验**　是检测真菌最常用的生化试验，利用真菌对各种糖类、醇类及醇苷类的发酵能力，检测真菌对糖类中碳源利用能力的一种极有价值的试验。其原理是某些真菌在不含碳源而仅含氮源的固体培养基上不生长。当培养基中加入该菌能利用的碳水化合物时，则该菌生长。一般对双糖类发酵的真菌，都能同化或利用糖类或碳源，主要用于鉴定酵母菌。此外，还可以利用脲酶试验、牛乳分解试验和酚氧化酶试验等生化反应鉴定菌种。

**5. 血清学检查**　近年来，用于检查真菌抗原或真菌感染后所产生抗体的血清学检查已广泛用于真菌感染的诊断。主要有1,3-β-D-葡聚糖（G试验）和半乳甘露聚糖（GM试验）等。G试验和GM试验是目前临床常用的早期诊断侵袭性真菌感染的方法。①G试验：检测真菌细胞壁成分1,3-β-D-葡聚糖。人体的吞噬细胞吞噬真菌后，可持续释放该物质，使血液及体液中含量增高。G试验可早期诊断多种临床常见的侵袭性真菌感染疾病（侵袭性肺孢子菌肺炎、侵袭性曲霉菌病等），但不能用于检测隐球菌和接合菌感染。②GM试验：检测的是半乳甘露聚糖（Galactomannan，GM）。半乳甘露聚糖是广泛存在于曲霉菌细胞壁的一种多糖，细胞壁表面菌丝生长时，半乳甘露聚糖从薄弱的菌丝顶端释放，是最早释放的抗原。该试验能够作为侵袭性曲霉菌感染的早期依据，是目前国际公认的曲霉菌诊断方法。

**6. 核酸检查**　操作简便、快速，特异性和敏感性高，对一些疑难、特殊或侵袭性真菌感染的早期诊断具有重要价值，核酸检测是具有广阔发展前景的新技术。用于核酸检查的分子生物学技术主要有PCR相关技术（多重PCR、巢式PCR、荧光PCR等）、限制性长度多态性分析（RFLP）、单链构象多态性（SSCP）、核酸杂交、基因芯片和基因测序等技术，进行真菌的鉴定、分型。

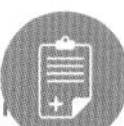

**知识拓展**

GM试验通过检测半乳甘露聚糖来诊断侵袭性曲霉菌。曲霉菌特有的细胞壁多糖成分是β-1,5呋喃半乳糖残基，菌丝生长时，半乳甘露聚糖从薄弱的菌丝顶端释放，是最早释放的抗原，作为诊断侵袭性曲霉菌感染的早期依据。

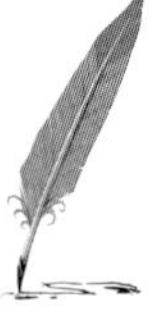

# 第四节　真菌药物敏感性试验

随着抗菌药物的不断应用及免疫缺陷患者的增加，真菌感染的发生率急剧上升。致病性真菌容易出现耐药，抗真菌药物敏感试验显得日趋重要，并成为指导临床医师用药的重要手段之一。

## 一、临床常用抗真菌药物

**1. 根据化学结构分类**　①多烯类抗生素：如两性霉素B、制霉菌素、曲古霉素等；②吡咯类：包括酮康唑、伊曲康唑、氟康唑、伏立康唑、克霉唑、益康唑等；③其他类：如氟胞嘧啶。

**2. 根据作用机制分类**　①作用于真菌细胞膜类：如两性霉素B、制霉菌素、氟康唑、伊曲康唑、伏立康唑、酮康唑及克霉唑等；②作用于真菌细胞壁类：如尼可霉素Z，卡泊芬净及普拉米星等；③作用于真菌核酸类：如5–氟胞嘧啶（5–FC）等；④其他：大蒜新素及冰醋酸等。

## 二、真菌药敏试验方法

目前，国内外广泛认可的真菌药敏试验方法是由美国临床实验室标准化委员会（Clinical Laboratory Standards Institute，CLSI）发布的，CLSI推荐的真菌药敏试验方法主要有纸片扩散法和稀释法。试验设计和操作与细菌药敏试验相似，目的是：①提供两种以上有相当活性的、敏感的抗真菌药物；②检测体内药物活性，预测治疗效果；③监控耐药性菌株的发生；④评估抗真菌药物的疗效和新药研发。

### （一）纸片扩散法

纸片扩散法为定性试验，可以将受试菌对药物的敏感性分为敏感、中介和耐药，具体操作方法同细菌药敏试验纸片扩散法。纸片扩散法具有操作简单、经济和快速等优点。目前应用于临床的包括酵母菌纸片扩散法和非皮肤来源丝状真菌扩散法，就结果准确性而言，酵母菌优于丝状真菌。

### （二）稀释法

稀释法为定量试验，根据能观察到的抑制真菌生长的最低药物浓度，即MIC判读结果。目前，真菌药敏试验主要是肉汤稀释法，包括常量稀释法和微量稀释法。检测的真菌主要包括酵母菌和丝状菌，前者感染率高于后者，以抗酵母菌为例，介绍真菌药敏试验。

**1. 实验前准备**　以不含碳酸氢钠的RPMI 1640为培养基，调整pH至7.0。挑取菌落置于5ml生理盐水中，混匀后在530nm波长分光光度计将浓度调整为0.5麦氏单位，即（1~5）× $10^6$cfu/ml，再用RPMI 1640培养基稀释成1：2000，即（0.5~2.5）× $10^3$cfu/ml。药液以RPMI 1640培养基作10倍稀释。

**2. 试验方法**

（1）常量稀释法　每管加入配制的系列稀释药液0.1ml，再加入0.9ml含菌培养液，细菌生长对照为0.9ml含菌培养液+0.1ml无药培养液，同时无菌、无药的培养基作阴性对照。35℃培养46~50小时（假丝酵母菌）或70~74小时（新生隐球菌）观察结果。

（2）微量稀释法　用RPMI 1640培养基稀释药液，于96孔微量板中加入0.1ml；再加入稀释1000倍终浓度为（1~5）× $10^3$cfu/ml的菌液0.1ml；同时设置对照。35℃培养，以对照出现生长时间作为判断结果时间。

**3. 结果判断**　观察各管（孔）生长情况。两性霉素B的MIC为抑制测试菌肉眼可见生长的最低药物浓度。5-FC和吡咯类通常采用80% MIC判断标准。

**4. 质量控制**　采用标准菌株作为每次测定质控菌株，其MIC应落在预期值范围内（表18-1）。

**表18-1　常用稀释法质控菌株MIC预期值范围（μg/ml）**

| 菌种 | 多黏菌素B | 氟康唑 | 伊曲康唑 | 酮康唑 | 5-氟胞嘧啶 |
|---|---|---|---|---|---|
| 近平滑假丝酵母菌 ATCC 22019 | 0.12~1.0 | 2.0~8.0 | 0.06~0.25 | 0.06~0.25 | 0.12~0.5 |
| 克柔假丝酵母菌 ATCC 6258 | 0.5~2.0 | 16~64 | 0.12~0.5 | 0.12~0.5 | 4.0~16 |

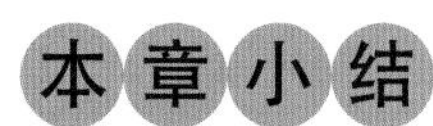


标本采集时浅部真菌感染可取病变部位的鳞屑、病发或甲屑。深部真菌感染则取病变部位的痰、脓、血、尿、便、脑脊液等。将采集的标本处理后，革兰染色直接镜检，根据显微镜下酵母细胞、孢子或菌丝形态可做出初步判断。直接镜检不能确定或需要鉴定感染真菌的种类时需进行真菌培养。

用于检测真菌抗原或代谢产物及机体感染后所产生抗体的血清学检查已用于深部真菌感染的实验室诊断。真菌学诊断除依据真菌形态结构等表型特征外，还可应用分子生物学技术检测核酸。

## 习　题

扫码“练一练”

**一、单项选择题**

1. 鉴定真菌通常以下列何种培养基上形成的菌落形态为标准

A. 普通琼脂培养基　　B. 血琼脂培养基
C. 沙保弱培养基　　D. 玉米粉培养基
E. 罗氏培养基

2. 鉴定真菌时，必须用统一标准培养基的原因是

A. 真菌难以在普通培养基上生长
B. 真菌在不同的培养基上生长菌落形态差异很大
C. 真菌易在标准培养基上生长
D. 标准培养基成本低，易制备和保存
E. 在标准培养基上可观察自然状态下的真菌形态

3. 在显微镜下观察真菌，常用于处理标本的物质是

A. 硝酸银　　B. 甘油

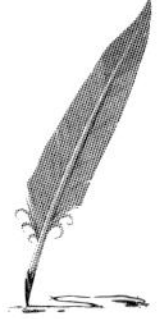

C. 氢氧化钾　　D. 青霉素、链霉素

E. 灰黄霉素

4. 在沙保弱培养基中加入放线菌酮的目的是

A. 促进真菌生长　　B. 抑制细菌生长

C. 抑制螺旋体生长　　D. 抑制污染真菌生长

E. 抑制放线菌生长

5. 实验室诊断皮肤癣菌感染时，皮屑或病发须经哪种溶液处理后再镜检

A. 10% NaCl　　B. 70% 乙醇

C. 10% KOH　　D. 25% KOH

E. 15% NaOH

6. 新型隐球菌用一般染色法难以着色，是由于其具有

A. 荚膜　　B. 鞭毛　　C. 芽孢　　D. 孢子　　E. 菌丝

7. 芽管形成试验阳性的是

A. 热带假丝酵母菌　　B. 白假丝酵母菌

C. 光滑假丝酵母菌　　D. 近平滑假丝酵母菌

E. 光滑球拟酵母

**二、简答题**

什么是毛发穿孔试验？其阳性和阴性对照分别选用什么菌？

（曾凡胜）

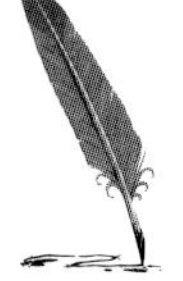

# 第二十章

# 常见病原性真菌及其检验

扫码"学一学"

**学习目标**

1. **掌握** 常见引起皮肤和软组织感染的真菌类型；念珠菌、隐球菌及曲霉菌等深部感染真菌的常见类型及微生物学检验方法。

2. **熟悉** 毛藓菌属、皮肤癣菌属和小孢子菌属等浅部感染真菌的常见类型及其微生物学检验方法；念珠菌、隐球菌及曲霉菌等深部感染真菌的临床意义及防治原则。

3. **了解** 毛藓菌属、皮肤癣菌属和小孢子菌属等浅部感染真菌的临床意义及防治原则。

4. 具备鉴定念珠菌、隐球菌及曲霉菌的能力。

**案例讨论**

**【案例】**

患者，男，40岁，因"发热、咳嗽20余天、呼吸苦难6天"入院。血常规：WBC $30.2\times10^9$/L，淋巴细胞（L）5.3%，中性粒细胞（N）91.6%，RBC $3.17\times10^{12}$/L，血红蛋白（Hb）91g/L，血小板（PLT）$643\times10^9$/L。X线胸片：病程1月时，可见沿支气管分布的结节影和树芽征，肺野内可见结节和小班片影，较前加重，临床医生要求送痰培养检查。胸部CT：双肺野可见散在分布大小不等、形态不规则的囊性病变。微生物学检查分离到烟曲霉菌，由于是痰标本怀疑有污染的可能，检验科联系临床建议再送痰标本进行培养，同时再做GM试验和G试验。3天后，痰标本仍培养出烟曲霉菌，GM试验阳性，G试验阳性。

**【讨论】**

1. 该患者可能被哪种病原体感染？

2. 如何对该病原体感染进行微生物学检验？

根据真菌的侵犯部位及临床表现，可分为深部感染真菌和浅部感染真菌。深部感染真菌主要包括念珠菌属、隐球菌属和其他真菌，浅部感染真菌包括毛癣菌属、皮肤癣菌属和小孢子菌属。

## 第一节　浅部感染真菌

浅部感染真菌是侵犯表皮、毛发和指（趾）甲等角质层组织的真菌，它们一般不侵犯皮下组织或内脏，即不引起全身感染。浅部感染真菌引起的皮肤癣是世界上感染最普遍的

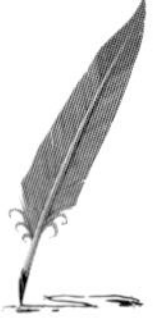

真菌病，以手足口癣最为多见。浅部感染真菌大约有四十余种，根据菌落形、颜色、所产生孢子和毛发穿孔试验等进行初步鉴定（表20-1）。

**表20-1 浅部感染真菌**

| 名称 | 种数 | 侵犯部位 | | | 代表菌种 |
|---|---|---|---|---|---|
| | | 皮肤 | 毛发 | 指（趾）甲 | |
| 毛癣菌属 | 20 | + | + | + | 石膏样毛癣菌和红色毛癣菌 |
| 皮肤癣菌属 | 1 | + | − | − | 絮状表皮癣菌 |
| 小孢子菌属 | 17 | + | + | − | 奥杜安小孢子菌、犬小孢子菌和石膏样小孢子菌 |

### （一）标本采集

皮肤标本一般采集皮损边缘的鳞屑，采集前先用70%乙醇消毒皮肤，取新发生的皮肤损害边缘皮屑；怀疑为甲癣或甲真菌感染时，应采集病甲下的甲屑；毛发标本采集时应用无菌镊子采集断发残根、有鞘膜的病发或拔取无光泽病发，至少采集5~6根病发置无菌容器送检，黄癣采集黄癣痂。将采集标本盛于清洁纸袋，鳞屑要用黑纸包好。

### （二）显微镜检查

皮肤标本用10% KOH液制成湿片，指（趾）甲用25% KOH或25% NaOH含5%甘油处理，也可加入5% Parker墨水或氯唑黑E以增加阳性率。镜检时先用低倍镜（弱光）观察有无菌丝或孢子，再用高倍镜检查其特征，可见透明、有隔，常有分枝的菌丝及成链的关节孢子，三个癣菌属难以鉴别。在病发中可见发外型孢子、发内型孢子，不同浅部真菌感染后存在差异，如毛癣菌属有发外型孢子和发内型孢子，而小孢子菌属感染病发只有发外型孢子。

### （三）分离培养与鉴定

皮肤、指（趾）甲和毛发标本，先用70%乙醇或在青、链霉素混合液内处理5分钟，再用生理盐水洗3次，然后接种沙保弱琼脂培养基（培养基中加入0.05%氯霉素，加或不加0.05%放线菌酮），25℃培养，每周观察菌落形态及颜色，直至第4周。观察菌落特点、菌丝及孢子的形态特点外，还可根据真菌种类进行生化反应试验（如糖或醇发酵试验等）、毛发穿孔试验、芽管形成试验、血清学检查及核酸检查等鉴定。毛发穿孔试验是将人若干头发剪成1cm长，置于已加入25ml蒸馏水和2~3滴10%酵母浸膏液的平皿内，高压灭菌。将待检皮肤真菌接种于平皿内，置25℃培养4周，每周检查1次，每次取数根毛发置载玻片上，经乳酸-酚-棉蓝染色后，置低倍镜下观察。若毛发有裂口或凹陷者为阳性，否则为阴性。每次同时用已知石膏样毛癣菌和红色癣菌作阳性和阴性对照，如须癣毛癣菌毛发穿孔试验阳性。

### （四）药敏试验

浅部感染真菌对咪唑类药物敏感，如咪康唑、酮康唑、克霉唑、益康唑、伊曲康唑、氟康唑和噻康唑等，同时对特比萘芬、环吡酮胺、阿莫罗芬和利拉萘酯等药物敏感。临床常采用联合用药治疗。

## 一、毛癣菌属

本属有20余种，其中14种能引起人和动物感染，易侵犯人体皮肤、指（趾）甲和毛发的角蛋白组织并生长繁殖，能产生多种角质溶解酶致病，可引起头癣、体癣、手癣、足癣、

股癣及甲癣。好发于夏秋季节，通过接触传染。停药后继续观察3周，无复发才能确定为治愈，但痊愈后仍可再感染。

临床常见的有红色毛癣菌、石膏样毛癣菌、许兰毛癣菌、紫色毛癣菌和断发毛癣菌等。毛癣菌感染的皮肤、毛发和指（趾）甲标本经10% KOH消化后镜检，观察有无菌丝或孢子。在沙保弱培养基上可见绒毛状、粉末状或蜡状菌落，呈灰白、红、橙或棕色。菌丝呈球拍状、梳状、鹿角状或螺旋状，镜下可见细长、薄壁、两端钝圆的大分生孢子，以及侧生、呈葡萄状或梨状的小分生孢子。

### 二、皮肤癣菌属

对人致病的只有絮状表皮癣菌1种，可侵犯人类的皮肤和指（趾）甲，但不侵犯毛发，引起手癣、足癣、体癣、股癣和甲癣等。本菌主要通过接触传染，尤其是通过共用健身设备和洗浴。免疫力低下的患者还可引起侵袭性感染。

絮状表皮癣菌的皮肤和指（趾）甲标本经10% KOH消化后镜检，可见分枝断裂的有隔菌丝，少见孢子。在沙保弱培养基上28℃生长较快，菌落初呈白蜡状，后转变为黄色粉末状。镜检可见球拍状菌丝和顶端形成棍棒状大分生孢子，无小分生孢子。

### 三、小孢子菌属

本属共17种，对人致病的有8种，我国常见的有铁锈色小孢子菌、石膏样小孢子菌和犬小孢子菌。小孢子菌属主要侵犯皮肤和毛发，很少感染指（趾）甲。铁锈色小孢子菌可引起头白癣，多见于儿童，成人极为少见，是地方性流行儿童头癣的常见原因，也可引起体癣，多见于脸部、颈部和上肢，可单独或与白癣同时存在。石膏样小孢子菌可引起头皮和皮肤感染。犬小孢子菌是人类头癣和体癣的常见原因，小儿多见。

小孢子菌感染的皮肤和毛发标本经10% KOH消化后镜检，可见皮屑或甲屑中观察到分枝断裂菌丝及少量关节孢子，或在毛发内外观察到沿毛发长轴分布的菌丝和孢子。菌落在沙保弱培养基上呈粉末状或绒毛状，白色、棕褐色或橘红色，可根据菌落和镜下菌丝、孢子的特征进行鉴定。

## 第二节　深部感染真菌

侵犯深部组织和内脏的真菌称为深部感染真菌，主要包括念珠菌属、隐球菌属、曲霉菌属、毛霉菌属和肺孢子菌属等。近年来，由于免疫功能低下人群不断增多，导致深部感染真菌发病率日益增加。

### 一、念珠菌属

念珠菌属（即假丝酵母菌）广泛分布于自然界，有150多个种，常见致病的有白念珠菌、热带念珠菌、克柔念珠菌、光滑念珠菌、近平滑念珠菌和星形念珠菌等11种，其中白念珠菌是最常见的致病菌。

#### （一）生物学特性

白念珠菌菌体呈圆形或卵圆形，直径3~6μm，革兰染色阳性，以出芽方式繁殖。在组织

内易形成芽生孢子及假菌丝。培养后可产生假菌丝和厚膜孢子，为本菌鉴定特征之一。热带念珠菌菌体卵圆形，可见芽生孢子及假菌丝，菌丝上芽生孢子可产生分支或呈短链状。

在血琼脂和SDA琼脂培养基上生长良好，37℃培养2~3天后，出现灰白或奶油色、表面光滑、带浓厚酵母气味的类酵母型菌落。延长培养时间，菌落增大，颜色变深，在血琼脂培养基上37℃培养10天，可形成中等大小暗灰色菌落。在1%的Tween-80玉米粉琼脂培养基上可产生大量的假菌丝和厚膜孢子。

### （二）临床意义

白念珠菌为条件致病菌，通常存在于人的体表、口腔、上呼吸道和肠道黏膜等部位，当机体发生正常菌群失调或抵抗力降低时，可引起各种念珠菌病。①皮肤、黏膜感染：白念珠菌感染好发于皮肤皱褶处，如腋窝、腹股沟、肛门周围和指（趾）间等皮肤潮湿部位，引起湿疹样皮肤白念珠菌病、肛门周围瘙痒症和指间糜烂症等。黏膜感染则有鹅口疮、口角炎和阴道炎等，其中以鹅口疮最为多见。②内脏感染：可引起肺炎、支气管炎、肠炎、膀胱炎、肾盂肾炎和心内膜炎等，偶尔也可引起败血症。③中枢神经系统感染：可引起脑膜炎、脑膜脑炎、脑脓肿等。

热带念珠菌广泛分布于自然界，存在于人的体表和外界相通的腔道，是先天性免疫缺陷患者的条件致病菌，可引起皮肤、黏膜和内脏念珠菌病。克柔念珠菌可引起系统性念珠菌病，特别是先天性免疫缺陷患者和大量接受抗菌药物治疗的患者。光滑念珠菌为人体的一种腐生菌，可导致泌尿生殖道感染，也是新生儿的条件致病菌。

目前对念珠菌病尚无有效预防措施，常用氟康唑治疗念珠菌感染，效果较好。

### （三）微生物学检查法

**1. 直接镜检皮肤和指（趾）甲标本** 可用10% KOH消化后镜检，镜检观察到圆形或卵圆形菌体及芽生孢子，并查见假菌丝，革兰染色阳性，即可初步诊断。脓、血、痰、脑脊液等标本可直接涂片，革兰染色后镜检。

**2. 分离培养标本** 接种在沙保弱培养基上25℃培养1~4天，白念珠菌可在培养基表面形成乳白色类酵母型菌落，镜检可见假菌丝和成群的卵圆形芽生孢子。热带念珠菌在沙保培养基上形成色暗而干燥的菌落。克柔念珠菌在沙保弱琼脂培养基上25℃培养2~3天，呈扁平、干燥、灰黄色、可见皱褶的菌落。光滑念珠菌在沙保弱培养基上25~37℃培养2~3天，形成奶油色乳酪样菌落。

**3. 鉴定** 念珠菌种类多，微生物学检查可根据形态结构、培养特性及生化反应等进行鉴别（表20-2）。

**表20-2 常见念珠菌属鉴定结果**

| 名称 | 芽管形成试验 | 厚膜孢子形成试验 | 糖同化或发酵试验 | | | |
|---|---|---|---|---|---|---|
| | | | 葡萄糖 | 麦芽糖 | 蔗糖 | 乳糖 |
| 白念珠菌 | + | + | + | + | + | - |
| 热带念珠菌 | - | ± | + | + | + | - |
| 克柔念珠菌 | - | - | + | - | - | - |
| 光滑念珠菌 | - | - | + | + | + | - |

（1）芽管形成试验　将念珠菌接种于0.2~0.5ml健康人或动物血清中，37℃培养1.5~4小时，镜检观察有无芽管形成。白念珠菌可形成芽管，其他念珠菌一般不形成芽管。试验时应以白色念珠菌设立阳性对照和以热带念珠菌为阴性对照。

（2）厚膜孢子形成试验　将念珠菌接种于1% 的Tween-80玉米粉琼脂培养基25℃培养1~2天后，仅白念珠菌在菌丝顶端、侧缘或中间形成厚膜孢子。

（3）糖同化或发酵试验　将培养物接种糖发酵管，25℃培养2~3天，对不发酵或弱发酵管可延长至2~4周，同时以葡萄糖和基础培养基作对照，观察有无酵母生长或液体培养基是否变混浊。

（4）快速鉴定　临床可用商品化的显色培养基快速鉴定白念珠菌和其他念珠菌。在快速显色培养基上35℃培养2天，白念珠菌的菌落呈绿色或蓝绿色酵母型菌落。

**考点提示**　鉴别白色念珠菌的试验主要有芽管形成试验和厚膜孢子形成试验。

## 二、隐球菌属

隐球菌属隐球菌包括17个种和8个变种，其中对人致病的最主要是新型隐球菌及其变异种，目前已发现A、B、C、D和AD 5个血清型，我国以A型感染最常见。

### （一）生物学特性

菌体为圆形酵母样细胞，直径4~12μm。单个发芽，母体与子体细胞之间有狭窄芽颈连接，但不产生假菌丝。细胞外包一层折光性较强的厚荚膜，宽度大于或等于菌体，用印度墨汁负染色后镜检，可在黑色背景中见到透亮的菌体和宽厚荚膜（图20-1）。

隐球菌属在SDA和血琼脂培养基上，25℃和37℃均生长良好。培养数天后形成酵母型菌落，初为乳白色、光滑、湿润的细小菌落；继续培养，菌落增大，颜色转变为橘黄色、棕褐色。新型隐球菌为不形成菌丝或假菌丝、常有出芽的酵母型真菌。

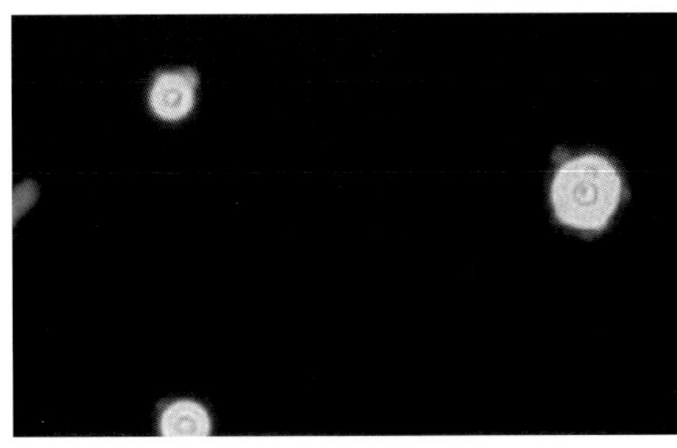

图20-1　新型隐球菌

**考点提示**　墨汁负染观察荚膜可诊断新型隐球菌。

### （二）临床意义

隐球菌可经呼吸道侵入机体，可由肺经血行播散侵犯肺、脑、脑膜及全身各个组织脏器。新型隐球菌是主要的人类致病菌，广泛分布于自然界，常寄生于鸟类，随粪便（尤其是鸽粪）排出污染环境。新型隐球菌的主要致病物质为荚膜，人类常因吸入带菌的鸽粪、

灰尘等感染，初始感染灶多为肺部，肺部感染一般预后良好。但可从肺播散至全身其他部位，最容易侵犯的是中枢神经系统，引起慢性脑膜炎。

鸟粪是主要传染源，减少鸽子数量或用碱处理鸽粪，可控制新型隐球菌感染。肺部病变常采用酮康唑、伊曲康唑和5-氟胞嘧啶治疗。中枢神经系统病变可口服伊曲康唑或两性霉素B静脉滴注，必要时加用鞘内注射。

### （三）微生物学检查法

**1. 直接镜检** 脑脊液等标本需离心沉淀，黏稠标本可用10% KOH消化后，做墨汁负染色镜检，在黑色背景中可观察到透亮的菌体和宽厚荚膜，这是诊断隐球菌脑膜炎最简单、快速的方法。经PAS染色后新型隐球菌染呈特征性红色，可与其他微生物及人体细胞相区别。

**2. 分离培养** 将标本接种SDA培养基37℃培养2~5天后，形成乳白色、不规则的酵母型菌落，表面有蜡样光泽。继续培养，菌落增厚，颜色转变为橘黄色。镜检可见圆形或卵圆形菌体，无假菌丝。

**3. 鉴定**

（1）脲酶试验 新型隐球菌能产生脲酶，可分解尿素生成$NH_4$和$CO_2$，培养基pH升高，培养基由黄色变为粉红色。

（2）酚氧化酶试验 接种L-多巴枸橼酸铁和咖啡酸培养基中，经2~5天培养，新型隐球菌可形成棕黑色菌落。

（3）糖同化或发酵试验 新型隐球菌能同化葡萄糖、半乳糖、蔗糖和棉子糖，但不能发酵糖和醇类。

## 三、其他真菌

### （一）曲霉菌属

曲霉为条件致病菌，广泛分布于自然界，种类繁多，达800余种。可导致人类疾病的主要有烟曲霉、黄曲霉、黑曲霉、土曲霉和构巢曲霉5种，其中以烟曲霉感染最常见。

曲霉由分生孢子头和足细胞（分生孢子梗）两部分组成。曲霉菌丝接触到培养基的菌丝部分可分化出厚壁而膨大的足细胞。足细胞向上生长出直立的分生孢子梗，顶端膨大形成半球形或椭圆形的顶囊，在顶囊上以辐射方式长出一、二层杆状小梗，小梗顶端再形成一串分生孢子。分生孢子呈球形或柱状，形成一个菊花样的头状结构，称为分生孢子头。

该菌在SDA培养基上发育良好，在室温或37~45℃均能生长。菌落开始为白色、柔软有光泽，逐渐转变为绒毛状、粉末状或絮状丝状菌落。由于产生分生孢子而形成该菌固有的颜色。烟曲霉在25℃培养3天后，菌落直径可达3~5cm，由青绿色变成暗青色。

曲霉能侵犯机体许多组织器官引起曲霉病。近年来，侵袭性曲霉病发病率在丝状真菌深部感染中居于第一位。免疫功能受损人群极易感染，特别是白血病、粒细胞减少症、骨髓移植等危重患者，病死率极高，严重威胁患者的健康和生命。有些曲霉产生的毒素，可引起人或动物急、慢性中毒，损伤肝、肾、神经等组织器官。黄曲霉毒素与人类肝癌的发生密切相关。

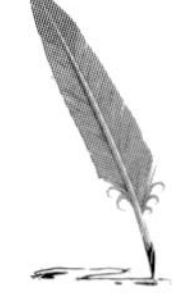

目前，曲霉病的治疗以抗真菌药物和外壳局部病灶切除为主，辅以免疫调节治疗。两

性霉素B、伊曲康唑、伏立康唑、卡泊芬净和米卡分净等对曲霉均有效。对免疫功能低下或缺陷的高危人群，可选择两性霉素B或伊曲康唑雾化吸入进行预防性治疗。

**课堂互动**　实验室鉴定曲霉菌常用GM实验，方法是微孔板双抗体夹心法，即采用小鼠单克隆抗体EBA-2，检测人血清中的曲霉菌半乳甘露聚糖，从而诊断曲霉菌感染。

### （二）肺孢子菌属

肺孢子菌广泛分布于自然界，可寄生人和多种哺乳动物体内，常见的有卡氏肺孢子菌和伊氏肺孢子菌。卡氏肺孢子菌曾一直被认为是原虫，近年来通过对肺孢子菌超微结构、基因和编码蛋白的分析，大多数学者认为其应归属于真菌。本菌为单细胞型，兼具原虫及酵母菌的特点。有滋养体和包囊两种形态，包囊是感染型，滋养体为繁殖型，以二分裂法进行繁殖。

肺孢子菌主要经呼吸道吸入肺内，多为隐性感染。对于免疫缺陷或免疫功能低下者，可引起机会感染，即肺孢子菌肺炎（pneumocystis pneumonia，PCP）。近年来已成为AIDS患者常见的并发症，发病初期为间质性肺炎，病情迅速发展，重症患者在2~6周内常因窒息死亡。此外，本菌还可引起中耳炎、肝炎、结肠炎等。

临床可采集患者的痰或支气管盥洗液等标本直接涂片，经吉姆萨和亚甲蓝染色后镜检查包囊，可观察到包囊内有8个囊内小体，小体胞质呈淡蓝色，核呈紫色。也可用ELISA、免疫荧光技术、补体结合试验等检查血清中的特异性抗体，进行辅助诊断。

目前，对肺孢子菌感染尚无有效的预防方法，应对患者进行隔离。治疗时可选择复方磺胺甲基异噁唑、卡泊芬净和羟乙基磺酸烷脒等。

**知识拓展**

G试验适用于深部真菌（隐球菌和接合菌除外）感染的早期诊断，尤其是念珠菌和曲霉菌，但不能确定菌种。其试验原理是真菌感染人体时，人体的吞噬细胞吞噬裂解真菌，导致真菌细胞壁成分1,3-β-D-葡聚糖释放入血液及体液中，1,3-β-D-葡聚糖可特异性激活鲎变形细胞裂解物中的G因子，引起裂解物凝固，即G试验阳性。念珠菌和曲霉菌感染时G试验呈阳性反应。

## 本章小结

临床上最常见的浅部感染真菌包括毛癣菌属、皮肤癣菌属和小孢子菌属。皮肤标本用10% KOH液制成湿片，指（趾）甲用含5%甘油的25% KOH或25% NaOH处理。浅部感染真菌一般可利用在沙保弱培养基上生长形成丝状菌落的特征和培养物镜检特性，以及糖或醇发酵试验、毛发穿孔试验、芽管形成试验、血清学检查及核酸检查等鉴定。

深部感染真菌是侵犯深部组织和内脏的一类真菌，多为条件致病性真菌，主要包括念珠菌属、隐球菌属、曲霉菌属和肺孢子菌属等。当宿主免疫力下降、菌群失调或寄居部位改变时，通过内源性或外源性途径侵入机体。随着广谱抗生素、激素类药物、免疫抑制剂和抗肿瘤药物等广泛使用，深部感染真菌已成为了医院感染的重要病原体之一。

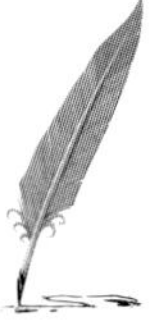

扫码"练一练"

## 习　题

### 一、单项选择题

1. 引起鹅口疮的病原体是

A. 絮状表皮癣菌　　B. 口腔链球菌　　C. 苍白螺旋体　　D. 白假丝酵母　　E. 星形诺卡菌

2. 下列哪种人群易患癣病

A. 儿童　　B. 成年人　　C. 艾滋病患者　　D. 结核病患者　　E. 过敏性体质

3. 最易侵犯脑组织的真菌是

A. 红色毛癣菌　　B. 黄曲霉　　C. 马尔尼菲青霉　　D. 新型隐球菌　　E. 申克孢子丝菌

4. 皮肤癣菌引起的最常见的癣是

A. 头癣　　B. 体癣　　C. 手足癣　　D. 股癣　　E. 甲癣

5. 病死率高且最不易被发现的假丝酵母感染是

A. 鹅口疮　　B. 皮肤白假丝酵母病　　C. 白假丝酵母性阴道炎　　D. 肺部白假丝酵母病　　E. 中枢神经系统白假丝酵母病

6. 下列关于皮肤癣菌的描述，错误的是

A. 主要侵犯皮肤、毛发和指（趾）甲
B. 通过直接或间接接触感染
C. 在沙保弱培养基上形成丝状菌落
D. 一种皮肤癣菌仅能引起一种癣病
E. 可根据菌丝、孢子及菌落形态初步诊断

7. 下列关于新生隐球菌的描述，错误的是

A. 菌体圆形，外包肥厚荚膜
B. 在沙保弱培养基上形成酵母型菌落
C. 常引起慢性脑膜炎
D. 营养丰富时可产生假菌丝
E. 标本可直接用墨汁负染后镜检

8. 下列关于白念珠菌的描述，错误的是

A. 属于单细胞机会致病性真菌
B. 在玉米粉培养基上可产生厚膜孢子
C. 在沙保弱培养基上形成酵母样菌落
D. 在营养丰富培养基上长出菌丝
E. 婴幼儿鹅口疮的病原体

9. 下列关于毛癣菌属的描述，错误的是

A. 对人致病的有10余种

B. 仅侵犯指（趾）甲、毛发
C. 病损标本镜检快速有效
D. 不同菌种在沙保弱培养基上菌落性状和色泽各异
E. 侵犯表皮和甲板常见的有红色毛癣菌和石膏样毛癣菌

10. 下列关于表皮癣菌属的描述，错误的是
A. 仅絮状表皮癣菌致病　　B. 侵害指（趾）甲
C. 侵害毛发　　D. 直接镜检有诊断价值
E. 侵害皮肤

11. 下列关于曲霉的描述，错误的是
A. 常见的污染真菌　　B. 有些可成为机会致病菌
C. 某些曲霉可产生真菌毒素　　D. 多引起人类浅部感染
E. 菌落为丝状

12. 下列关于真菌的描述，错误的是
A. 白假丝酵母能形成厚膜孢子
B. 新型隐球菌有肥厚荚膜
C. 20g/L KOH溶液可用于浅部真菌标本处理
D. 放线菌酮可用于分离白假丝酵母
E. 荚膜组织胞浆菌为双相型真菌

13. 下列能形成芽管和厚膜孢子的是
A. 白假丝酵母　　B. 热带假丝酵母
C. 克柔假丝酵母　　D. 类星形假丝酵母
E. 近平滑假丝酵母

14. 引起假丝酵母菌感染的原因不包括
A. 与假丝酵母感染病人接触
B. 菌群失调
C. 长期使用激素或免疫抑制剂
D. 内分泌功能失调
E. 机体屏障功能遭破坏

15. 一男患者，72岁，有慢性支气管炎。入冬时节，急性发作，伴有发热。头孢拉定治疗2周后，症状缓解，但随后再次出现发热。深部咳痰检查发现革兰阳性圆形、卵圆形的菌，痰培养检出白假丝酵母菌，此时应该使用的治疗药物是
A. 罗红霉素　　B. 头孢呋辛钠　　C. 氟康唑
D. 特比萘芬　　E. 诺氟沙星

16. 某AIDS患者，出现严重的肺炎，痰涂片检查发现有孢子和滋养体存在。该患者感染的病体是
A. 新型隐球菌　　B. 申克孢子丝菌　　C. 烟曲霉
D. 毛霉　　E. 卡氏肺孢子菌

17. 一男性患者，16岁，面部红斑、丘疹伴瘙痒一个月，伴脓疱和发热11天。经头孢曲松治疗无效。无狗、猫等动物接触史。取鳞屑及结痂经棉兰染色见大量的有隔菌丝、棍

棒状大分生孢子和大量散在的圆形或卵圆形小分生孢子。在沙保弱培养基上培养可见红色绒毛状菌落。该患者感染的皮肤癣菌是

A. 红色毛癣菌　B. 石膏样小孢子菌

C. 絮状表皮癣菌　D. 石膏样毛癣菌

E. 铁锈色小孢子菌

18. 一女患者，60岁，手背、右前臂结节、溃疡及淋巴结肿大2个月。有木刺刺伤史，曾给予抗生素及局部换药等治疗，症状未见缓解。皮肤组织培养菌落呈褐色皱膜状，镜检查见有隔菌丝及梨形小分生孢子。口服碘化钾治疗后症状缓解，该患者感染的病原菌是

A. 红色毛癣菌　B. 申克孢子丝菌

C. 白假丝酵母菌　D. 新型隐球菌

E. 烟曲霉

19. 某女喜欢喂养鸽子，2个月前因头疼，伴低热呕吐，经抗病毒治疗，头疼减缓，近半个月症状加重。CSF墨汁染色可见圆形透亮菌体，外周有一层肥厚荚膜。该患者感染的病原菌是

A. 白假丝酵母菌　B. 新型隐球菌

C. 结核分枝杆菌　D. 脑膜炎奈瑟菌

E. 流感嗜血杆菌

**二、简答题**

皮肤癣菌为何能引起皮肤癣病？对癣病患者如何进行微生物学检查？

（曾凡胜）

# 第四篇

# 病毒检验

# 第二十一章

# 病毒学概论

扫码“学一学”

**学习目标**

1. **掌握** 病毒的大小、形态、结构；病毒增殖；病毒的感染。
2. **熟悉** 病毒的概念及主要特征。
3. **了解** 外界因素对病毒的影响；病毒的遗传与变异；抗病毒免疫。
4. 能运用本节知识对病毒感染性疾病进行正确防控。

**案例讨论**

**【案例】**

女孩，5岁，2个月前突然高热39.5℃，3天后发现左下肢不能活动，经治疗后体温降至正常，但左下肢的运动为恢复，且肢体逐渐变细，需持杖行走。检查发现：头、颈、两上肢及右腿无运动障碍；左下肢完全瘫痪，肌张力减退，腱反射（膝反射和跟腱反射）消失，足肌、小腿肌及大腿后面肌松弛，肌肉明显萎缩，无病理反射和其他任何感觉障碍。

**【讨论】**

1. 该患者可能被哪种病原微生物感染？
2. 临床上常见致病的病毒有哪些？常引起哪些疾病？

病毒（virus）是一类体积微小、结构简单、只含有一种类型核酸（DNA或RNA），严格活细胞内寄生的非细胞型微生物。

病毒特征主要有：①体积微小，可通过细菌滤器，各种生物体包括细菌、藻类、真菌、原虫、植物、动物的细胞均可作为病毒的宿主，需借助电子显微镜观察；②结构简单，只具有核酸和保护其不被核酸酶破坏的蛋白衣壳，无完整的细胞结构；③一种病毒仅含一种类型核酸（DNA或RNA）；④专性寄生，因自身缺乏产生能量的酶系统，必须进入活细胞后，根据病毒核酸的指令，利用宿主的原料、酶等物质，宿主细胞大量地复制出病毒的子代；⑤以复制的方式增殖；⑥对抗生素不敏感，但对干扰素敏感。

病毒在医学微生物中占有十分重要的地位。在临床感染中，由病毒引起的约占75%。病毒性疾病相较其他病原生物疾病有传染性更强、传播更迅速、流行更广泛、死亡率高、后遗症严重的特点，而且有效药物很少，临床治疗比较困难。除传染病外，病毒还与肿瘤及自身免疫病密切相关。

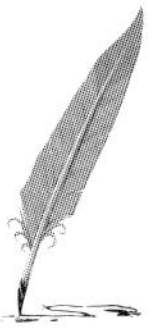

# 第一节　病毒的基本特性

## 一、病毒的大小与形态

### （一）病毒的大小

一个成熟有感染性的病毒颗粒称“病毒体”（Viron）。病毒体是病毒在细胞外的存在形式，具有典型形态结构和感染性。病毒体的测量单位为纳米（nm），一般介于20~250nm之间。研究病毒大小可用高分辨率电子显微镜，放大几万到几十万倍直接测量；也可用分级过滤法，根据它可通过的超滤膜孔径估计其大小；或用超速离心法，根据病毒大小，形状与沉降速度之间的关系，推算其大小。病毒体与其他微生物大小的比较见表21–1。

**表21–1　病毒与其他微生物的比较**

| 特性 | 病毒 | 细菌 | 支原体 | 立克次体 | 衣原体 | 真菌 |
|---|---|---|---|---|---|---|
| 结构 | 非细胞 | 原核细胞 | 原核细胞 | 原核细胞 | 原核细胞 | 真核细胞 |
| 有无细胞壁 | – | + | – | + | + | + |
| 核酸类型 | DNA 或 RNA | DNA+RNA | DNA+RNA | DNA+RNA | DNA+RNA | DNA+RNA |
| 在人工培养基上生长 | – | + | + | – | – | + |
| 细胞培养 | + | 一般不用 | 一般不用 | + | + | 一般不用 |
| 通过细菌滤器 | + | – | + | – | + | – |
| 增殖方式 | 复制 | 二分裂 | 二分裂 | 二分裂 | 二分裂 | 有性或无性 |
| 常用抗生素敏感性 | – | + | + | + | + | + |
| 干扰素敏感性 | + | – | – | – | – | – |

### （二）病毒的形态

病毒的形态多种多样。人和动物病毒大多呈球形或近似球形，少数呈弹状（如狂犬病毒）、砖形（如痘类病毒）、丝状体（如新分离的流感病毒）（图21–1）；植物病毒多呈杆状，噬菌体多呈蝌蚪状。

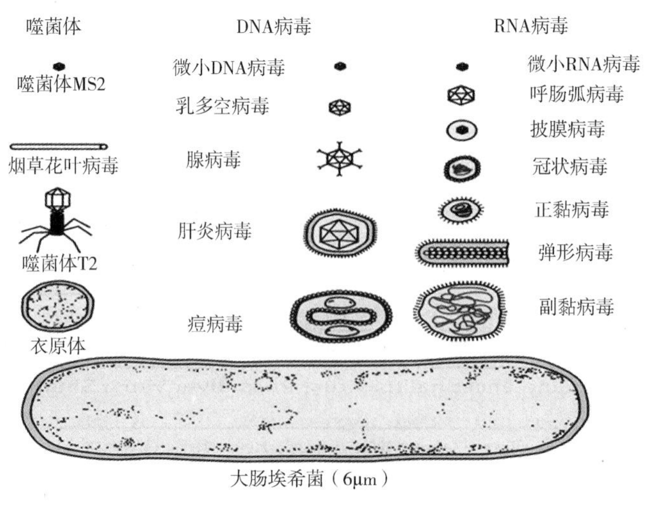


**图21–1　病毒大小形态示意图**

## 二、病毒的结构与化学组成

病毒的基本结构是核心和衣壳共同构成的核衣壳，最简单的病毒就是裸露的核衣壳，如脊髓灰质炎病毒等。有些病毒在核衣壳外尚有包膜或衣壳外有突出物（包膜子粒或刺突），通称为辅助结构（图21-2）。

**1. 核心**　病毒体的内部为核酸（DNA或RNA），称之为核心，构成病毒的基因组。某些病毒核心还含有少量功能性蛋白质，如核酸多聚酶、反转录酶等。一种病毒只含有一种类型的核酸，故可把病毒分为DNA病毒和RNA病毒两大类。病毒核酸分子有双链和单链之分，感染人类的DNA病毒多为双链，而RNA病毒多为单链。病毒RNA还可进一步分为单正链、单负链和反转录RNA。病毒核酸主要功能有：控制病毒的遗传变异、复制增殖及感染性，是病毒体中最重要的组成成分。

**2. 衣壳**　衣壳是包围在病毒核心外面的一层蛋白质，是病毒体的主要抗原成分，由一定数量的壳粒按一定几何构型聚合而成。壳粒是病毒衣壳的形态学亚单位，它由一至数条结构多肽构成。

根据衣壳的壳粒数量及排列方式的不同，衣壳有三种立体构型：①二十面立体对称型；②螺旋对称型；③复合对称型。

蛋白质衣壳的主要功能是：①保护核酸；②与易感细胞表面的受体结合，决定病毒感染细胞的种类，与致性有关。③具有免疫原性，可刺激机体产生特异性抗体。

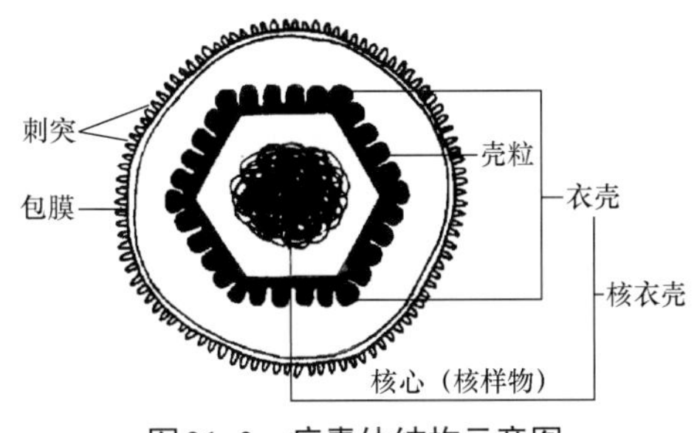

图21-2　病毒体结构示意图

**3. 包膜**　是包裹在核衣壳外面的膜状结构，是病毒在成熟过程中以出芽方式向细胞外释放时穿过核膜和（或）细胞膜、空泡膜时获得的，故含有宿主细胞膜或核膜成分，但包膜上的蛋白质是由病毒基因编码的，多糖、脂类多来自宿主细胞。包膜表面常有不同形状的突起，称为包膜子粒或刺突。

包膜的主要功能是：①保护核衣壳，维护病毒结构的完整性；②能选择性地与宿主细胞受体结合，促使病毒包膜与宿主细胞膜融合，感染性核衣壳进入胞内而导致感染；③具有免疫原性。

有包膜的病毒称为包膜病毒，无包膜的病毒称为裸病毒。

## 三、病毒的增殖

病毒以核酸复制的方式增殖，从病毒进入细胞开始，经基因组复制到子代病毒释放的全过程，称为一个复制周期（replication cycle），包括吸附、穿入、脱壳、生物合成、组装、成熟和释放等连续的过程（图21-3）。

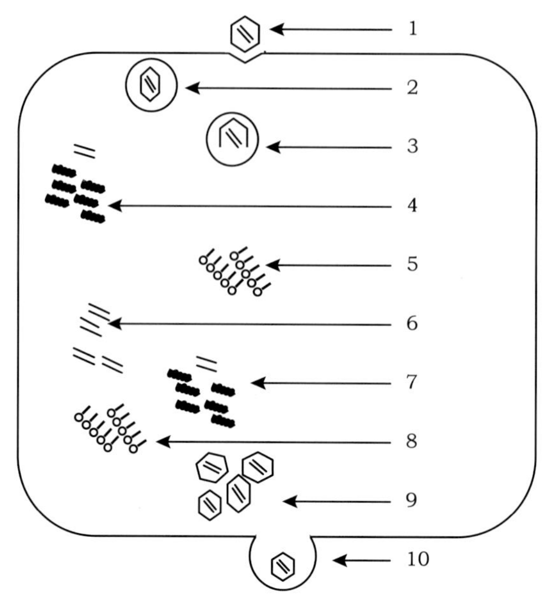


**图21-3 病毒的复制周期示意图**

1. 吸附；2. 穿入；3. 脱壳；4. 核酸游离与mRNA的转录；5. 早期蛋白质的转译；
6. 病毒DNA的复制；7. mRNA的转录；8. 晚期蛋白质的转译；9. 病毒体组装及成熟；10. 释放

### （一）病毒的复制周期

**1. 吸附** 即病毒体与易感细胞表面的特异性受体结合，是病毒增殖的第一步。吸附是特异的、不可逆的，这种特异性决定了病毒的嗜组织特征。

**2. 穿入** 在易感细胞的病毒穿过细胞膜进入细胞内的过程称为穿入。穿入的方式有三种。①胞饮（pinocytosis）或内吞（endocytosis）：胞质膜内陷将病毒包裹其中，形成类似吞噬泡的结构使病毒进入胞质内，无包膜病毒一般以此方式穿入。②融合（fusion）：有包膜的病毒依靠吸附部位的酶作用及包膜与细胞胞质膜的同源性等，发生病毒包膜与胞质膜的融合，使病毒核衣壳进入细胞内。③转位作用（transposition）：少数无包膜病毒吸附于宿主细胞膜时，其衣壳蛋白的某些多肽成分发生改变，使病毒可直接穿过细胞膜，称为转位。

**课堂互动** 噬菌体吸附于宿主菌后，噬菌体尾部插入宿主菌细胞内，将其头部内的核酸通过尾髓直接注入宿主菌内，称为转染。

**3. 脱壳** 胞质中的核衣壳脱去蛋白质壳，使基因组核酸裸露的过程称为脱壳。脱壳必须有酶的参与，多数病毒在细胞的溶酶体酶的作用下脱壳并释放出病毒的基因组；少数病毒的脱壳过程较复杂，需要自身编码产生的脱壳酶的作用才能完成。

**4. 生物合成** 病毒体脱壳后，病毒基因组释放进入细胞中，开始病毒的生物合成阶段，即利用宿主细胞的原材料大量进行病毒基因组的复制和基因表达（合成蛋白质）两部分。用血清学方法和电镜检查宿主细胞，在生物合成阶段找不到病毒颗粒，故称为隐蔽期。各种病毒该期的长短不一，如脊髓灰质炎病毒为3~4小时，正粘病毒为7~8小时。

在生物合成阶段，由于病毒核酸类型和结构的不同，其生物合成过程不同。在此以双链DNA病毒为例介绍其生物合成过程如下：双链DNA病毒首先利用细胞核内依赖DNA的

RNA聚合酶，转录出早期mRNA，再在胞质内核糖体翻译成早期蛋白。这些早期蛋白是非结构蛋白，主要为合成病毒子代DNA所需要的DNA聚合酶。然后以子代DNA分子为模板，大量转录晚期mRNA。继而在核糖体翻译出病毒的晚期蛋白即结构蛋白，主要为衣壳蛋白。DNA病毒在细胞核内复制其核酸，在细胞质内合成其蛋白质；多数RNA病毒的核酸及蛋白质均在胞质中合成（图21-4）。

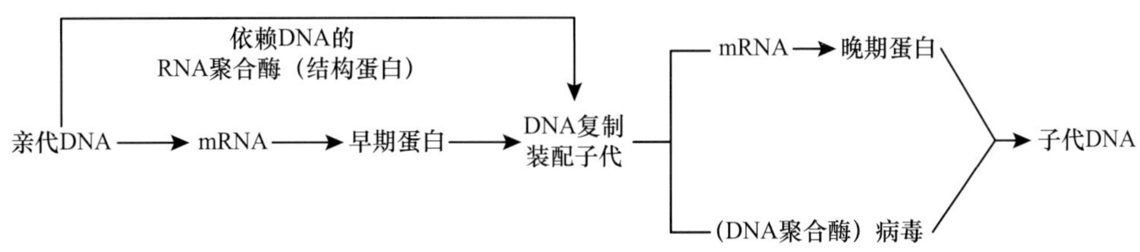


图21-4 DsDNA病毒复制示意图

**考点提示** 病毒增殖的方式是复制，包括吸附、穿入、脱壳、生物合成、组装成熟释放。

### （二）病毒的异常增殖

病毒在宿主细胞内复制时，并非所有的复制周期都能完整进行并最终产生完整的病毒体，常会有异常增殖现象的发生。

**1. 顿挫感染** 病毒进入宿主细胞后，如细胞不能为病毒增殖提供所需要的酶、能量及必要的成分，则病毒在其中不能合成本身的成分，或者虽合成部分或合成全部病毒成分，但不能组装和释放出有感染性的病毒颗粒，称为顿挫感染。不能为病毒复制提供必要条件的细胞称非容纳细胞。

**2. 缺陷病毒** 指因病毒基因组不完整或者因某基因位点改变，不能独立进行完成子代病毒的增殖，称为缺陷病毒。但当与另一种完整病毒共同培养时，若后者能为前者提供所缺乏的酶或物质，就能使缺陷病毒完成正常的增殖，这种有辅助作用的完整病毒称为辅助病毒（helper virus）。丁型肝炎病毒是缺陷病毒，必须依赖于乙型肝炎病毒才能完成子代病毒的复制。

### （三）病毒的干扰现象

两种病毒感染同一宿主细胞时，可发生一种病毒抑制另一种病毒增殖的现象，称为干扰现象。干扰现象不仅发生在异种病毒之间，也可发生在同种同型病毒之间。病毒的干扰现象对机体而言是一种免疫防御。发生干扰的原因可能是因为病毒诱导宿主细胞产生了干扰素，也可能是病毒的吸附受到干扰或改变了宿主细胞代谢途径，阻止了另一种病毒的吸附和穿入等。

## 四、外界因素对病毒的影响

病毒受理化因素作用后失去感染性，称为灭活。但灭活的病毒仍可保留着某些活性，如抗原性、红细胞吸附及细胞融合等功能。

### （一）物理因素

**1. 温度** 除肝炎病毒外，多数病毒耐冷而不耐热。56~60℃加热30分钟或100℃数

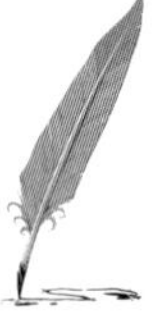

秒钟即可灭活病毒。病毒标本应尽快低温冷冻保存。在干冰温度（–70℃）和液氮温度（–196℃）条件下，病毒的感染性可保持数月至数年。

**2. 酸碱度** 不同病毒对酸碱敏感性不同，如肠道病毒在pH 3.0~5.0环境中稳定，而鼻病毒在pH 3.0~5.0环境中迅速被灭活。所以，可用病毒对pH的稳定性鉴别病毒。也可利用酸性、碱性消毒剂处理实验室污染器具及防疫。

**3. 射线** X射线、γ射线及紫外线都能灭活病毒，电离辐射使核苷酸链发生致死性断裂。但有些病毒（如脊髓灰质炎病毒）经紫外线灭活后，再用可见光照射可切除二聚体，使灭活病毒又复活（光复活），故不宜用紫外线杀病毒法来制备灭活疫苗。

### （二）化学因素

**1. 脂溶剂** 有包膜的病毒可被脂溶剂（如乙醚、三氯甲烷、脱氧胆酸钠）灭活。但脂溶剂对无包膜病毒（如肠道病毒）几乎无影响。故常用乙醚灭活试验鉴别病毒有无包膜。

**2. 化学消毒剂** 病毒对酚类、氧化剂、卤类、醇类物质敏感。1%~5%苯酚、70%甲醇、乙醇、碘及碘化物、漂白粉等均有灭活病毒作用。但消毒剂灭活病毒的作用不如细菌。大多数病毒对甘油的抵抗力强，故常用50%甘油盐水保存送检的病毒材料，以抑制细菌的繁殖。

**3. 抗病毒化学药物** 缺乏特效抗病毒药物。目前能供临床使用和正在研发的抗病毒药物主要有核苷类药物、非核苷类似药、蛋白抑制剂等。

**4. 抗菌药物与中草药** 一般认为抗菌药物及磺胺对病毒无抑制作用。在分离培养病毒时，待检标本中加入抗菌药物可抑制细菌生长，便于分离病毒。多种中草药有一定的抗病毒作用，如板蓝根、黄芪、大青叶、甘草等。

## 五、病毒的遗传与变异

病毒和细菌一样，病毒的亲代和子代的生物学性状的相似性为遗传；其亲代和子代的生物学性状的差异性为变异。病毒的变异多为遗传物质发生改变所致。病毒的遗传物质改变有基因突变、基因重组和基因整合。

### （一）基因突变

基因突变是指病毒基因组中核酸链的碱基序列改变。基因突变可以自然产生，也可经过诱导出现。由于基因突变产生的病毒表型性状发生改变的毒株称突变株。突变株可导致特定表型改变，如病毒空斑大小和形态改变、宿主范围、细胞病变和致病性改变。常见的有意义的突变株有以下几种。

**1. 条件致死性突变株** 是病毒突变后只能在某种特定条件下增殖，而在原来正常条件下不能繁殖的病毒株。例如温度敏感条件致死突变株在特定条件（28~35℃）下可增殖，而在36~40℃条件下不能增殖。条件致死性突变株可用于制备病毒减毒活疫苗。

**2. 宿主范围突变株** 是指病毒基因组突变影响了宿主细胞的感染范围，能感染野生型不能感染的细胞。例如，可对分离的流感病毒株等进行基因分析，及时发现该病毒株是否带有非人源的血凝素而发生宿主范围的变异。

**3. 耐药突变株** 常因编码病毒酶的基因突变导致药物作用的靶酶特性改变，使病毒对药物产生抗性而能继续增殖。

### （二）基因重组与重配

两种病毒同时或先后感染同一宿主细胞时发生基因的交换，产生具有两个特征的子代病毒，并能继续增殖，该变化称为基因重组，其子代病毒称为重组体。对于基因分节段的RNA病毒，如流感病毒、轮状病毒通过交换RNA节段而进行基因的重组称为基因重配。一般而言，发生重配的概率高于基因重组的概率。

### （三）基因整合

某些病毒感染宿主细胞的过程中，病毒的DNA片段可插入细胞染色体DNA中，这种病毒基因组与细胞基因组的重组过程称为基因整合。整合既可引起病毒基因的变异，也可引起宿主细胞染色体基因的改变，易导致细胞转化发生肿瘤等。

# 第二节 病毒的感染与免疫

## 一、病毒的感染

病毒感染是指病毒通过多种途径侵入机体，并在易感的宿主细胞中增殖并引起病理改变的过程。

### （一）病毒感染的传播方式

病毒感染的传播方式有水平传播和垂直传播两种。

**1. 水平传播** 是指病毒在人群不同个体之间的传播，为大多数病毒的传播方式。

**2. 垂直传播** 也称母婴传播或围生期传播。指病毒通过胎盘、产道或哺乳由亲代传给子代的方式。垂直传播是病毒感染的特点之一，容易发生垂直传播的病毒有风疹病毒、CMV、HBV、HIV等，引起死胎、流产、早产、先天畸形或先天感染。

人类病毒常见的感染途径见表21-2。

**表21-2 人类病毒的感染途径**

| 主要感染途径 | 传播方式及途径 | 病毒种类 |
|---|---|---|
| 呼吸道 | 空气、飞沫或皮屑 | 流感病毒、鼻病毒、麻疹病毒、腮腺炎病毒、腺病毒及部分EB病毒与肠道病毒、水痘-带状疱疹病毒等 |
| 消化道 | 污染水或食品 | 脊髓灰质炎病毒等肠道病毒、轮状病毒、甲肝病毒 |
| 血液 | 注射、输血或血液制品、器官移植等 | HIV、HBV、HCV、风疹病毒、HCMV等 |
| 眼或泌尿生殖道 | 接触、游泳池、性交 | HIV、HSV-1、HSV-2、肠道病毒70型、腺病毒 |
| 经胎盘、围产期 | 宫内、分娩产道、哺乳等 | HBV、HIV、CMV、风疹病毒等 |
| 破损皮肤 | 昆虫叮咬、狂犬咬伤、鼠类咬伤 | 乙型脑炎病毒、出血热病毒、狂犬病病毒、汉坦病毒 |

### （二）病毒感染的致病机制

**1. 病毒对宿主细胞的致病作用**

（1）杀细胞效应 病毒在宿主细胞内增殖成熟后，导致细胞被裂解而死亡，这种作用称为病毒的杀细胞效应，主要见于无包膜、杀伤性强的病毒，如脊髓灰质炎病毒、腺病毒。

其机制是：①病毒在增殖过程中，抑制宿主细胞的核酸复制和蛋白质的合成，使细胞新陈代谢功能紊乱，造成细胞病变与死亡；②病毒感染还常引起细胞溶酶体膜的通透性增高，释放其中的水解酶引起细胞自溶；③病毒蛋白毒性作用使细胞团缩、死亡。在体外实验中，通过细胞培养和接种杀细胞性病毒，经一定时间后，可用显微镜观察到细胞变圆、坏死、从瓶壁脱落等现象，称为细胞病变作用（cytopathic effect，CPE）。

（2）稳定状态感染　某些病毒在感染细胞内增殖不引起细胞溶解死亡，称为稳定状态感染。多见于有包膜的病毒，如疱疹病毒等。这类病毒感染细胞后不阻碍细胞代谢，不使细胞溶解死亡，病毒复制后，子代病毒以出芽方式从感染细胞中逐个释放出来，再感染邻近宿主细胞，因其过程相对缓慢，所致病变相对也较轻，因此宿主细胞在短时间内并不立即被溶解死亡，但可发生细胞膜成分改变和细胞膜受体被破坏。受病毒感染的细胞不断释放大量的子代病毒，同时在机体的免疫因子介导下，细胞最终仍要死亡。稳定状态感染体现在：①细胞膜出现新抗原。由病毒基因编码的抗原可以出现在细胞膜表面，这种新抗原是引起免疫病理损伤的基础之一。②细胞融合。有些病毒在感染细胞内增殖，使细胞膜互相融合，形成多核巨细胞，如麻疹病毒等。多核巨细胞的寿命不长，检测多核巨细胞有助于病毒的鉴定。由于感染细胞可与未感染细胞融合，致使病毒从感染细胞进入邻近的正常细胞造成病毒扩散。

（3）包涵体形成　包涵体是细胞受某些病毒感染后在细胞内（胞质或胞核）出现的用光学显微镜可见的圆形或椭圆形斑块。包涵体有的是完整病毒颗粒的聚集体，有的是病毒增殖过剩的衣壳或核酸等留下的痕迹，有的是感染引起的细胞反应物。其大小、数目不等，多为嗜酸性（如狂犬病毒的内基小体），少数为嗜碱性（如腺病毒的核内包涵体），位置也有不同，因此可将包涵体的光镜下特点作为病毒感染的诊断依据。例如从可疑狂犬病的脑组织切片或涂片中发现嗜酸性包涵体，即内基小体，可诊断为狂犬病。

（4）细胞凋亡　病毒感染可导致宿主细胞发生凋亡。其机制是病毒本身或病毒产生的蛋白质可激活细胞的凋亡程序，激活DNA内切酶系统活化，最终导致宿主细胞内DNA裂解，细胞凋亡。

（5）基因整合与细胞转化　某些病毒在感染中可将基因整合于宿主细胞基因组中。病毒基因和宿主细胞基因的整合会使宿主细胞在生物学形状上发生改变，称为细胞转化。基因整合方式有两种：一种是反转录RNA病毒先以RNA为模板反转录合成cDNA，再以cDNA为模板合成双链DNA，此双链DNA全部整合于细胞染色体DNA中；另一种是DNA病毒在复制中，可将部分DNA片段随机整合于细胞染色体DNA中。细胞转化也可由病毒蛋白诱导发生。基因整合均可导致细胞转化，如宿主细胞表达新抗原、增殖变快，失去细胞间接触抑制、获得无限之分裂增殖的能力，从而形成肿瘤，因此基因整合或其他机制引起的细胞转化与肿瘤的形成密切相关。

**2. 病毒感染诱导的免疫病理作用**　大部分病毒感染对宿主造成的损害是由病毒抗原刺激诱发宿主的免疫应答对机体造成的间接损伤所致，称为免疫病理损伤。免疫病理损伤一般由T细胞介导；少部分由B细胞产生抗体介导。当机体的免疫系统对自身抗原产生反应，即打破免疫耐受时，就会通过抗原暴露或分子模拟机制产生自身免疫性疾病。另外，一些病毒抗原还是非常有效的超抗原，如狂犬病病毒的核蛋白以及EB病毒、巨细胞病毒、HIV等编码的某些蛋白质。

### （三）病毒感染的类型

病毒感染机体后，根据机体有无临床症状分为隐性感染与显性感染。

**1. 隐性感染** 病毒侵入机体不引起临床症状的感染，称隐性感染或亚临床感染。这可能与病毒毒力弱或机体防御能力强，病毒在体内不能大量增殖，因而对组织细胞的损伤不明显有关；也可能与病毒种类和性质有关，病毒侵犯后不能到达靶细胞，故不表现出临床症状。

隐性感染可使机体获得特异性免疫力。部分隐性感染者病毒可在体内增殖不被清除，并可长期向外界播散，而成为病毒携带者。病毒携带者为主要的传染源，在流行病学上具有十分重要的意义。

**2. 显性感染** 机体在感染病毒后，病毒在宿主细胞内大量增殖，引起细胞破坏死亡，组织细胞损伤而出现明显的临床症状，称为显性感染。根据病毒在体内滞留时间长短，显性感染还可分成急性感染和持续性感染两种类型。

（1）急性感染 也称为病原消灭型感染。特点是潜伏期短，起病急，病程短（数日或数周），一般短时间内病毒即被清除或部分个体死亡。如流感、麻疹、乙型脑炎等，病后常获得特异性免疫力，其产生的特异性抗体可作为检测指标成为该病毒感染的证据。

（2）持续性感染 病毒感染后，病程较长（数月、数年甚至终生），病毒可长期存在于体内或终生带毒，可出现症状，也可不出现症状，这种情况称为持续感染，是重要的传染源。由于持续性感染的致病机制不同，且临床表现各异，故又可分成三种。

**考点提示** 持续性感染是病毒感染的独特类型。

1）慢性感染 指病毒在感染机体后，可出现或不出现急性症状；随着机体免疫系统的激活，大部分病毒被清除，但仍有少量残存在体内，并维持在较低的浓度，可持续存在于血液或组织中并不断排出体外，病程可长达数月至数十年，症状可有可无，可轻可重。在慢性感染过程中，病毒可被分离培养或检出，如HBV、EBV形成的慢性感染。

2）潜伏感染 是指病毒侵入机体后，并不引起临床症状，也不复制出大量的病毒颗粒，仅在一定的组织中潜伏存在。但在某些条件下病毒被激活而开始发作，在急性发作期可检测出病毒的存在，在潜伏期查不到病毒。疱疹病毒属的全部病毒（HSV、水痘－带状疱疹病毒、巨细胞病毒等）均可引起潜伏感染。可以使机体免疫力下降的因素都可激活潜伏的病毒使感染复发。例如HSV-1感染后，潜伏在三叉神经节，此时机体既无临床症状也无病毒排出，以后由于受物理、化学、生理或环境因素的影响，潜伏的病毒被激活而沿感觉神经到达皮肤、黏膜，发生单纯疱疹，从疱疹液中又可查出病毒颗粒。

3）慢发病毒感染 指显性或隐性感染后，病毒潜伏期很长，可达数月、数年甚至数十年。待症状出现后，呈亚急性进展直至死亡。如麻疹病毒引起的亚急性硬化性全脑炎（subacute sclerosing panencephalitis，SSPE）。

**考点提示** 慢发病毒感染是病毒感染的独特类型。

## 二、抗病毒的免疫

机体通过非特异性免疫系统和特异性免疫共同发挥抗病毒的免疫作用。

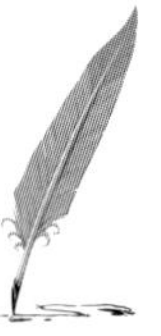

### （一）非特异性免疫的抗病毒作用

参与非特异性抗病毒免疫的主要细胞及分子有吞噬细胞、NK细胞、树突状细胞、干扰素、趋化因子及防御素等，其中最重要的是NK细胞和干扰素。

**1. NK细胞** 对病毒感染的靶细胞具有强大的杀伤作用。

**2. 干扰素**

（1）概念及功能 干扰素是机体受病毒及其他干扰素诱生剂作用后，由感染细胞等多种细胞所产生的能抑制病毒复制的小分子蛋白。其主要功能是抗病毒，除此之外，还有调节免疫、抑制肿瘤细胞生长和控制细胞凋亡等作用。

（2）分类 根据其抗原性不同，可分为α、β、γ三种，α干扰素（IFN-α）主要由人白细胞产生，β干扰素（IFN-β）主要由人成纤维细胞产生，α和β干扰素属于Ⅰ型干扰素；而γ干扰素（IFN-γ）由活化的T细胞产生，又称免疫干扰素，属Ⅱ型干扰素。

（3）抗病毒机制 干扰素的抗病毒作用不是直接作用于病毒，而是作用于宿主细胞，与细胞表面的干扰素受体结合诱导细胞合成抗病毒蛋白（antiviral protein，AVP），AVP可通过降解病毒的mRNA而抑制病毒蛋白质的合成，亦可影响病毒的组装和释放，从而起到抗病毒感染的作用。

（4）干扰素抗病毒作用的特点 ①广谱性：干扰素对所有病毒均有一定的抑制作用；②间接性：干扰素不直接作用于病毒，而是通过细胞产生抗病毒蛋白，间接发挥抗病毒作用；③相对种属特异性：即一种动物所产生的干扰素只能对同种动物的细胞发挥其抗病毒作用。

### （二）特异性免疫的抗病毒作用

病毒抗原可诱导机体发挥体液免疫和细胞免疫。抗病毒感染一般以细胞免疫为主，体液免疫主要对细胞外的病毒发挥抗病毒作用。

**1. 体液免疫的抗病毒作用** 病毒感染后，机体产生特异性抗体，在抗病毒免疫中起特异性保护作用。

特异性抗体在机体内与游离的病毒体相遇，可发挥中和作用，使病毒失去感染能力，故在处理细胞外的病毒体中起主要作用。具有中和作用的抗体主要包括IgG、sIgA、IgM三类，IgG抗体与病毒表面的抗原结合，阻止病毒吸附和穿入易感细胞，保护细胞免受病毒感染，并可有效地防止病毒通过血流播散。抗体与病毒结合可通过调理作用促进吞噬细胞对病毒的吞噬。抗体与包膜病毒结合后可活化补体成分，导致病毒裂解；也可通过NK细胞的细胞毒作用，裂解与破坏病毒感染细胞。sIgA抗体存在于黏膜分泌液中，在局部免疫中起主要作用，可阻止病毒侵入局部黏膜。

**2. 细胞免疫的抗病毒作用** 特异性抗病毒免疫的细胞主要有CTL和Th1细胞。CTL可通过其抗原受体识别病毒感染的靶细胞，通过裂解靶细胞与凋亡两种机制直接杀伤靶细胞。活化Th1可分泌多种细胞因子，如IFN-γ、IL-2、IL-12、TNF等，激活NK细胞、巨噬细胞和CTL，发挥抗病毒作用。

机体抗病毒的免疫力是由非特异性免疫和特异性免疫共同作用构成的，但不同的病毒感染所获得免疫力持续时间不同。一般认为，有明显病毒血症者可获得持久甚至终身免疫，如麻疹病毒、流行性乙型脑炎病毒等。而仅在细胞间扩散，不侵入血流，抗原易变异的病毒感染后获得短暂免疫力，如流感病毒。

**知识拓展**

表面含有血凝素的病毒可刺激机体产生可抑制血凝现象的抗体，称血凝抑制抗体，有助于血清学诊断；病毒感染后，由与病毒入侵易感细胞不相关的病毒抗原刺激产生无中和作用的抗体，称非中和抗体，如乙肝病毒的核心（抗-HBc）抗体。

## 本章小结

病毒学概论主要讲述了病毒的大小形态、结构、增殖、遗传变异以及感染免疫相关的知识。病毒是体积微小、结构简单，严格活细胞内寄生的非细胞型微生物。病毒的复制过程人为的分成吸附、穿入、脱壳、生物合成、组装与释放五个步骤。病毒受理化因素作用后失去感染性，称为灭活。但灭活的病毒仍可保留着某些活性，如抗原性、红细胞吸附及细胞融合等功能。 病毒感染的传播方式有水平传播和垂直传播两种。病毒的致病机制包括对宿主细胞的致病作用及机体本身的病理损伤。感染的类型按病程可分为急性感染和持续性感染，持续型感染又分为慢性感染、潜伏感染、慢发感染三种类型。

## 习　题

扫码“练一练”

**一、单项选择题**

1. 病毒体感染细胞的关键物质是

A. 核衣壳　B. 核酸　C. 衣壳　D. 刺突　E. 包膜

2. 下列不属于病毒体特征的是

A. 非细胞结构　B. 只含有一种类型的核酸

C. 可在任何活细胞内增殖　D. 对抗生素不敏感

E. 对干扰素敏感

3. 下列对病毒包膜的叙述中，错误的是

A. 化学成分主要是脂质　B. 表面凸起称为壳粒

C. 具有种、型抗原特异性　D. 包膜被溶解可使病毒灭活

E. 可以保护病毒

4. 与病毒复制中的隐蔽期有关的是

A. 吸附　B. 穿入　C. 脱壳

D. 生物合成　E. 装配和释放

5. 缺陷病毒的产生是由于

A. 基因缺陷　B. 包膜缺陷　C. 衣壳缺陷

D. 复制酶缺陷　E. 刺突缺陷

6. 理化因素对病毒的影响是

A. 大多数病毒耐冷不耐热

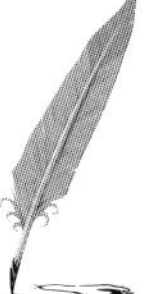

B. 60℃ 30分钟能杀死所有病毒

C. 包膜病毒体比无包膜病毒体更能耐受反复冻融

D. 紫外线不能灭活病毒

E. 脂溶剂能破坏病毒衣壳

7. 灭活是指在理化因素作用下使病毒失去

A. 抗原性　B. 感染性　C. 血凝特性

D. 诱生干扰素能力　E. 融合细胞特性

8. 病毒基因插入宿主细胞基因称为

A. 互补作用　B. 交叉复活　C. 多层复活

D. 增强作用　E. 整合作用

9. 细胞融合有利于病毒的

A. 吸附　B. 脱壳　C. 扩散

D. 复制　E. 释放

10. 可引起慢发病毒感染的病原体是

A. 麻疹病毒　B. 流感病毒　C. 沙眼衣原体

D. 风疹病毒　E. 甲型肝炎病毒

11. 病毒感染宿主细胞后可出现

A. 细胞溶解死亡　B. 细胞融合　C. 细胞转化

D. 包涵体形成　E. 以上均可出现

（12~13题共用题干）

工某，男，26岁。二天前右上腹起一簇密集的疱疹，如米粒大，环形如带、有灼热刺痛感。局部皮肤异常敏感，着衣则痛加剧。低热，稍乏力。

12. 患者最可能感染的病原体是

A. 麻疹病毒　B. 水痘–带状疱疹病毒　C. 单纯疱疹病毒

D. 风疹病毒　E. 甲型肝炎病毒

13. 此病毒属于易形成潜伏感染的病毒，其原发病是

A. 麻疹　B. 水痘　C. 口唇疱疹

D. 风疹　E. 甲型肝炎

**二、简答题**

患者，女，34岁。因经常出现口唇黏膜处水疱而就诊，患者发热时口唇周围常起针头大小的疱疹，破溃后形成溃疡，周围有红晕。历时一周左右自愈。反复发作多年。

请问：

1. 该患者可能是哪种病原体感染，属于何种感染类型？

2. 此病原体主要通过哪些途径传播？

（钟秀丽）

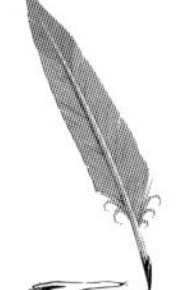

# 第二十二章

# 病毒感染的检验方法

扫码“学一学”

**学习目标**

1. **掌握** 病毒标本的采集、病毒感染的实验室检查方法。
2. **熟悉** 病毒的分离培养和鉴定。
3. **了解** 病毒标本的处理于运送。
4. 能规范对常见病毒标本进行采集、处理与运送；能选择合适的方法进行病毒感染的实验室检测。

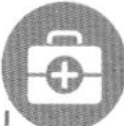

## 案例讨论

**【案例】**

患者，男，3岁，初期发热、后出现腹泻，一天内大便7~8次，黄绿色，呈蛋花汤样，偶尔恶心、呕吐。服用抗生素治疗后，腹泻没有改善。

**【讨论】**

1. 该患者可能被哪种病原微生物感染？
2. 如何进行标本的采集、处理与运送？
3. 可选择哪些实验室检测方法进行检查？

病毒学检验技术是用实验室检验方法对临床和流行病学现场送检的标本（如人或宿主动物的血液、组织、尿液、粪便和组织液等）进行病毒学的定性和定量检测分析，为病毒感染和病毒性疾病的诊断、治疗和预防提供科学依据。检查程序见图22-1。

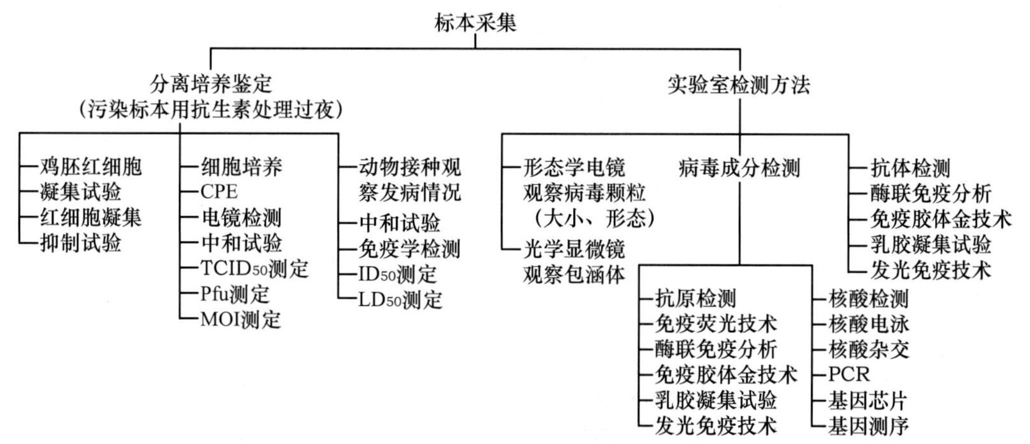


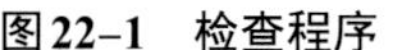
**图22-1　检查程序**

# 第一节 标本的采集、处理与运送

标本的采集、处理与运送是保证病毒检验准确性的关键。

## 一、标本的采集与处理

### （一）标本采集时间

标本应在感染早期（发病1~2天内）采集，病程初期或急性期标本含病毒量高，从而提高病毒的检出率。在疾病的后期，由于体内产生免疫力，使成熟的病毒释放减少，检测病毒体较困难。病毒感染的晚期还常并发细菌性感染，增加了判断的难度。若利用血清学诊断病毒性感染应采取血液标本，需要采集急性期和恢复期双份血清。

**考点提示** 标本采集时间是病毒检验成功与否的关键因素。

### （二）标本采集的部位

一般根据临床症状和流行病学资料初步判断为哪类病毒性疾病，依据疾病规律和病程决定采集何种标本。呼吸道病毒主要采集鼻咽洗漱液、咽拭或痰液；消化道感染主要采取粪便、肛拭作为检查标本；脑内感染无菌抽取脑脊液；发疹性疾病取疱疹内积液；有病毒血症时取血液。采集的标本应尽量含有感染的细胞等。要注意有些病毒感染的临床症状见于远离的器官，但还是以病毒入侵部位采集标本。如通过呼吸道感染的风疹病毒，引起感染的临床症状是皮疹及耳后、枕下淋巴结肿大，但仍以鼻咽拭培养效果最佳；再如引起中枢神经系统和心肌病变的柯萨奇病毒（消化道感染病毒）可采取咽拭或粪便标本。临床上病毒感染性疾病采用的标本见表22–2。

表22–2 病毒感染性疾病采用的标本

| 疾病 | 病毒 | 采用的标本 |
|---|---|---|
| 呼吸道疾病 | 流感病毒<br>副流感病毒<br>呼吸道合胞病毒 | 鼻咽拭或洗液<br>咽拭<br>痰液 |
| 胃肠炎 | 轮状病毒<br>Norwalk 病毒<br>腺病毒<br>肠道病毒 | 直肠拭、粪便及血液 |
| 肝炎 | 甲乙型肝炎病毒<br>巨细胞病毒<br>EB 病毒 | 急性期和恢复期血清 |
| 皮肤和黏膜疾病 | 水痘－带状疱疹病毒<br>单纯疱疹病毒<br>麻疹和风疹病毒<br>肠道病毒 | 皮肤擦拭<br><br>咽拭<br>急性期、恢复期血清，直肠拭 |
| 脑膜炎及无菌性脑膜炎 | 单纯疱疹病毒<br>披膜病毒<br>肠道病毒 | 脑组织<br>血液或脑脊液<br>急性期和恢复期血清 |

## 二、标本的运送与保存

因大多数病毒抵抗力弱，离开机体活细胞后在室温下很快失活，标本采集后应低温保存并迅速（1~2小时内）送检。标本采集后应如需运送，应将标本放入装有冰块或低温材料（如低温凝胶袋，干冰等）的保温瓶内冷藏。送检的组织等可放入含有抗生素的50%甘油缓冲盐水或二甲基亚砜（DMSO）中低温冷藏。不能立即检查的，以-70℃保存为宜。标本采集必须无菌操作盛放标本的容器和采集器，盛放标本容器应不易破损和泄露，对烈性病毒标本应专人运送，防止病毒的实验室传播。送检标本时还应填写患者信息。对污染的标本（如粪便、痰液等），在病毒分离培养前需用高浓度抗生素处理过夜，必要时需加抗真菌药物等处理。血清学检查的标本尤其检测IgG型抗体，应分别在发病初期和恢复期采集双份血清，只有当恢复期血清抗体效价比初期升高4倍或以上，才具有确诊意义。

# 第二节　病毒的分离培养

病毒的分离培养是病毒病原学诊断的金标准，但方法复杂，不能广泛应用于临床诊断，多适用于病毒的实验室研究或流行病学调查。仅在以下情况考虑应用：①病程长且诊断困难的患者疑似病毒感染时，针对病毒的检测结果均阴性，病毒的分离培养对诊治疾病有指导性意义；②怀疑为新现病毒（emergent virus）性疾病或再发性病毒性疾病；③怀疑具有相同症状的疾病为不同病毒所致，需对疾病进行病原学的鉴别诊断；④监测病毒减毒活疫苗效果；⑤病毒性疾病的流行病学调查；⑥病毒生物学特性的研究。

## 一、病毒的增殖培养方法

病毒是严格活细胞内寄生的微生物，故应根据不同的病毒选择相应的敏感宿主细胞、鸡胚或敏感动物进行病毒的分离。在做病毒性传染病标本培养时，必须严格遵循无菌操作和生物安全防护原则。

### （一）细胞培养

细胞培养是最常用的方法。病毒与其宿主细胞间关有严格的选择性，需要根据病毒的亲嗜性不同，选择相应的细胞进行增殖培养。

常用于培养病毒的细胞有原代细胞、二倍体细胞和传代细胞系。

**1. 原代细胞**　新鲜的组织或器官，在胰蛋白酶作用下先消化成单个细胞悬液，在充足的营养条件下，经37℃数天培养后形成的单层细胞层，称原代细胞培养。原代细胞对病毒最为敏感，但来源困难且制备较为复杂；常用于直接从标本中分离病毒，如原代猴肾细胞是培养正黏病毒、副黏病毒、肠道病毒和腺病毒的常用细胞。

**2. 二倍体细胞**　原代细胞在体外分裂50代后仍保持染色体的二倍体特征，属正常细胞，称为二倍体细胞株。经多次传代后出现细胞老化和衰亡。常用的二倍体细胞有人胚肺、人胚肾、猴肾、地鼠肾细胞等，广泛用于病毒分离和疫苗制备。

**3. 传代细胞系或株**　来源于肿瘤细胞或二倍体细胞株传代过程中的变异细胞，具有瘤细胞特性，繁殖率高，可无限传代。常用人宫颈癌细胞（Hela）、传代非洲绿猴肾细胞（vero）等。多次传代仍可长期存活，便于实验室保存，对病毒感染性稳定，常用于病毒的

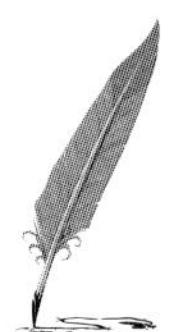

分离鉴定、病毒抗原的大量生产和抗病毒药物筛选研究。如可用Hela和Vero分离单纯疱疹病毒等。但由于源自肿瘤细胞，不宜用于疫苗的制备，但对很多病毒的敏感性高且稳定。

标本接种细胞后，溶细胞型病毒可致细胞出现细胞病变效应（cytopathic effect，CPE），稳定感染病毒的细胞并不出现明显病变，但被感染的细胞膜表面会出现病毒的表达蛋白等标志物，如血凝素、病毒特异性抗原等，可用红细胞吸附或免疫学方法检测有否病毒的增殖。当CPE或检测试验结果均为阴性，也可能因标本中病毒含量较低而未被检出，此时需盲目传代3次，如仍为阴性方可确定标本无病毒。

#### （二）鸡胚培养和动物接种

**1. 鸡胚培养** 具有广泛易感性，培养物中病毒浓度高，来源充足，操作简单，适于病毒分离、疫苗生产、抗原大量制备、抗病毒药物研究等。流感病毒、疱疹病毒、痘病毒等均可用鸡胚分离。一般采用 9~12日龄鸡胚，按病毒种类选择接种部位。①羊膜腔接种：用于从临床材料（如患者咽漱液）初次分离流感病毒等，这种接种途径在羊水和尿囊液中均可收获病毒；②绒毛尿囊膜接种：用于痘病毒和单纯疱疹病毒的分离，这些病毒在绒毛尿囊膜上可形成肉眼可见的斑点状或痘疱状病灶，可以通过产生的斑或痘数目来计算感染性病毒颗粒的数目，因此该方法还可用于抗病毒血清滴定试验；③尿囊腔接种：用于流感病毒、腮腺炎病毒的分离和传代培养，病毒可在内皮细胞中复制，复制的病毒被释放到尿囊液中；④卵黄囊接种：用于某些嗜神经病毒培养，病毒主要在卵黄囊的内皮细胞生长，可分离流行性乙型脑炎病毒。

**考点提示** 鸡胚培养对于不同病毒要选取合适的鸡胚部位，对于能否培养出大量的病毒至关重要。

**2. 动物接种** 是最原始的分离病毒的方法，但目前已很少应用，现逐渐被细胞培养所代替，但在某些病毒仍用此方法，如在对狂犬病病毒或乙型脑炎病毒的分离鉴定中还用小白鼠脑内接种。常用动物为豚鼠、家兔、小白鼠和大白鼠等。

### 二、增殖病毒的检测方法

#### （一）病毒在培养细胞中增殖的鉴定指标

**1. 细胞病变效应** 病毒在敏感细胞内大量增殖，导致细胞病变甚至死亡的现象，称为细胞病变效应（cytopathic effect，CPE）。大多数病毒属溶细胞型感染，病毒在宿主细胞内大量增殖形成CPE，用光学显微镜即可观察到，可作为病毒增殖的指标。不同病毒的CPE特征不同，常见的病变有：①细胞圆缩、坏死、脱落，如脊髓灰质炎病毒感染；②形成多核巨细胞，可见于呼吸道合胞病毒感染等；③细胞肿胀、团聚、病变细胞聚集成葡萄串样，见于腺病毒感染；④形成包涵体，狂犬病毒和CMV可致细胞质或核内出现嗜酸性或嗜碱性包涵体。可通过CPE的特征判断病毒的种类，甚至初步分型。但有包膜的病毒（如流感病毒等）以出芽方式释放子代病毒，属稳定感染，不出现CPE或所致病变轻微不易觉察。此类病毒可用其他方法进行鉴定。

**考点提示** 病毒在敏感细胞增殖后，肉眼直观的变化就是观察到细胞病变效应（CPE）。

**2. 红细胞吸附及吸附抑制试验**　带有血凝素的病毒感染宿主细胞后，细胞膜表面出现血凝素，是感染细胞能与加入的红细胞结合，称为红细胞吸附现象。例如流感病毒包膜上带有血凝素，可与加入的红细胞结合发生凝集现象。但加入相应的血凝素抗体后，红细胞吸附现象被抑制称为红细胞吸附抑制试验，可作为病毒鉴定的依据。

**3. 干扰现象**　某些病毒感染细胞后不出现CPE，但能干扰在其后感染同细胞的另一病毒的增殖，从而阻抑后者所特有的CPE称为干扰现象。因此，可用不能产生CPE的病毒干扰随后接种且可产生CPE的病毒，以检测病毒的存在，进行初步鉴定。

**4. 细胞代谢的改变**　病毒感染细胞可使培养液的pH改变，这种培养环境的生化改变也可作为判断病毒增殖的依据。

### （二）病毒感染性测定及病毒数量测定

在单位体积中测定感染型病毒的数量称为滴定。常用的病毒感染性和数量测定方法如下。

**1. 空斑形成试验**　将一定量适当稀释的待检病毒液接种于敏感的单层细胞中，经一定时间培养后，在细胞上方覆盖一层半固体的培养基后继续培养，可见单个病毒的增殖使感染的单层细胞病变脱落，形成肉眼可见的空斑，即空斑形成试验。一个空斑是由一个病毒增殖所致，计数培养皿中空斑数即可推算出该样品中病毒的数量。通常以每毫升病毒液的空斑形成单位，即PFU/ml表示。

**2. 红细胞凝集试验**　亦称血凝试验。含有血凝素的病毒接种鸡胚或感染细胞后，如病毒增殖并释放至细胞外，收集鸡胚羊膜腔液、尿囊液或细胞培养液，加入动物红细胞后可出现红细胞凝集，可作为病毒增殖的指标。如将病毒悬液做不同稀释，以血凝反应的最高稀释度作为血凝效价，可对病毒颗粒的含量进行半定量检测。

**3. 中和试验**　用已知抗某病毒血清先与待测病毒悬液混合，在室温下作用一定时间后接种敏感细胞，经培养后观察CPE或红细胞吸附现象是否消失，即特异性抗体能否中和相应病毒的感染性，这是比较可靠的病毒诊断方法。如用不同浓度的抗血清进行中和试验，还可根据抗体的效价对待测病毒液进行半定量检测。

**4. 50%组织细胞感染量（$TCID_{50}$）测定**　将待测病毒液做10倍系列稀释，分别接种于单层细胞，经培养后观察CPE等指标，以能感染半数细胞的最高稀释度的病毒量为终点，经统计学处理计算$TCID_{50}$。该法以CPE来判断病毒的感染性和毒力。

**5. 感染复数测定**　原指在一特异性试验中感染单一细菌细胞的噬菌体的平均数，现作为病毒感染性的定量检测。

## 第三节　病毒感染的实验室检测方法

由于病毒的严格活细胞寄生的特点，使病毒的分离培养方法较为复杂，因此病毒感染的实验室检测方法主要以一些快速诊断方法进行。主要指绕过分离鉴定过程，采用非培养法鉴定技术，包括在电镜下直接观察标本中的病毒颗粒，或直接检测标本中的病毒成分（抗原、核酸）和IgM型特异抗体等。这些方法在临床应用越来越广泛，成为临床病毒学检验的重要手段。

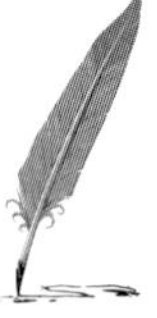

## 一、病毒颗粒和病毒抗原直接检测

### （一）形态学检查

**1. 光学显微镜检查** 病理标本或含有脱落细胞及针吸细胞的标本可在有病毒增殖的部位（胞核、胞质）出现嗜碱性或嗜酸性包涵体，包涵体对病毒的诊断有一定价值。病理标本根据病理特征，再配合组化染色技术也可进行诊断。

**2. 电镜和免疫电镜检查** 高浓度病毒颗粒（≥ $10^7$ 颗粒/ml）样品，可直接应用电镜观察病毒颗粒；低浓度病毒的样品可用免疫电镜技术富集病毒颗粒后再观察，或超速离心后取沉淀物进行观察。电镜下不仅能观察病毒形态学特征，还可测量病毒大小和计数。

### （二）抗原检测

一般采用免疫学技术直接检测标本中的病毒抗原进行早期诊断。目前常用免疫荧光技术（immu-nofluorescence assay，IFA）和ELISA以及免疫胶体金技术等。这些技术操作简便、特异性强、敏感性高。

**1. 免疫荧光技术** 常用冰冻切片、组织印片等标本，以荧光显微镜观察细胞核和细胞质内的荧光，检测抗原在细胞内所处的位置。免疫荧光技术具有快速、实用的优点，要求标本中含有足够量的疑有病毒感染的完整细胞，或在组织细胞培养出现明显细胞病变前检查病毒抗原，以作为早期快速诊断。

**2. 酶免疫组化技术** 该法与IFA的原理相似，不同的是将荧光标记改为辣根过氧化物酶标记，常使用间接法。酶免疫组化法在检测病毒抗原上的优点是无需荧光显微镜，用普通光学显微镜或肉眼可观察反应。是一种较特异、快速、简便的方法，主要用于检测培养细胞中的病毒抗原和组织切片、印片细胞中的病毒抗原。由于临床标本中可能存在的内源性过氧化物酶易产生非特异性染色，造成假阳性，因此较少用于临床病毒标本检测。

**3. 酶联免疫分析** 该法将病毒特异性抗体（或抗原）吸附到固相载体表面，使酶标记的抗原抗体反应在固相表面进行的技术，具有快速、灵敏、简便、载体易于标准化等优点。病毒学实验室用ELISA可发现常规细胞培养难以增殖的病毒，如甲、乙、丙型肝炎病毒和轮状病毒。

**4. 免疫胶体金技术** 该方法以胶体金作为示踪标志物，胶体金在合适的条件下与病毒抗原（或抗体）形成稳定结合的标记物，但不影响被标记抗原（或抗体）的免疫活性，胶体金本身带有紫红色作为标志，可用肉眼直接观测结果。该法价格低廉，检测方便快捷，随着胶体金标记技术的不断改进，其敏感性大大提高，在临床病毒学检验中应用广泛，如轮状病毒、流感病毒、HIV等病毒抗原的胶体金试剂盒。

**考点提示** 免疫胶体金技术由于价格低、方便快捷、敏感性也得到了提高，在临床病毒学检验中应用越来越广泛。

**5. 乳胶凝集试验** 分玻片法和试管法两种方法：玻片法操作简单，多为定性测定；试管法可进行半定量测定。病毒与胶乳抗原混合后产生清晰均匀的凝集颗粒的一种试验方法，如轮状病毒、巨细胞病毒、乙肝病毒乳胶试剂盒等应用广泛。

**6. 发光免疫技术（LIA）** 该法根据标记物的不同，主要有化学发光免疫（chemiluminescence immunoassay，CLI）分析和电化学发光免疫（electro-chemiluminescence

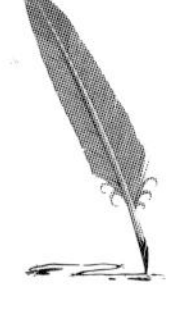

Immunoassay，ECLI）分析。检测时将化学发光物质或酶作为标记物直接标记在抗原或抗体上，经过抗原与抗体反应形成抗原－抗体免疫复合物，随后加入氧化剂或酶的发光底物，经反应形成激发态的中同体，发射光子释放能量，发光强度可以利用发光信测量仪器进行检测。

发光免疫分析是继放射免疫分析、酶联免疫分析、荧光免疫分析和时间分辨荧光免疫分析之后发展起来的一项最新免疫测定技术。

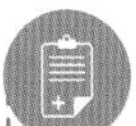

**知识链接**

化学发光免疫分析其灵敏度高、特异性强、检测快速及无放射危害的分析技术，临床应用已非常成熟，有取代放射免疫分析技术（RIA）和酶联免疫分析（ELISA）技术而成为诊断市场上的主流产品的趋势。目前在病毒检测方面常用于检测甲、乙、丙型肝炎病毒，艾滋病病毒，SARS症状病毒及肠道RNA病毒抗原的检测。

## 二、病毒感染血清学检测

### （一）IgM型特异抗体检测

IgM型特异抗体出现早于IgG型抗体，检测病毒感染机体产生的特异性抗体IgM，可早期诊断某些病毒感染。如孕妇羊水中查到IgM型特异抗体可早期诊断某些病毒引起的胎儿先天性感染；抗HBc出现较早，常以抗HBc IgM作为急性HBV感染的指标。IgM抗体的测定有助于早期诊断，但感染机体产生IgM抗体有明显的个体差异。常用的检测方法有ELISA和IFA，其中ELISA方法无需荧光显微镜，且操作简便快速而广泛应用于临床检测，如风疹病毒、HAV、CMV、HSV、轮状病毒等的早期诊断。

### （二）IgG型特异抗体检测

IgG型抗体出现晚于IgM型抗体，但对尚无或难以分离培养的病毒仍具有辅助诊断价值；也是病毒流行病学调查的重要指标，且有助于了解个人既往感染情况。

IgG抗体检测常用方法为ELISA间接法或捕获法。随着技术不断发展，采用特异抗原抗体反应和化学发光底物检测为一体的化学发光免疫测定法也应用于临床病毒学检验中，在方法上提高了病毒抗体检测的特异性和灵敏度，且更快速、方便，目前已成为肝炎病毒、风疹病毒、CMV、HSV等IgG抗体或总抗体检测的临床常用方法。

## 三、分子生物学检测

由于大多数病毒基因已成功地被克隆并进行了全基因的测序，为病毒的核酸检测打下了基础，使其成为对病毒感染进行诊断的又快捷和特异的检测方法。

### （一）核酸杂交

其原理是应用已知序列的核酸单链作为探针（probe），探针预先用放射性核素或辣根过氧化物酶等标记，在适当条件下按碱基互补规律与标本序列结合，通过对标记物的检测证明标本中存在代表某病毒的特异核酸序列。常用的核酸杂交技术如下。

**1. 斑点杂交**　将待测的DNA或RNA直接点样在杂交滤膜上，变性后与标记的探针核

酸序列杂交，根据标记物的不同采用放射自显影或酶显色技术等检测放射性核酸或非放射性标记物。

**2. 原位杂交** 在病理切片上，用细胞原位释放的DNA或RNA与标记的特异核酸探针进行杂交。通过显色技术可直接观察待测病毒核酸在细胞内的位置和与细胞染色体的关系等。

**3. DNA印迹（southern blot）和RNA印迹（northern blot）杂交技术** 是将标本中提取的DNA或RNA用限制性内切酶切割后，经琼脂糖电泳形成条带图谱，然后将琼脂糖凝胶中的核酸条带电转移至硝酸纤维膜上，再用标记的探针进行杂交，可以检测病毒的DNA或RNA中的特异序列。

### （二）聚合酶链反应技术

聚合酶链反应（polymerase chain reaction，PCR）为核酸体外扩增技术。其原理是选择病毒的特异、保守片段作为靶基因，用设计的特异引物（primer）序列在多聚酶（Taq酶）的作用下扩增病毒特异序列，对病毒感染进行诊断。或选择病毒的易变区，结合限制性片段长度多态性（RFLP）分析，或测序等技术可对病毒进行分型和突变的研究。对RNA病毒的PCR检测可采用反转录PCR（reverse transcription PCR，RT-PCR）。

荧光定量PCR技术（fluorescence quantitative PCR，FQ-PCR）将基因扩增、分子杂交和光化学融为一体，实现了对PCR扩增产物进行实时动态的定量检测。FQ-PCR能准确定量，灵敏度高，污染小，可对感染个体进行动态监测病毒载量，在抗病毒疗效观察中尤为重要。

PCR技术具有简便、快速、特异、敏感等优点，特别适宜难分离培养病毒的诊断，常用于各种肠道病毒、呼吸道病毒、肝炎病毒等的检测。

### （三）基因芯片技术

利用病毒基因测序所获得的生物信息与自动化技术相结合，便产生了基因芯片技术，这是遗传单核苷酸多态性（single nucleotide polymorphisms）标记技术与自动化连锁微量分析技术的结合产物。原理是将已知的生物分子探针或基因探针大规模或有序排布于微型硅片等载体上，与待检样品中的生物分子或基因序列相互作用和并行反应，在激光的顺序激发下，产生的荧光谱信号被接收器收集，经计算机分析和处理数据得出结果。这样可一次性完成大通量样品DNA序列的检测，在病毒病原学诊断和流行病学调查方面具有广阔的应用前景。

### （四）基因测序

基因测序包括对病毒全基因测序和特征性基因片段的测序。第一代的测序技术是基于Sanger的双脱氧链终止法原理和荧光标记的荧光自动测序技术，将DNA测序带入自动化时代，使测序的效率和准确性大大提高。建立在PCR的基础上，直接通过聚合酶或者连接酶进行体外合成测序，高通量低成本的第二代测序则使测序进入了低成本时代，并被广泛应用于临床感染性疾病诊疗和科研中。基于单分子DNA进行非PCR测序为主要特征的第三代测序，因其具有更加灵敏、精确、价廉、信息量大的优势，更加适合于病原微生物基因水平的检测。目前对已发现的致病性病毒全基因测序已基本完成，因此可用第二代或第三代测序技术将所检测的病毒进行特征性基因测序，与基因库里的预先定义的病毒标准基因序

列进行比对迅速识别病毒，使病毒基因检测和诊断更为快速、准确。这些基因库里的病毒基因序列为开展病毒感染的基因诊断打下良好的基础。

**知识链接**

纳米孔测序是第四代测序技术，它通过物理方法直接对DNA序列进行读取，无须事先进行生物化学预处理，正向着高通量、高读长、低成本、小型化的方向发展。纳米孔测序的原理可以简单地描述为：单个碱基通过纳米尺度的通道时，会引起通道电学性质的变化。理论上，A、C、G、T 四种不同的碱基由于化学性质的差异，它们穿越纳米孔时引起的电学参数变化量也有差异，检测这些变化量，即可得到相应碱基的类型。

## 本章小结

病毒感染（viral infection）是指病毒通过多种途径侵入机体，并在易感的宿主细胞中增殖并引起病理改变的过程。病毒检验基本技术包括感染病毒的标本的采集、处理与运送，分离培养与鉴定，实验室检测方法等。病毒的标本的采集、处理与运送要规范、及时并注意无菌操作。根据病毒的宿主特异性选择相应的细胞、鸡胚部位和动物进行分离培养与鉴定。实验室病毒感染的检测方法以非培养检测法为主，包括在电镜下直接观察标本中的病毒颗粒，或直接检测标本中的病毒成分（抗原、核酸）和IgM型特异抗体等。这些方法在临床应用越来越广泛，成为临床病毒学检验的重要手段。

## 习　题

扫码“练一练”

**一、单项选择题**

1. 包涵体检查在下列哪种病毒感染中有重要意义

A. 流感病毒　　B. 巨细胞病毒　　C. 呼吸道合胞病毒

D. EB病毒　　E. 副流感病毒

2. 用于分离培养病毒的标本冻存时加入的保护剂为

A. 叠氮钠　　B. 硝酸甘油

C. 二甲基亚砜　　D. 对氨基苯甲醛

E. 丁二酮

3. 从流感患者的咽漱液中分离流感病毒，最好接种于

A. 人胚羊膜细胞　　B. 小鼠腹腔　　C. 鸡胚羊膜腔

D. 鸡胚尿囊腔　　E. 鸡胚卵黄囊

4. 内基小体在下列哪种疾病的诊断中有重要意义

A. 狂犬病　　B. 天花　　C. 麻疹

D. 疱疹　　E. 腮腺炎

5. 流感病毒传代培养，最好接种于

A. 人胚羊膜细胞　　B. 小鼠腹腔

C. 鸡胚羊膜腔　　D. 鸡胚尿囊腔

E. 鸡胚卵黄囊

6. 中和抗体对病毒的作用机制主要是

A. 抑制病毒生物合成　　B. 诱导干扰素产生

C. 抑制病毒脱壳　　D. 阻止病毒与靶细胞相互作用

E. 杀伤细胞内的病毒

7. 病毒入侵机体后最早产生的免疫物质是

A. sIgA　　B. IFN

C. 中和抗体　　D. IgM

E. 补体结合抗体

（8~10题共用题干）

患儿，女，9个月，因腹泻伴呕吐4天入院。患儿现腹泻10余次每日，黄色水样便。体温稍高，精神萎靡，前囟、眼窝明显深陷，两肺呼吸音清、心律齐。在家中服用抗生素无效后，入院治疗。

8. 患者最可能感染的病原体是

A. 轮状病毒　　B. 流感病毒

C. 肺炎双球菌　　D. 麻疹病毒

E. 柯萨奇病毒

9. 采集下列何种标本进行检查最为适合

A. 痰液　　B. 鼻炎含漱液　　C. 粪便　　D. 脑脊液　　E. 血液

10. 下列哪种检测方法作为初筛最为快捷适宜

A. 胶体金　　B. PCR　　C. WB　　D. IFA　　E. gene chip

**二、简答题**

患者，男，45岁，因3天前受凉后出现发热（体温39℃）、间断咳嗽、痰少量、咽痛、头痛、关节酸痛。在家中服用头孢类抗生素无效后，入院检查治疗。

请问：

1. 试问该患者可能感染了哪种病原微生物？

2. 如何对该疾病进行标本采集？

3. 如何进行病原学诊断？

（钟秀丽）

# 第二十三章

# 临床常见病毒及鉴定

**学习目标**

1. **掌握** 呼吸道病毒、肝炎病毒、反转录病毒的主要生物学性状及微生物学检验方法。
2. **熟悉** 肠道病毒、疱疹病的主要生物学性状及微生物学检验方法。
3. **了解** 朊粒及其他病毒的主要生物学性状及微生物学检验方法。
4. 能正确选择试验项目对临床常见病毒进行实验室检验。

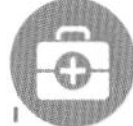

**案例讨论**

**【案例】**

患者，男，2天前运动场打球后受凉，突发高热，伴头痛、咽痛、咳嗽、全身肌肉酸痛，无腹痛、腹泻、胸闷、气短等症状。体温39.7℃，血常规检查：白细胞总数 $6.8\times10^9$/L，胸透未见明显异常。经抗病毒及对症治疗后，病情很快好转，患者七天内痊愈。

**【讨论】**

1. 根据症状及实验室检查，初步判断为何种疾病？
2. 你的判断依据是什么？
3. 应采取哪些措施预防本病？

呼吸道病毒是指一大类能够侵犯呼吸道引起呼吸道局部病变或以呼吸道为入侵门户，主要引起呼吸道以外组织器官病变的病毒。常见的呼吸道病毒有：流感病毒、副流感病毒、呼吸道合胞病毒、麻疹病毒、腮腺炎病毒、腺病毒、风疹病毒和冠状病毒等。

## 第一节 呼吸道病毒

### 一、流行性感冒病毒

扫码“学一学”

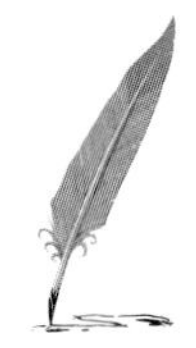

流行性感冒病毒（influenza virus）简称流感病毒，是引起流行性感冒的病原体，属于正黏病毒科（orthomyxoviridae）成员。流感病毒主要分为甲（A）、乙（B）、丙（C）三型，其中甲型流感病毒可引起世界范围内流感的大流行，乙型通常引起局部中小范围的流行，

丙型通常多为散发感染。

## （一）生物学性状

**1. 形态与结构** 流感病毒呈球形或椭圆形，初次分离株呈丝状或杆状，病毒体主要包括核衣壳与包膜两部分（图23-1）。

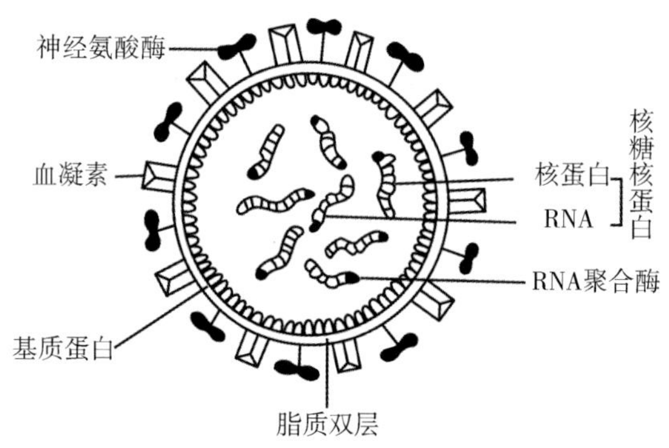


**图23-1 流感病毒结构示意图**

（1）核衣壳 位于病毒的核心，由病毒核酸与蛋白组成。病毒核酸为分节段的单股负链RNA，其中，甲型和乙型由8个节段、丙型由7个节段构成。每个节段RNA上结合RNA聚合酶和核蛋白（nucleoprotein，NP），核蛋白是病毒主要结构蛋白，参与病毒衣壳构成，与病毒核酸共同组成核衣壳，呈螺旋对称排列。

（2）包膜 病毒体的包膜由两层组成，内层为基质蛋白（matrix protein，MP），外层来源于宿主细胞膜。流感病毒的包膜上镶嵌有两种刺突，即血凝素（hemagglutinin，HA）和神经氨酸酶（neuraminidase，NA）。HA的数量较NA多，呈三棱柱形，为糖蛋白三聚体，具有凝集红细胞和吸附宿主细胞的功能。NA呈蘑菇状，为糖蛋白四聚体，抗原性不稳定，易发生变异，与HA共同划分甲型流感病毒亚型，主要参与病毒的扩散与释放。

（3）分型与变异 根据NP和MP的不同，流感病毒分为甲、乙、丙三型。甲型流感病毒根据其表面HA和NA抗原性的不同，可分为若干亚型。目前已发现HA有16种（$H_1$~$H_{16}$），NA有9种（$N_1$~$N_9$）抗原。流感病毒表面抗原HA和NA的变异有两种形式，即抗原性漂移和抗原性转变。①抗原性漂移（antigenic drift）：HA或NA变异幅度小或连续变异，属于量变，即亚型内变异。一般认为这种变异是由病毒基因点突变造成的，引起小规模流行。②抗原性转变（antigenic shift）：HA或NA变异幅度大，属于质变，形成新亚型（如$H_2N_2 \rightarrow H_3N_2$），由于人群对变异病毒株缺少免疫力而容易造成新型流感的大流行。

（4）培养特性 流感病毒能在鸡胚中增殖，初次分离常接种鸡胚羊膜腔，传代接种尿囊腔。组织培养一般选用猴肾、狗肾传代细胞，但不引起明显的CPE，需用红细胞吸附试验判定有无病毒增殖。易感动物为雪貂，病毒在小鼠体内连续传代可提高毒力。

**考点提示** 流感病毒的基本结构、分型与变异。

（5）抵抗力 较弱，不耐热，56℃ 30分钟即被灭活。室温下传染性很快丧失，0~4℃能存活数周，-70℃以下可长期保存。病毒对干燥、日光、紫外线以及乙醚、甲醛等化学药物比较敏感。

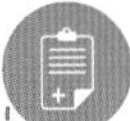

**知识拓展**

疫苗接种是预防流感的有效手段。目前使用的流感疫苗主要有全病毒灭活疫苗、裂解疫苗和亚单位疫苗三种。每种疫苗均含有甲1亚型、甲3亚型和乙型3种流感灭活病毒或抗原组分。由于接种疫苗后人体内产生的抗体水平会随着时间的延续而下降，并且每年疫苗所含毒株成分因流行优势株不同而有所变化，所以每年都需要接种当年度的流感疫苗。在流感流行高峰前1~2个月接种流感疫苗能更有效发挥疫苗的保护作用。

### （二）临床意义

流感病毒是引起流行性感冒的主要病毒。流行性感冒是临床常见的一种急性呼吸道传染病，好发于冬季和春季，通常引起呼吸道局部感染，不引起毒血症，呈季节性广泛流行。传染源主要是患者和隐性感染者，传播途径主要经飞沫、气溶胶通过呼吸道传播。潜伏期较短，通常为1~3天，患者主要出现发热、头痛、鼻塞、咽痛、咳嗽、乏力等全身中毒症状，无并发症者康复较快，严重者扩散至下呼吸道可引起病毒性肺炎。有些患者出现腹痛、腹泻、呕吐等消化道症状，婴幼儿、年老体弱、免疫力低下等患者在流感病程后期常并发细菌感染，使病程延长。

人体在感染流感病毒后可产生特异性的细胞免疫和体液免疫。对同型病毒感染有保护作用。 呼吸道局部黏膜产生的sIgA 有阻断病毒感染作用，但持续时间较短。不同型流感病毒之间无交叉保护作用。

### （三）微生物学检验

**1. 标本采集**　标本应无菌采集发病后三天内的标本，通常采集鼻拭子、咽拭子、鼻腔洗液、咽漱液等，必要时可采集支气管分泌液。各种拭子标本采集后迅速浸入pH为7.2的无菌肉汤或Hanks液中，咽漱液标本置于无菌烧杯中。放入冰盒后尽快送检。不能立即检查的标本放入-70℃冰箱低温保存。分离培养前充分震荡后，4℃离心10分钟，取上清3ml，每毫升加链霉素250μg和青霉素250U，混匀后4℃静止2小时后即可接种。上述标本也可以用于病毒抗原或核酸检测。血清学标本通常取发病初期与恢复期双份血清标本用于抗体检测。

**2. 标本直接镜检**

（1）显微镜检查　电镜下可观察到呈球形或丝状的病毒颗粒，是一种快速的诊断方法。

（2）抗原检测　目前主要采用薄膜免疫层析技术检测甲型或乙型流感病毒抗原。

（3）核酸检测　采用RT-PCR技术扩增病毒标本中的RNA，用于流感病毒分型或亚型鉴定。

**3. 分离陪养与鉴定**　分离陪养是实验室诊断流感病毒感染的金标准。常用的方法有鸡胚接种法和细胞培养法：鸡胚接种法是将呼吸道标本接种于9~11日龄的鸡胚，初次接种流感病毒选择鸡胚羊膜腔，传代培养可接种尿囊腔，34℃培养48~72小时后收取羊水或尿囊液进行血凝试验，阳性再做血凝抑制试验鉴别型别。阴性应盲传三代，仍为阴性，证实标本中无病毒存在。细胞培养法是将标本接种到人胚肾、猴肾等原代细胞中培养，但病毒增殖后不出现典型的CPE，通常选用血凝试验和免疫荧光实验检测有无病毒增殖。

**4. 抗体检测**　采取患者急性期（发病5天内）和恢复期（病程2~4周）双份血清进行血

凝抑制试验，如果恢复期比急性期血清抗体效价升高4倍或4倍以上，即有诊断意义。

**考点提示** 流感病毒的标本采集原则及常规检测方法。

## 二、其他呼吸道病毒

呼吸道病毒除流行性感冒病毒外还包括麻疹病毒、冠状病毒、腮腺炎病毒和风疹病毒等。

### （一）麻疹病毒

麻疹病毒（measles virus）属于副黏病毒科，引起的麻疹是儿童常见的一种以发热、呼吸道卡他症状及全身斑丘疹为特征的急性传染病。

**1. 生物学性状** 麻疹病毒为有包膜病毒，其形态为球形或丝形。病毒核心为单负链RNA，不分节段。病毒包膜表面有两种刺突，即血凝素HA和血溶素（HL）。HA只能凝集猴红细胞，并能与宿主细胞受体吸附。HL具有溶血和使细胞发生融合形成多核巨细胞的作用。HA和HL均为中和抗原，可诱导中和抗体的产生。抗原性较稳定，只有一个血清型。麻疹病毒可经细胞培养。病毒能在许多原代或传代细胞中增殖，产生细胞融合或形成多核巨细胞病变。在胞质及胞核内均可见嗜酸性包涵体。病毒对理化因素抵抗力较弱，56℃加热30分钟可被灭活，对脂溶剂及一般消毒剂都敏感，能使其灭活，对日光及紫外线也敏感。

**2. 临床意义** 人是麻疹病毒唯一的自然宿主。麻疹病毒传染源主要是急性期患者，在出疹前、后4~5天传染性最强，传播途径主要通过飞沫传播，也可经用具、玩具或密切接触传播。患者临床上出现发热，继之出现畏光、流涕、咳嗽等结膜炎、鼻炎和上呼吸道卡他症状。易并发细菌性肺炎，这是麻疹患儿死亡的主要原因之一。感染麻疹病毒，除引起典型麻疹外，大约有0.1%的患者发生脑脊髓炎，病死率较高。免疫缺陷儿童感染麻疹病毒，常无皮疹，但可发生严重致死性麻疹巨细胞肺炎。有百万分之一麻疹患者在其恢复后多年（平均7年），出现亚急性硬化性全脑炎（SSPE）。属于麻疹病毒急性感染后的迟发并发症，表现为渐进性大脑衰退，1~2年内死亡。麻疹病后患者可获得持久免疫力，极少发生再次感染。

麻疹的主要预防措施是对儿童进行人工主动免疫，提高机体免疫力。我国目前主要采用减毒活疫苗免疫接种，首次接种是8月龄，一年后及学龄前再加强免疫，疫苗接种后，抗体阳转率可达90%以上，免疫力可持续10年左右。对接触麻疹的易感儿童，可紧急采用人工被动免疫，即在接触后的5天内肌内注射麻疹患者恢复期血清或丙种球蛋白，可防止发病或减轻症状。

**3. 微生物检验** 典型病例根据临床症状、体征即可确诊，不典型病例需进行实验室检验进一步确诊。

（1）标本的采集与处理 取发病早期患者的鼻咽拭子、鼻咽洗液、血、尿、痰及双份血清。

（2）标本直接镜检 取发病早期患者的鼻咽分泌物、尿沉渣脱落细胞涂片，经HE染色，镜下观察细胞融和及多核巨细胞特征，胞质及胞核中嗜酸性包涵体。

（3）病毒分离与鉴定 标本处理后接种人胚肾细胞、HeLa细胞、Vero等细胞分离麻疹病毒，出现轻微CPE或红细胞吸附实验阳性时，采用免疫荧光法、核酸杂交法、ELISA等方法鉴定。

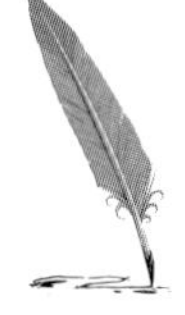

（4）抗原检测 采用免疫荧光法或ELISA检测发病早期患者标本中的抗原成分快速检测抗原。

（5）抗体检测 检测患者双份血清，若抗体效价有4倍增高即可确诊。也可采用ELISA法检测患者血清中特异的IgM协助诊断。

（6）核酸检测 采用RT-PCR法或核酸杂交检测麻疹病毒RNA。

### （二）冠状病毒

冠状病毒（coronavirus）属于冠状病毒科冠状病毒属。由于其包膜有向四周的突起使整个病毒形如花冠而得名。2002年11月至2003年6月世界流行的严重急性呼吸综合征（Severe acute respiratory syndrome，SARS）的病原体也是一种新的冠状病毒，被称为SARS冠状病毒（SARS-CoV）。

**1. 生物学性状** 冠状病毒呈球形，基因组为单股正链RNA，核衣壳呈螺旋对称型。该类病毒对乙醚、氯仿等脂溶剂敏感。不耐热和酸，56℃ 30分钟方可被灭活，但在液氮中可长期保存。

**2. 临床意义** 冠状病毒主要侵犯成人或年纪较大儿童，引起普通感冒和咽喉炎，个别冠状病毒株可引起成人腹泻。病毒主要通过近距离飞沫传播为主，同时可以通过接触患者呼吸道分泌物经口、鼻、眼传播，不排除经粪-口等其他途径传播。感染病毒后潜伏期为3~12天。SARS临床以发热为首发症状，可伴有头痛、乏力、关节痛等，继而出现干咳、胸闷气短等症状。重症患者可出现呼吸衰竭、休克等，常威胁患者生命。机体感染SARS冠状病毒后，可产生抗该病毒的特异性抗体，有中和保护作用。

SARS的预防措施主要是隔离患者、切断传播途径和提高机体免疫力。SARS特异性预防的疫苗正在研制中。患者治疗主要采用支持疗法，如早期氧疗及适量激素疗法等。给予抗病毒类药物和大剂量抗生素，可防止病情发展及并发症的发生。

**3. 微生物检验**

（1）标本的采集与处理 常规方法采集鼻咽拭子、鼻咽洗液、漱口液、粪便等标本，血清标本分别取发病一周内和发病后3~4周的标本。

（2）标本直接镜检 标本制成超薄切片电镜下可直接观察到呈花冠状的病毒颗粒。

（3）病毒分离与鉴定 病毒分离率低，常用人胚肾细胞和Vero细胞，最好采用人胚气管培养病毒，有病毒生长可用免疫电镜观察，细胞病变呈现局灶性、细胞变圆、折光变强，晚期病变呈葡萄串状。出现轻微CPE或红细胞吸附实验阳性时，采用免疫荧光法、核酸杂交法、ELISA等方法鉴定。

（4）抗原检测 采用免疫荧光法或ELISA检测发病早期患者标本中的抗原成分。快速检查抗原。

（5）抗体检测 通常采用中和实验、ELISA、IFA等方法。中和实验是检测SARS-CoV感染的金标准。检测时需采集患者双份血清，若抗体效价有4倍或4倍以上增高即可确诊。

（6）核酸检测 采用RT-PCR法检测麻病毒RNA。凡涉及SARS-CoV操作均应该在BSL-3生物安全级别以上实验室进行。

### （三）腮腺炎病毒

**1. 生物学性状** 腮腺炎病毒（mumps virus）属于副黏病毒科，是流行性腮腺炎的病原体，病毒呈球形，基因组是单链负股RNA，核衣壳呈螺旋对称，病毒包膜上有HA和NA两

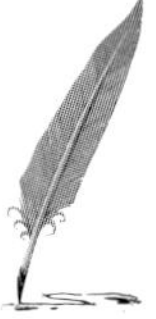

种刺突，病毒可以在羊膜腔内增殖，引起细胞融合并形成多核巨细胞。

**2. 临床意义** 腮腺炎病毒引起的流行性腮腺炎，多见于儿童，人类是腮腺炎病毒的唯一宿主，主要通过飞沫传播或直接接触传播，好发于冬春季节，病毒入血后形成毒血症，并扩散至腮腺及其他器官，如睾丸、卵巢、胰腺等。潜伏期1~4周，主要症状为一侧或两侧腮腺肿大，伴发热、肌肉酸痛等症状。整个病程持续两周左右，病后可获得持久免疫力。腮腺炎预防主要以隔离患者和疫苗接种为主，采用麻风腮三联疫苗接种，免疫保护作用较好。腮腺炎病后一般可获终生免疫。

**3. 微生物检验** 根据不同临床表现采集不同部位标本，典型病例根据临床表现即可做出明确诊断，不典型病例可以做病毒学或血清学诊断。

（1）标本的采集与处理 采集患者发病早期的唾液、脑脊液及双份血清。

（2）病毒分离与鉴定 病毒分离常用原代恒河猴肾细胞和人胚肾细胞，病毒增殖典型的细胞会出现细胞融合和多核巨细胞。病毒增殖不典型的标本可采用红细胞吸附实验或红细胞吸附抑制实验鉴定。

（3）其他检测 必要时可采用抗原检测、抗体检测及核酸检测。

### （四）风疹病毒

风疹病毒（rubella virus，RV）为披膜病毒科风疹病毒属的唯一成员，是风疹的病原体，除引起儿童及成人风疹外，女性在怀孕早期感染风疹病毒常引起胎儿畸形，危害严重。

**考点提示** 风疹病毒容易经垂直感染导致胎儿畸形。

**1. 生物学性状** 病毒呈球形，核酸为单股正链RNA，核衣壳呈二十面体对称型，病毒包膜蛋白刺突有溶血性与血凝性，能在多种细胞内增殖。风疹病毒只有一个血清型。

**2. 临床意义** 人是风疹病毒唯一自然宿主，儿童风疹最为常见。成人风疹症状较重，除出疹外，还并发关节炎、血小板减少、出疹后脑炎等。病毒主要经呼吸道传播，在呼吸道局部淋巴结增殖后入血，并播散全身形成风疹。临床主要表现为发热、皮疹，多伴有耳后淋巴结肿大。孕妇在怀孕20周内感染风疹病毒常引起流产或死胎。也可引起先天性风疹综合征，如先天性心脏病、白内障、先天性耳聋等。病后常获得牢固免疫力。

**3. 微生物检验**

（1）标本的采集与处理 采集患者发病早期的咽拭子、皮疹液、尿液；先天性风疹综合征患儿采集尿液、脑脊液、咽拭子。抗体检测取双份血清。

（2）病毒分离与鉴定 新采集的病毒标本经处理后接种原代人胚肾细胞、非洲绿猴肾细胞、乳兔肾细胞等。出现典型CPE后收集病毒。用酶或荧光素标记的单克隆抗体鉴定。

（3）其他检测 应用PCR技术或核酸杂交技术检测病毒核酸；也可用ELISA技术检测先天性风疹综合征患儿血清中IgM和IgG抗体。

扫码“学一学”

## 第二节 肝炎病毒

肝炎病毒（hepatitis virus）是一大类能引起病毒性肝炎的病原体，目前公认的人类肝炎病毒至少有5种类型，包括甲型肝炎病毒、乙型肝炎病毒、丙型肝炎病毒、丁型肝炎病毒及

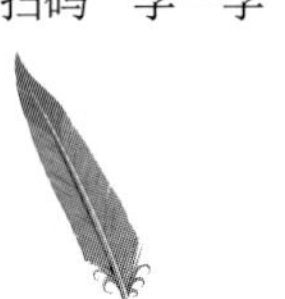

戊型肝炎病毒。其中，HAV和HEV通过消化道途径传播，引起的是急性肝炎，不转变成慢性肝炎和病毒携带者；HBV与HCV主要通过血液传播，出引起急性肝炎外，易发展为慢性肝炎和病毒携带者，与肝硬化、原发性肝细胞癌的发生关系密切；HDV是一种缺陷病毒，单独不能复制，必须在HBV或其他嗜肝DNA病毒辅助下才能复制，故其传播途径与致病机制与HBV有相似之处。

## 一、甲型肝炎病毒

甲型肝炎病毒（hepatitis A virus，HAV）是甲型肝炎的病原体，1973年从急性肝炎患者粪便中首次被发现，1993 被国际病毒分类委员会归类为小RNA病毒科嗜肝病毒属。

### （一）生物学性状

**1. 形态与结构** 呈球形，核衣壳为二十面体对称，无包膜，基因组为单正链RNA，长约7500个核苷酸。电镜下呈现两种形态：一种是空心颗粒，不含病毒核酸，无感染性；一种是实心颗粒，是完整的HAV颗粒，有感染性。HAV抗原性稳定，只含有一种血清型，可诱导机体产生抗体。

**2. 动物模型与细胞培养** HAV主要对人类和灵长类动物易感，所以其动物模型主要选用黑猩猩、狨猴、猕猴、红面猴等。HAV可以在多种原代及传代细胞中增殖，但增殖缓慢且不出现典型细胞病变。

**3. 抵抗力** 较强，因其没有包膜，所以可耐受乙醚、氯仿等脂溶剂。在pH值为3的酸性条件下比较稳定，在60℃条件下可存活4小时，但100℃ 5分钟可使之灭活。在淡水、海水、泥沙和毛蚶中存活数天至数月。病毒对干燥、日光、紫外线、甲醛和氯敏感。

### （二）临床意义

HAV的传染源主要是患者和隐性感染者。经粪－口途径传播，病毒随粪便排出体外，通过污染水源、食物、海产品等引起散发或暴发流行。HAV主要侵犯青少年和儿童，多为隐性感染。HAV经口侵入人体后，首先在口咽部或唾液腺中增殖，然后在肠黏膜与局部淋巴结中大量增殖，并侵入血流形成病毒血症，最终侵犯靶器官肝脏。在肝脏增殖后随胆汁排入肠道并随粪便排出体外。HAV在肝细胞增殖缓慢，一般不引起肝细胞病变。所以其致病机制主要与其所诱发的免疫病理损伤有关。甲型肝炎一般为自限性疾病，不发展成慢性肝炎和携带者。

**考点提示** HAV经消化道传播。

HAV的显性感染或隐性感染均可诱导机体产生抗–HAV抗体。抗–HAV IgM在感染早期即出现，发病后1周达高峰，维持两个月左右逐渐下降；抗–HAV IgG在急性期后期或恢复期早期出现，可维持多年，对HAV的再感染有保护作用。预防HAV感染应做好卫生宣教工作，加强食物、水源和粪便管理是预防甲型肝炎的主要环节。丙种球蛋白注射对甲肝有非特异性被动免疫作用，可用于高危人群或接触者的紧急预防。特异性预防主要采用减毒活疫苗和灭活疫苗。

### （三）微生物检验

HAV 检测目前以免疫学检测为主。

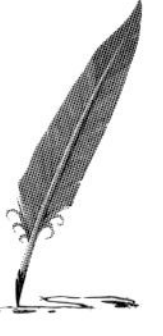

**1. 标本的采集与处理** 依据标准操作规程进行血清或血浆的采集、运送、处理和保存，血清或血浆可在4℃保存数周，粪便标本应在发病前两周或出现症状数天内采集。

**2. 抗原检测** 目前用ELISA法检测HAV抗原时多采用双抗夹心法。

**3. 抗体检测**

（1）抗-HAV IgM检测 是诊断HAV新近感染最重要和常用的特异型诊断指标，具有出现早、消失快等特点。

（2）抗-HAV IgG检测 主要用于了解既往感染史、流行病学调查和疫苗接种后效果观察。也可用核酸杂交法、RT-PCR法检测HAV RNA。

**考点提示** 抗-HAV IgM阳性提示HAV感染，抗-HAV IgG是机体对HAV具有免疫力的标志。

## 二、乙型肝炎病毒

乙型肝炎病毒（hepatitis B virus，HBV）属于嗜肝DNA病毒科正嗜肝DNA病毒属，是乙型肝炎的病原体。HBV感染后临床表现呈多样性，可表现为重症肝炎、急性肝炎、慢性肝炎或无症状携带者，其中部分慢性肝炎可发展成肝硬化或肝癌。HBV感染呈世界范围内流行，我国属于高流行地区。一般人群HBsAg携带率较高。

### （一）生物学性状

**1. 形态与结构** HBV感染者血清中存在三种形态的病毒颗粒，即大球形颗粒、小球形颗粒和管形颗粒（图23-2）。

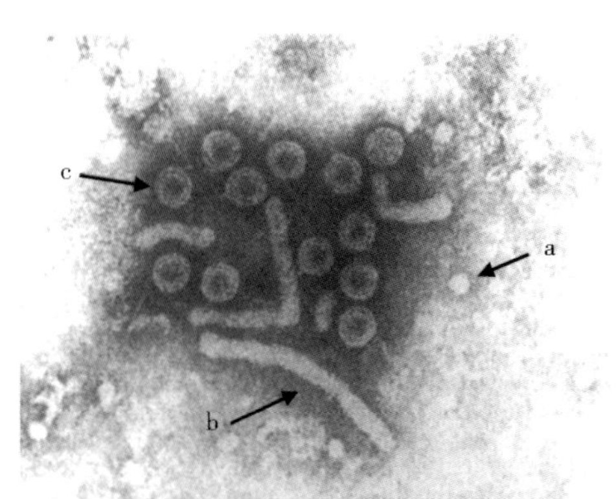


**图23-2 HBV电镜图片**

a. 小球形颗粒 b. 管形颗粒 c. 大球形颗粒

（1）大球形颗粒 又称为Dane颗粒，是有感染性的完整的HBV颗粒，呈球形，直径为42nm，具有双层衣壳结构。外衣壳相当于病毒的包膜，由脂质双层与蛋白质组成，包含HBV的表面抗原（HBsAg），前S1（Pre S1）抗原和前S1（Pre S2）抗原。内衣壳是HBV核衣壳，衣壳表面的蛋白质是HBV核心抗原（HBcAg）。衣壳内部主要包含HBV不完全双链环状DNA和 DNA多聚酶等。HBcAg经酶或去垢剂作用后，可暴露出e抗原（HBeAg）。HBeAg可自肝细胞分泌而存在于血清中（图23-3A）。

（2）小球形颗粒 为一种中空颗粒，直径为22nm，主要成分为HBsAg，大量存在血液中，由于不含有病毒核酸，所以无感染性（图23-3B）。

（3）管形颗粒　由小球形颗粒聚合而成，成分与小球形颗粒相同，因此具有与HBsAg相同的抗原性（图23-3C）。

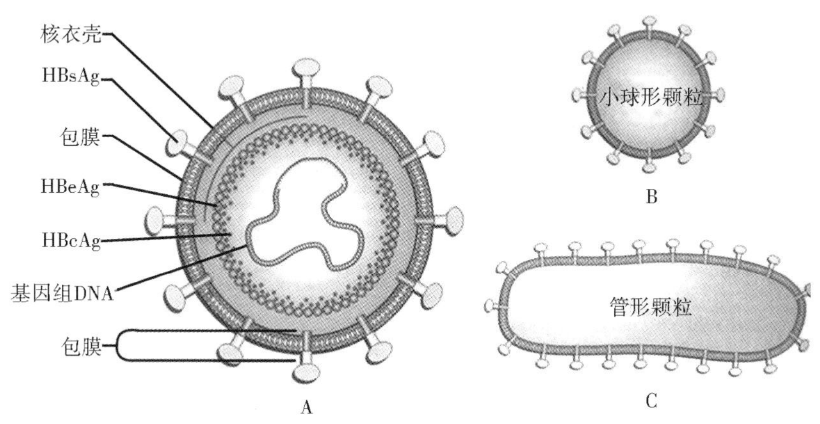


**图23-3　HBV三种结构示意图**

**考点提示**　HBV具有大球形颗粒、小球形颗粒和管形颗粒三种存在形式。

**2. 基因结构与功能**　HBV基因为不完全双链环状DNA，两条链的长度不一致，长链为负链，有固定的长度，约含3200个核苷酸。短链为正链，长度为负链的50%~100%不等。HBV负链DNA至少含有4个开放读码框（ORF），分别称为S、C、P和X区。S区含有S基因、Pre S1基因和Pre S2基因，分别编码HBV的HBsAg、Pre S1和Pre S2抗原。C区包括前C基因（Pre-C）和C基因，两者共同编码Pre-C蛋白。Pre-C蛋白经切割加工后形成HBeAg并分泌到血循环中。C基因编码核心HBcAg，HBcAg是病毒衣壳蛋白，也存在于受感染肝细胞的胞核、胞质或胞膜上。一半不出现在外周血液中。P区最长，编码DNA聚合酶。X区编码的蛋白称HBxAg，可反式激活细胞内的原癌基因及HBV基因，与肝癌的发生与发展有关。

**3. HBV复制**　HBV吸附并进入肝细胞后，在胞质中脱去衣壳，病毒的DNA进入肝细胞核内。在DNA聚合酶的催化下，以负链DNA为模板，延长修补正链DNA缺口区，使形成完整的环状双链DNA。双链DNA继而形成超螺旋环状DNA，在细胞RNA聚合酶的作用下，以负链DNA为模板，转录形成mRNA。病毒的前基因组、DNA聚合酶和HBcAg共同进入组装好的病毒内衣壳中。在病毒DNA聚合酶的反转录酶活性作用下，以前基因组RNA为模板，反转录出全长的HBV DNA负链。在负链DNA合成过程中，前基因组被RNA酶降解而消失。病毒以新合成的负链DNA为模板，复制互补的正链DNA。复制中的正链DNA（长短不等）与完整的负链DNA结合并包装于内衣壳中，再包上外衣壳成为病毒体，从细胞质释放至细胞外。由于HBV复制有反转录过程，故病毒的DNA可整合于靶细胞的染色体中。

**4. 抗原组成**

（1）表面抗原（HBsAg）　大量存在于感染者血液中，是HBV感染的主要标志。HBsAg具有抗原性，可刺激机体产生保护性抗体（抗-HBs），因此HBsAg是制备疫苗的最主要成分。Pre S1抗原与Pre S2抗原免疫原性强，可刺激机体产生特异性抗体。其中抗Pre S1抗体出现于急性期患者血液，持续时间较长，而抗Pre S2抗体持续时间较较短，仅2~3个月。由于Pre S1抗原与Pre S2抗原可以与肝细胞表面受体结合，所以其抗体通过阻断HBV与肝细

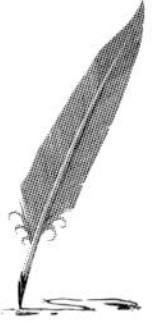

胞结合而发挥抗病毒效应。

（2）核心抗原（HBcAg） 存在于Dane颗粒核心结构的表面，为内衣壳成分，其外被HBsAg所覆盖，也可存在于受感染肝细胞的胞核、胞质或胞膜上。一般不出现在外周血液中，故不易在血循环中检出。HBcAg的抗原性强，能刺激机体产生抗-HBc，抗-HBc IgG在血中持续时间较长，为非保护性抗体。

（3）e抗原（HBeAg） 是PreC蛋白翻译加工后的产物，游离存在于血中，其消长与病毒体及DNA聚合酶的消长基本一致，可作为HBV复制及具有强感染性的一个指标。HBeAg可刺激机体产生抗-HBe，该抗体能与受染肝细胞表面的HBeAg结合，通过补体介导的细胞毒作用破坏受染的肝细胞，故对HBV感染有一定的保护作用。

**考点提示** 乙型肝炎病毒的抗原抗体组成及抗原抗体的阳性临床意义。

**5. 动物模型与细胞培养** 黑猩猩是对HBV最敏感的动物，常用来进行HBV的致病机制研究和疫苗效果及安全性评价。鸭乙型肝炎病毒因动物宿主来源方便，已被国内外广泛用于筛选抗病毒药物及免疫耐受机制的研究。HBV体外培养上未成功，目前采用的是病毒DNA转染的细胞培养系统。

**6. 抵抗力** HBV对外界环境的抵抗力较强，对低温、干燥、紫外线均有耐受性。不被70%乙醇灭活。高压灭菌法、100℃加热10分钟和环氧乙烷等均可灭活HBV，0.5%过氧乙酸、5%次氯酸钠亦可用于消毒。

**知识拓展**

**HBV感染与原发性肝癌发生的相关性**

近年来研究资料表明，HBV感染与原发性肝癌发生关系密切，流行病学调查研究发现，乙型肝炎患者与病毒携带者患原发性肝癌机率比普通人高217倍。动物实验也发现出生即感染土拨鼠肝炎病毒的土拨鼠，饲养3年后全部发生肝癌，而未接种病毒鼠无一发生肝癌。核酸杂交技术发现肝癌细胞有50% HBV X基因片段，X基因编码的X蛋白可反式激活细胞内的原癌基因，所以HBV感染可能是原发性肝癌的诱发因素，经过多种生物学作用最终导致肝癌的发生。

### （二）临床意义

**1. 传染源** 主要传染源是乙型肝炎患者或无症状HBV携带者。无论在潜伏期、急性感染期，还是慢性活动期，患者血液和体液都具有传染性。

**2. 传播途径**

（1）血液、血制品等传播 HBV在血液中大量存在，微量含HBV血液进入人体引起感染，所以血液、血制品及手术、注射、针刺、产道等皮肤黏膜的微小损伤均可造成感染。

（2）母婴传播 多发生于胎儿期和围生期，也可通过哺乳传播。

（3）性传播及密切接触传播 HBV感染者的体液如唾液、乳汁、精液、阴道分泌液里均含有病毒，因此通过日常亲密接触或性接触传播。

**3. 致病与免疫机制** HBV的致病机制目前还尚未清楚，病毒与宿主细胞的相互作用以及诱发的免疫病理损伤是肝细损伤的主要原因。

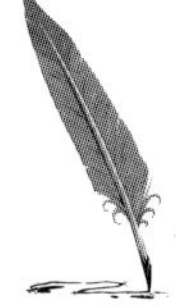

（1）细胞免疫介导的免疫病理反应　HBV感染时病毒抗原致敏的杀伤性T细胞（CTL）是彻底清除HBV的最重要环节。特异性CTL介导的细胞免疫效应在清除病毒的同时又可导致肝细胞损伤，过度的细胞免疫反应可引起大面积的肝细胞破坏，导致重症肝炎。若特异性细胞免疫功能低下则不能有效清除病毒，病毒在体内持续存在而导致慢性感染。

（2）体液免疫介导的免疫病理反应　HBV感染可迅速介导机体产生HBs Ab、preS1-Ab和preS2-Ab等针对病毒包膜抗原的特异性抗体，这些保护性中和抗体可直接清除血循环中游离的病毒，因此在抗病毒免疫和清除病毒过程中发挥重要作用。然而，HBs Ag及抗-HBs可形成抗原抗体复合物，随血循环沉积于肾小球基底膜、关节滑液囊等肝外组织，激活补体，触发Ⅲ型超敏反应，故乙型肝炎患者可伴有肾小球肾炎、关节炎等肝外损害。如果免疫复合物大量沉积于肝内，可使肝毛细管栓塞，导致急性肝坏死，临床表现为重症肝炎。

（3）自身免疫反应引起的免疫病理反应　HBV感染肝细胞后，细胞膜上除有病毒特异性抗原外，还会引起肝细胞表面自身抗原发生改变，暴露出肝特异性脂蛋白抗原（liver specific protein，LSP）。LSP可作为自身抗原诱导机体产生针对肝细胞组分的自身免疫反应，通过CTL的杀伤作用或释放淋巴因子等直接或间接作用，损害肝细胞。

（4）病毒变异与免疫逃逸　HBV-DNA的4个开放读码框区均可发生变异，导致病毒免疫原性和对机体的免疫应答发生改变。因此，病毒变异导致的免疫逃逸在乙肝病毒感染慢性化过程中具有重要意义。

### （三）微生物学检验

**1. 标本的采集与处理**　依据标准操作规程进行血清或血浆的采集、运送和贮存。免疫学检测使用的血清或血浆应于24小时内完成分离。核酸检测多采用血清，如采用血浆，需用枸橼酸盐或EDTA抗凝。因肝素可与标本DNA结合，影响TaqDNA酶活性，PCR扩增易出现假阴性。标本的采集后应在6小时内处理，24小时内检测，否则-70℃保存。

**2. HBV抗原、抗体检测**　用RIA和ELISA法检测患者血清中的HBV抗原抗体是目前临床上诊断乙型肝炎最常用的检测方法。HBs Ag、抗-HBs、HBe Ag、抗-HBe及抗-HBc（俗称“两对半”）。必要时也可以检测preS1-Ag和preS2-Ag及对应抗体（表22-1）。

**表22-1　HBV抗原、抗体检测结果的临床分析**

| HBsAg | HBeAg | 抗HBs | 抗HBe | 抗HBc IgM | 抗HBc IgG | 结果分析 |
|---|---|---|---|---|---|---|
| + | - | - | - | - | - | HBV感染者或无症状携带者 |
| + | + | - | - | + | - | 急性或慢性乙型肝炎（传染性强，俗称“大三阳”） |
| + | - | - | + | - | + | 急性感染趋向恢复（俗称“小三阳”） |
| + | + | - | - | + | + | 急性或慢性乙型肝炎，或无症状携带者 |
| - | - | + | + | - | + | 乙型肝炎恢复期 |
| - | - | - | - | - | + | 既往感染 |
| - | - | + | - | - | - | 既往感染或接种过疫苗 |

**3. 血清HBV DNA检测**　血清中存在HBV DNA是诊断HBV感染的最直接依据。应用核酸杂交技术、荧光定量PCR技术可以直接检测HBV DNA，这些方法特异性强、敏感性高

的特点，可测出极微量的病毒。因此，常用于临床诊断与药效考核。

**4. HBV基因型检测** HBV基因型可能与病毒感染慢性化及疾病转归有一定相关性。常用方法有：①基因型特异性引物PCR法；②PCR微量板核酸杂交酶联免疫法；③限制性片段长度多态性分析法（RFLP）；④线性探针反向杂交法；⑤基因序列测序法。

**考点提示** 乙型肝炎病毒的实验室常规检测方法。

## 三、丙型肝炎病毒

丙型肝炎病毒（hepatitis C virus，HCV）是丙型肝炎的病原体，HCV感染呈全球性分布，主要经血或血制品传播。HCV感染的重要特征是易于慢性化，急性期后易于发展成慢性肝炎，部分患者可进一步发展为肝硬化或肝癌。

### （一）生物学性状

HCV呈球形，有包膜，直径为55~65nm。基因组为线状，长度约9.5kb，仅有一个长开放阅读框架（ORF），为单正链RNA病毒，人类是HCV的天然宿主，黑猩猩为易感动物，体外培养至今尚未成功。HCV对乙醚、三氯甲烷等脂溶剂敏感，煮沸、紫外线、甲醛等可使之灭活。血液或血制品60℃作用30小时可使HCV丧失传染性。

### （二）临床意义

HCV的传染源是急性肝炎、慢性肝炎或无症状携带者。主要通过输血或血制品传播。亦可通过微小创伤、性接触、家庭密切接触、母婴垂直传播。人群对HCV普遍易感，同性恋者、静脉吸毒者、血液透析者均为高危人群。

HCV感染引起的临床过程轻重不一，可表现为急性肝炎、慢性肝炎患者或无症状携带者。HCV感染极易慢性化，40%~50%的丙肝患者可转变成慢性肝炎，20%左右的患者逐渐发展为肝硬化或肝癌。HCV的致病机制主要与病毒的直接致病作用和免疫病理损伤以及细胞凋亡有关。HCV感染可诱导细胞免疫反应，但其效应机制可能参与肝细胞免疫病理损伤，而不能提供有效免疫保护。机体HCV感染后，虽可以产生特异性IgM和IgG抗体，但由于HCV易于发生变异，所以抗体免疫保护作用有限。总之，HCV感染不能诱导机体产生有效免疫反应。

### （三）微生物学检验

**1. 标本的采集与处理** 免疫学检测标本多采用血清或血浆。核酸检测多采用血清。标本采集后应尽快分离血清或血浆，并于4~6小时内4℃冷藏或-70℃冻存。标本解冻后应保持低温状态，避免反复冻融，防止病毒核酸降解。

**2. 抗-HCV检测** 主要采用ELISA法和化学发光法检测病毒抗体，用于诊断、献血员筛选及流行病学调查，但部分正常人或健康献血者可能出现假阳性。

**3. 核酸检测** 病毒核酸检测是感染的最直接证据，尤其在感染早期抗体上未产生前的诊断与疗效评价等方面具有重要价值。常用检测方法主要RT-PCR法和分支DNA（bDNA）杂杂交法。

## 四、丁型肝炎病毒

丁型肝炎病毒（hepatitis D virus，HDV）是丁型肝炎的病原体，是一种缺陷病毒，必须在HBV或其他嗜肝DNA病毒的辅助下才能复制。

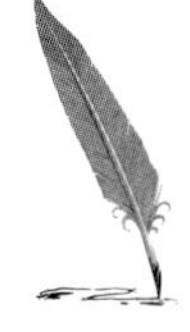

### （一）生物学性状

HDV为球形，直径35~37nm，有包膜（是HBV的HBs Ag）。病毒颗粒内部由HDV RNA和与之结合的丁型肝炎病毒抗原（HD Ag）组成。HDV的基因组为单负链环状RNA，长度约1.7kb，是已知动物病毒中最小的基因组。HD Ag有P24和P27两种多肽形式，可刺激机体产生抗体，故可自感染者血清中检出抗–HD。HDV的易感动物是黑猩猩、土拨鼠和北京鸭，可作为HDV研究的动物模型。

### （二）临床意义

HDV的传染源是急性肝炎、慢性肝炎患者或HDV携带者。主要通过输血传播。感染方式主要有联合感染和重叠感染两种。联合感染即从未感染过HBV的正常人同时发生HBV和HDV的感染；重叠感染，即已受HBV感染的乙型肝炎患者或无症状的HBs Ag携带者再发生HDV感染。重叠感染可以使患者原有病情加重与恶化，易发展为重症肝炎。HDV的致病机制目前认为可能与病毒的直接致病作用和免疫病理损伤有关。HD Ag可以刺激机体产生特异性IgM和IgG抗体，但不是中和抗体，不能有效清除病毒。

HDV与HBV有相同的传播途径，预防乙型肝炎的措施同样适用于丁型肝炎。由于HDV是缺陷病毒，如果抑制了HBV的增殖，则HDV亦不能复制。接种乙肝疫苗可以有效预防丁型肝炎。目前尚无特效药物。

### （三）微生物学检验

**1. 标本的采集与处理** 依据标准操作规程进行血清或血浆的采集、运送和贮存。免疫学检测使用的血清或血浆应于24小时内完成分离。核酸检测多采用血清，标本的采集后应在6小时内处理，24小时内检测，否则–70℃保存。

**2. 抗–HD IgM检测** 急性HDV感染时抗–HD IgM是最早检测出的抗体，尤其是联合感染时，抗–HD IgM是唯一可检出的标志物。

**3. HD Ag检测** HD Ag主要存在于受感染的肝细胞核和细胞质内，需用去垢剂去除其表面HBs Ag后，再用免疫荧光法或ELISA法检测。阳性多见于急性丁型肝炎早期。

**4. 核酸检测** HDV RNA是病毒感染的直接依据，HDV RNA检测阳性提示HDV感染和病毒复制，通常采用核酸杂交或RT–PCR等技术检测。

## 五、戊型肝炎病毒

戊型肝炎病毒（hepatitis E virus，HEV）是戊型肝炎的病原体，1986年在新疆南部地区发生大流行，约12万人发病，死亡700余人，是迄今为止世界范围内最大的一次流行。

### （一）生物学性状

HEV病毒体呈球状，无包膜。表面有锯齿状刻缺和突起，形似杯状。HEV基因组为单正链RNA，全长约7.5kb，共有3个ORF。可在食蟹猴原代肾细胞、人胚肺二倍体细胞和FRh K4细胞等培养。易感动物主要有食蟹猴、非洲绿猴、猕猴、黑猩猩及乳猪等。HDV对高盐、氯化铯、氯仿等敏感；在–70~8℃条件下易裂解，但在液氮中可长期保存。

### （二）临床意义

HEV的传染源是患者与亚临床感染者。传播途径主要经粪-口途径传播，潜伏期为10~60d，平均为40d。病毒经胃肠道入血，在肝脏复制增殖，由于病毒对肝细胞的直接损伤和诱发免疫病理反应，导致肝细胞的炎症或坏死。人感染HEV后可表现为临床型和亚临床型，表现为急性戊型肝炎（包括急性黄疸型和无黄疸型）、重症肝炎以及胆汁淤滞性肝炎。多数患者于发病后6周即好转并痊愈，不发展为慢性肝炎或病毒携带者。孕妇感染HEV后病情常较重，尤以怀孕6~9个月最为严重，常发生流产或死胎，病死率达10%~20%。HEV感染后可获得一定免疫力，可产生保护性中和抗体，但免疫保护作用持续时间较短。戊型肝炎的预防原则与甲型肝炎相同。主要是保护好水源，做好粪便管理，注意个人与环境卫生等。目前HEV的特异性疫苗研究尚在进行中。尚无特异性抗病毒治疗药物。

### （三）微生物学检验

**1. 标本的采集与处理** 对疑似戊型肝炎患者，尽早采集急性期血清标本，低温运送和保存。

**2. 抗-HE IgM检测** 临床诊断常用的方法是检查血清中的抗-HE IgM或IgG抗体。抗-HE IgM出现时间较抗-HE IgG早，且持续时间较短，可作为HEV急性感染的指标。

**3. 核酸检测** 采用RT-PCR法检测患者血清、粪便和胆汁中的RNA。是诊断戊型肝炎最好的特异性方法。

扫码“学一学”

## 第三节 反转录病毒

反转录病毒类于归反转录病毒科，是一组含有反转录酶的RN病毒。根据其致病作用分为正反转录病毒和泡沫病毒两个亚科。共7个病毒属61个病毒种。对人类致病的反转录病毒主要有人类免疫缺陷病毒（human immunodeficiency virus，HIV）和人类嗜T淋巴细胞病毒（human T lymphotropic viruses，HTLV）。

### 一、人类免疫缺陷病毒

人类免疫缺陷病毒（HIV）是获得性免疫缺陷综合征（acquired immunodeficiency syndrome，AIDS）即艾滋病的病原体。目前发现有HIV-1和HIV-2两个亚型。其中，HIV-1型是引起全球艾滋病流行的主要病原体，HIV-2型主要局限在西部非洲和西欧地区流行。

### （一）生物学性状

**1. 形态与结构** HIV为RNA病毒，呈球形，直径100~120nm。电镜下见一棒状或圆锥状致密核心，内含两条完全相同的单正链RNA、反转录酶、整合酶和蛋白酶（图23-1），病毒体呈20面体立体对称。外层为脂蛋白包膜，其中镶嵌有gp120和gp41两种特异性病毒糖蛋白。gp120能与靶细胞表面特异性受体结合，决定病毒亲嗜性；gp41为跨膜蛋白，介导病毒包膜与宿主细胞膜相融合。包膜内层为p17内膜蛋白，RNA由p24衣壳蛋白包绕（图23-4）。

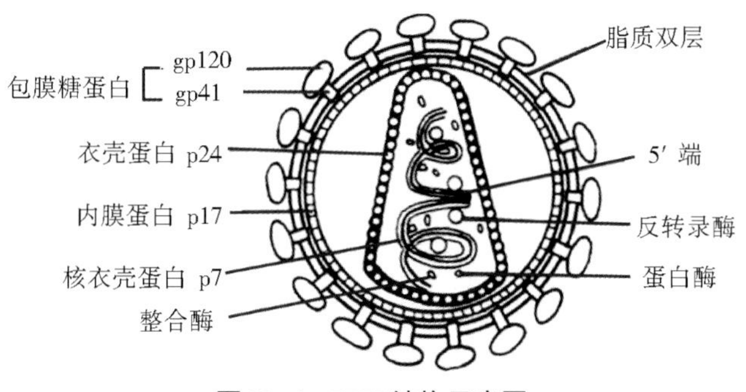


**图23-4　HIV结构示意图**

**2. 病毒复制过程**　HIV的复制类似于其他反转录病毒。感染的第一步是病毒与靶细胞上特异性受体相结合。靶细胞表面的CD4分子是HIV的主要受体，CD4分子主要表达在$CD4^+$ T淋巴细胞，单核-巨噬细胞和神经胶质细胞也有表达。病毒体的包膜糖蛋白刺突（gp120）首先与细胞上的特异性受体CD4分子结合，gp120发生构象改变，暴露出gp41，介导病毒包膜与宿主细胞膜融合。核衣壳进入细胞质内脱壳释放核酸，进行复制。在病毒反转录酶的催化下，以病毒RNA为模板，逆向转录合成互补负链DNA，构成RNA-DNA中间体。RNA酶H水解去除中间体中的亲代RNA链，再以负链DNA为模板合成互补正链DNA，至此，双链DNA形成。在整合酶的作用下，病毒双链DNA整合进入细胞染色体中。整合的病毒双链DNA称为前病毒（provirus），进入潜伏状态。当细胞内活化信号分子被激活后，开始进行自身转录。在细胞RNA聚合酶作用下，病毒DNA转录合成RNA。部分RNA经拼接变成病毒mRNA，转译成子代病毒的结构蛋白与非结构蛋白；有些RNA经过加帽、加尾成为病毒的子代RNA，作为核心与一些病毒蛋白装配成核衣壳。病毒从宿主细胞膜出芽释放时获得包膜，构成完整的具有感染性的子代病毒体。

**3. 培养特性**　HIV能感染的宿主和细胞范围很局限。在体外仅能感染$CD4^+$ T细胞、巨噬细胞。实验室中培养病毒常采用新鲜分离的正常人T细胞或者从患者自身分离的T细胞。建立HIV感染的动物模型可选用黑猩猩与恒河猴。

**4. 理化特性**　HIV抵抗力较弱。在液体或血清中，56℃加热10分钟灭活病毒，0.2%次氯酸钠、0.1%漂白粉、70%乙醇、50%乙醚、0.3%$H_2O_2$和0.5%来苏处理5分钟，均可灭活病毒。但病毒在20~22℃可存活7天；在冷冻血制品中，须68℃加热72小时才能保证灭活病毒。

### （二）临床意义

艾滋病的传染源是艾滋病患者和HIV无症状携带者。病毒主要存在于患者血液、精液、乳汁及阴道分泌物中。HIV的传播方式主要通过性接触传播、血液传播、母婴传播等方式传播。

艾滋病潜伏期漫长，从HIV感染人体到发展为典型AIDS，可长达10年。感染过程大致可分为四个阶段：急性感染期、无症状潜伏期、艾滋病相关综合征期、免疫缺陷期。

**1. 急性感染期**　指人体接触HIV至产生抗体的时间，HIV初次进入人体后，首先在靶细胞（$CD4^+$ T细胞和单核-巨噬细胞）内大量复制，形成病毒血症并随血流广泛播散。患者可出现发热、头痛、咽炎、皮疹等症状。2~3周后，症状自行消退。感染4~8周后才能在患者血液中检测到HIV抗体。

**2. 无症状潜伏期**　此期可持续长达10年左右，患者一般不出现临床症状，或只有轻微

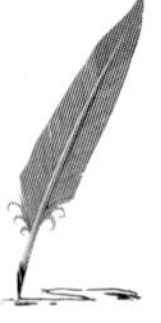

症状。伴有无痛性淋巴结肿大，HIV持续在淋巴结中存在，且活跃复制，外周血中病毒数量逐渐降至较低水平，患者血中的HIV抗体呈阳性。

**3. 艾滋病相关综合征（AIDS-related complex，ARC）期** 也称作持续性全身淋巴结肿大期。随着$CD4^+$ T细胞数量不断破坏减少，机体免疫损伤进行性加重，开始出现各种症状，表现为持续性低热、盗汗、体重下降、全身倦怠、慢性腹泻等，随后出现全身淋巴结肿大，症状逐渐加重。

**4. 免疫缺陷期** 又称典型AIDS期，患者血中$CD_4^+$ T细胞显著下降，HIV大幅增加，抗HIV抗体滴度反而下降，免疫系统出现严重缺陷。机体合并多种机会致病菌感染，并发恶性肿瘤。

常见的机会性感染有真菌感染、细菌感染、病毒感染、原虫感染等。常合并的相关恶性肿瘤有Kaposi肉瘤、恶性淋巴瘤和Burkitt淋巴瘤等。HIV感染可诱导体液和细胞免疫。HIV的免疫反应可限制病毒增殖，但不能完全清除病毒。

### （三）微生物学检验

HIV的实验室检查主要包括病原学与血清学诊断两个方面。病原学检查主要包括病毒分离培养、抗原检测等；血清学诊断主要检测特异性抗体。

**1. 标本的采集与处理** 采集患者血液、精液、阴道分泌物、脑脊髓液、乳汁等体液标本。HIV原发感染两周内，外周血中检测不到病毒存在。感染两周后，外周血中可检测到相关HIV抗原。感染6~8周后可检测到HIV抗体。用于抗原或抗体检测的标本短期4℃冰箱保存，长期-20℃或-70℃冰箱冻存。

**2. HIV病原学检查**

（1）病毒分离 HIV分离标本多数来自患者外周血单核细胞，与正常人单核细胞共培养，培养1~3周后可出现不同程度的CPE，此时可检测培养液中p24抗原或反转录酶活性，作为初期感染或AIDS的诊断依据。病毒分离培养是诊断HIV感染最可靠的方法，但受到条件限制，多用于科学研究。

（2）HIV-p24抗原检测 p24抗原通常出现在抗体产生之前，抗体产生之后则逐渐转阴，HIV感染后期再度升高。所以p24抗原常用于HIV感染的早期诊断，HIV抗体阳性的母亲所生婴儿的鉴别诊断、抗HIV药物疗效和HIV感染者病情进展的观察。

**3. HIV血清学检查** 主要检测特异性抗体。HIV抗体检查分为筛查实验和确证实验。筛查实验又分为初筛实验和复检实验。

（1）初筛实验 采用符合要求的筛查试剂对临床标本进行初筛检测，阴性标本报告“HIV抗体阴性”，阳性标本报告“HIV抗体阳性待复检”。

（2）复检实验 对初筛阳性标本需选用原有初筛试剂和另一种不同反应原理的试剂，或不同厂家生产的同一原理或不同原理的试剂进行复检实验。如果两种试剂复检实验均为阴性，则报告“HIV抗体阴性”。结果一阴一阳或均为阳性，则需送到艾滋病确证实验室进行确证实验。

（3）确证实验 HIV抗体筛查实验结果阳性的标本存在假阳性的风险，因此必须做确证实验。常用方法有免疫印记实验、放射免疫沉淀实验、条带免疫实验及免疫荧光实验。以免疫印记实验最为常用。

**4. HIV核酸检测** 病毒核酸检测主要用于婴儿HIV感染的早期诊断及疑难样本的辅助

诊断。可用RT-PCR、实时定量PCR、原位杂交及其他分子生物学手段检测病毒核酸或感染细胞中HIV前病毒DNA。

**5. $CD_4^+$T淋巴细胞检测**　$CD_4^+$T细胞是HIV的靶细胞，HIV感染后可使$CD_4^+$T细胞数目进行性下降，机体免疫功能受损，进一步导致机会性感染和并发肿瘤而死亡。$CD_4^+$T细胞绝对值检测对确定疾病分期、监测疾病进程、评估疾病预后以及抗病毒治疗疗效判定等方面具有重要意义。目前常用的方法是采用流式细胞仪检测$CD_4^+$T细胞的绝对值和所占淋巴细胞百分比。

**6. HIV耐药性检测**　HIV可自发产生高频率基因突变，在抗病毒药物的选择压力下促使HIV产生耐药株，并进一步引起多种药物交叉耐药。目前主要有基因型耐药检测和表型耐药检测。

**考点提示**　人类免疫缺陷病毒的易感细胞及实验室检查方法。

## 二、人类嗜T淋巴细胞病毒

人类嗜T淋巴细胞病毒（human T lymphotropic viruses，HTLV）是引起成人T细胞白血病（adult T cell leukemia，ATL）和毛细胞白血病的病原体，20世纪80年代初，分别从T淋巴细胞白血病和毛细胞白血病患者的外周血淋巴细胞中分离出HTLV-Ⅰ和HTLV-Ⅱ两种亚型。分类上属于慢病毒亚科。HTLV-Ⅰ和HTLV-Ⅱ型基因组同源性接近50%。

### （一）生物学性状

HTLV在电镜下观察呈球形，大小约100nm，核心内含有两条完全相同的单正链RNA、反转录酶等。最外层的病毒包膜表面镶嵌有糖蛋白刺突，gp46能与宿主细胞表面的CD4分子相结合，与病毒感染侵入有关。衣壳上含有P18与P24两种结构蛋白。

### （二）临床意义

本病有较长潜伏期，多数病人在感染后数年甚至数十年才表现出临床症状。

患者和HTLV感染者是主要传染源。HTLV-Ⅰ和HTLV-Ⅱ型主要经性接触、输血或注射等，也可经胎盘、产道等途径垂直传播。其中，HTLV-Ⅰ型导致成人T淋巴细胞性白血病或淋巴瘤。我国部分沿海地区偶见成人T淋巴细胞性白血病，主要临床表现为外周血白细胞增多、淋巴结肿大、肝脾肿大、皮肤红疹、皮疹等，部分病例出现高钙血症。此外，HTLV-Ⅰ型还可引起热带痉挛性下肢轻瘫及B细胞淋巴瘤，表现为慢性进行性步行障碍以及排尿困难，有时可伴发感觉障碍。HTLV-Ⅱ型感染与毛细胞白血病有关。

### （三）微生物学检验

HTLV-Ⅰ和HTLV-Ⅱ型病毒分离与抗体检测与HIV相似。

扫码“学一学”

# 第四节　肠道病毒

肠道病毒（enterovirus）是指经肠道感染和播散，并在肠道复制增殖引起肠道内或肠道外感染的病毒。主要包括小RNA病毒科肠道病毒属中的脊髓灰质炎病毒、柯萨奇病毒、埃

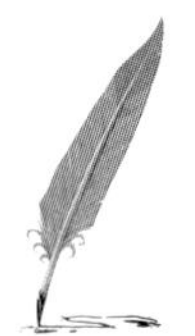

可病毒和新型肠道病毒，呼肠病毒科轮状病毒属中的轮状病毒、肠道腺病毒、杯状病毒、星状病毒等。

## 一、脊髓灰质炎病毒

脊髓灰质炎病毒是脊髓灰质炎的病原体。分为三个血清型，各型之间无交叉免疫保护作用，其中85%的脊髓灰质炎由Ⅰ型病毒引起。病毒感染人体后侵犯脊髓前角运动神经细胞，导致弛缓性肢体麻痹，多见于儿童，故亦称小儿麻痹症。由于通过疫苗接种可有效预防脊髓灰质炎的发生，故世界卫生组织将其列为继天花后第二个在全球范围内计划消灭的病毒感染性疾病。

### （一）生物学性状

病毒呈球形，核衣壳呈二十面体立体对称，无包膜。基因组为单股正链非分节段RNA。对理化因素的抵抗力较强，在污水和粪便中可存活数月；在胃肠道能耐受胃酸、胆汁和蛋白酶的作用；对热、干燥较为敏感，55℃条件下可迅速破坏病毒。

**知识拓展**

自20世纪50年代以来，脊髓灰质炎预防主要有灭活脊髓灰质炎疫苗（inactivated polio vaccine，IPV，Salk vaccine）和口服脊髓灰质炎减毒活疫苗（live oral polio vaccine，OPV，Sabin vaccine）。IPV和OPV都是三型混合疫苗，免疫后可获得针对三个血清型的保护性抗体，但在极少数情况下会发生疫苗相关麻痹型脊髓灰质炎和疫苗衍生脊髓灰病毒感染病例。因此，世界卫生组织建议免疫接种程序首先使用IPV免疫两次，再口服OPV全程免疫，可消除或减低VAPP的发生，相信在不久的将来人类会最终根除脊髓灰质炎。

### （二）临床意义

脊髓灰质炎病毒感染引起脊髓灰质炎是一种肠道传染病。患者和无症状带毒者是传染源。传播主要通过粪-口途径，亦可通过呼吸道；夏秋季是主要流行季节。病毒通常侵犯上呼吸道和肠道黏膜，在局部黏膜和肠道集合淋巴结中初步增殖后释放入血，形成第一次病毒血症，并扩散至带有相应病毒受体的靶器官，再次增殖引起第二次病毒血症和相应临床症状。只有少数感染者，病毒侵犯脊髓前角运动神经元，导致弛缓性肢体麻痹，多见于儿童，故亦称小儿麻痹症。脊髓灰质炎病毒感染后，至少90%的感染者表现为隐性感染，在1%~2%的患者产生非麻痹型脊髓灰质炎或无菌性脑膜炎，只有0.1%~2.0%的患者产生暂时性肢体麻痹或永久性弛缓性肢体麻痹，极少数患者发展为延髓麻痹，导致呼吸、心脏衰竭死亡。

脊髓灰质炎病毒感染人体后可获得对同型病毒牢固的免疫力，主要以中和抗体为主，sIgA在喉咽部和肠道黏膜局部发挥阻断病毒吸附作用，血清中和抗体可阻断病毒侵犯中枢神经系统，六个月婴儿通过胎盘获得母体IgG，所以六个月内患病机率较小。

### （三）微生物学检验

**1. 标本采集及送检**　采集发病早期患者的咽洗液、粪便、血液、脑脊液等。标本采集密封后在冷藏条件下由专人运送到合格实验室尽快进行病毒分离培养。

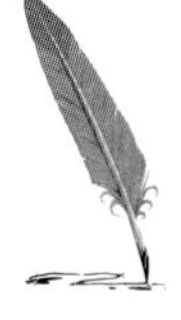

**2. 标本直接镜检**　通过电镜直接观察标本中的病毒颗粒，或用特异性病毒抗体对标本行免疫电镜观察。

**3. 病毒分离培养**　粪便标本预处理后接种于人胚肾或猴肾细胞分离培养。分离出的病毒可通过免疫学检测或基因测序等技术进行鉴定分型。

**4. 其他**　可选用分子生物学技术检测标本或细胞培养物中的病毒核酸，也可采用ELISA、免疫荧光等免疫学方法检测标本中的抗原。

**考点提示**　脊髓灰质炎病毒是引起小儿麻痹症的病原体。

## 二、轮状病毒

轮状病毒（rotavirus）是1973年澳大利亚学者Bishop等在急性非细菌性胃肠炎儿童十二指肠黏膜超薄切片中首次发现，电镜下病毒外形呈车轮状而被命名。轮状病毒是人类、哺乳动物和鸟类腹泻的重要病原体。

### （一）生物学性状

病毒颗粒为球形，双层衣壳，二十面体立体对称，无包膜。基因组为双链RNA，由11个基因片段组成。每个片段含一个开放读码框架，分别编码6个结构蛋白和5个非结构蛋白。病毒对理化因素有较强的抵抗力，耐酸、耐碱、耐乙醚，耐氯仿和反复冻融。但在室温下相对稳定，在粪便中可存活数天到数周。

### （二）临床意义

轮状病毒感染主要引起急性胃肠炎，多发于晚秋和初冬季节。传染源是患者和无症状带毒者，粪-口是主要的传播途径。病毒还可能通过呼吸道传播，轮状病毒根据内衣壳蛋白抗原性不同，分为A~G 7个组，A~C组轮状病毒能引起人类和动物腹泻，D~G组只引起动物腹泻。A组轮状病毒最为常见，是引起6个月至2岁婴幼儿严重胃肠炎的主要病原体，占病毒性胃肠炎的80%以上，是导致婴幼儿死亡的主要原因之一。临床上潜伏期为24~48小时，突然发病，发热、水样腹泻，每日可达5~10次以上，伴呕吐，一般为自限性，可完全恢复。感染后机体可产生型特异性抗体IgM、IgG和sIgA，其中肠道sIgA最为重要。婴幼儿sIgA含量较低，所以病愈后还可重复感染。

### （三）微生物学检验

**1. 标本采集及送检**　采集患者发病早期的粪便。密封后在冷藏条件下由专人运送到合格实验室尽快进行病毒分离培养。冷藏或冷冻条件下可短期保存。

**2. 标本直接镜检**　通过电镜直接观察粪便标本中的病毒颗粒。如果见到车轮状病毒颗粒则可初步确诊，也可采用免疫电镜技术进行鉴定分型。

**3. 病毒分离培养**　粪便标本预处理后接种于非洲绿肾猴肾传代细胞或恒河猴胚肾细胞分离培养。分离出的病毒可通过免疫学检测或基因测序等技术进行鉴定分型。

**4. 抗原检测**　常用ELISA双抗夹心法检测标本中的轮状病毒，实验中要严格设立对照组，以防假阳性。

**5. 核酸检测**　标本采用轮状病毒cDNA做核酸杂交或用特异性引物做RT-PCR扩增，可确定轮状病毒的血清型，也可采用荧光实时定量PCR对标本的病毒核酸进行半定量检测。

## 三、其他肠道病毒

### （一）柯萨奇病毒与埃可病毒

柯萨奇病毒（Coxsackie virus，CV）是1948年Dalldorf和Sickles从美国纽约柯萨奇镇两例疑是麻痹型脊髓灰质炎患者的分辨中分离出来。埃可病毒于1951年脊髓灰质炎病毒流行期间从健康儿童粪便中分离得到，被命名为人类肠道致细胞病变孤儿病毒（enteric cytopathogenic human orphan virus），简称ECHO病毒。

**1. 生物学性状** 柯萨奇病毒与埃可病毒呈球形，直径17~30nm，核衣壳呈二十面体立体对称，无包膜，病毒基因组为单正链RNA。柯萨奇病毒与埃可病毒抗原性复杂，血清型别较多，故给血清学诊断与鉴定带来一定难度。在病毒的培养特性上，柯萨奇病毒与埃可病毒除个别型别只能在新生乳鼠、猴肾细胞增殖外，其他型别均可在二倍体细胞中增殖，并产生典型的细胞病变。柯萨奇病毒与埃可病毒无包膜，所以可抵抗乙醇、氯仿、乙醚等脂溶剂，在pH 3~10的环境中稳定，在胃肠道能耐受胃酸，蛋白酶和胆汁的作用；但对高温干燥敏感，56℃ 30分钟可迅速破坏病毒，紫外线照射均可将其灭活。

**2. 临床意义** 柯萨奇病毒分为A、B两组。A组引起肌肉松弛性麻痹，B组引起痉挛性麻痹。柯萨奇病毒和埃可病毒识别的受体在组织和细胞中分布广泛，包括心、肺、胰、黏膜、皮肤和其他系统，因而引起的多种疾病。主要通过粪-口途径传播，但也有可能通过呼吸道或眼黏膜传播。其致病的显著特点不同肠道病毒感染可引起同一种疾病，同一病毒也可引起不同疾病。

（1）无菌性脑膜炎　几乎所有的肠道病毒都与无菌性脑膜炎、脑炎和轻瘫有关。无菌性脑膜炎表现为发热、头痛和脑膜刺激等症状。

（2）疱疹性咽峡炎　主要由柯萨奇A组病毒某些血清型引起，典型的症状是在软腭、悬雍垂周围出现水泡性溃疡，好发于夏秋季节。

（3）手足口病　主要由柯萨奇病毒A16引起，新型肠道病毒71型也引起过多次流行。好发于夏秋季节，特点为口腔黏膜溃疡和手掌、足底、臀部等部位出现疱疹，伴有发热，极少数患者出现严重并发症，危及生命。

（4）心肌炎和心包炎　主要由柯萨奇B组病毒引起，多见于成人和儿童，但对新生儿威胁最大。

（5）眼病　由柯萨奇病毒A24型引起的急性结膜炎和新型肠道病毒70型引起的急性出血性结膜炎。

此外，柯萨奇病毒B4感染可能还与Ⅰ型糖尿病相关。

**3. 微生物学检验**

（1）标本采集及送检　采集患者发病早期的粪便、咽拭子、肛周拭子和血液等标本，密封冷藏后由专人运送到合格实验室尽快进行病毒分离培养。粪便标本接种前需预处理。冷藏或冷冻条件下可短期保存。

（2）标本直接镜检　通过电镜直接观察粪便标本中的病毒颗粒，也可采用免疫电镜技术进行鉴定分型。

（3）病毒分离培养　患儿早期发病的血液、肛拭子、粪便中均可分离到病毒，脑膜炎患者脑脊液中也可分离到病毒。

（4）抗体检测　常用免疫学检测患者血清中的特异性抗体，可协助诊断。

## 第五节　疱疹病毒

扫码“学一学”

疱疹病毒隶属于疱疹病毒科，是一类生物学特性相似、有包膜的DNA病毒。目前与人感染有关的疱疹病毒有8种：可感染上皮细胞，潜伏于神经细胞的单纯疱疹病毒1型、2型和水痘－带状疱疹病毒；感染潜伏在多种组织中的人疱疹病毒6型、7型和人巨细胞病毒；感染和潜伏在淋巴细胞的EB病毒和人疱疹病毒8型。

### 一、单纯疱疹病毒

单纯疱疹病毒（herpes simplex virus，HSV）是疱疹病毒的典型代表，由于该病毒在感染急性期发生水疱性皮疹，因此而得名。单纯疱疹病毒在人群中感染率高，可感染上皮细胞，潜伏于神经细胞。

#### （一）生物学性状

HSV呈球形，核衣壳呈二十面体对称，病毒基因组为双股线性DNA，外有脂质包膜，其表面含有病毒编码的糖蛋白，在病毒复制与致病过程中发挥重要作用。基因结构具有50%的同源性，但具有型特异性抗原。HSV有两种血清型：HSV–1型和HSV–2型。

#### （二）临床意义

HSV的传染源为患者和病毒携带。HSV通过个体间密切接触或性接触传播，经黏膜和破损皮肤进入人体。HSV感染的典型皮肤损伤为水疱，浆液中充满染性的病毒颗粒和细胞碎片。

黏膜或皮肤的局部疱疹为最常见的临床表现。HSV–1型经飞沫或直接接触唾液传播，主要感染在腰上部，多限于口咽部；HSV–2型经生殖道传播，感染主要发生在腰以下及生殖器。HSV原发感染后发生免疫应答，若机体不能彻底清除病毒，病毒由感觉轴突神经传递到感觉神经节，以非复制的状态潜伏在神经节中的神经细胞内而不引起临床症状。HSV–1潜伏于三叉神经节和颈上神经节；HSV–2潜伏于骶神经节。由于潜伏的HSV病毒并不复制，对抗病毒药不敏感。当机体受到发热、某些病原微生物感染、月经、情绪紧张等非特异性刺激时，可导致免疫力下降，潜伏的HSV被激活进行复制增殖，增殖的病毒沿感觉神经纤维轴索下行到末梢，感染邻近黏膜或上皮细胞，引起局部疱疹复发。

HSV–1感染主要引起唇疱疹，多为复发感染，产见于口唇、鼻腔黏膜皮肤交界处的成群水疱。此外，病毒还可引发以角膜溃疡为主的疱疹性结膜炎及脑炎；HSV–2感染主要通过性接触主要侵犯生殖器及生殖道黏膜，引发生殖系统疱疹，其临床表现为生殖器部位出现水疱，破裂后形成溃疡。除此之外，新生儿疱疹主要是由该病毒引起的，其感染途径包括宫内、产道和产后接触感染，该病预后差，病死率高。孕妇若原发感染或潜伏病毒被激活，病毒可经胎盘感染胎儿，造成流产、早产、死胎或先天畸形。

#### （三）微生物检验

**1. 标本采集及送检**　病毒分离培养须采集口腔、生殖道、角膜等部位拭子置于病毒运送培养基，低温冷藏运输不易冷冻。脑脊液、清洁尿等标本可直接镜检。

**2. 标本直接镜检**　采集损伤部位的组织或细胞经固定、染色后镜检。有时可见细胞特

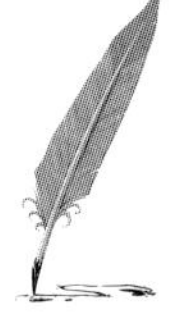

征性改变，但敏感性与特异性均较低，需于其他方法联合诊断。

**3. 病毒分离培养** 主要用于黏膜、角膜、生殖道等部位感染的诊断。预处理后标本接种于敏感细胞，根据是否出现CPE情况采用抗原检测或核酸检测法对CPE阳性培养物进行病毒鉴定分型。

**4. 血清学检测** HSV血清学检测主要检测IgM和IgG抗体。常用蛋白印记法和ELISA双抗夹心法。

**考点提示** HSV-1潜伏的部位是三叉神经节和颈上神经节。

## 二、水痘-带状疱疹病毒

水痘-带状疱疹病毒（varicella-zoster virus，VZV）属于疱疹病毒科 α 亚科，是引起水痘和带状疱疹的唯一病原体。人是唯一宿主，儿童易感，感染发病率可达90%。儿童原发感染VZV引起水痘，康复后病毒潜伏在体内，当机体由于各种原因而导致免疫力下降，潜伏的病毒被激活后可引起带状疱疹。

### （一）生物学性状

水痘-带状疱疹病毒的基本生物学特性与单纯疱疹病毒相似，呈球形，DNA病毒，核衣壳为二十面立体对称，核心为线形dsDNA，核衣壳周围有一层被膜，最外层是包膜。VZV只有一个血清型，且宿主范围窄，人是其唯一的自然宿主。

### （二）临床意义

VZV传染性强，主要传染源是水痘患者和带状疱疹患者。水痘患者水疱和带状疱疹患者的内容物中含有病毒，病毒可通过呼吸道传播，经病毒血症散至皮肤。皮肤是VZV主要靶组织，皮肤损伤以水疱为特征。VZV感染类型主要有原发感染和复发感染。原发感染主要表现为水痘。儿童水痘一般为自限性，症状较轻；成人水痘一般病情较重，20%~30%并发病毒性肺炎，病死率较高；孕妇患水痘临床症状严重，并可致胎儿畸形、流产和死胎；复发感染主要指原发感染病愈后，VZV潜伏于脊髓后根神经节或脑神经的感觉神经节中。当细胞免疫低下，潜伏的VZV可被激活，沿感觉神经轴突到达其所支配的皮肤细胞，在细胞增殖引起疱疹。因疱疹沿感觉神经支配的皮肤分布，串联成带状，故称带状疱疹。带状疱疹仅发生在有水痘病史的人群。

**考点提示** VZV原发感染表现为水痘，复发感染为带状疱疹，潜伏部位是脊髓后根神经节或脑神经的感觉神经节。

### （三）微生物检验

水痘-带状疱疹病毒感染一般通过典型的症状体征即可确诊，一般不需要进行临床微生物检验，必要时刮取水疱基底部含有细胞的标本涂片染色检查多核巨细胞和嗜酸性核内包涵体，必要时进行核酸检测和血清学检测。

## 三、EB病毒

EB病毒（Epstein-Barr virus，EBV）为疱疹病毒科 γ 亚科病毒，是从非洲儿童恶性淋

巴瘤细胞培养物中发现的。研究表明，EB病毒是第一个被人类确认的致瘤病毒，与儿童恶性淋巴肿瘤和鼻咽癌等的发生密切相关。

### （一）生物学性状

EB病毒形态结构与其他疱疹病毒相似，病毒颗粒呈球形，核衣壳为二十面体对称，核心为线性dsDNA，通过核膜出芽获得包膜，包膜表面有糖蛋白刺突。EBV的宿主细胞范围比较窄，其靶细胞为B细胞。EBV感染B细胞后可表达EBNA1~6六种核抗原。EBV在裂解复制时可表达多种蛋白抗原，其中病毒衣壳抗原（VCA）、早期抗原（EA）和EBNA是临床常用指标。

### （二）临床意义

EBV在人群普遍易感染，尤其是儿童。初次感染EBV后机体一般无明显症状，从而潜伏在体内。EBV的传染源为患者和隐性感染者，主要通过唾液传播，也可通过性接触传播。EBV感染后，在口咽部或腮腺上皮细胞增殖，释放的病毒感染局部淋巴组织的B淋巴细胞，B淋巴细胞入血导致全身性EBV感染。在正常个体中，大多数感染的细胞被清除，少量EBV潜伏于体内，终身带毒。当机体免疫功能低下时，潜伏的病毒活化形成复发感染。此外，EBV感染后还可能引起恶性转化，最终形成恶性肿瘤。EBV感染所致疾病主要有传染性单核细胞增多症；非洲儿童恶性淋巴瘤，又称Burkitt淋巴瘤，多发于生活在非洲中部的儿童，好发部位为颜面、额部；好发于我国广东、广西和湖南等地为高发区的鼻咽癌，多见于40岁以上人群。

### （三）微生物检验

**1. 标本采集及送检**　病毒分离培养标本采集含漱液、血液、唾液等；核酸检测标本主要采集脑脊液、血液和活检组织。血液标本也可用于血清学诊断。

**2. 标本直接镜检**　EBV常呈潜伏感染状态，组织中病毒颗粒较少，很难达到显微镜镜检要求，已较少使用。

**3. 抗原检测**　由于EBNA1是唯一在所有EBV感染细胞中表达的抗原，所以在抗原检测中应用较广。

**4. 核酸检测**　核酸检测是诊断EBV感染的重要手段，包括原位杂交、斑点印迹杂交、核酸扩增等方法。

**5. 病毒分离培养**　EBV分离培养耗时较长且需要特殊培养细胞，不宜作为常规检测方法。目前主要用于发病机制、预防、治疗等方面研究。

**6. 血清学检测**　EBV血清学检测主要检测VCA IgM和IgG抗体、EA IgG抗体、EBNA1、EBNA2 IgG抗体。血清学检测可协助EBV感染诊断。

## 四、巨细胞病毒

巨细胞病毒（cytomegalovirus，CMV）为疱疹病毒科β亚科病毒。感染CMV的细胞肿大，并具有巨大的核内包涵体，特别是核内可出现周围绕有一轮晕的大型包涵体，因此而得名。引起人类疾病的CMV称为人巨细胞病毒（Human cytomegalovirus，HCMV），也称为人疱疹病毒5型（Human herpes virus，HHV-5）。

### （一）生物学性状

CMV具有高度的特异性，人巨细胞病毒（HCMV）只能感染人，在成纤维细胞中增

殖。人巨细胞病毒是最大的人类疱疹病毒，具有典型疱疹病毒的形态及结构。CMV对脂溶剂敏感，易被热、酸、紫外线照射灭活。

### （二）临床意义

人群对巨细胞病毒普遍易感，感染后多为隐性感染者，少数出现临床症状。当机体免疫功能低下时，潜伏病毒被激活而致病。HCMV的传染源主要是患者或隐性感染者。传播方式为垂直传播或水平方式传播。感染类型主要有先天性感染、围生期感染、后天性感染。先天性感染指孕妇怀孕3个月内感染HCMV，病毒通过胎盘引起胎儿原发感染，均可导致病毒通过胎盘造成胎儿宫内感染，引起巨细胞病毒感染。临床症状表现为肝脾肿大、黄疸、血小板减少性紫癜、溶血性贫血及神经系统损伤，少数呈先天性畸形；围生期感染指在分娩过程中，HCMV可通过产道，母乳的方式感染胎儿，也可通过密切接触护理人员（排出病毒者）感染新生儿。一般多无明显临床症状，少数表现为短暂黄疸、间质性肺炎、肝脾轻度肿大。多数患儿预后良好。后天性感染指通过呼吸道、消化道、器官移植等途径感染HCMV。长期接受免疫抑制剂治疗者或AIDS患者由于机体免疫功能的降低或破坏，HCMV原发感染或体内潜伏病毒激活均可引起严重疾病。

### （三）微生物检验

通常采取各种体液、分泌物等标本用于病毒分离、抗原或核酸检测。除血清外，脑脊液和唾液也可用于血清学检查。

## 五、新型人疱疹病毒

新型人疱疹病毒指人疱疹病毒6型、7型、8型。人疱疹病毒6型（HHV-6）是目前发现唯一能将病毒DNA整合到宿主细胞上的疱疹病毒。HHV-6在人群中感染率高，其病毒受体是人细胞的CD46，可通过口腔唾液传播，病毒感染后一般预后良好。人疱疹病毒7型（HHV-7）是1990年美国科学家从健康人体外周血T淋巴细胞中分离的病毒，与HHV-6有50%-60%的同源性，在人群中感染较高，主要传播途径是唾液介导。HHV-7原发感染与疾病关系尚未证实，可能与婴儿玫瑰疹、神经损伤、器官移植并发症有关。人疱疹病毒8型（HHV-8）又称为卡波济肉瘤相关病毒，是1994年美国科学家从卡波济肉瘤活检组织中发现，与EBV能在类淋巴细胞中复制与潜伏。传播途径尚不清楚，可能通过性接触、唾液、血液等途径传播。目前研究认为HHV-8与艾滋病并发的卡波济肉瘤密切相关。不管是HHV-6、HHV-7还是HHV-8，目前都没有预防疫苗。微生物学检测主要采用PCR扩增和核酸杂交的方法检测病毒的DNA，也可采用免疫荧光、ELISA、免疫印迹等方法检测病毒血清中的抗原或抗体。

# 第六节　朊粒及其他病毒

扫码“学一学”

## 一、朊粒

朊粒又称为朊病毒，是人和动物传染性海绵状脑病（transmissible spongiform encephalopathy，TSE）的病原体。经近年来的深入研究，发现是一种正常宿主细胞基因编码的、结构异常的蛋白质，至今尚未发现任何核酸成分，具有自我复制和传染性。

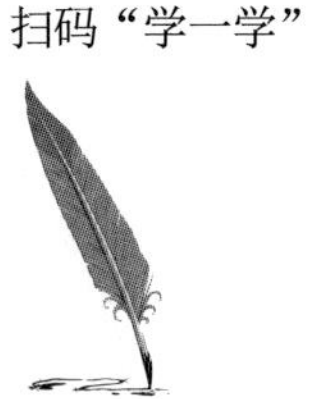

### （一）生物学性状

朊粒的本质是一种异常折叠的朊蛋白（prion protein，PrP）。人类和多种哺乳动物染色体中存在编码朊蛋白的基因。正常情况下，PrP基因编码产生细胞朊蛋白（cellular prion protein，$PrP^{c}$），$PrP^{c}$的分子构想主要由α螺旋组成，对蛋白酶K的消化作用敏感。在某些因素的作用下，$PrP^{c}$发生错误折叠，空间构象异常改变，形成具有致病性的羊瘙痒病朊蛋白（scrapie prion protein，$PrP^{sc}$）即朊粒。$PrP^{sc}$分子构想主要以β折叠为主，存在于感染的人和动物组织中，具有致病性与感染性。不仅对蛋白酶K有抗性，对高温也有很强的抵抗性。目前灭活朊粒的方法是常温下用1mol/L的NaOH处理1小时后，采用高压蒸汽灭菌法134℃，灭活时间超过2小时。

### （二）临床意义

Prion是一类完全不同于细菌、真菌、病毒等致病因子，其致病机制尚未完全阐明。目前认为由$PrP^{c}$或其前体转变为由α螺旋结构变成β折叠结构的$PrP^{sc}$，同时，$PrP^{sc}$还可结合$PrP^{c}$，使之发生结构的改变，最终使$PrP^{sc}$大量复制增殖、聚集，并沉积于脑组织中，引起神经细胞空泡变性等病变而造成海绵状脑病。prion病是一种人和动物的慢性、进行性、退化性病变为特征的、致死性中枢神经系统疾病。目前人和动物prion病主要有羊瘙痒病（scrapie of sheep and goat），牛海绵状脑病（bovine spongiform encephalopathy，BSE）俗称疯牛病（mad cow disease），库鲁病（kuru disease），克-雅病（Creutzfeld-Jakob disease，CJD），克雅病变种（variant CJD，vCJD）。此外，人类的朊粒病还包括比较罕见的格斯特曼综合征（GSS）和致死性家族失眠症（FFI）。

### （三）微生物学检验

目前，prion病的诊断除了根据特有的临床症状及病理学改变外，主要是应用免疫学和分子遗传学方法检查致病因子$PrP^{sc}$。

**1. 免疫组化法**　是目前诊断该病的有效、简单而敏感的方法。取疑似患者脑组织或其他组织制成切片，经一系列处理，使其传染性消失并破坏$PrP^{c}$，再用单克隆抗体或多克隆抗体检测$PrP^{sc}$。用于免疫组化检测的标本可经甲醛等固定。

**2. 免疫印迹法**　是英国从2000年1月起作为临床上检测可疑疯牛病和羊瘙痒病等的法定诊断方法，也是目前国际上诊断prion病最常用的有效、简单而敏感的方法。

**3. 基因分析法**　是诊断家族性prion病的有效方法。首先设计引物，从疑似患者组织中提取PrP基因，PCR扩增基因，限制性酶切分析，再行等位特异性杂交或核苷酸序列分析，以确定其PrP基因型及其是否发生突变。

## 二、其他病毒

### （一）狂犬病病毒

狂犬病病毒（rabies virus）是一种嗜神经病毒，是狂犬病的病原体，可在多种家畜或宠物（狗、猫等）及野生动物（狼、狐狸、蝙蝠等）中传播，人被病兽咬伤、抓伤或密切接触而感染发病。狂犬病流行范围广，病死率极高，尚无有效治疗方法，故对狂犬病病毒的防治尤为重要。

**1. 生物学性状**　狂犬病病毒形似子弹状，一端钝圆，一端平坦或稍凹。狂犬病病毒由

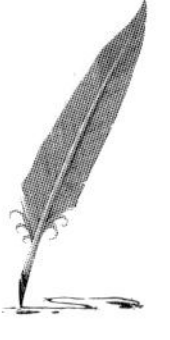

核衣壳和包膜组成。核衣壳螺旋对称，内含有负链RNA。包膜上有糖蛋白刺突，可识别宿主细胞表面的受体。狂犬病病毒是一种嗜神经性病毒，可在易感动物或人的中枢神经细胞（主要是大脑海马回的椎体细胞）中增殖。病毒增殖时可形成胞质内嗜酸性、圆形或椭圆形包涵体，称内基小体（Negri body），可作为狂犬病的辅助诊断指标。

狂犬病病毒对热、紫外线、日光抵抗力弱。强酸、强碱、肥皂水、离子型或非离子型去垢剂等对病毒有灭活作用。

**2. 临床意义** 人患狂犬病主要是被病兽咬伤、抓伤或密切接触所致。我国狂犬病的传染源主要是病犬，其次是猫和狼。破损的皮肤黏膜接触病兽的唾液也可引起感染。动物发病前约5天，唾液中可含有具有传染性的病毒。人被病兽咬后的发病率为30%~60%。病毒通过伤口进入体内，潜伏期一般为1~3个月，但也有短至一周或长达数年。潜伏期长短取决于被咬伤部位与头部的远近、伤口的深浅、入侵病毒的数量、宿主的免疫力等因素。狂犬病病毒对神经组织有很强的亲和力。患者早期症状主要有发热、头痛乏力、伤口周围刺痛感、流涎和流泪等。继而出现的典型临床表现为神经兴奋性增高，吞咽或饮水时喉头肌肉发生痉挛，甚至闻水声或其他轻微刺激也能引起痉挛发作，故狂犬病又称为恐水病（hydrophobia）。这种典型症状持续3~5天后，患者进入麻痹期，最后因昏迷、呼吸、循环衰竭而死亡，病死率几乎为100%。

**3. 微生物检验**

（1）标本采集及送检 采集患者的脑脊液、唾液、尿沉渣、病死后脑组织等。

（2）标本直接镜检 病死后患者脑组织可制备成脑组织印片和病理切片，通过HE染色观察内基氏小体。

（3）抗原检测 采用荧光抗体技术检测患者标本中的病毒抗原，也可采用ELISA方法检测抗原检测标本中的病毒核蛋白。

（4）核酸检测 采用RT-PCR法检测病毒标本中的RNA，敏感性特异性较高。

### （二）人乳头瘤病毒

人乳头瘤病毒（human papilloma virus，HPV）是一类无包膜小DNA病毒，HPV感染主要引起人类皮肤黏膜的增生性病变，其中高危型（16型、18型等）HPV与子宫颈癌等恶性肿瘤的发生密切相关。低危型（6型、11型等）HPV与生殖器尖锐湿疣的发生有关。

**1. 生物学性状** 人乳头瘤病毒呈球形，核衣壳呈二十面体立体对称，无包膜，病毒衣壳由72个壳微粒组成。病毒基因组为双股环状DNA。目前已发现HPV有100多个型别，各型之间的DNA同源性均小于50%。

**2. 临床意义** HPV具有宿主和组织特异性，主要感染部位为人的皮肤和黏膜上皮细胞。增殖的病毒只能在皮肤上层的细胞核中查到，在基底层细胞内仅发现有低拷贝的病毒核酸。HPV的传播主要通过直接接触感染者的病变部位或间接接触被病毒污染的物品。生殖器感染主要由性接触传播，生殖道感染的母亲在分娩过程中可通过产道引起新生儿的感染。HPV由于型别及感染部位不同，所致疾病不尽相同，包括皮肤疣、尖锐湿疣和宫颈癌等。其中寻常疣多由HPV 1、2、3和4型引起，扁平疣由HPV 3、10型引起。尖锐湿疣主要由HPV 6、11型感染泌尿生殖道引起，HPV 16、18型病毒感染与宫颈癌的发生密切相关；HPV 12、32型等与口腔癌有关。

**3. 微生物检验** 根据典型临床症状体征即可初步诊断，对可疑病例行微生物学检验确诊。

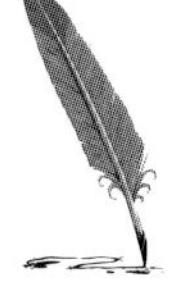

（1）标本采集及送检　采集患者病变组织、生殖道分泌物、血清等。

（2）抗原检测　采用免疫组化技术检测患者标本中的病毒抗原。也可采用ELISA方法检测抗原检测标本中的病毒核蛋白。

（3）核酸检测　采用RT-PCR法或核酸杂交技术检测标本中的病毒DNA，有助于早期诊断与鉴别型别。

（4）抗体检测　用已知病毒抗原检测血清标本中的HPV型特异性抗体。

### （三）流行性乙型脑炎病毒

流行性乙型脑炎病毒（epidemic type B encephalitis virus）简称乙脑病毒。乙脑病毒经蚊子叮咬传播，引起流行性乙型脑炎，简称乙脑。乙脑病毒主要侵犯中枢神经系统。

**1. 生物学性状**　乙脑病毒由核衣壳和包膜组成。核衣壳呈二十面体对称，核心为单股正链RNA，膜上有刺突。乙脑病毒抗原性质稳定，只有1种血清型。乙脑病毒不耐热，对酸、乙醚和三氯甲烷等脂溶剂敏感，对化学消毒剂也较敏感，多种消毒剂可使之失活。

**2. 临床意义**　人群对乙脑病毒普遍易感，但感染后多数表现为顿挫感染及隐性感染。乙脑病毒既是自然源性疾病，也是人畜共患病。乙脑病毒的主要传染源是携带病毒的猪、牛、羊等家畜、家禽和各种鸟类，其中猪是重要的传染源和中间宿主，特别是幼猪。乙脑病毒主要通过三代喙库蚊传播。临床上表现为流感样症状，绝大多数感染者病情不再继续发展，成为顿挫感染，但少数免疫力不强者，病毒突破血脑屏障侵犯中枢神经系统，出现中枢神经系统症状，表现为高热、头痛、意识障碍、抽搐和脑膜刺激征等，严重者可进一步发展为昏迷、中枢呼吸衰竭或脑疝，病死率达10%~30%，5%~20%的幸存者留下痴呆、失语、偏瘫等后遗症。目前对乙型脑炎尚无特效的治疗方法。预防乙型脑炎的关键措施主要包括疫苗接种、防蚊灭蚊和动物宿主的管理。乙脑病毒抗原性稳定，病后免疫力稳定而持久，隐性感染也可获得牢固的免疫力。

**3. 微生物检验**

（1）标本采集及送检　采集患者的脑脊液、血液、尸检后脑组织等。标本应低温保存迅速送检，血清学检查需才双份血清。

（2）抗原检测　采用荧光抗体技术和ELISA法检测患者标本中的病毒抗原。阳性结果有诊断意义。

（3）核酸检测　采用RT-PCR法检测病毒标本中的RNA，敏感性特异性较高。多用于早期诊断。

（4）抗体检测　采用荧光抗体技术、ELISA、血凝抑制实验等方法检测患者血清及脑脊液中的特异性抗体。

### （四）登革病毒

登革病毒（dengue virus，DENV）是登革热（dengue fever，DF）、登革出血热（dengue haemorrhagic fever，DHF）的病原体。由于全球气候变暖和国际人口流动，登革热的流行范围有扩大趋势。在地方流行区，儿童发病率较高，绝大多数DNF/DSS病例发生于儿童。登革热已成为世界上分布最广、发病最多的虫媒病毒病。

**1. 生物学性状**　登革病毒呈球形。核衣壳呈二十面体对称，核心为单股正链RNA，膜上有刺突，具有血凝活性。乙脑病毒抗原性质稳定，只有1种血清型。根据抗原性不同，可

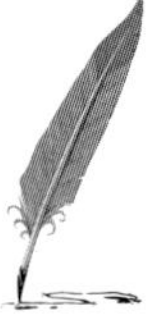

将登革病毒分为四个血清型，各型病毒间有交叉抗原性。乙脑病毒不耐热，对酸、乙醚和三氯甲烷等脂溶剂敏感，对化学消毒剂也较敏感，多种消毒剂可使之失活。

**2. 临床意义** 人和灵长类动物是登革病毒的主要储存宿主。在城市和乡村地区，登革病毒的主要传染源是患者和隐性感染者，白纹伊蚊和埃及伊蚊是主要传播媒介，通过蚊子在人–蚊–人中不断循环。病毒进入人体后，在毛细血管内皮细胞和单核细胞系统中增殖，后经血液播散，短期内可使大量人群发病。登革病毒感染可引起两种不同的临床类型，即典型登革热和登革出血热/登革休克综合征。前者病情轻，以高热、头痛、皮疹、全身肌肉和关节疼痛为主。后者病情较严重，病死率较高。目前登革病毒尚无疫苗，也无特效治疗方法，防蚊、灭蚊是预防登革热的最主要手段。

**3. 微生物检验**

（1）标本采集及送检 采集患者及可疑患者的血清、血浆、白细胞；死亡病例采集肝、脾、淋巴结等标本做病毒分离。标本应低温保存送检尽快接种，血清学检查需采集双份血清。

（2）抗原检测 采用荧光抗体技术和ELISA法检测患者标本中的病毒抗原。阳性结果有诊断意义。

（3）核酸检测 采用RT–PCR法、芯片技术检测病毒标本中的RNA，敏感性特异性较高。可鉴别型别。

（4）抗体检测 采用荧光抗体技术、ELISA、血凝抑制实验等等方法检测患者血清中的特异性抗体。

### （五）汉坦病毒

汉坦病毒（Hantavirus）可引起两种急性传染病：一种是以发热、出血、急性肾功能损害和免疫功能紊乱为主要特征的肾综合征出血热（hemorrhagic fever with renal syndrome，HFRS)；另一种是以肺浸润及肺间质水肿，迅速发展为呼吸窘迫、衰竭为特征的汉坦病毒肺综合征（hantavirus pulmonary syndrome，HPS）。我国是世界上HFRS疫情最为严重的国家，但尚未有HPS病例报道。

**1. 生物学性状** 汉坦病毒颗粒具有多形性，多数呈圆形或卵圆形，内含单股负链RNA，分为L、M、S三个片段，分别编码病毒的RNA聚合酶（L）、包膜糖蛋白（G1和G2）和核衣壳蛋白（NP）。NP具有很强的免疫原性，可刺激机体的体液免疫和细胞免疫。核衣壳外层有双层脂质包膜，包膜表面有G1、G2两种糖蛋白构成的刺突。汉坦病毒抵抗力不强。对酸、热的抵抗力弱，对脂溶剂敏感，乙醚、苯酚、丙酮、氯仿等均能将其灭活。

**2. 临床意义** HFRS是一种多宿主性的自然疫源性疾病，主要的宿主动物和传染源为啮齿动物。目前认为HFRS的可能传播途径为动物源性传播、胎盘传播和虫媒传播，其中主要传播途径是动物源性传播。典型病例具有发热、出血和肾损害三大主要症状，临床经过包括发热期、低血压休克期、少尿期、多尿期和恢复期。人类对汉坦病毒普遍易感，但多呈隐性感染，仅少数人发病。HFRS病后可获稳定而持久的免疫力，二次发病者极为罕见。

**3. 微生物检验**

（1）标本采集及送检 采集患者及可疑患者的血液、疫区鼠肺标本，血清学检查需采集双份血清。

（2）抗原检测 采用免疫荧光法和免疫酶技术检测患者标本中的病毒抗原，阳性结果有诊断意义。

（3）核酸检测　采用RT-PCR法、芯片技术检测病毒标本中的RNA，敏感性特异性较高。可辅助诊断。

（4）抗体检测　是最常用的检测方法，检测主要特异性IgM和IgG。

### （六）新疆出血热病毒

新疆出血热是一种自然疫源性疾病，主要分布于硬蜱活动的荒漠牧场，发病具有明显的地区性和季节性。新疆出血热主要表现为急性发热、出血，病死率高。

新疆出血热病毒属于布尼亚病毒科内罗病毒属。新疆出血热病毒呈球形或椭圆形，病毒结构及抵抗力与汉坦病毒相似。

新疆出血热病毒的传播媒介及长期储存宿主主要是硬蜱，除此以外，野生啮齿类动物及牛、羊等家畜也是该病毒的主要储存宿主。该病毒的主要是可通过虫媒传播，人主要通过带毒硬蜱的叮咬而感染。该病毒的潜伏期一般在1周左右，感染后的主要临床表现为高热、剧烈头痛、全身疼痛等中毒症状和出血。发病后的1周左右时间患者血清中出现中和抗体，2周达到高峰，病后免疫持久。微生物学检查主要是进行病毒分离和应用荧光抗体技术、ELISA检测血凝抑制抗体、中和抗体、补体结合抗体。

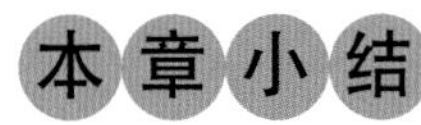

## 本章小结

呼吸道病毒主要包括流感病毒、副流感病毒、呼吸道合胞病毒、麻疹病毒、腮腺炎病毒、腺病毒、风疹病毒和冠状病毒等。呼吸道病毒的检测主要通过病毒分离培养、抗原及核酸检测。

肝炎病毒主要包括甲型肝炎病毒（HAV）、乙型肝炎病毒（HBV）、丙型肝炎病毒（HCV）、丁型肝炎病毒（HDV）及戊型肝炎病毒（HEV）。HAV实验室诊断主要以血清学诊断为主；HBV实验室诊断主要以HBV标志物和核酸检测为主；HCV临床诊断主要依靠抗HCV及PCR法扩增HCV RNA；HDV实验室诊断以感染标志物和核酸检测为主；HEV临床诊断主要依靠抗HEV及核酸检测为主。

人类免疫缺陷病毒（HIV）是获得性免疫缺陷综合征（AIDS）即艾滋病的病原体。HIV感染的实验室诊断主要包括病原学与血清学两个方面。人类嗜T淋巴细胞病毒（HTLV）是引起成人T细胞白血病（ATL）和毛细胞白血病的病原体，分为HTLV-I和HTLV-Ⅱ两种亚型。HTLV-I和HTLV-Ⅱ型病毒分离与抗体检测与HIV相似。

肠道病毒主要包括小RNA病毒科肠道病毒属中的脊髓灰质炎病毒、柯萨奇病毒、埃可病毒和新型肠道病毒、轮状病毒等。肠道病毒感染主要引起消化道系统、神经系统及循环系统等相关脏器症状。肠道病毒实验室诊断多采用病毒分离、血清学、分子生物学等手段鉴别诊断。

疱疹病毒中目前与人感染有关的主要有8种：单纯疱疹病毒1、2型和水痘-带状疱疹病毒；人巨细胞病毒和EB病毒；人疱疹病毒6、7、8型。实验室诊断因病毒种类不同检测方法也不尽相同。其中抗原检测、荧光定量PCR检测特异性敏感性较高，应用范围较广，病毒分离检测由于条件要求较高，临床较少采用。

朊粒又称为朊病毒，是人和动物传染性海绵状脑病的病原体。朊粒病的诊断除了根据特有的临床症状及病理学改变外，主要是应用免疫学和分子遗传学方法检查朊病毒感染。狂犬病病毒是一种嗜神经病毒，是狂犬病的病原体。人乳头瘤病毒感染主要引起人类皮肤黏膜的增生性病变，其中高危型HPV与子宫颈癌等恶性肿瘤的发生密切相关。流行性乙型

脑炎病毒主要侵犯中枢神经系统，引起流行性乙型脑炎。登革病毒是登革热和登革出血热的病原体。汉坦病毒感染可引起两种急性传染病，一种是肾综合征出血热，另一种是汉坦病毒肺综合征。新疆出血热是一种自然疫源性疾病。

## 习 题

扫码“练一练”

### 一、单项选择题

1. 流感病毒的核酸类型是

A. 完整的单负链DNA　B. 分段的单负链DNA

C. 分段的单负链RNA　D. 分段的双链RNA

E. 完整的双链DNA

2. 流感病毒分型的依据是

A. 神经氨酸酶　B. 血凝素

C. 核糖核蛋白　D. 核蛋白和M蛋白

E. HN蛋白

3. 腮腺炎病毒除侵犯腮腺外，还可以侵犯

A. 胰脏　B. 皮肤　C. 睾丸和卵巢　D. 肾脏　E. 肝脏

4. 下列可引起胎儿畸形的病原体是

A. 风疹病毒　B. 鼻病毒　C. 副流感病毒　D. 腺病毒　E. 流感病毒

5. 下列属于缺陷病毒的是

A. HAV　B. HBV　C. HCV　D. HDV　E. HEV

6. Dane颗粒是何种病毒体

A. 甲型肝炎病毒　B. 轮状病毒

C. 呼肠病毒　D. 乙型肝炎病毒

E. 腮腺炎病毒

7. 关于抗-HBs的描述，正确的是

A. 由HBV核心抗原刺激产生　B. 阳性是乙肝早期诊断指标

C. 是抵抗HBV感染的保护性抗体　D. 产生较晚的抗体

E. 是预后不良的象征

8. HDV的辅助病毒是

A. HAV　B. HBV

C. HCV　D. 人类免疫缺陷病毒

E. HEV

9. 既往感染或接种过HBV疫苗者血清化验结果应是

A. HBsAg（－）、HBeAg（－）、抗-HBs（＋）、抗-HBe（－）、抗-HBc（－）

B. HBsAg（＋）、HBeAg（－）、抗-HBs（－）、抗-HBe（－）、抗-HBc（－）

C. HBsAg（－）、HBeAg（－）、抗-HBs（＋）、抗-HBe（－）、抗-HBc（＋）

D. HBsAg（＋）、HBeAg（＋）、抗-HBs（－）、抗-HBe（＋）、抗-HBc（－）

E. HBsAg（＋）、HBeAg（＋）、抗-HBs（－）、抗-HBe（－）、抗-HBc（＋）

10. 感染HBV后，一般血中最早出现的指标是
A. HBsAg（+）　B. HBeAg（+）
C. HBcAg（+）　D. 抗-HBc IgM（+）
E. 抗-HBe（+）
11. 脊髓灰质炎病毒主要侵犯
A. 三叉神经节　B. 脑神经节
C. 迷走神经节　D. 脊髓前角运动神经细胞
E. 神经肌肉接头
12. 下列不能分离到肠道病毒的标本类型是
A. 血液　B. 尿液　C. 脑脊液　D. 粪便　E. 咽拭子
13. 艾滋病病毒主要存在于
A. 血液　B. 阴道分泌液　C. 精液　D. 乳汁　E. 以上都是
14. 通过研究发现，与鼻咽癌的发生有关的病毒是
A. 轮状病毒　B. EB病毒　C. 冠状病毒
D. 麻疹病毒　E. 巨细胞病毒
15. 引起带状疱疹的病原体是
A. HSV-2　B. HIV　C. VZV　D. HCV　E. CMV
16. 原发感染后，潜伏于脊髓后根神经节或脑神经的感觉神经节中的疱疹病毒是
A. HSV-2　B. HSV-1　C. VZV　D. EBV　E. CMV
17. 感染人体后可引起“恐水症”的病毒是
A. 流行性乙型脑炎病毒　B. 狂犬病病毒
C. 登革病毒　D. 汉坦病毒
E. 脊髓灰质炎病毒
18. 新疆出血热病毒的传播途径是
A. 呼吸道　B. 消化道　C. 虫媒传播　D. 垂直传播　E. 性传播
19. 肾综合征出血热的流行与哪种动物有关
A. 硬蜱　B. 白纹伊蚊和埃及伊蚊　C. 幼猪
D. 家禽　E. 鼠
20. 下列病毒中没有核酸，只有蛋白结构的是
A. 汉坦病毒　B. 朊病毒　C. 乙脑病毒
D. 登革病毒　E. 新疆出血热病毒

**二、简答题**

患者，女，40岁，因近期反复乏力、食欲不佳、晨起恶心呕吐，伴肝区不适前来就诊。实验室检查：肝功能异常（ALT 195U/L，AST 228U/L）血清HBs Ag（+），HBe Ag（+），抗HBc IgM（+）。

请问：

1. 根据症状及微生物学检查，初步判断为何种病原体感染？
2. 你的判断依据是什么？

（张宸豪）

# 第五篇

# 临床微生物检验

# 第二十四章

# 常见临床标本的微生物检验

**学习目标**

1. **掌握** 常见临床微生物检验标本的采集、送检及处理的总原则；常见临床标本的微生物学检验程序、检验方法及结果报告。

2. **熟悉** 常见临床标本的应选择的培养基及培养方法。

3. **了解** 常见临床标本常见病原菌种类及临床意义。

4. 能根据临床标本类型的不同正确选择合适的培养基及培养方法。

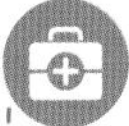

**案例讨论**

**【案例】**

患者，女，5岁，因“咳嗽、咳痰、发烧（最高39.2℃），病情加重三天”急诊入院，入院立即抽血做了常规、生化、血培养等一系列的检查。检验结果显示：WBC 11.8×$10^9$/L，PCT 0.9μg/L，超敏CRP>5mg/L，血培养需氧瓶报阳，细菌鉴定结果为溶血葡萄球菌。

**【讨论】**

1. 该患者血培养单瓶细菌生长为凝固酶阴性葡萄球菌，是否为污染菌？

2. 应如何来判断是污染菌还是致病菌？

## 第一节 概述

扫码“学一学”

### 一、临床标本的采集、送检及处理原则

正确的采集、运送、保存及处理微生物检验标本，对于保证临床微生物检验结果的准确性至关重要。因此，为了准确检出病原菌，避免漏检及误诊，临床医护人员及实验室工作人员应掌握微生物检验标本采集、运送、保存及处理的基本原则。

#### （一）微生物检验标本的采集原则

**1. 尽早采集** 最好是病程早期、急性期采集首份标本；尽量在抗生素使用之前采集；对已用抗生素又不能停药者，可在下次用药前采集。

**2. 合适部位** 对于无菌标本，注意局部及周围皮肤的消毒，严格进行无菌操作；对于与外界相通的腔道标本，应避开腔道口取标本，以免皮肤表面正常菌群的污染，造成混淆

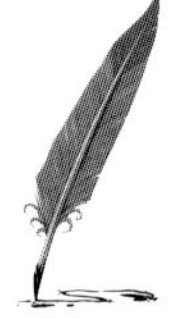

和误诊；对于有正常菌群寄生部位的标本，采集时应特别小心；应明确检查的目的菌，在进行分离培养时，采用特殊选择性培养基。对于血培养标本的采集，应避免输液的影响。

**3. 无菌操作** 采集标本时应尽量减少或避免感染部位附近皮肤或黏膜常居菌群污染和防止外源性细菌污染标本。

在采集血液、脑脊液、胸腔积液、关节液等无菌标本时，应注意对局部及周围皮肤的消毒，严格进行无菌操作；对于采集与外界相通的腔道标本时，如窦道标本，应从窦道底部取活组织检查，而非从窦道口取标本，以免受皮肤表面正常菌群的污染，造成混淆和误诊。采集的标本均应盛于无菌容器内送检，盛装标本的容器须先经高压灭菌、煮沸、干热等物理方法灭菌，或使用一次性无菌容器，不能用消毒剂或酸类处理。标本中也不得添加防腐剂，以免降低病原菌的分离率。

**4. 适量标本** 标本采集应足量，标本量过少，可能会导致假阴性结果。血液标本：通常成人采血量每瓶8~10ml，儿童每瓶 1~5ml；脑脊液、骨髓、脓肿、穿刺液、引流液、痰液等标本：≥ 1ml；尿液标本：≥ 3ml，粪标本：1~3g 或 1~3ml。标本应具有代表性，同时有些标本还要注意在不同时间采集不同部位标本。

**5. 合适方法** 根据目的菌的特性不同，用不同的方法采集：厌氧菌、需氧或兼性厌氧菌以及L型菌采用的方法不同。

用于厌氧菌培养的临床标本，应尽量用注射器采集抽吸物，一般不要用拭子采集标本（除非是在床边采样并立即接种）；采集到的厌氧标本应室温保存，不能冷藏或冷冻。有些细菌引起的感染，应注意在不同时间采集不同部位的标本，否则影响细菌的检出率。如伤寒患者，发病第1周应采集血液标本，第2周应采集粪便和尿液标本。以拭子采集的标本，如咽拭子、肛拭子或伤口拭子，易受正常菌群污染，不可置于肉汤培养基内送检。

**考点提示** 厌氧菌标本适宜保存方法是室温保存。

**6. 安全采集** 采集标本时不仅要防止皮肤和黏膜正常菌群对标本的污染。同时也要注意安全，防止传播和自身感染。

医护人员的安全防护：标本采集的所有步骤都必须戴手套、穿工作服，必要时应穿隔离服、戴防护口罩、防护眼镜。标本防漏：采集到的原始标本应采用防漏可密封的无菌管或杯盛装，外加防漏可密封的塑料袋，塑料袋上需注明标本的相关信息。标本采集所用的带针头的注射器不可随意丢弃，其内容物应移至无菌管内或用保护性装置移去针头，再重新盖上盖置于密封、防漏的塑料袋内送检。

已有泄漏的标本容器不能送至实验室或随意处理。如果要继续进行处理，必须通知医生关于容器泄漏的情况、解释如继续操作可能对结果带来偏差，并要求重新送检。如果重新送了标本，则对泄漏的标本应进行高压灭菌后丢弃；若无法重新送检标本，使用原来标本进行检验，则必须在生物安全柜内操作。

### （二）微生物标本的运送

**1. 标本运送的时间要求** 一般原则：标本采集后应立即送检，最好在2小时内送至实验室，否则会影响病原菌的检出。遇到一般性细菌培养标本延迟送检时，应置于4℃冰箱保存，且不得超过24小时。

临床标本最佳的运送时间取决于采集的量：少量液体（<1ml）或组织（<1cm$^3$）标本

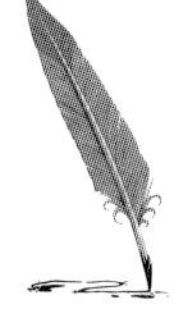

应在15~30分钟内送至实验室，以免蒸发、干燥及暴露于周围环境；较多量的标本置于运送培养基中可放12~24小时。厌氧培养标本原则上应在床旁接种。如延迟送检，需保存在厌氧运送培养基中，室温保存，一般不超过24小时。

**考点提示** 一般细菌标本在4℃冰箱保存的时间不得超过24小时。

**2. 标本运送的保存要求** 若疑似标本中有对周围环境敏感的微生物，如对低温敏感的细菌如淋病奈瑟菌、脑膜炎奈瑟菌、流感嗜血杆菌和肺炎链球菌（低温易死亡），应立即运送和处理。通常血液、脑脊液、生殖道分泌物、眼或内耳分泌物标本不要冷藏保存。从一个实验室运至另一个实验室的临床标本及感染性物质，不论距离如何，均应严格注意标本的包装，且应注明注意事项。在运送标本及感染物过程中，应采取安全防护措施。常见微生物检验标本的采集、转运和储存方法见表24-1。

**表24-1 常见微生物检验标本的采集、转运和储存方法**

| 标本类型 | 转运装置和/或最小体积 | 转运时间和温度 | 储存时间和温度 | 说明 |
|---|---|---|---|---|
| 血液 | 血培养瓶：成人8~10ml/瓶；婴儿和儿童1~5ml/瓶 | ≤2小时，室温 | ≤2小时，室温或按产品说明书 | 2~3套 |
| 骨髓 | 接种于血培养瓶 | 若在培养瓶中，≤24小时，室温 | ≤24小时，室温 | 少量骨髓可直接接种在培养基上 |
| 脑脊液 | 无菌螺帽管；细菌，≥1ml/管 | 不要冷藏；≤15分钟，室温 | ≤24小时，室温 | 第一管不能用于微生物学检验 |
| BALF、支气管毛刷或洗液、支气管吸引物 | 无菌容器；>1ml | ≤2小时，室温 | ≤24小时，2~8℃ | |
| 咳痰、吸痰、诱导痰 | 无菌容器；>1ml | ≤2小时，室温 | ≤24小时，2~8℃ | 鳞状上皮细胞<10/LP |
| 中段尿液、导尿管尿液、留置导尿管、婴幼儿尿袋尿 | 无菌、宽口容器；≥1ml | 未防腐：≤2小时，室温 | ≤24小时，2~8℃ | 使用留置导管的患者有临床症状时，可采集尿液标本 |
| 无菌部位体液如腹水、胸水、关节液、心包液 | 无菌螺帽管，10ml或更多；或接种于血培养瓶 | ≤2小时，室温 | ≤24小时，室温 | |
| 粪便 | 清洁、防漏宽口容器 | 未防腐：≤1小时，室温 | ≤24小时，2~8℃ | 普通培养：住院超过3天或入院诊断不是胃肠炎的患者出现腹泻宜进行艰难梭菌的检验 |
| | 无菌、防漏宽口容器，>5ml | ≤1小时，室温；1~24小时，2~8℃；>24小时，-20℃或更低 | 培养或核酸扩增试验：2天，2~8℃<br>毒素检验：3天，2~8℃，或-70℃ | 艰难梭菌：-20℃或以上冷冻易使细胞毒素活性快速丢失 |
| 宫颈分泌物、女性尿道分泌物、阴道分泌物、男性前列腺液、男性尿道分泌物 | 拭子转运 | ≤2小时，室温 | ≤24小时，室温 | |

## 二、培养基及培养方法的选择

选择适宜的培养基和适当的培养方法是成功分离病原菌的关键因素，应该根据标本的来源及可能存在的病原菌来确定选择何种培养基和培养方法。临床常见标本细菌真菌分离选用的培养基种类见表24–2。如果临床医生怀疑特殊病原菌感染，可根据其要求增加相应培养基种类。常用的培养方法有需氧培养和二氧化碳培养，还可根据临床的要求和标本的来源，选择厌氧培养或者其他特殊条件培养。

表24–2　临床常见标本细菌分离选用培养基

| 标本类型 | 分离培养基 | 增菌培养基 | 说明 |
| --- | --- | --- | --- |
| 血液、骨髓 | BA、CA | 血培养瓶 | 增菌置厌氧及 $CO_2$ 环境 |
| 脑脊液 | BA、CA | 血培养瓶 | 标本离心沉淀 |
| 胸水、腹水 | BA、MAC | 血培养瓶 | 增菌置厌氧及 $CO_2$ 环境 |
| 尿液 | BA、MAC | | 定量接种细菌计数 |
| 痰液 | BA、CA、MAC | | 涂片做标本质控 |
| 粪便 | MAC、SS | | |
| 脓液、伤口拭子 | BA、CA、MAC | | |
| 生殖道分泌物 | BA、CA、TM | | 增菌置厌氧及 $CO_2$ 环境 |

注：BA，血琼脂平板；CA，巧克力琼脂平板；MAC，麦康凯琼脂平板；SS，SS琼脂平板；TM，Thayer–Martin培养基，用于淋病奈瑟菌培养

## 三、微生物学检验的基本流程

### （一）临床标本微生物学检验的基本程序

根据临床标本类型的不同，选择适合的检验程序，以便快速、准确地分离培养及鉴定出病原菌。临床标本的细菌学检验程序通常参照以下基本程序进行，见图24–1。

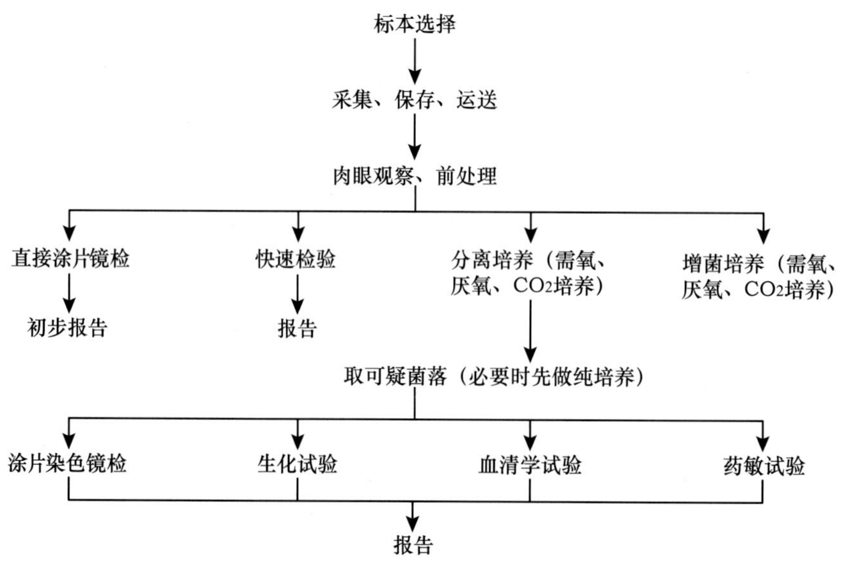


图24–1　临床标本微生物学检验基本程序

### （二）临床标本微生物学检验步骤

根据感染类型及感染病程的不同，采集不同的临床标本送检。除血液、骨髓标本需尽快放入全自动血培养仪或培养箱进行增菌培养外，其他类型标本应做以下处理。

**1. 外观性状观察**　观察标本的颜色、气味、质地是否黏稠、是否浑浊、是否脓性、是否带血等基本性状，初步确定标本能否反应感染部位的真实特征，是否适合做微生物学检验。

**2. 涂片检查**　形态学检查是细菌学检验中最为基础、也是极为重要的检验方法，包括有不染色标本检查法和染色标本检查法。直接涂片检查的目的有：①及早发现可能的病原菌；②评估细菌的种类和数量；③为临床早期经验性选用抗菌药物提供依据；④为选择培养基种类和培养方法提供参考；⑤判断标本质量，是否适合用于培养。

（1）不染色标本检查　主要是检查细菌的动力，常用的方法有压滴法和悬滴法，用暗视野显微镜或普通光学显微镜观察。

（2）染色标本检查　根据检验目的、可能存在的可疑病原菌不同，选择不同的染色方法。

1）普通细菌　直接涂片，革兰染色后镜检，根据病原菌的染色性及镜下形态特征，排列方式做出初步结果报告。

2）淋病奈瑟菌　涂片，革兰染色镜检，发现革兰阴性、凹面相对成双排列的球菌，存在于白细胞内或者白细胞外，可报告为“查见革兰阴性双球菌”，不能报告为“查见淋病奈瑟菌”，必须经过培养鉴定以后，方可报告为淋病奈瑟菌。

3）结核分枝杆菌　标本制作成厚涂片，进行抗酸染色镜检，根据染色性及形态报告查见抗酸杆菌或未查见抗酸杆菌。

4）新型隐球菌　取脑脊液的离心沉淀物做墨汁负染色，或取脑脊液的离心沉淀物接种于沙氏培养基上，置于35℃培养2~5天，根据菌落特性，涂片染色镜检做出报告。

5）假丝酵母菌　涂片直接高倍镜镜检发现假菌丝及孢子，再做革兰染色油镜检查查见革兰阳性球菌，圆形或卵圆形，可报告“查见假丝酵母菌”。

6）放线菌及诺卡菌　挑取黄色颗粒（硫磺样颗粒）或不透明的着色斑点，置载玻片上，覆以盖玻片，轻轻挤压，置高倍镜下观察其结构，如见中央为交织的菌丝，末端呈放线状排列，则揭去盖玻片，干燥后做革兰及弱抗酸染色镜检。若革兰染色后中央交织的菌丝呈阳性，四周放射状菌丝呈阴性，而弱抗酸染色为阴性者，结果报告为“查见放线菌”；革兰染色结果同上，但弱抗酸染色为阳性者，结果报告为“查见诺卡菌”。

**3. 细菌的分离**　培养通常情况下，临床送检的微生物标本只有通过分离培养，生长出细菌或真菌，才能对病原菌进行相应的生化鉴定及药物敏感试验。常采用平板分区划线法进行可疑病原菌的分离培养，不同的临床标本类型，不同的检验目的，应选用不同的培养基组合、不同的培养温度湿度和不同培养方法，以提高目的病原菌的检出率。

分离培养临床标本时，要注意区分污染菌和病原菌的鉴别。常用以下方法观察：①观察菌落是否长在接种线上；②观察菌落是否符合目的菌的生长特征；③观察培养时间。有些致病菌和非致病菌的生长速度不一样，从而可以识别开。

**4. 细菌的鉴定**　临床标本在适宜的温度、湿度及气体条件下，经过18~24小时的分离培养，可根据细菌的菌落特点：如表面是否光滑或粗糙、溶血类型（α或β溶血）、色素及气味等对可疑菌落进行初步判断，并进行革兰染色镜检、生化反应定及血清学试验等进一步鉴定。

随着检验技术的进展，细菌鉴定的方法也得到进一步的发展，除了传统的细菌形态学

检查、细菌的生化试验、血清学试验、动物实验等，还有分子生物学方法、全自动细菌鉴定系统、质谱技术等方法。

绝大部分微生物实验室细菌的鉴定还是采用的全自动或半自动的细菌鉴定仪，它是根据微生物对各种生理条件（温度、pH、氧气、渗透压）、生化指标（唯一碳氮源、抗生素、酶）等代谢反应进行分析，并将结果转化成软件可以识别的数据，进行聚类分析，与已知的参比菌株数据库进行比较，最终对未知菌进行鉴定的一种技术。

## 四、微生物检验报告的基本原则

由于细菌生长有一定的周期，所以从其分离培养到细菌鉴定及药物敏感试验完成，到结果报告临床，通常需要3~5天。如遇到一些生长缓慢的细菌（如布鲁菌病、结核分枝杆菌等）或疑难菌、少见菌，其检验报告时间会更长，这样对感染性疾病的早期诊断及治疗极为不利。所以，应该主动经常与临床沟通交流，制定微生物检验指标、危急值范围及标本周转时间（turnaround time，TAT）等。

危急值是指危及患者生命的极度异常的检验结果，如果不给予及时有效治疗，患者将处于危险的状态。此时如果临床医生能及时得到检验信息，并根据此种信息迅速给予患者有效的干预措施或治疗，即可能挽救患者的生命，否则就会出现严重后果，失去最佳的抢救机会。出现了危急值，首先核查标本信息是否正确、标本是否有特殊状态、操作是否正确、仪器传输是否正常，确认仪器设备正常，确认该项目质控在控，复检标本。如结果与上次一致或误差在许可范围内，应在报告单上注明“已复查”。第一时间电话报告临床科室，在报告结果时应询问护士标本采集是否正确，并要求接电话人复述一遍并立即转告值班医师或主管医师。

TAT是指从标本采集开始到临床医生收到检验报告的时间。实验室应按照国家标准或行业标准，制定TAT制度，确保检验报告的及时性，为临床提供早诊断、早治疗服务。检验报告遵循危急值报告及分级报告制度，这也是医疗核心制度之一。

### （一）危急值报告

微生物检验的危急值范围是血液（骨髓）/脑脊液培养阳性（有细菌生长）；无菌部位标本革兰染色查见细菌、真菌；国家规定立即上报的法定传染病病原体。危急值报告的内容包括：检验日期、患者姓名、病区床号、检验项目、检验结果、复查结果、临床联系人、联系时间、报告人及备注等内容进行详细记录。

**考点提示** 血培养阳性应属于微生物检验危急值范围。

### （二）分级报告

血液（骨髓）/脑脊液培养阳性采用分级报告制度。

**1. 一级报告（初步报告）** 对于阳性血培养，要立即进行涂片和革兰染色，并报告给临床医师，包括：患者姓名、阳性血培养瓶类型、瓶数、报警时间、涂片革兰染色特性及形态，询问患者目前感染情况和抗菌药物使用情况并记录，可以向医师提出治疗建议。此外，还应记录报告时间、接收报告者信息、报告者信息及结果是否复述。各单位可以根据自身医疗需求，决定是否基于涂片结果用培养液进行直接药敏试验。

**2. 二级报告（补充报告）** 第二天将初步鉴定结果汇报医师。如进行直接药敏试验，应汇报药敏结果。

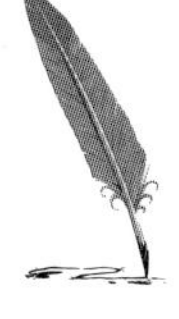

**3. 三级报告（终报告）** 包括菌种名称、血培养阳性时间（以小时计算）和标准药敏试验结果。

## 第二节　临床常见标本的微生物学检验

临床标本的微生物学检验包括：标本的正确采集、保存及运送；标本直接涂片染色镜检；标本的分离培养及鉴定；细菌真菌的药敏试验等。为临床感染性疾病提供准确的病原学依据及药敏试验结果，指导临床合理使用抗菌药物。

### 一、血液及骨髓标本的微生物学检验

正常人血液、骨髓是无菌的，如果从患者血液或骨髓标本中培养出细菌，一般应视为病原菌（排除采集标本或其他操作过程污染），提示有菌血症、败血症、心内膜炎或血源性骨髓炎等。血培养检测可以为临床进行血流感染和其他部位感染的诊断提供有力依据。快速、准确的血培养检测结果，对临床的治疗和患者的预后有着至关重要的作用。

#### （一）标本的采集及运送

**1. 临床采样指征** 可疑感染患者出现以下一种或几种特征时，可以考虑采集血培养：患者出现发热（≥38℃）或低温（≤36℃）或寒战；白细胞计数增多（计数>$10.0\times10^9$/ L，特别有“核左移”时）；或白细胞计数减少（计数<$3.0\times10^9$/L）；有皮肤黏膜出血；昏迷；多器官衰竭；血压降低；C 反应蛋白升高；降钙素原（PCT）升高；1,3-β-D-葡聚糖（G 试验）升高；突然发生的急性呼吸、体温和生命体征改变。只要具备其中之一，又不能排除细菌、真菌血流感染的，就应进行血培养。

**2. 标本的采集**

（1）采集方法　为减少皮肤、培养瓶口等对血培养造成的污染，在穿刺前，应对皮肤和培养瓶口进行消毒并充分干燥，以减少假阳性的发生机率。皮肤消毒：用75%乙醇擦拭静脉穿刺部位待30秒以上，然后用1%~2%碘酊作用30秒或10%碘伏作用60秒，从穿刺点由内向外画圈消毒，再用75%乙醇由内往外脱碘，待乙醇挥发干燥后采血。培养瓶消毒：用75%乙醇消毒血培养瓶橡皮塞，作用60秒，用无菌纱布或无菌棉签清除橡皮塞表面剩余的乙醇，然后注入血液，然后轻轻颠倒混匀防止血液凝固。特别强调：消毒液作用时间一定要足够。避免采血管内空气注入厌氧血培养瓶。避免在静脉留置导管连接处（如肝素帽处）采血标本，避免标本污染。

（2）标本采集时机及次数　①菌血症：尽可能在患者寒战开始时，发热高峰前30~60分钟内采血；尽可能在使用抗菌药物治疗前采集血培养标本；如患者已经使用抗菌药物治疗，应在下一次用药之前采血培养。采血部位通常为肘静脉，切忌在静滴抗菌药物的静脉处采血。除非怀疑有导管相关的血流感染，否则不应从留置静脉或动脉导管取血，因为导管常伴有定植菌存在。对于成人患者，应同时分别在两个部位（2套）采集血标本；每个部位应需氧和厌氧培养各一瓶。对于儿童患者，应同时分别在两个部位采集血标本，分别注入儿童瓶，厌氧瓶一般不需要，除非怀疑患儿存在厌氧菌血流感染。②感染性心内膜炎：建议在经验用药前30分钟内在不同部位采集2~3套外周静脉血培养标本。如果24小时内3套血培养标本均为阴性，建议再采集3套血培养标本送检。

（3）采血量　是影响血培养检出阳性率的重要因素，采血量过少会明显降低血培养阳性率。血液和肉汤的比例一般推荐为1∶5~1∶10，标本量大于1ml，细菌量也增加，成人每次每培养瓶应采血8~10ml注入成人瓶；婴幼儿根据孩子的体重确定采血总量，每培养瓶（儿童瓶）采血1~5ml。

**考点提示** CLSI血培养指南推荐成人血培养时应采集2~3套血标本，每套2瓶，每培养瓶8~10ml血量。

**3. 标本的保存及运送**　标本采集后应立即送检，最好在2小时内送达实验室。不能及时送检者，应置室温保存。血培养瓶采集前后都禁止放冰箱冷藏。运送的装置要足够安全，避免血培养瓶的运送过程中因碰撞发生破裂。

### （二）微生物学检验

**1. 血液及骨髓标本**　常见病原菌见表24-3。

**表24-3　血液及骨髓标本常见病原菌**

| 种类 | 病原菌 |
| --- | --- |
| 革兰阳性球菌 | 金黄色葡萄球菌、凝固酶阴性葡萄球菌、肺炎链球菌、A群链球菌、B群链球菌、草绿色链球菌、肠球菌 |
| 革兰阳性杆菌 | 结核分枝杆菌、产单核李斯特菌、阴道加特纳菌、炭疽芽孢杆菌 |
| 革兰阴性球菌 | 脑膜炎奈瑟菌、淋病奈瑟菌，卡他布兰汉菌 |
| 革兰阴性杆菌 | 大肠埃希菌、铜绿假单胞菌、肺炎克雷伯菌、肠杆菌、变形杆菌、沙雷菌、沙门菌、不动杆菌、布鲁菌、嗜血杆菌 |
| 真菌 | 念珠菌、曲霉菌、隐球菌 |
| 厌氧菌 | 脆弱拟杆菌、产气荚膜梭菌 |

**2. 检验程序**　血液及骨髓标本的微生物学检验程序见图24-2。

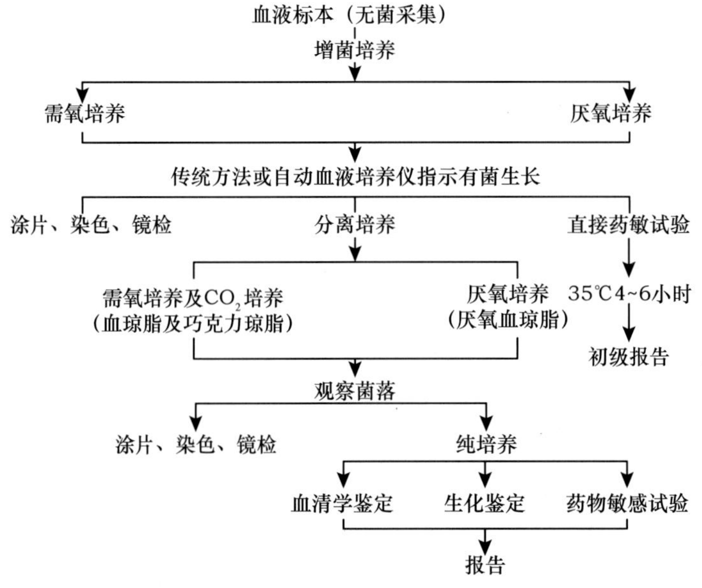


图24-2　血液及骨髓标本微生物学检验程序

**3. 检验方法**

（1）普通病原菌的培养及鉴定

1）增菌培养　有手工培养法和自动化仪器培养法。若是手工培养法，则需要每天进行目测观察是否有细菌或真菌生长如出现浑浊、沉淀、形成菌膜、产生色素或气泡、培养液颜色发生变化、凝固或溶血等现象，则提示有细菌真菌生长（表24-4）。反之，则轻轻摇匀血培养瓶继续孵育培养。若是全自动血培养仪培养，有细菌真菌生长时仪器会自动阳性报警（报阳）。全自动血培养系统要求设定规律的 15~20 分钟时间间隔来监测需氧血培养瓶和厌氧血培养瓶中细菌生长曲线，以便于及时报阳及时处理。

**表24-4　培养瓶中有菌生长时不同的性状特征**

| 性状特征 | 菌种 |
|---|---|
| 浑浊有凝块 | 金黄色葡萄球菌 |
| 均匀浑浊，发酵葡萄糖产气 | 大多为革兰阴性菌 |
| 微浑浊，有绿色变化 | 肺炎链球菌 |
| 表面有菌膜，膜下呈绿色浑浊 | 铜绿假单胞菌 |
| 表面有菌膜，培养液清晰，底层溶血 | 枯草芽孢杆菌 |
| 厌氧瓶有变化，而需氧瓶无变化 | 可能为厌氧菌 |

2）阳性培养瓶处理　当肉眼观察到有细菌生长现象或全自动血培养仪报阳时，应立即将血培养瓶，全自动血培养仪取出，做如下处理：涂片、革兰染色、镜检；同时将阳性培养液传种适当培养基，如血琼脂平板、麦康凯平板（或中国蓝）及巧克力琼脂平板（$CO_2$环境）进行分离培养。各单位可以根据自身医疗需求，决定是否基于涂片结果用培养液进行直接药敏试验。

3）阴性培养瓶处理　自动化仪器细菌培养一般设定周期为5天、真菌14天、分枝杆菌42天；手工法细菌培养一般周期设定为7天、真菌14天、分枝杆菌60天。可以在 72 小时培养阴性后，进行初步报告，但应说明“培养3天阴性，标本将延长培养至××天，如为阴性不重复报告”。如果72小时后阳性，应按血培养阳性报告程序处理，与临床沟通并补发阳性报告。建议手工法血培养在报告培养阴性前，应将血培养液盲传至血琼脂平板和巧克力平板，于$CO_2$培养箱内孵育24小时，培养阴性后方可报告。

（2）特殊病原菌的培养及鉴定

1）布鲁菌属　通常将血液接种到双相血培养瓶内，一般固相培养基采用胰酶消化大豆琼脂、胰蛋白胨琼脂或布鲁菌琼脂（琼脂浓度为2.5%）。液相培养基为不含琼脂的相同培养基。培养环境应为5%~10% $CO_2$、35℃，每48天观察有无细菌生长，若无细菌生长应继续培养，阴性应培养至30天后才可发出报告。

2）乏养菌　该细菌生长需要巯醇复合物和维生素$B_6$。在血培养基中需加盐酸－磷酸比多醛（0.001%）或L－半胱氨酸（0.05~0.1）或二者皆有，否则乏养菌不能生长。血培养物转种血平板上，然后交叉划线接种金黄色葡萄球菌，靠近金黄色葡萄球菌有乏养菌生长。

3）细菌L型（细胞壁缺陷的细菌） 一般血培养瓶内很少分离出细胞壁缺陷的细菌。在培养基中含有10%蔗糖或甘露醇时，才适合L型细菌生长。

4）心内膜炎特殊致病菌 如果常规血培养72小时阴性而患者临床症状仍提示感染性心内膜炎，应提高培养基的营养或添加剂，有利于分离营养要求苛刻、生长缓慢的革兰阴性杆菌，如人心杆菌、侵蚀艾肯菌、金氏金氏菌、伴放线放线杆菌、军团菌等细菌。应延长培养至2~4周，然后转种特殊的培养基。

5）真菌 酵母菌在需氧瓶中易生长。摇动肉汤培养可提高酵母菌的检出率，对于全自动商品化血培养或手工培养孵育最初24小时的机械摇动都可实现。多数酵母菌孵育2~5天可检测出，某些酵母菌（如光滑念珠菌和新型隐球菌）可能需要延长孵育时间。糠秕马拉色菌需要在培养基中添加油脂（如橄榄油）。如果怀疑双相真菌或丝状真菌感染，孵育时间可能需要延长至2~4周。

**4. 结果报告**

（1）阳性报告程序 血培养阳性结果属于危急值，采用三级报告方式。

1）一级报告（初步报告） 对于阳性血培养，要立即进行涂片和革兰染色，并报告给临床医师，包括患者姓名、阳性血培养瓶类型、瓶数、报警时间、涂片革兰染色特性及形态，询问患者目前感染情况和抗菌药物使用情况并记录，可以向医师提出治疗建议。此外，还应记录报告时间、接收报告者信息、报告者信息及结果是否复述。各单位可以根据自身医疗需求，决定是否基于涂片结果用培养液进行直接药敏试验。

2）二级报告（补充报告） 第二天将初步鉴定结果回报医师。如进行直接药敏试验，应回报药敏结果。

3）三级报告（终报告） 包括菌种名称、血培养阳性时间（以小时计算）和标准药敏试验结果。

（2）阴性报告程序 报告内容：血培养经××天培养阴性。可以在3天培养阴性后，进行初步报告，但应说明“培养3天阴性，标本将延长培养至××天，如为阴性不重复报告”。如果3天后阳性，应按血培养阳性报告程序处理，临床沟通并补发阳性报告。

### （三）临床意义

血培养是采集患者血液标本并接种到培养瓶中，用以发现、识别引起菌血症或真菌血症的病原微生物，是诊断菌血症和真菌血症的基本而重要的方法。血培养结果对感染性疾病的诊断、治疗和预后都有极为重要的临床意义。

如果消毒不严格，皮肤表面的细菌可能带入培养瓶中，导致血培养假阳性。临床医师判断血培养结果是感染还是污染非常困难，假阳性可能导致额外的抗生素治疗、住院天数的延长和医疗费用的增加。

血培养标本中最常检出的病原菌为金黄色葡萄球菌、大肠埃希菌、铜绿假单胞菌、肠杆菌、肺炎链球菌、白色念珠菌等，通常认为是真正的病原菌。而棒状杆菌、痤疮丙酸杆菌、芽孢杆菌、微球菌通常定义为污染菌。让我们纠结彷徨的凝固酶阴性葡萄球菌，不能单纯从细菌判断是否为致病菌还是污染菌，应结合临床症状、病史及感染性指标（如降钙素原、C反应蛋白）等来综合判断。

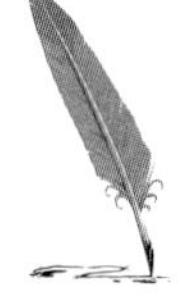

**知识链接**

导管相关血流感染（Catheter Related Blood Stream Infection，简称CRBSI）是指带有血管内导管或者拔除血管内导管48小时内的患者出现菌血症或真菌血症，并伴有发热（>38℃）、寒战或低血压等感染表现，除血管导管外没有其他明确的感染源。实验室微生物学检查显示：外周静脉血培养细菌或真菌阳性；或者从导管段和外周血培养出相同种除血管导管外没有其他明确的感染源。

怀疑患者发生导管相关感染，或者患者出现静脉炎、导管故障时，应当及时拔除导管。必要时应当进行导管尖端的微生物培养。

## 二、脑脊液标本的微生物学检验

脑脊液的细菌学检验对于细菌性脑膜炎的诊断有重要的临床价值。正常人的脑脊液是无菌的，检出细菌提示细菌性（急性化脓性或结核性等）脑膜炎。

### （一）标本的采集及运送

脑脊液是诊断中枢神经系统感染最主要的标本。

**1. 临床采样**　指征临床出现不明原因的头痛、发热、脑膜刺激征（颈强直、克氏征及布氏征阳性）、脑神经病理征象、脑积水、脑性低钠血症等症状，怀疑中枢神经系统感染时应送检脑脊液培养标本，并同时送检血培养标本。

**2. 采集方法**　采集脑脊液一般用腰椎穿刺术获得，特殊情况可采用小脑延髓池或脑室穿刺术。由临床医师采集，严格执行无菌操作。消毒采集部位皮肤，通常在第3、4腰椎或第4、5腰椎间隙插入带有管芯针的空针，进针至蛛网膜间隙，拔去管芯针，收集脑脊液5~10ml，分别置于3支无菌试管中，第一管做化学或免疫学检查，第二管做细菌学检查，第三管做细胞学检查。细菌学检查要求适量标本：细菌≥1ml，真菌≥2ml，分枝杆菌≥2ml。脑脊液采集量不能少于1ml。尽可能多收集脑脊液，可以提升培养的阳性检出率，尤其是针对真菌和分枝杆菌的培养。

**考点提示**　微生物检验时脑脊液标本采集量至少为1ml。

**3. 保存及运送**　培养脑膜炎奈瑟菌、流感嗜血杆菌等苛养菌时，应立即将标本置于35℃条件下保温保湿送检（脑膜炎奈瑟菌离体后能产生自溶酶，迅速自溶，肺炎链球菌及流感嗜血杆菌离体后也易死亡），不可置冰箱保存。但做病毒检查的脑脊液标本应置冰块，可在4℃保存72小时。

### （二）微生物学检验

**1. 脑脊液标本**　常见病原菌见表24–5。

表24–5　脑脊液标本常见病原菌

| 种类 | 病原菌 |
| --- | --- |
| 革兰阳性球菌 | 金黄色葡萄球菌、肺炎链球菌、A群链球菌、B群链球菌、肠球菌 |
| 革兰阳性杆菌 | 结核分枝杆菌、炭疽芽孢杆菌、产单核李斯特菌、类白喉棒状杆菌 |

续表

| 种类 | 病原菌 |
|---|---|
| 革兰阴性球菌 | 脑膜炎奈瑟菌、卡他布兰汉菌 |
| 革兰阴性杆菌 | 流感嗜血杆菌、大肠埃希菌、产气肠杆菌、铜绿假单胞菌、肺炎克雷伯菌、变形杆菌、不动杆菌、脑膜炎败血黄杆菌 |
| 真菌 | 念珠菌、隐球菌 |
| 厌氧菌 | 拟杆菌 |

**2. 检验程序** 脑脊液标本的微生物学检验程序见图24–3。

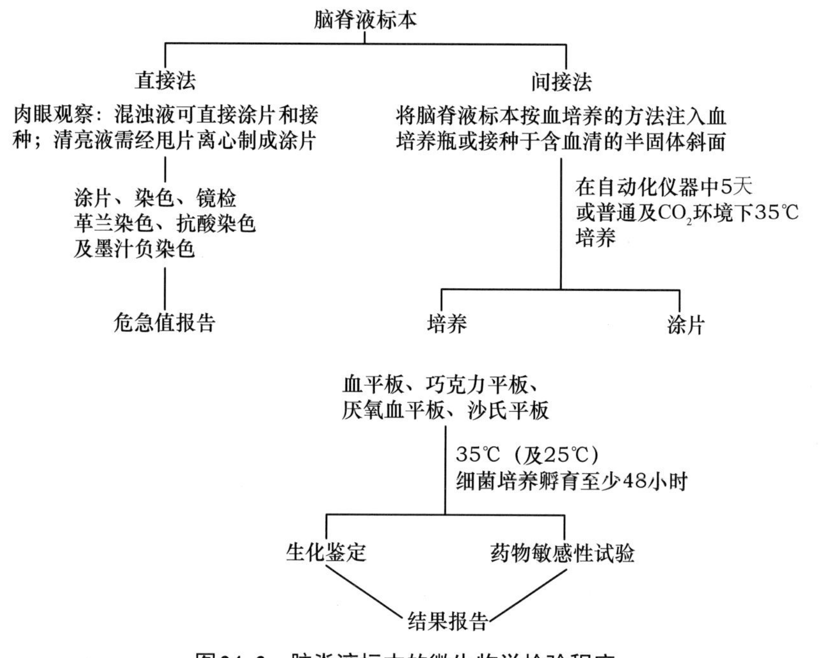


图24–3 脑脊液标本的微生物学检验程序

**3. 检验方法**

（1）涂片检查

1）一般细菌涂片检查 除结核性脑膜炎外，由其他细菌引起的化脓性脑膜炎，脑脊液大部分明显浑浊，可直接涂片，革兰染色后镜检。无色透明的脑脊液，应离心后涂片、染色、镜检（4000r/min，10~15分钟）。根据染色及形态特征，常可初步提示菌的种类。例如，革兰阴性、凹面相对的球菌，可能是脑膜炎奈瑟菌。链状排列的革兰阳性球菌，可能是链球菌。长丝状等多形态性的革兰阴性杆菌，可能是流感嗜血杆菌。

2）结核分枝杆菌涂片检查 标本用4000r/min离心30分钟，再取沉淀物行抗酸染色检查。

3）新型隐球菌涂片检查 取脑脊液的离心沉淀物做墨汁负染色，镜检做出报告。

（2）分离培养 用接种环挑取浑浊脑脊液或经离心沉淀的沉淀物，分别接种于血琼脂平板、巧克力琼脂平板，置于5~10% $CO_2$环境中35℃培养18~24小时，观察细菌生长情况，根据菌落特点、形态与染色及生化反应鉴定细菌，并做药敏试验。

**4. 结果报告**

（1）阳性报告 同血培养阳性三级报告程序。

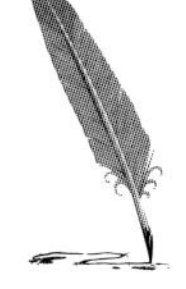

（2）阴性报告　培养48小时，仍无细菌生长者，报告"培养2天无细菌生长"。

### （三）临床意义

正常人脑脊液是无菌的，如果脑脊液中有细菌，可引起细菌性脑膜炎。急性化脓性脑膜炎常由脑膜炎奈瑟菌、肺炎链球菌、A群和B群链球菌、金黄色葡萄球菌、流感嗜血杆菌、卡他布兰汉菌、脑膜败血性黄杆菌、铜绿假单胞菌等引起。临床最常见的病原菌是脑膜炎奈瑟菌，但由于脑膜炎奈瑟菌对外界环境抵抗力太弱，所以常常涂片阳性而培养阴性，所以要求脑脊液标本要保温、保湿立即送至实验室检验，才能提高脑膜炎奈瑟菌的阳性检出率。肺炎链球菌引起的化脓性脑膜炎也较为多见，多发于青少年，近年来有增多的趋势，而且往往合并有肺炎链球菌的血液感染。病程较慢的脑膜炎常由结核杆菌、新型隐球菌等引起，在临床上也时有发现。

## 三、尿液标本的微生物学检验

泌尿系统感染按照分类不同可分为单纯性尿路感染和复杂性尿路感染，或上尿路感染和下尿路感染。诊断主要通过采集尿液标本进行微生物学检测。

### （一）标本的采集及运送

**1. 采样指征**　当患者出现尿频、尿急、尿痛、血尿、肾区疼痛等症状，同时能伴有寒战、高热、白细胞计数升高，怀疑存在泌尿系感染；或尿常规结果白细胞高和（或）亚硝酸盐阳性，提示泌尿系感染；或留置导尿管患者出现发热时，应考虑送检尿液标本。无症状的患者不建议常规进行尿培养检测。

**2. 采集方法**

（1）清洁中段尿　清洁的中段尿标本，是泌尿系感染诊断的主要标本。如何避免采集过程中周围皮肤黏膜及尿道定植菌的污染，是标本采集的关键。中段尿标本的采集往往由患者独立完成，应向患者充分说明留取无污染中段尿的意义和具体采集方法。尽可能在未使用抗菌药物前送检，中段晨尿最佳。采集方法如下：嘱咐患者睡前少饮水，清晨起床后用肥皂水清洗会阴部，女性应用手分开大阴唇，男性应翻上包皮，仔细清洗，再用清水冲洗尿道口周围；开始排尿，将前段尿排去，中段尿10~20ml直接排入专用的无菌容器中，立即送检，2小时内接种。该方法简单、易行，是最常用的尿培养标本收集方法，但很容易受到会阴部细菌污染，应由医护人员采集或在医护人员指导下由患者正确留取。

（2）导尿管采集　尿液因存在着极大的污染可能，禁止从集尿袋中采集标本，可直接穿刺导尿管近端侧壁采集尿液标本。具体操作如下：夹闭导尿管不超过30分钟；用酒精棉球消毒清洁导管近端采样部位周围外壁；将注射器针头穿刺进入导管腔，抽吸出尿液；收集的尿液置于无菌尿杯或试管中；检查杯盖是否密封，避免洒溢。

（3）耻骨上膀胱穿刺　如需进行厌氧菌培养或儿童及其他无法配合获得清洁尿液标本时，应采用耻骨上膀胱穿刺。具体操作如下：消毒脐部至尿道之间区域的皮肤；对穿刺部位进行局部麻醉；在耻骨联合和脐部中线部位将针头插入充盈的膀胱；用无菌注射器从膀胱吸取尿液；无菌操作将尿液转入无菌螺口杯，尽快送至实验室培养；厌氧菌培养，可进行床旁接种，将培养平板放入厌氧袋（罐）内送检，或无菌操作直接将注射器中的尿液注入厌氧袋（罐）内送检或无菌操作直接将注射器中的尿液注入厌氧血培养瓶中，迅速送检。

**3. 标本保存及运送**　标本采集后应及时送检、及时接种。室温下保存时间不得超过2

小时（夏季保存时间应适当缩短或冷藏保存）；4℃冷藏保存时间不得超过8小时，但应注意淋病奈瑟菌培养时标本不能冷藏保存。

（二）微生物学检验

**1. 尿液标本** 常见病原菌见表24-6。

表24-6 尿液标本常见病原菌

| 种类 | 病原菌 |
|---|---|
| 革兰阳性球菌 | 金黄色葡萄球菌、表皮葡萄球菌、腐生葡萄球菌、B群链球菌、肠球菌 |
| 革兰阳性杆菌 | 结核分枝杆菌 |
| 革兰阴性球菌 | 淋病奈瑟菌 |
| 革兰阴性杆菌 | 大肠埃希菌、产气肠杆菌、铜绿假单胞菌、肺炎克雷伯菌、变形杆菌 |
| 真菌 | 念珠菌 |
| 其他 | 钩端螺旋体、支原体、衣原体 |

**2. 检验程序** 尿液标本的微生物学检验程序见图24-4。

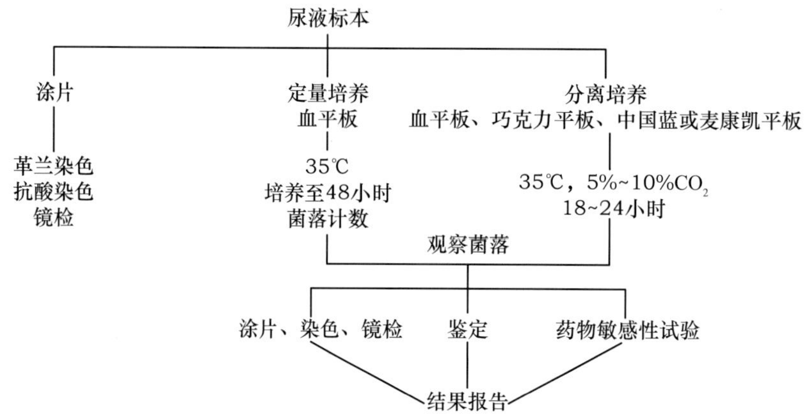


图24-4 尿液标本的微生物学检验程序

**3. 检验方法**

（1）涂片检查

1）一般细菌涂片 以无菌操作吸取尿液5~10ml，3000r/min离心沉淀30分钟，倾去上清液，取沉淀物涂片，做革兰染色，镜检，可提示细菌种类。如查出革兰阳性细菌或阴性细菌即可报告。如查见革兰阴性双球菌，肾形成双排列位于细胞内或细胞外，报告“找到革兰阴性双球菌，存在于细胞内外，形似淋病奈瑟菌”。如未查见上述细菌可报告“未查见疑似淋病奈瑟菌”。念珠菌检查：取尿液沉淀物放于清洁玻片上，覆以盖玻片，略加压力，制成涂片，用高倍镜检查。革兰染色后，如发现发亮的芽生孢子和假菌丝，就可报告“找到酵母样细胞，形似念珠菌”。抗酸杆菌检查：尿液标本经4000r/min离心30分钟，取沉淀物制作涂片，抗酸染色镜检，查见红色杆菌，则报告“找到抗酸杆菌”。

（2）一般细菌培养

取中段尿，离心沉淀后，取沉淀物接种于血琼脂平板和MAC（或EMB）琼脂平板上，35℃培养18~24小时，观察有无菌落生长。根据菌落特征和涂片、染色结果，选择相应的方法做进一步鉴定。如培养2天无细菌生长，即可弃去。对怀疑有苛养菌感染应增加接种巧克

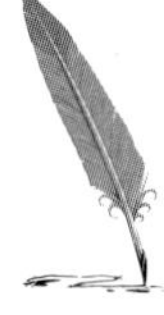

力平板，置5% $CO_2$环境中培养48小时。

（3）定量分离培养

1）倾注平板法 将无菌生理盐水9.9ml分装在大试管中，加入被检尿液0.1ml，充分混匀，取此液1ml放入直径9cm灭菌平皿内，加入已熔化并冷却至50℃的琼脂培养基15ml，立即充分混匀，待凝固后置35℃培养，计数菌落数，乘100即为1ml尿中菌落数。此为标准法，但由于手续较烦琐，一般少用。

2）平板接种法 用定量的加样器环取1μl或10μl尿液注在适合的培养基上，用接种环均匀涂布，35℃培养18~24小时，计数生长的菌落数，乘以1000或100，得出每毫升的菌落数。

3）标准接种环法 比较简便。用1μl或10μl的一次性定量接种环蘸取尿液标本，然后用血琼脂或普通琼脂平板均匀划线，若定量接种环含量为1μl，则整个平板菌落数乘以1000，则得到每毫升尿液中的菌落数。若整个平板菌落数超过100个，则不必计算，则报告“菌落数>$10^5$cfu/ml”。

（4）特殊菌培养淋病奈瑟菌培养 选用巧克力琼脂平板等，放入二氧化碳环境中培养。厌氧菌培养必须用膀胱穿刺尿进行培养，接种厌氧琼脂平板。

**4. 报告结果** 一般认为尿液细菌计数不应超过$10^3$cfu/ml，若革兰阳性球菌大于$10^4$cfu/ml，革兰阴性杆菌大于$10^5$cfu/ml，应考虑为泌尿系统感染。如尿液中细菌数少于$10^4$cfu/ml或$10^4$~$10^5$cfu/ml之间，反复培养均查出同一细菌时，一般也认为是病原菌。对菌落计数结果有意义的临床分离菌株，鉴定到种并进行标准抗菌药物敏感试验。直接抗菌药物敏感试验仅适用于细菌计数>$10^5$cfu/ml 的纯培养菌，其目的是缩短报告时间，减少患者医疗花费。但缺乏标准化程序，需要注意的是：不建议作为常规药敏试验方法；不能用于混合细菌生长的标本；不适用于标本中细菌计数<$10^5$cfu/ml；仅适合测试单位自行解释药敏试验结果。

**考点提示** 当尿液中检出革兰阳性球菌大于$10^4$cfu/ml，革兰阴性杆菌大于$10^5$cfu/ml，才具有临床意义。

（1）阳性结果报告

1）无明确意义的阳性结果报告 菌落计数、革兰染色形态特征并注明是纯培养或混合菌生长。如：革兰×性×菌生长，菌落数××cfu/ml，注明纯培养还是混合菌生长。

2）有意义的阳性结果报告 报告菌落计数、细菌种名及抗菌药物敏感试验结果。

（2）阴性结果报告：应报告“接种1μl尿液，培养48小时无菌生长（<$10^3$cfu/ml，无临床意义）”或“接种10μl 尿液，培养48小时无菌生长（<$10^2$cfu/ml，无临床意义）”。仅报告“无菌生长”不准确，如果为严格无菌操作采集的尿液，如耻骨上膀胱穿刺采集的尿液，可直接报告“培养48小时无菌生长”。

### （三）临床意义

尿路感染是人类最常见的感染之一。正常尿液为无菌的或有暂时性少量定植菌存在，但是容易被会阴、前列腺、尿道及阴道的正常菌群污染。大多数患者尿道感染是由常见的快速生长的细菌引起的，尿液标本中常见的病原体：细菌中80%为革兰阴性杆菌，其中以大肠埃希菌最为常见，占尿道感染的70%以上，其次为变形杆菌、铜绿假单胞菌、克雷伯菌、肠杆菌、沙雷菌、产气杆菌、沙门菌等；20%为革兰阳性菌，其中以肠球菌为多见，

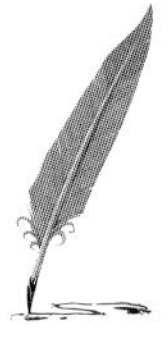

其次为葡萄球菌、粪链球菌、结核分枝杆菌。其他病原体有支原体、衣原体、真菌等。

在尿液中出现细菌无论是否引起感染均称为菌尿。由于尿路感染是一种常见病，其发病率较高，也有一定的病死率，同时也增加了患者的医疗费用，因此尿道感染需要尽早确定感染的部位，以及明确是急性还是慢性感染。诊断的主要依据是病原学检测，同时还要紧密地结合临床综合考虑，然后做出正确的诊断，抗菌药物敏感试验结果对指导临床合理使用抗菌药物有着重要的意义。

## 四、粪便标本的微生物学检验

正常情况下肠道中有多种细菌寄生，包括大量的厌氧菌、肠球菌、大肠埃希菌、肠杆菌、变形杆菌、粪产碱杆菌等。由于引起胃肠道感染的微生物种类繁多，诊断比较困难，因此加强对胃肠道标本的病原微生物检测具有重要临床意义。正确的标本采集和及时送检是保证胃肠道感染细菌学检验质量的关键。粪便是诊断胃肠道感染的最主要标本。

### （一）标本的采集

**1. 临床采样指征** 当患者出现腹痛、腹泻（水样便、脓血便），或伴有发热；粪便常规镜检异常，建议采集粪便标本进行细菌培养。

**2. 标本采集方法** 尽可能在应用抗菌药物治疗前采集，标本应收集在宽口便盒内，并加盖密封。艰难梭状杆菌需在厌氧环境中生存，建议在床旁进行标本的采集及接种。接种后的标本立即放入厌氧袋内，送至实验室。重复采集标本，可提高阳性检出率。

（1）自然排便法 患者在干燥清洁便盆（避免使用坐式或蹲式马桶）内自然排便后，挑取有脓血、黏液部分的粪便 2~3g（液体粪便则取絮状物 1~3ml）放入无菌便盒内送检。若无黏液、脓血，则在粪便上多点采集送检。此为常规方法。

（2）直肠拭子法 用肥皂水将肛门周围洗净，将蘸有无菌生理盐水的棉拭子插入肛门 4~5cm（儿童为 2~3cm）。棉拭子与直肠黏膜表面接触，轻轻旋转拭子，可明显在拭子上见到粪便。将带有粪便标本的棉拭子插入运送培养基，立即送检。本方法仅适用于排便困难的患者或婴幼儿，不推荐使用拭子做常规标本。

**3. 标本的保存及运送** 粪便标本应尽快送检，室温下运送标本时间不超过2小时。若不能及时送检，可加入pH 7.0磷酸盐甘油缓冲保存液或使用Cary-Blair运送培养基置于4℃冰箱保存，保存时间不超过24小时。

### （二）微生物学检验

**1. 粪便标本** 常见病原菌见表24-7。

**表24-7 粪便标本常见病原菌**

| 种类 | 病原菌 |
|---|---|
| 革兰阳性球菌 | 金黄色葡萄球菌 |
| 革兰阳性杆菌 | 蜡样芽孢杆菌、肉毒梭菌、艰难梭菌、结核分枝杆菌 |
| 革兰阴性杆菌 | 沙门菌、志贺菌、肠致病性大肠埃希菌、霍乱弧菌、副溶血弧菌、小肠结肠炎耶尔森菌、弯曲菌 |
| 真菌 | 念珠菌 |

**2. 检验程序** 粪便标本的微生物学检验程序见图24-5。

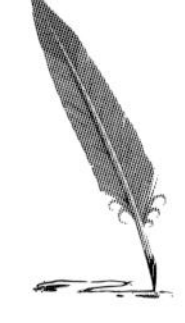

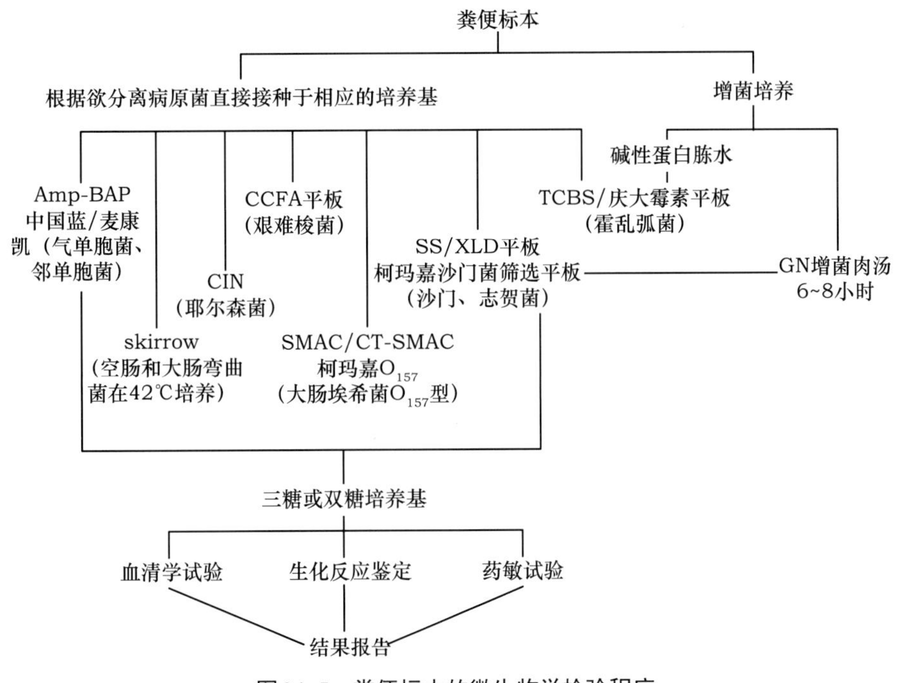


图24-5　粪便标本的微生物学检验程序

**3. 检验方法**

（1）涂片检查　粪便标本因各种正常菌群含量甚多，仅以染色性和形态无法分辨是否为病原菌。因此，粪便标本一般不做涂片检查。只有怀疑霍乱弧菌及菌群失调所致腹泻时，才做直接涂片检查（观察动力和菌群比例）。

**考点提示**　粪便标本一般不做涂片检查，因含有大量正常菌群。

（2）分离培养

1）沙门及志贺菌培养　取脓血、黏液样粪便或肛拭子，直接划线接种于强选择培养基（SS或H–E、木糖赖氨酸去氧胆酸钠琼脂）和弱选择性培养基（MAC、EMB、中国蓝琼脂平板）上，35℃培养18~24小时后，用接种针挑选SS和MAC上不发酵乳糖的无色、透明或半透明、中心黑色的菌落2个以上，分别接种于TSI和MIU。如TSI和MIU上生化反应符合沙门菌特征，用沙门菌A–F多价“O”血清或因子血清进行鉴定；如符合志贺菌属特征，用志贺多价及5种志贺菌因子血清做玻片凝集，一般可做初步诊断。最后鉴定必须进一步作全面生化反应证实。

2）致病性大肠埃希菌培养　引起腹泻的大肠埃希菌有5种类型，即肠毒素型大肠埃希菌、肠侵袭型大肠埃希菌、肠致病型大肠埃希菌、肠出血型大肠埃希菌和肠凝集型大肠埃希菌。

取脓液、液状或糊状粪便或肛拭接种于MAC（或EMB、中国蓝）琼脂平板，35℃培养18~24小时，挑选可疑菌落5个，移种于TSI和MIU上，35℃过夜后。符合大肠埃希菌的生化反应者，进一步做ETEC、EPEC、EIEC、EHEC和EAggEC的鉴定。

3）霍乱弧菌培养　取米甘样粪便，接种与碱性蛋白胨水中，35℃增菌6小时后，取表面生长物或菌膜，用划线分离法接种于碱性琼脂平板、庆大霉素平板或硫代硫酸钠–枸橼酸钠–蔗糖（TCBS）琼脂平板，35℃培养18~24小时，观察菌落特征。该菌在TCBS琼脂平板

上可形成较大、黄色、微凸菌落，挑取可疑菌落5~10个与霍乱弧菌多价“O”诊断血清做玻片凝集试验。对诊断血清凝集或不凝集的菌株，均应进一步做生化反应和种型鉴定。

4）副溶血弧菌培养　取黏冻状、血性或液状粪便，接种于碱性蛋白胨水增菌，35℃培养6~8小时，移种于TCBS平板上。35℃培养18~24小时后形成直接1.0~2.5mm、隆起、绿色、湿润的菌落。取此菌落移种于TSI和MIU及无盐、高盐试验进行鉴定。

5）小肠结肠炎耶尔森菌培养　将粪便接种于耶尔森菌选择培养（NYE），分别做22~25℃及35℃培养。患者的粪便或肛拭可在0.067mol/PBS（pH 7.4~7.8）中增菌（4℃），于第7、14、21天分别取0.1ml增菌液移种于选择培养基上。各种平板培养48小时后，小肠结肠炎耶尔森菌在NYE及MAC平板上呈乳糖不发酵菌落，较小、扁平、无色、稍隆起、透明或半透明。取此菌落接种于TSI、MIU等培养基，并做生化反应。

6）空肠弯曲菌培养　取液状或带血粪便，或在卡－布运送培养基中的标本立即接种于弯曲菌选择培养基，或先接种于CEM增菌液，经42℃微需氧（85% $N_2$、10% $CO_2$、5% $O_2$）培养48小时后，移种于上述平板。在微需氧环境中42℃培养48小时后观察其生长情况。空肠弯曲菌形成凸起、略带红色、有光泽、半透明、直径为1~2mm的菌落，如培养基表面较湿可扩散生长。各型菌落均不溶血。取此菌落悬滴或压滴观察动力，可见呈摆动的投标样动力。革兰染色阴性，两端稍尖呈弧形或S形。弯曲菌的鉴定必须结合多种试验加以鉴定。

7）金黄色葡萄球菌培养　取绿色、海水样或糊状粪便接种于高盐甘露醇琼脂平板，35℃培养18~24小时。挑取金黄色β－溶血菌落，涂片进行革兰染色，镜检。如查见革兰阳性球菌呈葡萄状排列，做凝固酶、厌氧甘露醇、耐热DNA酶等试验加以鉴定。

8）艰难梭菌培养　取液状粪便立即接种于环丝氨酸头孢西丁果糖琼脂（简称CCFA）平板上，并将粪便做$10^2$~$10^6$稀释后定量接种。35℃厌氧环境下培养48小时后，选择粗糙型黄色菌落，移种于葡萄糖疱肉培养基进行毒素测定；同时制涂片，悬滴检查动力、革兰染色及生化鉴定。

9）真菌培养　真菌性腹泻多继发于抗生素治疗后，常见的真菌性腹泻多由白色念珠菌引起。将标本接种于含氯霉素的沙氏琼脂及血琼脂平板上，置25~30℃和35℃培养24~48小时，根据形态染色、菌落特征和芽管试验等进一步鉴定。

**4. 结果报告**　粪便标本的微生物学检验结果报告，应以分离目的菌的结果而定。

（1）阳性报告　若分离培养出肠道致病菌，应立即进行细菌鉴定及药物敏感试验，最终报告：“分离出×菌”并报告药敏试验结果。如检出沙门菌或志贺菌，应根据血清学试验分型结果报告：“检出××沙门菌”或“检出××志贺菌”；如检出霍乱弧菌应立即向当地疾病预防控制中心报告。

（2）阴性报告　应根据分离目的菌的结果而定，针对性的报告，如报告“未检出沙门菌和志贺菌”。

### （三）临床意义

消化道感染常见于细菌性痢疾、伤寒和副伤寒、细菌性食物中毒、消化道溃疡、细菌、真菌、病毒引起的胃肠炎等。由于引起消化道感染的细菌种类多，且致病菌与正常菌群共生，致病作用各不相同，因此，消化道感染的细菌学诊断较为困难，加强粪便中病原学诊断具有临床意义。

细菌性痢疾，简称菌痢，主要是指由志贺菌引起的肠道传染病，是肠道感染性腹泻最

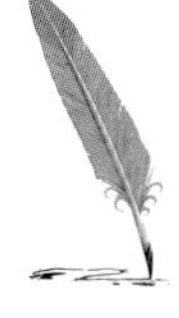

常见的病种。临床常有里急后重症状和脓血样便，中毒性痢疾常见于小儿。此病发病率呈下降趋势。粪便细菌培养对于诊断细菌性痢疾有价值。

细菌、真菌、病毒引起的胃肠炎，此症最为常见，有多种病原体感染所致，临床常表现为腹泻、头痛、高热等症状。病原体以沙门菌属、志贺菌属、致病性大肠埃希菌、结肠炎耶尔森菌、霍乱弧菌、副溶血弧菌、葡萄球菌、弯曲菌、假丝酵母菌及病毒等为主。胃肠炎的病毒感染常见于轮状病毒等，常引起幼儿腹泻；腺病毒是引起儿童腹泻的主要病原，还可引起成人腹泻；Norwolk病毒常感染成人和大龄儿童，引起水样便或黄稀便的腹泻，埃可病毒常引起婴幼儿腹泻。近年来胃肠炎的病毒感染呈干扰的趋势。

细菌性食物中毒：常可危及生命，常见于沙门菌、副溶血弧菌、致病性大肠埃希菌、葡萄球菌、肉毒梭菌、蜡样芽孢杆菌食物中毒。多发生在夏秋季，以暴发和集体发病为特征，是一种严重的病症。

消化性溃疡幽门螺杆菌感染，主要部位是胃及十二指肠壶腹部，大量研究及临床证明胃炎、消化性溃疡主要是Hp所引起，因此消化性溃疡经抗感染治疗取得很好的疗效。

## 五、痰液（呼吸道）标本的微生物学检验

呼吸道感染分为上呼吸道感染和下呼吸道感染。不同部位的感染病原菌差异较大，上呼吸道感染多以病毒为主，下呼吸道感染病原菌多样，选择合适的标本尤为重要，因为痰液标本很容易受到口咽部菌群的污染，导致检测结果与临床不符，误导临床诊断与治疗。痰标本的细菌学检查对于呼吸道感染的诊断有重要意义，但它不是诊断肺部感染的最佳标本。血培养、肺泡灌洗液或经气管吸取物的培养结果更加准确。

### （一）标本的采集

**1. 临床采样**　指征咳嗽、脓性痰，伴有发热，影像学检查出现新的或扩大的浸润影；气道开放患者，出现脓痰或血性痰；考虑下呼吸道感染患者采集痰液标本；同时送血培养标本。

**2. 标本采集方法**

（1）自然咳痰法　以晨痰为佳，采集标本前应用清水漱口或用牙刷清洁口腔，有义齿者应取下义齿。尽可能在抗菌药物之前采集标本。用力咳出呼吸道深部的痰，将痰液直接吐入无菌、清洁、干燥、不渗漏、不吸水的广口带盖的容器中，标本量应≥1ml。咳痰困难者可用雾化吸入45℃的100g/L NaCl溶液，使痰液易于排出。对难于自然咳痰患者可用无菌吸痰管抽取气管深部分泌物。

（2）特殊器械采集法　支气管镜采集法、防污染毛刷采集法、环甲膜穿刺经气管吸引法、经胸壁针穿刺吸收法和支气管肺泡灌洗法，均由临床医生按相应操作规程采集，但必须注意采集标本时尽可能避免咽喉部正常菌群的污染。

（3）小儿取痰法　用弯压舌板向后压舌，将拭子伸入咽部，小儿经压舌刺激咳痰时，可喷出肺部或气管分泌物粘在拭子上送检。幼儿还可用于手指轻叩胸骨柄上方，以诱发咳痰。

注意：对可疑烈性呼吸道传染病（如SARS、肺炭疽、肺鼠疫等）的患者采集检验标本时必须注意生物安全防护。

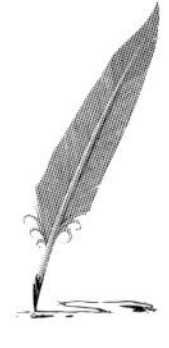

**3. 标本的保存及运送**

（1）标本采集后需尽快送到实验室，不能超过2小时。不及时运送可导致肺炎链球菌、流感嗜血杆菌等最常见的引起肺部感染的苛养菌，在室温环境下很容易发生自溶现象而死亡，如不能在采集标本后2小时内接种将明显影响检出率。

（2）不能及时送达或待处理标本应置于4℃冰箱保存（疑为肺炎链球菌和流感嗜血杆菌等苛养菌不在此列），以免杂菌生长，但不能超过24小时。

### （二）微生物学检验

**1. 痰液标本**　常见病原菌见表24-8。

**表24-8　痰液标本常见病原菌**

| 种类 | 病原菌 |
| --- | --- |
| 革兰阳性球菌 | 金黄色葡萄球菌、凝固酶阴性葡萄球菌、肺炎链球菌、A群链球菌 |
| 革兰阳性杆菌 | 白喉棒状杆菌、类白喉棒状杆菌、结核分枝杆菌、炭疽芽孢杆菌 |
| 革兰阴性球菌 | 脑膜炎奈瑟菌、卡他莫拉菌 |
| 革兰阴性杆菌 | 流感嗜血杆菌、肺炎克雷伯菌、铜绿假单胞菌、大肠埃希菌、产气肠杆菌、军团菌、百日咳杆菌 |
| 真菌 | 念珠菌、隐球菌、曲霉菌、毛霉菌 |
| 其他 | 支原体、衣原体 |

**2. 检验程序**　痰液标本的微生物学检验程序见图24-6。

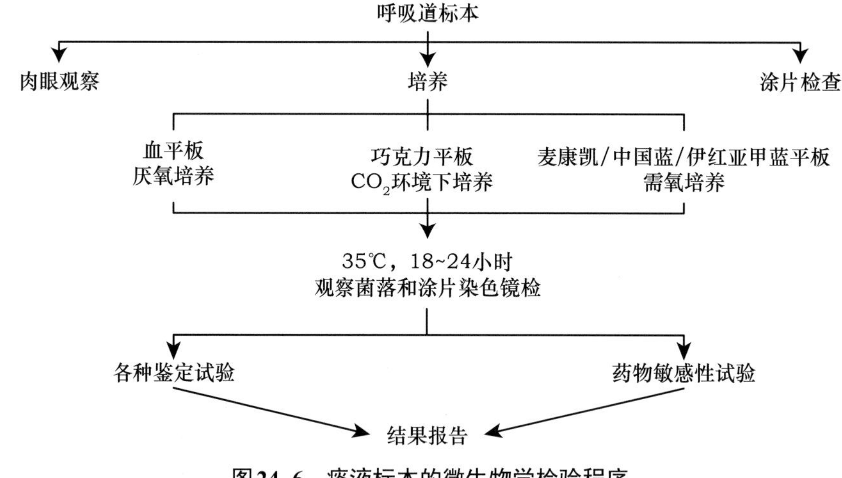


**图24-6　痰液标本的微生物学检验程序**

**3. 检验方法**

（1）涂片检查痰涂片的目的　一是确定标本是否适合做细菌培养。直接涂片镜检，根据每低倍镜视野（LP）下白细胞和鳞状上皮细胞数目的多少来判断是否合格（表24-9）。实验室要建立痰标本的质量控制流程，对于被口咽部菌群污染的标本，要予以拒收，并建议临床再次采集合格标本送检。痰标本中鳞状上皮细胞<10个/LP、白细胞>25个/LP为合格标本，采集合格标本对细菌的诊断尤为重要。二是初步判定是否有病原菌存在。

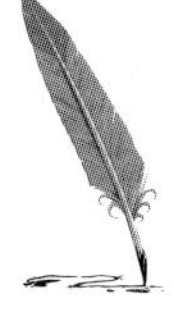

表24–9　痰标本镜下分级

| 分级 | 白细胞 /LP | 上皮细胞 /LP |
|---|---|---|
| A | >25 | <10 |
| B | >25 | 10~25 |
| C | <10 | >25 |

注：A、B两种情况的痰标本适合做培养，C不合格，应重新留标本。

1）一般细菌涂片检查　挑取脓性或血性痰液制成薄而均匀的涂片，革兰染色后镜检，根据染色性、基本形态及排列方式提供初步参考。

**课堂互动**　一份送检痰标本的涂片检查显示：鳞状上皮细胞为8个/LP、白细胞为28个/LP，这份痰标本可以进行细菌培养鉴定。

2）结核分枝杆菌涂片检查　挑取脓性或干酪样痰液制成厚涂片，抗酸染色后镜检，根据染色性及形态报告查见抗酸杆菌或未查见抗酸杆菌。

3）放线菌及诺卡菌涂片　将痰液用生理盐水洗涤数次，如含血液，则加蒸馏水溶解红细胞，然后挑取黄色颗粒（硫磺样颗粒）或不透明的着色斑点，置载玻片上，覆以盖玻片，轻轻挤压，置高倍镜下观察其结构，如见中央为交织的菌丝，末端呈放线状排列，则揭去盖玻片，干燥后做革兰及妻–尼抗酸染色镜检。

（2）分离培养

1）痰液标本前处理　①均质化法：向痰液标本中加入等体积的1%胰酶溶液，放置37℃孵育箱90分钟，可使痰液均质化从而减少对分离培养的影响。②洗涤法：预先加入15~20ml无菌生理盐水于试管内，再加入痰液震荡5~10秒后静置，用接种环将沉淀于管底的脓痰片沾出，放入另一支试管内，用同样的方法反复洗涤三次，再将洗涤后的痰片接种于培养基上，这样可洗去绝大部分痰液中污染的口咽部正常寄居菌群。

**考点提示**　痰液标本前处理的目的是均质化痰和洗去污染的正常菌群。

2）普通细菌培养　处理后的痰液接种于血平板、巧克力平板、麦康凯平板上，放置于$CO_2$孵箱35℃培养18~24小时后，观察菌落形态，将可疑菌落涂片，革兰染色镜检，根据染色性、基本形态及排列方式等进行初步鉴定。

3）特殊培养　结核分枝杆菌、嗜肺军团菌、厌氧菌及真菌的分离培养参见相关章节内容。

**4. 结果报告**

（1）涂片镜检

1）革兰染色报告　①每低倍镜视野白细胞和鳞状上皮细胞计数的描述报告。②细菌学镜检的描述报告：常可提示细菌种类，如见到排列成葡萄状的革兰阳性细菌，可报告“找到革兰阳性球菌，形似葡萄球菌”。如见到革兰阳性菌，呈矛头状、成双排列，可报告“找到革兰阳性球菌，形似肺炎链球菌”。如见到不易初步判断的革兰阳性或革兰阴性的细菌则报告“找到革兰×性×形细菌”。如发现其他有意义病原菌存在时，应主动对观察结果做描述性报告，并与临床医师联系，追踪做进一步检查。

2）抗酸染色报告　镜检找到红色杆菌，报告“查见抗酸杆菌”，而不能报告“查见结核杆菌”。

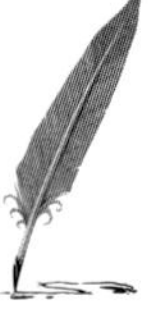

3）如见中央为交织的革兰阳性菌丝，末端呈放线状排列，弱抗酸染色为阴性，可报告“查见革兰阳性杆菌，形似放线菌”；如革兰染色形态染色性与放线菌相似，但弱抗酸染色为阳性，可报告“查见革兰阳性杆菌，形似诺卡菌”。

（2）细菌鉴定及药敏试验　分离培养出可疑病原菌后，立即进行细菌鉴定及药物敏感试验。最终报告分离出的细菌应注明菌落的半定量计数，以四区划线做分离培养，平板上第一区生长，菌落数即为“1+”，第一、二区生长，菌落数即为“2+”，以此类推，进行菌落的半定量计数；并报告细菌的鉴定结果及药敏结果。

（3）未检出致病菌时，最终报告应报告“有正常菌群生长”，若无细菌生长，应报告“经48小时培养无细菌生长”。

### （三）临床意义

下呼吸道感染是最常见的呼吸道感染症，主要指肺实质性炎症的肺炎和支气管黏膜炎症的支气管炎，是我国常见病和病死率高的感染性疾病。近几年来，由于各种原因，革兰阴性杆菌、真菌、支原体、病毒等所致的下呼吸道感染仍呈上升趋势。

痰标本的细菌学检查对呼吸道感染的诊断有重要意义，下呼吸道的痰是无细菌的，但咳出需经口腔，常可带有上呼吸道的正常寄生菌，故采集痰液标本时应主要采取来自于下呼吸道合格的标本，提高检出率和阳性的正确率。

细菌性肺炎为下呼吸道感染最常见的类型，近年调查表明，由肺炎链球菌所致肺炎仍为常见，由流感嗜血杆菌、金黄色葡萄球菌、MRSA和革兰阴性杆菌所致肺炎比例明显上升，军团菌肺炎引起了人们的重视。在医院感染中，革兰阴性杆菌占50%以上而成为主要病原体，一些条件致病菌和耐药菌成为医院内肺炎的主要致病菌。

支原体肺炎常以不典型肺炎表现，近几年发生率明显上升，占肺炎的10%~20%，临床上约80%的慢性气管炎患者合并有支原体感染。

真菌性肺炎是致病性真菌和条件致病性真菌所引起。目前以条件致病性真菌感染致病为主，并呈上升趋势，常见菌以白假丝酵母菌为主，曲霉、毛霉和隐球菌也常见。真菌性肺炎常合并其他多种细菌感染，患者常由于使用大量抗菌药物而发生双重感染，病情严重，给治疗带来困难。

病毒性肺炎常常由呼吸道病毒引起，发病初期可有感冒症状，1周左右呼吸道感染加重，如促使气喘儿童的喘息发作，或使成人慢性支气管炎加重，进而发展为肺炎。

## 六、脓液标本的微生物学检验

近年包括烧伤创面感染、手术后切口感染、急性蜂窝织炎、外伤感染、咬伤感染及压疮感染等皮肤及软组织的感染性疾病日渐增多，细菌的耐药性也日趋严峻。因此，脓液及创面分泌物标本的微生物学检验对于确定感染的病原菌种类。提供药物敏感试验结果，指导临床治疗有重要的意义。

### （一）标本的采集

**1. 临床采样指征**

（1）皮肤或皮下脓肿受累部位出现红、肿、热、痛，需手术切开引流时。

（2）深部脓肿表现为局部疼痛和触痛并伴有全身症状，发热、乏力、食欲减退等。

（3）创伤或手术部位感染。

**2. 采集方法**　尽可能在抗菌药物使用前采集；厌氧培养应注意避免正常菌群污染和接触空气，开放性脓肿不能做厌氧菌培养；闭锁性脓肿或深部切口感染标本不能用拭子采集；出现发热、寒战等全身感染症状患者应同时送检血培养。

（1）开放性脓腔标本　需进行清创，用无菌生理盐水清洁创面，用拭子采集深部伤口或溃疡基底部及边缘的分泌物，至少采集两个拭子（分别用于涂片和培养）；或剪取深部病损边缘的组织。

（2）封闭的脓肿标本　对病灶局部的皮肤或黏膜表面彻底消毒，用注射器抽取脓液，放入无菌容器内，同时送需氧及厌氧培养。或将脓肿切开引流后，取脓肿壁的一部分送检。

（3）瘘管或窦道脓液标本　最好在外科探查时采集最深处脓液（病灶分泌物）标本送检。

（4）烧伤创面感染标本　由于烧伤的早期创面无菌，烧伤后12小时勿采集标本。当患者出现发热、创面恶化时，考虑采集标本送检。

**3. 标本保存及运送**　应尽快将标本送至实验室检测；如果1小时内无法将标本送达实验室，需4℃冷藏保存；不要将用于培养的组织标本置于福尔马林中。

### （二）微生物学检验

**1. 常见病原菌脓液及创面感染分泌物标本**　常见病原菌见表24-10。

**表24-10　脓液及创面感染分泌物标本常见病原菌**

| 种类 | 病原菌 |
|---|---|
| 革兰阳性球菌 | 金黄色葡萄球菌、A群链球菌、凝固酶阴性葡萄球菌、肺炎链球菌 |
| 革兰阳性杆菌 | 炭疽芽孢杆菌、结核分枝杆菌、溃疡棒状杆菌 |
| 革兰阴性球菌 | 脑膜炎奈瑟菌、淋病奈瑟菌、卡他莫拉菌 |
| 革兰阴性杆菌 | 大肠埃希菌、铜绿假单胞菌、变形杆菌、肺炎克雷伯菌、嗜血杆菌 |
| 厌氧菌 | 破伤风芽孢梭菌、产气荚膜梭菌、拟杆菌 |
| 真菌 | 念珠菌 |

**2. 检验程序**　脓液及创面标本的微生物学检验程序见图24-7。

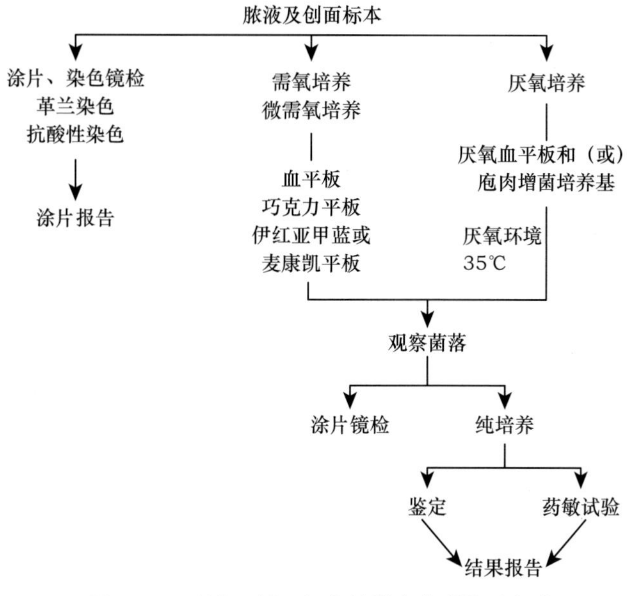


图24-7　脓液及创面标本的微生物学检验程序

**3. 检验方法**

（1）涂片检查　脓液及创伤分泌物标本均应做涂片检查。

1）普通细菌检查　取脓液及创伤分泌物涂片，革兰染色镜检，根据形态和染色特点，可提示细菌种类，初步报告“查见革兰阳（阴）性球（杆）菌，形似××菌”或报告“未查见细菌”。

2）放线菌及诺卡菌检查　肉眼观察脓液及创伤分泌物标本、敷料内是否有直径1mm以下的黄色颗粒（硫磺样颗粒）。用接种环挑取“硫磺样颗粒”于洁净载玻片上，盖上盖玻片，轻轻挤压。如果颗粒机构不明显，可滴加5%~10%的NaOH溶液2~3滴进行消化，用显微镜检查并报告。

3）厌氧芽孢梭菌检查　取脓液及创伤分泌物涂片，革兰染色镜检，观察菌体是否有芽孢形成、芽孢在菌体的位置以及芽孢与菌体大小比较，并在结果报告中详细描述。

**4. 分离培养**

（1）普通细菌培养　标本接种血琼脂平板和MAC（或EMB、中国蓝琼脂平板），35℃培养18~24小时后，根据菌落特征和形态染色，做出初步判断，再按各类细菌的生物学特征进行鉴定。

（2）厌氧菌培养　取脓液标本就诶中厌氧血琼脂平板及其他厌氧选择平板，置于厌氧环境培养，根据生长情况及涂片染色结果，按厌氧菌生物学特性进行鉴定。

（3）放线菌及诺卡菌培养　用接种环挑取“硫磺样颗粒”接种于血琼脂平板或牛心脑琼脂平板，置35℃ $CO_2$环境中培养3~7天，甚至更长培养时间，观察是否有灰白色或浅黄色、面包屑或臼齿状、嵌入培养基中生长的细小菌落。挑选可疑菌落进行革兰染色镜检、细菌鉴定及药物敏感试验。

（4）结核分枝杆菌培养　一般将脓液约0.1ml直接接种到结核菌培养基，组织或脏器应先进行粉碎然后进行培养。

（5）真菌培养　一般可用沙氏培养基，培养参见真菌的分离培养相关章节内容。

**5. 结果报告**

（1）涂片镜检　对于常见容易识别的细菌，可报告“查见革兰阳（阴）性球（杆）菌，形似××菌”；对于不易识别的细菌，可报告“查见革兰阳（阴）性球（杆）菌，呈××排列”。对于阳性杆菌，报告应描述菌体是否有芽孢形成及芽孢在菌体中的位置情况。

（2）细菌鉴定及药敏试验　排除污染，标本中分离培养出的细菌真菌均应该报告其鉴定结果和药敏试验结果。

### （三）临床意义

由创伤、手术、侵入性器械操作等外科治疗引起的脓肿或创面伤口感染最为常见，并日渐增多，加上细菌耐药性产生快而广，影响了创伤及外科感染的治疗效果。当每克组织中细菌数量>$10^5$~$10^6$cfu时，可造成伤口感染。

葡萄球菌、链球菌是引起毛囊炎、疖痈、扁桃体炎、化脓性骨髓炎的常见细菌，放线菌、结核分枝杆菌、大肠埃希菌、铜绿假单胞菌也常见，且易发生混合感染。深部创伤极易引起破伤风和气性坏疽等厌氧菌感染。烧伤创面最常见为革兰阴性杆菌感染，如铜绿假单胞菌最多见，次之为革兰阳性球菌如金黄色葡萄球菌、溶血性链球菌感染，可单独也可混合细菌感染。常居菌中某种细菌的数量占有优势，且机体抵抗力低下时也可造成感染。

## 七、生殖道标本的微生物学检验

生殖系统感染主要包括外阴部病变、尿道炎、阴道炎、阴道病、宫颈炎、子宫内膜炎和盆腔炎等。病原体包括细菌、真菌、淋病奈瑟菌、解脲脲原体和人型支原体、沙眼衣原体等。各类感染的临床症状和体征比较相似，临床不易区分，因此需要通过对生殖道标本进行微生物学检验，明确病原学诊断，对于治疗尤其是保证患者治疗依从性至关重要。

### （一）标本的采集

**1. 临床采样指征**　具有外阴溃疡、瘙痒及灼热感，出现分泌物、赘生物等症状患者，需采集标本进行微生物学检验。大多数生殖道感染为性传播性疾病（STD），当疑为生殖道感染性疾病时，首先了解是否有不洁性交史，然后根据症状确定检查方向。对于男性患者来讲，先检查尿道是否有脓性分泌物，再依次是前列腺液、精液。对于女性患者，采集阴道后穹隆处或宫颈分泌物做培养或涂片镜检。

**2. 采集方法**　病原体培养应在抗菌药物应用前或停药一周后采集标本；生殖器是开放性器官，标本采集过程中应遵循无菌操作以减少杂菌污染；阴道内有大量正常菌群存在，采取宫颈标本应避免触及阴道壁；沙眼衣原体在宿主细胞内繁殖，采集时尽可能多的取上皮细胞。

（1）尿道分泌物

1）男性　取样前至少 1 小时内不要小便。用无菌生理盐水清洗尿道口，用灭菌纱布或棉球擦干，用男性拭子采取从尿道口溢出的脓性分泌物或将男性拭子插入尿道内 2~4cm 取分泌物，置无菌试管中。如无脓液溢出，可从阴茎的腹面向龟头方向按摩，促使分泌物溢出。

2）女性　取样前至少 1 小时内不要小便。用无菌生理盐水清洗尿道口，用灭菌纱布或棉球擦干，然后经阴道内诊压迫尿道，从尿道的后面向前按摩，使分泌物溢出，用无菌女性拭子采样。无肉眼可见的分泌物时，可用灭菌拭子轻轻深入前尿道内，转动并停留 10~20 秒，拔出后，置入无菌试管内送检。

（2）阴道分泌物　用扩阴器扩张阴道，用灭菌女性拭子采取阴道口内 4cm 内侧壁或后穹隆处分泌物。退出时不要触及皮肤，避免污染。

（3）宫颈分泌物　用扩阴器扩张阴道，先用无菌棉球擦除宫颈口分泌物，再用女性拭子插入宫颈管 2cm，轻轻转动，并停留 10~30 秒。采样拭子置入无菌试管内送检。

（4）子宫腔分泌物　用扩阴器扩张阴道，在宫颈内放置导管，通过导管插入培养拭子的尖端并采集子宫内腔分泌物。防止接触宫颈黏膜，减少污染。拭子置于无菌试管内送检。

（5）巴氏腺、尿道旁腺　清洗或局部消毒，然后压迫腺体，使分泌物溢出，用无菌拭子采样。

（6）盆腔脓肿者　应消毒阴道后，进行后穹隆穿刺，由直肠子宫凹陷处抽取标本。

（7）前列腺液　用肥皂和水清洗阴茎头，经直肠前列腺按摩获取前列腺液，用无菌拭子采集前列腺液。标本置于无菌容器内送检。

（8）精液　受检者应在 5 天内未排精。清洗尿道口，体外排精，精液置于灭菌容器内送检。

（9）溃疡分泌物　先用生理盐水清洗患处，再用灭菌棉拭子取其边缘或其基底部的分

泌物，标本置于灭菌试管内送检。

**3. 标本保存及运送** 标本应在室温下15分钟内送到检验科。若超过2小时送达，需置于4℃冰箱冷藏保存。

### （二）微生物学检验

**1. 常见病原菌** 主要以性传播疾病的病原体为主，常见病原体为淋病奈瑟菌、杜克雷嗜血杆菌、衣原体、支原体、人类乳头状病毒、人类免疫缺陷病毒、人类单纯疱疹病毒等。

**2. 检验程序** 生殖道标本的微生物学检验程序见图24-8。

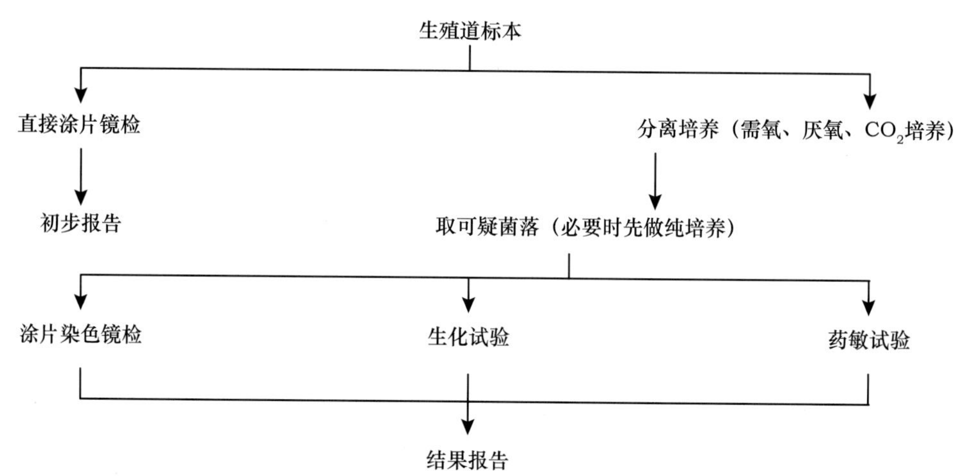


**图24-8 生殖道标本的微生物学检验程序**

**3. 检验方法**

（1）涂片检查

1）普通细菌检查 取生殖道分泌物涂片，革兰染色镜检，根据形态和染色特点、炎症细胞的数量及线索细胞，有无酵母菌假菌丝及孢子等，可提示细菌种类，初步报告“查见革兰阳（阴）性球（杆）菌，形似××菌”或报告“未查见细菌”。

2）螺旋体检查 梅毒螺旋体镀银染色呈棕褐色，可见螺旋状结构。

（2）分离培养

1）普通细菌培养 将标本接种血琼脂平板和MAC（或EMB、中国蓝琼脂平板），35℃培养18~24小时后，根据菌落特征和形态染色，做出初步判断，再按各类细菌的生物学特征进行鉴定。

2）B群链球菌培养 将标本接种于血琼脂平板，置于5~10% $CO_2$孵箱35℃培养18~24小时后，根据菌落特征和形态染色，做出初步判断，再按各类细菌的生物学特征进行鉴定。

3）淋病奈瑟菌培养 将标本接种血琼脂平板、巧克力琼脂平板或TM培养基，置于70%湿度、5%~10% $CO_2$环境中35℃培养24~48小时后，根据菌落特征和形态染色，做出初步判断，再按各类细菌的生物学特征进行鉴定。

4）厌氧菌培养 怀疑有厌氧菌感染，应小心无菌操作抽取脓液标本，最好是床旁直接接种于厌氧血琼脂平板及其他厌氧选择平板，立即送至实验室，置于厌氧环境培养，根据生长情况及涂片染色结果，按厌氧菌生物学特性进行鉴定。

**4. 结果报告**

（1）涂片镜检报告　标本直接涂片革兰染色显微镜下细胞及细菌的分布情况。

（2）细菌鉴定及药敏试验　标本中分离培养出的细菌真菌均应该报告其鉴定结果和药敏试验结果。

### （三）临床意义

生殖道的感染大多由性传播疾病引起，常见的性传播疾病及病原体包括：梅毒由梅毒螺旋体感染引起；淋病由淋病奈瑟菌感染引起；软下疳由杜克嗜血杆菌感染引起；性病肉芽肿由沙眼衣原体性病淋巴肉芽肿生物亚种感染引起；细菌性阴道病主要是阴道加德纳菌和类杆菌等厌氧菌大量生长繁殖所致的混合性感染；非淋菌性尿道炎、阴道炎、宫颈炎、前列腺炎、附睾炎、直肠炎等，主要由沙眼衣原体沙眼生物亚种、支原体等感染引起；尖锐湿疣由人乳头瘤病毒感染引起；生殖器疱疹主要由人类单纯疱疹病毒2型引起。对于产妇阴道和会阴部标本分离培养出B群链球菌有比较重要意义，因为这种细菌会通过产道母婴垂直传播给新生儿，可引起新生儿脓毒血症及新生儿脑膜炎，现在大多数产妇都会做B群链球菌的产前筛查。

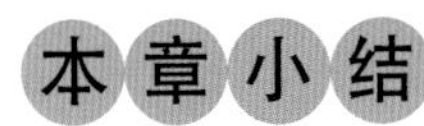

## 本章小结

感染性疾病的正确诊治需要以正确的病原学检测作为指导，而正确的病原学检测其前提是采集和送检合格标本。因此，必须正确采集和运送微生物标本，避免因标本的不合格，产生错误的病原学检测结果而误导临床治疗。对合格标本选择适合的培养基及培养方法进行分离培养，并进行细菌鉴定和药物敏感试验，为临床提供正确的病原学依据，指导临床合理使用抗菌药物。

微生物检验报告遵循危急值报告及三级分级报告制度，这也是医疗核心制度之一。微生物检验的危急值范围是血液（骨髓）/脑脊液培养阳性（有细菌生长）；无菌部位标本革兰染色查见细菌、真菌；国家规定立即上报的法定传染病病原体。

不同的临床标本应采用不同的分离培养方法以及不同的检验方法，分离出的细菌、真菌要结合临床症状、病史及其他感染性指标的检测综合进行分析，判断是否为真正的病原菌。

## 习　题

扫码“练一练”

**一、单项选择题**

1. 以下为合格痰标本指标，除外

A. 脓细胞较多　　B. 柱状上皮细胞较多

C. 鳞状上皮细胞较多（>10个/LP）　　D. 白细胞较多（>25个/LP）

E. 痰培养细菌浓度应≥$10^7$cfu/ml

2. 血培养的培养基中常用的抗凝剂为

A. EDTA-K2　　B. 肝素

C. 聚茴香脑磺酸钠（SPS）　　D. 枸橼酸钠

E. EDTA-K3

3. 采集血培养标本时，采血量与肉汤培养基的比例哪一个最佳

A. 1：5　　B. 1：10　　C. 1：7　　D. 1：4　　E. 1：6

4. 为了确定泌尿系统的感染，取中段尿进行细菌计数时具有诊断意义的细菌数是

A. 革兰阴性杆菌>$10^4$cfu/ml，革兰阳性球菌>$10^3$cfu/ml

B. 革兰阴性杆菌>$10^3$cfu/ml，革兰阳性球菌>$10^3$cfu/ml

C. 革兰阴性杆菌>$10^2$cfu/ml，革兰阳性球菌>$10^3$cfu/ml

D. 革兰阴性杆菌>$10^5$cfu/ml，革兰阳性球菌>$10^4$cfu/ml

E. 革兰阴性杆菌>$10^3$cfu/ml，革兰阳性球菌>$10^2$cfu/ml

5. 血液增菌培养结果呈均匀浑浊生长并有胶胨凝块者，可能为

A. 金黄色葡萄球菌　　B. 伤寒沙门菌

C. 铜绿假单胞菌　　D. 肺炎链球菌

E. 粪产碱杆菌

6. 标本采集的一般原则，不包括

A. 早期采集　　B. 无菌采集

C. 采集适量标本　　D. 每天清晨采集

E. 根据目的菌的特性选用采集方法

**二、简答题**

某患者因尿频，尿急，尿痛，而就诊，临床采集的标本，用1μl定量接种环接种在培养基上，培养后经鉴定为大肠埃希菌。

请问：

1. 菌落数应大于多少才能诊断尿路感染？

2. 如何判断是否应该做药敏试验？

（张肃川）

# 第二十五章

# 微生物检验的质量控制

**学习目标**

1. **掌握** 微生物室内质量控制的三个阶段；标准操作程序包含的内容；室间质量评价的目的。

2. **熟悉** 微生物检验标本的正确采集与运送；试剂、培养基的质量控制；仪器的维护、监测及检定、校准；微生物检验危急值的范围。

3. **了解** 微生物检验申请包含的内容；检验人员的要求。

4. 具备临床微生物检验质量控制管理能力。

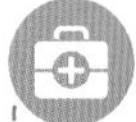

**案例讨论**

**【案例】**

患者，女，20岁，因“咳嗽、咳痰、发热3天”入院。入院后行痰涂片镜检及痰培养检查。涂片结果显示“鳞状上皮细胞：30/LP，白细胞：10/LP；$G^+c$：1+，呈葡萄球状排列；$G^-b$：1+”。痰培养结果报告显示“金黄色葡萄球菌：1+”。

**【讨论】**

1. 该患者痰培养结果为金黄色葡萄球菌是否可靠？

2. 应该如何留取合格的痰标本？

微生物学检验的目的是为临床感染性疾病提供快速、准确的病原学诊断，以治疗、控制和预防感染性疾病的扩散。但在实际工作中存在许多复杂因素影响微生物学检验结果的质量，因此必须对影响检验结果的诸多因素采取控制手段保证检验结果的准确性、可靠性和可重复性，需要不断完善微生物检验的质量控制。

质量控制是临床微生物学实验室为了保证检验结果实事求是地反映客观存在而建立的一套操作程序体系，是质量管理的一部分，致力于满足质量要求。微生物检验的质量控制，包括室内质量控制和室间质量控制评价。室内质量控制是由实验室内部制定并实施，是质量保证的核心和基础。室间质量控制评价是由实验室外部的组织或机构对实验室进行的质量评价。

扫码“学一学”

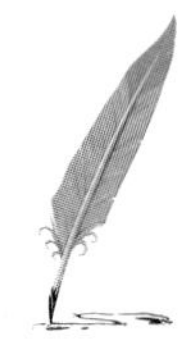

## 第一节 微生物检验的室内质量控制

室内质量控制（internal quality control，IQC）是指实验室工作人员，采用一定的方法和步骤，连续评价实验室工作的可靠程度，旨在监控本实验室常规工作的精密度，提高本实验室常规工作中批内、批间样本检测的一致性，以确定实验结果是否可靠、可否发出报告的一项工作。室内质量控制贯穿于整个微生物检验全过程，它包括：设施、场所和环境要求；检验方法、设备、仪器、试剂、材料和辅助品的要求；操作手册；方法操作性能的建立和认可；设备保养和功能检查；校准和校准确认过程；质量控制方法；补救措施；质量控制记录等。以检验标本为主线，微生物检验的室内质量控制过程可以分为分析前、分析中及分析后三个阶段。

## 一、分析（检验）前质量控制

分析（检验）前阶段是指自医生开具检验申请至分析检验启动的过程，包括检验申请、患者准备和识别、检验标本采集、运送及实验室内传递等。分析前质量控制是临床微生物实验室质量控制体系中最为重要、最为关键的环节之一，合格的标本是获得准确检验结果的先决条件，分析前标本的质量将直接影响检验结果。

**考点提示** 临床微生物实验室质量控制体系中包括分析前质量控制、分析中质量控制和分析后质量控制三个环节。

### （一）检验申请

临床医生对微生物检验项目的申请要有针对性和合理性，必须结合患者的临床症状及体征，选择适合的检验申请。检验申请至少但不限于以下信息。

**1. 患者信息** 姓名、年龄、性别、门诊号/住院号、科室、床号、临床诊断。

**2. 标本信息** 标本种类、采集部位、采集时间、实验室接收时间、抗菌药物的应用情况。

**3. 申请信息** 申请项目（涂片检查、培养及鉴定、药敏试验、G试验、GM试验等）。

**4. 申请人信息** 申请医师姓名（或工号）、申请科室。

### （二）患者的准备

**1. 信息核对**

（1）采样前，必须根据检验申请单中的患者姓名、住院号及临床诊断等信息，来核对所需采样的患者；（2）对采样患者、采样部位、检验申请单、标本容器等，均须逐一确认无误。

**2. 患者准备** 一般要求患者处于安静状态，避免剧烈运动；最好停服干扰检测的药物或刺激性食物。

### （三）标本的采集

标本的正确采集与运送是保证微生物检验结果准确的前提。一部分微生物检验标本由医生或护士在病房或就诊室采集，一部分由患者自己采集，运送至实验室。实验室应该制定检验标本的采集及运送指南，并发放到临床科室；监控标本的采集时间、实验室的接收日期和时间；制定标本接收和拒收的标准，以保证标本的质量。

**1. 尽早采集** 标本采集重在时效性，最好是病程早期、急性期或症状典型时采集；尽量在抗生素使用之前采集，对已用抗生素又不能停药者，可在下次用药前采集。

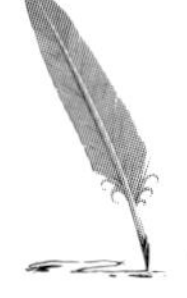

**2. 合适部位无菌标本** 注意局部及周围皮肤的消毒，严格进行无菌操作；与外界相通

的腔道：避开腔道口取标本，以免皮肤表面正常菌群的污染，造成混淆和误诊；明确正常菌群寄生部位；采集时应特别小心，应明确检查的目的菌，在进行分离培养时，采用特殊选择性培养基；血标本采集应避免输液的影响。

**3. 无菌操作** 采集标本时应尽量减少或避免感染部位附近皮肤或黏膜常居菌群污染和防止外源性细菌污染标本；在采集血液、脑脊液、胸腔积液、关节液等无菌标本时，应注意对局部及周围皮肤的消毒，严格进行无菌操作；对于采集与外界相通的腔道标本时，如窦道标本，应从窦道底部取活组织检查，而非从窦道口取标本，以免受皮肤表面正常菌群的污染，造成混淆和误诊。采集的标本均应盛于无菌容器内送检。

**4. 适量** 标本采集应足量，标本量过少，可能会导致假阴性结果。标本应具有代表性，同时有些标本还要注意在不同时间采集不同部位标本。

**5. 合适方法** 根据目的菌的特性用不同的方法采集：厌氧菌、需氧或兼性厌氧菌，以及L型细菌采用的方法不同。

有些细菌引起的感染，应注意在不同时间采集不同部位标本，否则影响细菌的检出率。

**6. 安全采集** 采集标本时不仅要防止皮肤和黏膜正常菌群对标本的污染。同时也要注意安全，防止传播和自身感染。

### （四）标本运送

**1. 标本运送的时间要求** 一般原则：标本采集后应立即送检，最好在2小时内送至实验室，否则会影响病原菌的检出。一般性细菌培养标本延迟送检时，应置于4℃冰箱保存，且不得超过24小时。临床标本最佳的运送时间取决于采集的量：量越少，越应在15~30分钟内送至实验室，以免蒸发、干燥及暴露于周围环境。较多量的标本置于运送培养基中可放12~24小时。厌氧培养标本原则上应在床边接种。如延迟送检，需保存在厌氧运送培养基中，室温保存，一般不超过24小时。

**2. 标本运送的保存** 要求若疑似标本中有对周围环境敏感的微生物，包括淋病奈瑟菌、脑膜炎奈瑟菌和流感嗜血杆菌（低温易死亡），应立即保温保湿运送和处理。通常血液、脑脊液、生殖道、眼或内耳标本不要冷藏保存。

## 二、分析（检验）中质量控制

室内质量控制是保证微生物检验结果准确性的核心和基础。分析（检验）中质量控制至少应包括人员与组织管理、标准操作程序手册、试剂、培养基、设备、标准菌株的来源和保存、检验程序的确认和验证等检验过程。

### （一）人员

临床微生物检验是一门专业性很强的工作，应每年对各级工作人员制定培训计划并进行微生物专业技术及知识、质量保证等培训。应每年评估员工的工作能力，对新进员工，在最初6个月内应至少进行2次能力评估。当职责变更或离岗6个月以上再上岗或政策、程序、技术有变更时，应对员工进行再培训和再评估，合格后才可继续上岗，并记录。应制定人员比对的程序，规定由多个人员进行的手工检验项目比对的方法和判断标准，比对项目至少包括显微镜检查、培养结果判读、抑菌圈测量、结果报告，定期（至少每 6 个月 1 次，每次至少 5 份临床样品）进行检验人员的结果比对、考核并记录。

有颜色视觉障碍者不应从事涉及辨色的微生物学检验。

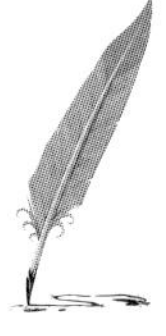

### （二）试剂

**1. 记录标签** 实验室使用的所有试剂（化学试剂、染色液、生物试剂等）都应标记名称、浓度、储存条件、配制日期、失效期、生物危害性、开瓶日期及有效期。

**2. 性能评估** 试剂的质量控制包括新批号及每一货次投入临床使用前和日常质控。

（1）新批号及每一货次性能评估

1）新批号及每一货次试剂和耗材使用前，应通过直接分析参考物质、新旧批号平行实验或常规质控等方法进行验证，并记录。

2）新批号及每一货次试剂和耗材，如吲哚试剂、杆菌肽、奥普托辛及X、V、XV因子纸片等应使用阴性和阳性质控物进行验证。

3）新批号及每一货次的药敏试验纸片使用前应以标准菌株进行验证。

4）新批号及每一货次的染色剂（革兰染色、特殊染色和荧光染色）应用已知阳性和阴性（适用时）的质控菌株进行验证。

5）新批号及每一货次直接抗原检测试剂（无论是否含内质控）应用阴性和阳性外质控进行验证。

（2）不同试剂日常质控频率不同

1）使用中的染色剂（革兰染色、特殊染色和荧光染色），至少每周（若检测频率小于每周1次，则实验当日）用已知阳性和阴性（适用时）的质控菌株检测。

2）凝固酶、过氧化氢酶、氧化酶、β－内酰胺酶，实验当日应做阴性和阳性质控，商业头孢菌素试剂的β－内酰胺酶试验可遵循制造商的建议。诊断性抗血清试剂，实验当日至少应做多价血清阴性和阳性质控。定性试验试剂每次检测时应至少包括阳性和阴性质控菌株。不含内质控的直接抗原检测试剂，实验当日应检测阳性和阴性质控。

**考点提示** 氧化酶试剂应在实验当日做阴性和阳性质控。

**3. 质控物** 实验室应贮存与诊断相配套的质控物，以便在染色、试剂、试验、鉴定系统和抗菌药物敏感试验中使用。药敏用标准菌株种类和数量应满足工作要求，保存其来源、传代等记录，并有证据表明标准菌株性能满足要求。

### （三）培养基

**1. 培养基的验收试验** 应符合如下要求。

（1）培养基外观良好（平滑，水分适宜，无污染，适当的颜色和厚度，试管培养基湿度适宜）。

（2）新批号及每一货次的商品或自配培养基应检测相应的性能 包括无菌试验、生长试验或与旧批号平行试验、生长抑制试验（适用时）、生化反应（适用时）等，应以质控菌株进行验证（表25－1）。

**2. 自制培养基（试剂）的制备** 过程应有记录，内容至少应包括：培养基（试剂）名称和类型；配制日期和配制人员；培养基（试剂）的体积；分装体积；成分及其含量、制造商、批号；最初和最终pH值（适用时）；无菌措施，包括实施的方式、时间和温度（适用时）。

**3. 初次分离** 用非选择性培养基的平板直径应不小于9cm，应只接种一份样品。

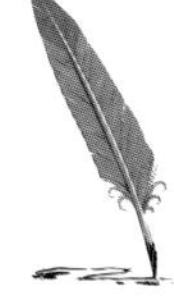

表25-1 培养基的生长性能质量控制

| 培养基 | 培养条件 | 质控菌株 | 预期结果 |
|---|---|---|---|
| 血琼脂平板 | 有氧，24小时 | A群链球菌ATCC 19615 | 生长，β-溶血 |
| | | 肺炎链球菌ATCC 49619 | 生长，α-溶血 |
| | | 大肠埃希菌ATCC 25922 | 生长，不溶血 |
| 巧克力平板 | $CO_2$，24小时 | 流感嗜血杆菌ATCC 49247 | 生长 |
| | | 金黄色葡萄球菌ATCC 25923 | 生长受抑制 |
| 麦康凯平板 | 有氧，24小时 | 大肠埃希菌ATCC 25922 | 生长，红色菌落 |
| | | 奇异变形杆菌ATCC 29906 | 生长，无色菌落 |
| | | 金黄色葡萄球ATCC 25923 | 不生长 |
| XLD | 有氧，24小时 | 鼠伤寒沙门菌ATCC 14028 | 红色菌落，中心黑色 |
| | | 大肠埃希菌ATCC 25922 | 生长，黄色菌落 |
| SS琼脂平板 | 有氧，24小时 | 鼠伤寒沙门菌ATCC 14028 | 无色菌落，中心黑色 |
| | | 大肠埃希菌ATCC 25922 | 生长受抑制 |
| | | 粪肠球菌ATCC 29212 | 受抑制 |
| 沙保培养基 | 有氧，24小时，25℃ | 白色念珠菌ATCC 14053 | 生长良好 |
| | | 大肠埃希菌ATCC 25922 | 受抑制 |
| 营养琼脂平板 | 有氧，24小时 | 金黄色葡萄球ATCC 25923 | 中到大量生长 |
| | | 铜绿假单胞菌ATCC 27853 | 生长 |
| KIA | 有氧，24小时 | 大肠埃希菌ATCC 25922 | A/A，气+，$H_2S$- |
| | | 鼠伤寒沙门ATCC 14028 | K/A，气-，$H_2S$+ |
| | | 福氏志贺菌ATCC 12022 | K/A，气-，$H_2S$- |
| 增菌肉汤 | 有氧 | 脆弱拟杆菌ATCC 25285 | 不生长 |
| | | A群链球菌ATCC 19615 | 生长 |

### （四）设备

生物安全柜的类型和安装应满足工作要求；培养箱的数量和种类（如特殊温度范围和气体要求）及冰箱应满足诊断需要；无菌体液的显微镜检查应配备细胞离心机。

**1. 维护** 微生物实验室应制定预防性维护计划并记录的设备至少应包括：生物安全柜、$CO_2$培养箱、自动化鉴定仪、血培养仪、压力灭菌器、超净工作台、显微镜和离心机。如果设备故障影响了方法学性能，在设备修复、校准后，实验室可通过检测质控菌株或已知结果的样品的方式进行性能验证。

**2. 设备校准、验证** 应符合如下要求。

（1）自动化鉴定仪、血培养仪的校准应满足制造商建议。

（2）每6个月进行检定或校准的设备至少应包括浊度仪。

（3）每12个月进行检定或校准的设备至少应包括生物安全柜（高效过滤器、气流、负压等参数）、$CO_2$浓度检测仪、细胞离心机、压力灭菌器、游标卡尺、培养箱、温度计、移液器、微量滴定管或自动分配器。

（4）应保存仪器功能监测记录的设备至少应包括温度依赖设施（冰箱、培养箱、水浴箱、加热块等每日记录温度）、$CO_2$培养箱（每日记录$CO_2$浓度）、超净工作台（定期做无菌

试验)、压力灭菌器(至少每个灭菌包外贴化学指示胶带、内置化学指示卡，定期进行生物监测)。

### (五)检验过程

检验过程包括检验程序的选择、验证和确认，制定标准化操作程序，评估标本质量，规定生物参考区间、测量准确性，内部质量控制体系，结果报告等方面。

**1. 检验程序的选择** 实验室应选择预期用途经过确认的(可以是体外诊断医疗器械使用说明中规定的，公认/权威教科书、经同行审议过的文章或杂志发表的，国际公认标准或指南中的或国家、地区法规中的)检验程序，应记录检验过程中从事操作活动的人员身份。每一检验程序的规定要求(性能特征)应与该检验的预期用途相关。

**2. 检验程序的验证** 在常规应用前，应由实验室对未加修改而使用的已确认的检验程序进行独立验证。实验室应从制造商或方法开发者获得相关信息，以确定检验程序的性能特征。实验室进行的独立验证，应通过获取客观证据(以性能特征形式)证实检验程序的性能与其声明相符。验证过程证实的检验程序的性能指标，应与检验结果的预期用途相关。

(1)细菌鉴定和药敏系统的验证 应按优先顺序依次选择标准菌株、质控菌株或其他已知菌株对商业鉴定系统(包括自动、半自动、手工)每种板(条/卡/管)的鉴定/药敏结果符合性进行验证。实验室应将验证程序文件化，并记录验证结果。验证结果应由适当的授权人员审核并记录审核过程。

检验程序验证所使用的标本应为合格的临床标本或从回顾性/前瞻性临床标本中分离的菌株，标本的采集应符合国家、地区法规要求，已通过一种或多种方式确定性能的标准菌株或质控品(如国家或地方临床检验中心使用过的质控菌株)也适用。

在少数情况下，对大量标本进行统计学分析时除了需要临床患者标本，还可能会用到存档和(或)回顾性标本。另外，类似的标本可通过使用添加基质的标本和标准菌株获得，不建议只使用标准菌株进行验证。可在阴性标本中添加不同浓度的分析物以获得模拟阳性标本。

(2)显微镜检查 包括涂片制备、染色镜检和结果报告过程。实验室在开展各种类型显微镜检查(如革兰染色、抗酸染色、墨汁负染色等)前应对本实验室使用的检验程序进行验证，并由经培训有涂片镜检能力的实验室人员操作。检查方法包括手工染色法和自动化染色法。所有样品及其盛放容器均应当作有传染性物质，并按照实验室生物安全要求进行操作。

显微镜检查程序的验证应包括能力验证/实验室间比对和实验室内人员比对(当多名人员从事该项目时)。如果没有可获得的能力验证或室间质评，实验室应自行组织实验室间比对(宜与通过认可的实验室比对)。若实验室同时开展手工染片法和自动化染片法，应进行两种方法的实验室内部比对。

比对方案：每项检查应使用至少 5 份样品进行验证，覆盖全部样品类型，无菌样品类型包含阴性和阳性结果。实验室应优先使用已知结果的留样样品，当不可获取时可采用模拟样品。按临床标本常规方式处理，由本岗位工作人员使用实验室检验程序进行涂片制备、染色、镜检、判读。根据实验室程序文件规定进行结果报告，其中抗酸杆菌应根据“分级报告标准”报告镜检结果。可接受标准：每项检查的比对结果符合率≥80%。

(3)血培养 检验程序包括从患者血液采集、运送、接收、孵育及监测的全过程。目

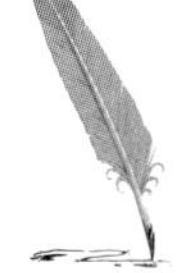

前临床实验室广泛使用全自动血培养系统。临床微生物实验室血培养系统性能验证的主要目的是评估系统使用的培养基能否用于培养临床常见微生物（包括酵母菌、厌氧菌、苛养菌等）以及仪器（自动化系统），能否及时检测出血液中的大部分病原菌。血培养性能验证常用留样验证和血培养系统平行比对两种方法。血培养系统平行比对用于评估验证系统和参比系统检出细菌能力的一致性，但需要样本量大，临床采样有难度。留样验证的优点则在于可评估其检测不常见病原菌的能力。实验室可根据医院患者数量和地区、病种特征等具体情况和两种方法的特点选择其中一种适宜的验证方法，或两种方法同时应用。

（4）一般培养　包括各类标本（痰液、尿液、粪便、分泌物、组织等）的细菌（含厌氧菌、结核分枝杆菌）、真菌、支原体等的培养。培养程序包括标本处理、接种、培养基选择和适宜培养条件（温度、气体等）。实验室在开展各种类型标本微生物培养检验前应针对培养目的对本实验室使用的检验程序进行验证。如果没有可获得的能力验证或室间质评，实验室可采用培养基验证方法对培养程序进行验证。使用质控菌株或留样菌株模拟标本进行培养，验证该培养程序是否满足检出性能要求。每项检查每种样品类型至少 1 份标本。培养基根据其用途主要分为两种：选择性培养基和非选择性培养基。选择性培养基包含能够抑制某些微生物生长的抗生素或化学试剂，非选择性培养基则不含抑制微生物生长的物质，能够促进大多数微生物的生长。无论商品化培养基还是自配培养基，都需要在使用前对培养基性能进行验证，验证菌株可选择质控菌株或临床菌株。对于某些苛养细菌专用培养基，实验室必须确定该培养基能保证对应苛养细菌的生长，如厌氧菌、百日咳博德特菌、弯曲菌、螺杆菌、军团菌、淋病奈瑟菌以及其他需要特殊生长条件的细菌。而对于一些非选择性培养基，如血平板和巧克力平板需保证其能支持大部分细菌的生长。标准菌株、能力验证/室间质评活动使用的菌株、从临床患者标本分离的具有稳定表型的菌株均可用做验证菌株，实验室对其生化特征及鉴定结果应做好相关记录。按照实验室细菌分离培养 SOP 直接接种菌株至培养基上，观察细菌生长情况。如果使用直接接种，应谨慎操作。接种菌量过多或者过少都将掩盖培养基的促进或抑制生长的特性。如果在使用直接接种法时出现验证不合格，则改用标准化菌悬液进行验证。

（5）活菌计数　临床微生物实验室需对中段尿、肺泡支气管灌洗液等标本进行活菌计数。活菌计数定量培养除验证对病原菌的分离能力外，还需对定量接种环进行验证。定量接种环不如微量加样器准确，但仍不失为半定量培养或者稀释的一种很好的方法，在允许 ±20% 误差存在时可以使用定量接种环。定量接种环使用前应进行验证（使用微量加样器只需计量检定），一次性定量接种环每批次应抽样验证。可以采用钻头法和浸染法两种方法，钻头法适用于重复使用金属环，浸染法适用于重复使用金属环和一次性接种环。

（6）微生物鉴定系统　包括传统生化鉴定系统、质谱鉴定系统、分子生物学鉴定系统等。按优先顺序依次选择标准菌株、质控菌株或其他已知菌株，试验应覆盖实验室使用的全部卡片种类和（或）方法。一些大型医院，其患病人群更复杂、微生物种类更多，这类医院应对更多的菌株进行评估。对于特定地区和机构，考虑到特殊标本不易获取以及患者等因素，验证菌株的选择可适当调整。菌株种类的选择应参照厂商说明书，覆盖革兰阳性和革兰阴性非苛养菌、苛养菌、厌氧菌、念珠菌、隐球菌等，包括临床留样菌株和标准/质控菌株。每种类型应至少 1 株，总体不少于 20 株。按厂家说明书或实验室检测程序规定对验证菌株进行检测，一般要求鉴定至种水平。对于特殊类型的微生物（如棒状杆菌、厌氧

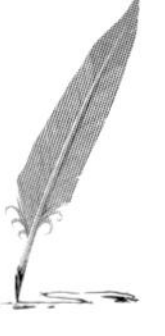

菌，芽孢杆菌)，可将鉴定到属的水平作为可以接受的性能标准。可接受标准：标准/质控菌株符合率应为100%，临床菌株的符合率应在90%以上。若未能满足要求，则该检测系统不能通过验证或者制造商和（或）使用者须采取措施。修正后的检测系统应再次进行验证。

（7）血清学鉴定试验　包括沙门菌、志贺菌、致病大肠埃希菌、弧菌等的血清学分型。沙门菌至少包括伤寒沙门菌、甲型副伤寒沙门菌、乙型副伤寒沙门菌、丙型副伤寒沙门菌；志贺菌包括福氏志贺菌、宋内志贺菌、痢疾志贺菌和鲍氏志贺菌四种；致病大肠埃希菌/弧菌等根据当地卫生行政管理和实验室情况进行选择。优先选择标准菌株和质控菌株，也可使用实验室确认过的留样临床分离株。参照实验室操作规程进行操作。每种本地区常见血清型菌株至少1株。可接受标准：要求准确率100%。

（8）抗菌药物敏感性试验　可分为纸片法和最低抑菌浓度法（MIC法）。药敏试验方法的评估宜既保证药敏试验的准确性，也要确保耐药菌株的检出灵敏性。例如，革兰阳性菌药敏卡应能检测耐甲氧西林金黄色葡萄球菌、革兰阴性菌药敏卡的检测范围应包括超广谱β-内酰胺酶、碳青霉烯类耐药的检测，细菌覆盖多重耐药肠杆菌科细菌、铜绿假单胞菌和不动杆菌等。药敏卡的选择应遵循生产厂家说明书要求，不应超范围使用。药敏试验性能验证可使用药敏质控菌株。参考CLSI细菌、真菌相关药敏试验操作及判断标准，选择药敏质控标准菌株和药物。连续检测20~30天，每一组药物/细菌的抑菌圈直径或MIC超出参考范围的频率应不超过（≤）1/20或3/30；也可采用替代质控方案，即连续5天，每天对每一组药物/细菌重复测定3次，每次单独制备接种物，15个数据中超出参考范围（抑菌圈直径或MIC）的结果应不超过（≤）1个，若失控结果为2~3个，则如前述，再进行5天，每天3次重复试验，30个数据失控结果应不超过（≤）3个。可接受标准：在新的药敏试验系统应用于临床前，须满足上述质控要求，通过后在日常检测中转为室内控制要求。应对较大和重大偏差进行分析，以确定特定细菌结果是否受影响，并要求限制该细菌和特定抗菌药物在该设备的使用。

**3. 检验程序文件化**　检验程序应文件化，并应用实验室员工通常理解的语言书写，且在适当的地点可以获取。任何简要形式文件（如卡片文件或类似应用的系统）的内容应与文件化程序对应。所有与检验操作相关的文件，包括程序文件、纪要文件、简要形式文件和产品使用说明书，均应遵守文件控制要求。

**4. 检验标准操作程序文件（SOP）**　实验室应制定统一的标准操作程序，规范操作，减少人员之间差距，提高检验结果的一致性和准确性，SOP包含内容有：检验目的；检验程序的原理和方法；性能特征；样品类型（如血浆、血清、尿液）；患者准备；容器和添加剂类型；所需的仪器和试剂；环境和安全控制；校准程序（计量学溯源）；程序性步骤；质量控制程序；干扰（如脂血、溶血、黄疸、药物）和交叉反应；结果计算程序的原理，包括被测量值的测量不确定度（相关时）；生物参考区间或临床决定值；检验结果的可报告区间；当结果超出测量区间时，对如何确定定量结果的说明；警示或危急值（适当时）；实验室临床解释；变异的潜在来源；参考文献。

当实验室拟改变现有的检验程序，而导致检验结果或其解释可能明显不同时，在对程序进行确认后，应向实验室服务的用户解释改变所产生的影响。

**5. 内部质量控制的实施**　实验室应制定程序以防止在质控失控时发出患者结果。当违反质控规则并提示检验结果可能有明显临床错误时，应拒绝接受结果，并在纠正错误情况

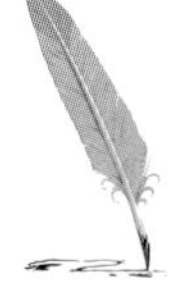

及验证性能合格后重新检验患者样品。实验室还应评估最后一次成功质控活动之后患者样品的检验结果。应定期评审质控数据，以发现可能提示检验系统问题的检验性能变化趋势。发现此类趋势时应采取预防措施并记录。

## 三、分析（检验）后质量控制

分析（检验）后阶段是指启动检验之后的全部过程，包括检验结果复核、报告的规范化格式与解释、报告的发放及临床样品的储存、保留和处置等。

### （一）检验结果的复核与报告

**1. 结果复核** 实验室应制定程序确保检验结果在被授权者发布前得到复核，适当时，应对照室内质控、可利用的临床信息及以前的检验结果进行评估。如结果复核程序包括自动选择和报告，应制定复核标准、批准权限并文件化。如果实验室应用结果的自动选择和报告系统，应制定文件化程序以确保：

（1）规定自动选择和报告的标准。该标准应经批准、易于获取并可被员工理解。当实施自动选择和报告时，需考虑的事项包括：与患者历史数据比较有变化时需复核的结果以及需要实验室人员进行干预的结果，如不合理结果、不可能的结果或危急值。

（2）在使用前应确认该标准可以正确应用，并对可能影响功能的系统变化进行验证。

（3）有过程提示存在可能改变检验结果的样品干扰（如溶血、黄疸、脂血）。

（4）有过程将分析警示信息从仪器导入自动选择和报告的标准中（适当时）。

（5）在发报告前复核时，应可识别选择出可自动报告的结果，并包括选择的日期和时间。

（6）有过程可快速暂停自动选择和报告功能。

**2. 结果报告** 每一项检验结果均应准确、清晰、明确并依据检验程序的特定说明报告。实验室应规定报告的格式和介质（即电子或纸质）及其从实验室发出的方式。实验室应制定程序以保证检验结果正确转录。报告应包括解释检验结果所必需的信息。当检验延误可能影响患者医疗时，实验室应有通知检验申请者的方法。

（1）报告内容应包括但不限于以下内容。

1）清晰明确的检验项目识别，适当时，还包括检验程序。

2）检验申请者姓名或其他唯一识别号和申请者的详细联系信息。

3）原始样品采集的日期，当可获得并与患者有关时，还应有采集时间。

4）原始样品类型。

5）测量程序（适当时）。

6）生物参考区间、临床决定值，或支持临床决定值的直方图/列线图。

7）结果解释（适当时）。

8）报告及发布的日期和时间。

（2）当原始报告被修改后，应有关于修改的书面说明，以便：①将修改后的报告清晰地标记为修订版，并包括参照原报告的日期和患者识别。②使用者知晓报告的修改。③修改记录可显示修改时间和日期，以及修改人的姓名。④修改后，记录中仍保留原始报告的条目。

已用于临床决策且被修改过的结果应保留在后续的累积报告中，并清晰标记为已修改。

如报告系统不能显示修改、变更或更正，应保存修改记录。

### （二）临床样品的储存、保留和处置

实验室应制定文件化程序对临床样品进行识别、收集、保留、检索、访问、储存、维护和安全处置。

实验室应规定临床样品保留的时限。应根据样品的性状、检验和任何适用的要求确定保留时间。出于法律责任考虑，某些类型的程序（如组织学检验、基因检验、儿科检验）可能要求对某些样品保留更长的时间。样品的安全处置应符合地方法规或有关废物管理的建议。

**知识链接**

**CNAS**

CNAS是中国合格评定国家认可委员会的英文缩写，医学实验室质量和能力认可准则（CNAS–CL02），规定了对医学实验室质量和能力进行认可的专用要求，包含了医学实验室为证明其按质量管理体系运行、具有相应技术能力并能提供正确的技术结果所必须满足的要求。本准则等同采用ISO 15189：2012《医学实验室—质量和能力的要求》，此外，我国对医学实验室的相关法律法规要求，医学实验室也须同时遵守。医学实验室的服务对于患者的医疗很重要，因而应满足患者及负责患者医疗的临床人员的需求。这些服务包括检验申请的安排，患者准备，患者识别，样品采集、运送和保存，临床样品的处理和检验以及后续的解释、报告及建议，此外，还包括医学实验室工作的安全和伦理方面的相关事项。尽管本准则旨在用于目前公认的医学实验室服务所涉及的各类学科，但在临床生理学、医学影像学和医学物理学等其他服务和学科领域工作的人员，会发现本准则也是有用且适当的。

扫码“学一学”

# 第二节　微生物检验的室间质量评价

室间质量评价（external quality assessment，EQA），简称室间质评，是多家实验室分析同一标本，并由外部独立机构收集和反馈实验室上报的结果，以此评价实验室操作的过程。室间质评通过实验室间的比对判定实验室的校准、检测能力以及监控其持续能力，实际上它是指为确保实验室维持较高的检测水平而对其能力进行考核、监督和确认的一种验证活动。参加EQA计划，可为评价实验室所出具的数据是否可靠和有效提供客观的证据。

## 一、机构的设置及EQA的目的

### （一）机构的设置

负责室间质量评价的机构，称为参考实验室或检验中心。我国是由国家、省（市）级以及地区级检验中心组成。检验中心负责定期或不定期地检查各辖区内实验室的工作质量。每个实验室都应尽可能参加各项室间评价活动，接受检查，从中总结经验，吸取教训，不

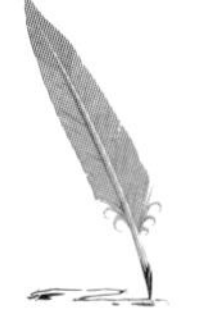

断提高检验水平，保证检验质量。

### （二）进行EQA的目的

（1）确定实验室进行测量的能力，以及对实验室质量进行持续监控的能力。

（2）识别实验室存在的问题，并制定相应的补救措施，这些措施可能涉及诸如个别人员的行为或仪器的校准等。

（3）确定新的测量方法的有效性和可比性，并对这些方法进行相应的监控。

（4）增加患者和临床医生对实验室能力的信任度，而这种信任度对实验室的生存与发展而言，是非常重要的。

（5）识别实验室间的差异。

（6）确定某种检测方法的性能特征。

## 二、评价方法

### （一）用模拟临床标本做质量评价

这是目前国内外普遍采用的方法，也称盲点试验法，即将已知细菌种入模拟临床标本发给操作者进行相应的分离、鉴定及药敏试验。检验结果汇报中心，经过统计分析后再反馈到实验室，以便作为综合分析、评价判断实验室的一项比较直观的指标。

### （二）用日常临床标本的检验结果做质量评价

对日常的检验结果，分别做自身纵向比较，以及与其他实验室的结果做横向比较，比用模拟标本进行质量评价的形式更具有真实的意义。通过纵向和横向的比较，能够显示实验室间的误差。

## 三、评价指标

评价指标包括两个：细菌分离率和细菌耐药率。

### （一）细菌分离率

各类感染的病原菌种类相对稳定。例如急性呼吸道感染，病原菌多是肺炎链球菌和流感嗜血杆菌等。而分析一个实验室呼吸道标本，该类细菌的分离率可判断实验室对呼吸道细菌感染的诊断能力。某实验室很少或分离不到此类细菌，说明有漏检和误诊的可能性。

### （二）细菌耐药率

在一定时间和范围内细菌的耐药性也相对稳定，有公认的耐药率。例如金黄色葡萄球菌对青霉素G的耐药率高达90%以上，对万古霉素无耐药或耐药率很低。一个实验室的检验结果如果与其他实验室的结果相差很大，提示有质量问题。

## 四、纠正活动

室间质量评价的纠正活动在EQA活动中出现不满意结果（离群值）的实验室，应依照EQA纠正活动的要求进行整改。程序如下：要求实验室尽快寻找和分析出现不满意结果的原因，开展有效的整改活动，并将详细的整改报告以书面形式保存。有效的整改活动包括对质量体系相关要素的控制、技术能力的分析以及进行相关的试验和有效地利用反馈信息等。

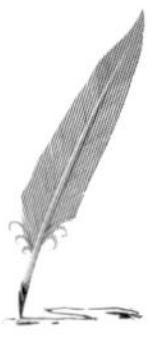

## 五、评价要求

对参加EQA的实验室有以下三个基本要求：有明确的职责以确保参加室间质量评价活动；有参加该活动的文件化程序；执行该程序并提供证明参加活动的记录，以及有效利用EQA结果（必要时应提供出现不满意结果时所采取的纠正活动的证明资料）。

## 本章小结

微生物实验室的检验结果为临床感染性疾病提供快速、准确的病原学诊断依据，指导临床合理使用抗菌药物，达到治疗、控制和预防感染性疾病的目的。因此，必须建立全面的质量控制体系，保证检验结果的准确性、可靠性和可重复性。

质量控制是临床微生物学实验室为了保证检验结果，实事求是地反映客观存在而建立的一套操作程序体系，是质量管理的一部分，致力于满足质量要求。

微生物检验的质量控制，包括室内质量控制和室间质量评价。室内质量控制是由实验室内部制定并实施的，是质量保证的核心和基础，贯穿于微生物检验的全过程，包括分析前、分析中和分析后各个环节的质量控制。室间质量评价是由实验室外部的组织或机构对实验室进行的质量评价，是多家实验室分析同一标本、并由外部独立机构收集和反馈实验室上报的结果、以此评价实验室操作的过程。室间质评通过实验室间的比对判定实验室的校准、检测能力以及监控其持续能力。

## 习　题

扫码“练一练”

### 一、单项选择题

1. 痰液标本接种前，应该对标本质量进行控制，以下哪项不是合格痰标本的指标

A. 脓细胞较多　　B. 柱状上皮细胞较多

C. 鳞状上皮细胞较多（>10个/LP）　　D. 白细胞较多（>25个/LP）

E. 弹性纤维较多

2. 巧克力平板质量控制菌种为

A. 金黄色葡萄球菌　　B. A群链球菌

C. 大肠埃希菌　　D. 铜绿假单胞菌

E. 流感嗜血杆菌

3. 实验室采用的抗菌药物敏感性试验方法应以质控标准菌株连续检测20~30天，每一组药物/细菌超出参考范围（抑菌圈直径或MIC）的频率应不超过

A. ≤2/20或3/30　　B. ≤1/20或1/30

C. ≤1/20或2/30　　D. ≤2/20或1/30

E. ≤1/20或3/30

4. 微生物形态学镜检比对要求中，抗酸杆菌应根据“分级报告标准”报告镜检结果。可接受标准为每项检查的比对结果符合率至少要达到

A. ≥90%　　B. ≥80%　　C. ≥70%　　D. ≥85%　　E. ≥60%

5. 下列不属于微生物人员比对项目的是

A. 显微镜检查　　B. 培养结果判读　　C. 抑菌圈测量

D. 结果报告　　E. 血清学鉴定

6. 微生物需要定期对人员进行比对，频次是至少多长时间 1 次

A. 6 个月　　B. 3个月　　C. 1 个月　　D. 12 个月　　E. 4 个月

**二、简答题**

1. 微生物检验程序的验证内容包括哪些？分别如何进行验证？

2. 微生物形态学镜检比对方案要求是什么？

（张肃川）

# 参考答案

第一章

1. D 2. C 3. B 4. C 5. A 6. C 7. D 8. B 9. C 10. C

第二章

1. D 2. B 3. E 4. D 5. C 6. A 7. C 8. D 9. C 10. B

第三章

1. E 2. D 3. C 4. A 5. B 6. E 7. D 8. E 9. D 10. C

第四章

1. A 2. B 3. B 4. B 5. C 6. C 7. D 8. E 9. C 10. C
11. B 12. A 13. E 14. B 15. A 16. C 17. C 18. D

第五章

1. B 2. A 3. B 4. D 5. B 6. C 7. A 8. A 9. C 10. A
11. E 12. B 13. B 14. A 15. C 16. D 17. A

第六章

1. E 2. D 3. C 4. E 5. E 6. C 7. D 8. D 9. A 10. B
11. C 12. B 13. B 14. B 15. B 16. E 17. D 18. D 19. A 20. C

第七章

1. C 2. A 3. D 4. A 5. B 6. A 7. A 8. B 9. C 10. E
11. D 12. A 13. D 14. D 15. A 16. C 17. B

第八章

1. B 2. B 3. B 4. A 5. B 6. A

第九章

1. D 2. B 3. E 4. A 5. C 6. D 7. C 8. A 9. C 10. D
11. D 12. D 13. B 14. B

第十章

1. C 2. B 3. D 4. A 5. B 6. D 7. C 8. D 9. E 10. A
11. E 12. A 13. A 14. E 15. C 16. C 17. D 18. A 19. C 20. B

第十一章

1. B 2. D 3. A 4. E 5. E 6. B 7. E 8. E 9. B 10. B
11. E 12. A 13. B 14. E 15. A 16. B 17. D 18. B 19. C 20. B

第十二章

1. B 2. D 3. B 4. C 5. E 6. D 7. E 8. C 9. D 10. C
11. E 12. E 13. A 14. E

第十三章

1. B 2. C 3. B 4. D 5. B 6. C 7. E 8. C 9. D 10. C
11. D

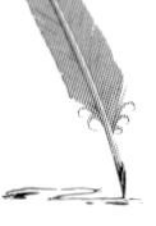

第十四章

1. C　2. D　3. D　4. D　5. B　6. C　7. E　8. B　9. D　10. E
11. D　12. B　13. C　14. B　15. D

第十五章

1. E　2. A　3. B　4. B　5. B　6. C　7. D　8. C　9. B　10. A
11. E　12. B　13. C　14. D　15. E　16. C　17. E

第十六章

1. C　2. E　3. D　4. B　5. C　6. A　7. C　8. D　9. E　10. C
11. C　12. C　13. B　14. A

第十七章

1. C　2. A　3. E　4. E　5. C　6. C　7. D　8. E　9. B　10. A
11. A　12. D　13. E　14. D　15. B

第十八章

1. C　2. B　3. B　4. B　5. A　6. E　7. C　8. A　9. E　10. C
11. A　12. B　13. C　14. B

第十九章

1. C　2. B　3. C　4. D　5. C　6. A　7. B

第二十章

1. D　2. A　3. D　4. C　5. E　6. D　7. D　8. C　9. B　10. C
11. D　12. C　13. A　14. A　15. C　16. E　17. A　18. B　19. B

第二十一章

1. B　2. C　3. B　4. D　5. A　6. A　7. B　8. E　9. C　10. A
11. E

第二十二章

1. B　2. C　3. C　4. A　5. D　6. D　7. D　8. A　9. C　10. A

第二十三章

1. C　2. C　3. C　4. A　5. D　6. D　7. C　8. B　9. A　10. A
11. D　12. B　13. E　14. B　15. C　16. A　17. B　18. C　19. E　20. B

第二十四章

1. C　2. C　3. B　4. D　5. A　6. D

第二十五章

1. C　2. E　3. E　4. B　5. E　6. A

# 参考文献

[1] 中华人民共和国卫生部医政司.全国临床检验操作规程［M］. 4版.南京：东南大学出版社，2006.

[2] 中华人民共和国国家卫生和计划生育委员会.医疗机构临床检验项目目录（2013年版）［M］. 北京：人民卫生出版社，2013.

[3] CNAS-CL42：医学实验室质量和能力认可准则在临床微生物学检验领域的应用说明. 2012.

[4] CNAS-CL02：医学实验室质量和能力认可准则.2012.

[5] 全国卫生专业技术资格考试专家委员会. 2014全国卫生专业技术资格考试指导临床医学检验技术（中级/士）［M］. 北京：人民卫生出版社，2013.

[6] 张秀明，兰海丽，卢兰芬. 临床微生物检验检验质量管理与标准操作规序［M］. 北京：人民军医出版社，2010.

[7] 周庭银，倪语星. 临床微生物检验标准化操作［M］. 2版. 上海：上海科学技术出版社，2010.

[8] 马少宁. 医学检验职业技能实训与评价指南［M］. 北京：人民卫生出版社，2011.

[9] 周庭银. 临床微生物学诊断与图解［M］. 3版. 上海：上海科学技术出版社，2012.

[10] 倪语星，尚红. 临床微生物学检验［M］. 5版. 北京：人民卫生出版社，2013.

[11] 陈东科，孙长贵. 实用临床微生物学检验与图谱［M］. 北京：人民卫生出版社，2011.

[12] 杨朝晔，张亚光. 病原生物与免疫学［M］. 北京：中国医药科技出版社，2018.

[13] 李光武，刘文辉. 病原生物与免疫学基础［M］. 北京：中国医药科技出版社，2009.

[14] 刘运德，楼永良. 临床微生物学检验技术［M］. 北京：人民卫生出版社，2015.

[15] 洪秀华，刘文恩. 临床微生物学检验［M］. 3版. 北京：中国医药科技出版社，2015.